养生千问

（精版）

主编 ■■ 于雅婷 高海波

编著 ■■ 健康养生堂编委会

江苏凤凰科学技术出版社　凤凰含章

图书在版编目（CIP）数据

养生千问 : 精版 / 于雅婷, 高海波主编 ; 健康养
生堂编委会编著. -- 南京 : 江苏凤凰科学技术出版社,
2016.3

（含章•图解经典系列）

ISBN 978-7-5537-4367-7

Ⅰ.①养… Ⅱ.①于… ②高… ③健… Ⅲ.①养生（
中医）—图解 Ⅳ.①R212-64

中国版本图书馆CIP数据核字(2015)第082768号

养生千问（精版）

主　　　编	于雅婷　　高海波	
编　　　著	健康养生堂编委会	
责 任 编 辑	樊　明　　葛　昀	
责 任 监 制	曹叶平　　周雅婷	

出 版 发 行　凤凰出版传媒股份有限公司
　　　　　　　江苏凤凰科学技术出版社
出版社地址　南京市湖南路 1 号 A 楼，邮编：210009
出版社网址　http://www.pspress.cn
经　　　销　凤凰出版传媒股份有限公司
印　　　刷　北京文昌阁彩色印刷有限责任公司

开　　　本　787mm×1092mm　1/16
印　　　张　36.5
字　　　数　496千字
版　　　次　2016年3月第1版
印　　　次　2016年3月第1次印刷

标 准 书 号　ISBN 978-7-5537-4367-7
定　　　价　88.00元

上篇 养生经典

第1章 | 内经养生

第2章 | 本草养生

第3章 | 易经养生

第4章 ｜ 儒家养生

第5章 ｜ 道家养生

第6章 ｜ 养生名家

第7章 | 养生专著

下篇 养生实践

第1章 | 药补

第 2 章 | **食疗**

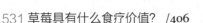

第3章 | 药膳

第4章 | 经脉

第5章 ｜ **针刺**

第6章 │ 拔罐

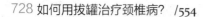

上篇

养生经典

　　传统养生学是中国传统医学的重要组成部分，是民族文化的瑰宝。本篇主要梳理了中国传统养生精华，包括《黄帝内经》《本草纲目》和《易经》的养生观点，重点介绍了《老老恒言》和《遵生八笺》两本养生专著中的养生观。

第1章　内经养生

　　《黄帝内经》是中国传统医学经典著作之一，是我国现存医学著作成书最早的一部典籍，是一部研究人的生理学、病理学、诊断学、治疗原则和药物学的医学巨著，为我国中医学的"阴阳五行学说""脉象学说""藏象学说""经络学说""病因学说""病机学说""病症""诊法""论治"及"养生学""运气学"等学说建立了理论基础，反映了我国古代天人合一思想。

001　何为养生之道？

　　上古时期的人，懂得养生之道，能按照天地间阴阳变化的规律来调整自身阴阳的变化；使用一些正确的养生方法，饮食有节制，生活作息有一定的规律，不过度地劳累。因此能够使精神与形体相互协调，健康无病，活到人类应有的寿命以后才去世。现在人就不是这样了！他们把酒当作汤水贪饮不止，生活毫无规律，喝醉酒后行房；尽其所有的欲望，耗竭他的精气；纵情色欲以致精竭阴枯，用不正当的嗜好将体内的真气耗散殆尽。不知道应当谨慎地保持精气的盈满；不善于调养自己的精神，贪图一时的快乐；无规律地进行生活作息，所以活到五十岁左右就显得衰老了。

　　远古时候的圣人教导人们说：必须避开自然界致病因素的侵袭，思想上要保持清心寡欲，人体真气才能正常运行，精气和神气固守于内，像这样，病邪又怎么会侵犯人体呢？所以那时的人们都能够志意安闲而少有嗜欲，心情安逸而不受外界事物的干扰，身体虽然在劳动却不觉得疲倦，人体正气调顺，因为少欲，所以每个人的要求都能得到满足，每个人的愿望都可以实现。这样才能达到精气运行通顺，每个人都能根据需要满足自己的愿望。在饮食方面，不论是粗糙的还是精致的，人们都觉得味美可口；无论穿什么样的衣服，都觉得很满意；对自己的生活习惯，总是顺心的；对别人的一切都不羡慕，思想达到淳朴境界。正因为如此，不良的嗜好就不能吸引他们的视听，淫念邪说就不能动摇他们的意志。

002 养生有哪四种境界？

养生的四种境界

在中国的传统文化中，寿命超出普通人水平的有四种人，分别是真人、至人、圣人和贤人。

真人

掌握了养生之道，寿命同天地一样长久。只有极少数人能达到这种境界

至人

懂得养生之道，可延长寿命，保持形体不衰。能达到这种境界的人也极少。传说颛顼的玄孙彭祖历经唐、虞、夏、商等朝代，活了八百多岁，为至人

圣人

能够顺应自然，不为外界所劳累，没有过多的思虑，寿命可以达到一百多岁。只有少数人能真正遵循养生之道，所以达到这种境界的人也不多

贤人

善于养生，可以根据阴阳变化调养身体，可以增益寿命，但却有一定的限度。只要遵循养生之道，许多人都可以达到这种境界

普通人

整日忙碌而不注重养生的人，他们的寿命一般都很短

远古时候，有被叫作真人的人，能够把握天地阴阳的变化，呼吸自然清净之气，心神内守而不弛散，形体肌肉协调统一。所以，他们的寿命能够同天地一样长久，没有终了，这是他们掌握了养生之道的结果。中古时候，有被称为至人的人，道德淳朴，养生之道周全，能调和人体，使之与四时阴阳寒暑的变化相协调，远离世俗的干扰，积蓄精气，保全神气，能够潇洒自如地生活在自然界之中，视、听远达八方之外。他们可以延长寿命，形体不衰，获得与真人相同的结果。其次，还有略逊于"至人"，被叫作"圣人"的人，能安然地生活于自然界之中，顺从八方之风的变化，生活在世俗社会之间，没有恼怒怨恨之心，行动不离开世俗之间，举止也与世俗没有什么不同，外不为事务所劳累，内无过多的思虑，致力于安静愉快的生活，努力保持自得其乐的心情，形体不过于疲惫，精神不过于外散，所以，他们的寿命也可以达到一百多岁。还有善于养生而德才兼备的人，被称为"贤人"。他们能够根据天地的变化、日月的升降运行、星辰的位置来顺从自然界阴阳变化、四时寒暑变迁的规律，调养身体，以求符合远古时代的养生之道，这样的人也能增益寿命，但却有一定的限度。

003 四季养生规律是什么？

春季的是万物复苏的季节，自然界生机勃发，故称其为发陈。在自然界呈现出一种新生的状态，万物欣欣向荣。在此时，人们应该晚睡早起，起床后到庭院里散步，披散头发，穿着宽敞的衣物，不要使身体受到拘束，以便使精神随着春天万物的生发而舒畅活泼，充满生机。这是适应春季养生法则及方法。如果违背了这种法则、方法，就会伤损肝脏，到了夏天容易出现寒冷性病变。因为春天温暖的阳气，是夏天阳气"长"的基础。夏天阳气应当长而不能长，就会产生虚寒病证。

夏季的三个月，万物生长华丽茂盛，故称其为蕃秀。天地阴阳之气相互交通，植物开花结果。当此之时，人们应当晚睡早起，切莫厌恶白天过长，保持心情舒畅，使精神之花更加秀丽，使阳气宣泄通畅，对外界事物有浓厚兴趣。这是适应夏季养长的法则及方法。如果违背了这种法则、方法，就会伤损心脏，到了秋天还会发生疟疾。因为夏天的"长"，是秋季"收"的基础。若"长"气不足，供给秋天收敛的能力差了，就会发生疟疾，到冬至时，病情可能加重。

秋季的三个月，自然界呈现出一派丰收而平定的景象。秋风劲疾，秋高气爽，景物清明。在这个季节里，人们应如同鸡的活动一样，早睡早起，促使精神情志安宁，以缓和秋季初凉的伤伐，收敛精神情志而不使其外散，使秋气平定，肺气清肃。这就是与秋季相适应的，可以保养人体"收"气的原则及方法。如果违背了这种法则、方法，就会伤损肺脏，到冬天阳气应当"藏"也不能"藏"，就会出现阳虚腹泻的病证。

冬季是生机潜伏、万物蛰藏的季节，自然界中的阳气深藏而阴寒之气很盛。风寒凛冽，水结成冰，大地冻裂。在此时，人们应当早睡晚起，必待太阳升起时起床，使精神情志安宁而不妄动，如同潜伏起来一样，离开寒冷气候的刺激，尽量保持温暖，不要过多地出汗，损伤正气。这就是适应冬季"藏"气特点的养生原则及方法。如果违背了这种法则、方法，就会伤损肾脏，到了春季，阳气应当"生"而不能"生"，便会出现痿厥一类的疾病。

四季养生

《内经》认为，天地是按照阴阳消长的规律运转不息的，我们养生也必须按照这个规律适时调节。违反了这一规律，必将导致体内的阴阳失调，使身体发病。

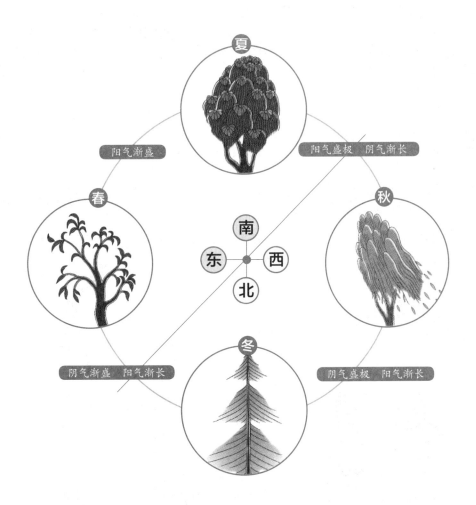

春季 万物发陈，人气在肝。养生要晚睡早起，起床后要散步，呼吸新鲜空气，穿着要宽松
夏季 万物生机勃勃的季节，人气在心。养生要晚睡早起，保持心情舒畅
秋季 阳气渐收，人气在肺。养生要早睡早起，收敛精神而不使其外散，并且要适时进补，以缓和阴气的伤伐
冬季 万物潜藏，人气在肾。养生要早睡晚起，远离寒冷的刺激，注意保暖

(004) 养生的根本是什么？

　　黄帝说：自古以来人类就与自然界息息相关，维持生命活动的根本，就在于把握生命之气与自然相通的规律，而其关键又在于掌握阴阳的变化。大凡天地之间，六合之内，无论是地之九州岛，还是人体之九窍、五脏及十二肢节，都是与自然界阴阳之气相贯通的。人赖金、木、水、火、土及三阴三阳之气而生存，如若经常违反这些原则，则邪气就会伤及人体，这是寿命减损的根本原因。

　　风和日丽，人们便神清气爽，心情舒畅。顺应自然界的变化，就能固守阳气，虽然遇到了外界的致病因素，也不会伤害人体，这是顺应时序变化调养的结果。所以圣人能精神专一，顺应阴阳之气，而与神明通达。如果违逆了自然界的清净之气，就会内使九窍闭塞，外使肌肉壅滞，保卫身体的阳气就涣散了，这样就会伤害到自己，阳气也因此受到削弱。

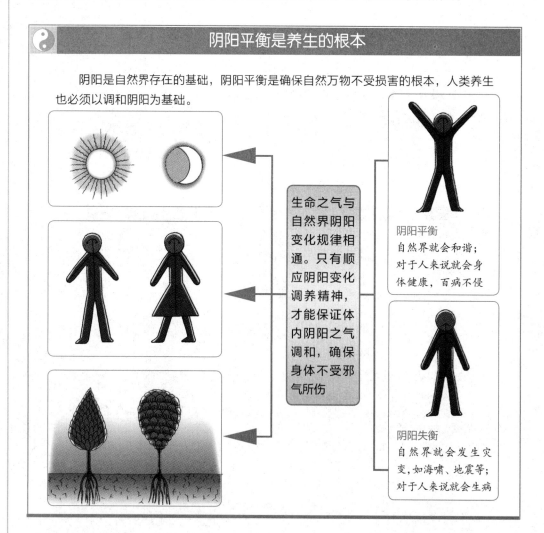

阴阳平衡是养生的根本

　　阴阳是自然界存在的基础，阴阳平衡是确保自然万物不受损害的根本，人类养生也必须以调和阴阳为基础。

生命之气与自然界阴阳变化规律相通。只有顺应阴阳变化调养精神，才能保证体内阴阳之气调和，确保身体不受邪气所伤

阴阳平衡

自然界就会和谐；对于人来说就会身体健康，百病不侵

阴阳失衡

自然界就会发生灾变，如海啸、地震等；对于人来说就会生病

005　为什么要顺应四时阴阳来养生？

　　天气是清净光明的，天的规律含蓄而不显露，运转不息，因此长存。如果天气不露光明，则日月失去光辉，邪气乘虚而入，充斥天地之间，酿成灾害。阳气闭塞于上，地气蒙蔽于下，天地阻隔；云雾缭绕，雨露不降；地气不升，天气不降，阴阳升降交通失常，自然界万物的生命就不能延续。生命不能延续，则高大的树木也要干枯而死。自然界邪气不散，风雨不调，白露不降，则草木枯槁不荣。邪风常起，暴雨常作，天地四时的变化失去了秩序，违背了正常的规律，致使万物的生命未及一半便夭折。圣人却能顺应自然界的这种变化，所以没有疾病。万物不背离养生之道，那么它的生气就不会失去。

　　违反了春季的气候，少阳之气就不能生发，容易引起肝脏的病变；违背了夏季的夏长之令，则太阳之气不能盛长，就会导致心气虚弱；违背了秋季气候的要求，太阴之气便不会收敛，肺脏焦热胀满；违背了冬季的冬藏之令，则少阴之气不能潜藏，肾气下泻成病。

　　四时阴阳是自然界万物赖以生长的根本，因此懂得养生之人在春夏时节保养阳气，秋冬两季养收、养藏，所以能同自然界其他的万物一样，维持着春生、夏长、秋收、冬藏的规律。如果违背了这个基本规律，就会伤伐到人的根本，损坏人的天真之气。所以说四时阴阳的有序变化，是世间万物的终始，是死与生的根本。违背这个根本，就会灾害丛生，顺从它便不会产生疾病，也就是掌握了养生之道。对于养生之道，圣人遵循它，愚昧的人则违背它。

疾病的隐和显

　　人体感受了外邪，有时候并不会马上表现出来，而是经过一段潜伏期之后才显现出来。人体在四季感受外邪和发病的规律如下图所示：

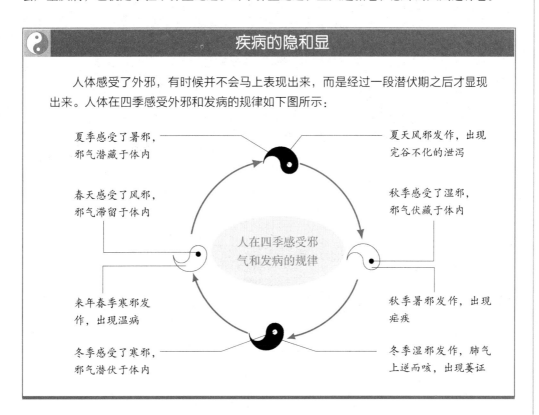

夏季感受了暑邪，邪气潜藏于体内

夏天风邪发作，出现完谷不化的泄泻

春天感受了风邪，邪气滞留于体内

秋季感受了湿邪，邪气伏藏于体内

人在四季感受邪气和发病的规律

来年春季寒邪发作，出现温病

冬季感受了寒邪，邪气潜伏于体内

秋季暑邪发作，出现疟疾

冬季湿邪发作，肺气上逆而咳，出现痿证

天地背离与养生

阴阳是自然界的根本规律，人类养生就是要以阴阳为基础。下图所示为天地背离导致阴阳格拒时所出现的情景，能顺应自然的人是懂得养生的人，方可称为圣人。

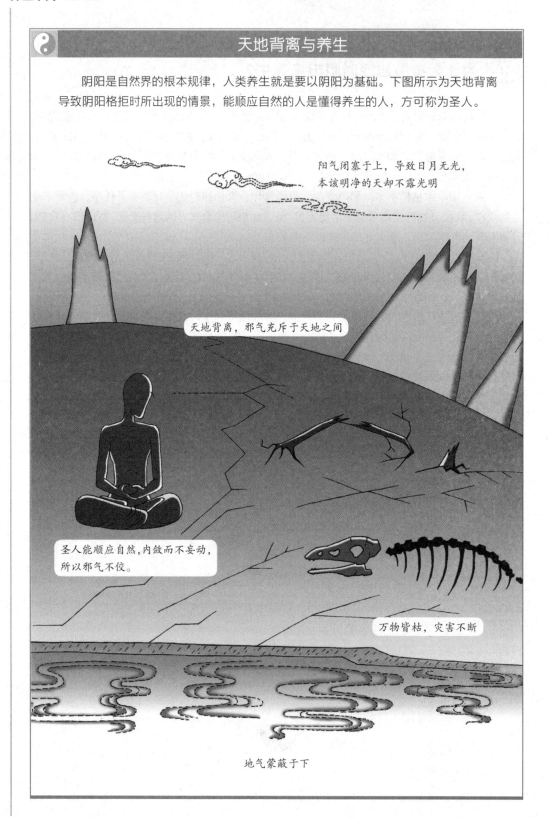

阳气闭塞于上，导致日月无光，本该明净的天却不露光明

天地背离，邪气充斥于天地之间

圣人能顺应自然，内敛而不妄动，所以邪气不佼。

万物皆枯，灾害不断

地气蒙蔽于下

006 阳气有什么重要性？

阳气就像天上的太阳一样，如果运行失常，轻则折损寿命，重则造成死亡。自然界的运行是借助太阳的光明，因此人体的阳气也会随着太阳之出而向上浮表体，以保卫肌肤不受风寒。

如若受到寒邪，那么杂乱的欲念就会像转动的轴轮一样翻来覆去，日常的起居就会像受到了惊吓一样坐卧不安，神气也会因此而浮越不固。如果身体被暑邪所伤，就会出汗、躁动不安，甚至喘粗气。倘若暑热之气内攻，会出现多言多语，身体热得像燃烧的炭火一样，必须发汗才能退热。感受了湿邪，就会出现头部沉重、肿胀如物蒙裹一样。如果湿邪长期未能清除，就会出现大、小筋脉的收缩变短，或者松弛变长，收缩变短就形成拘挛的病证，松弛变长就形成痿证。如果感受了风邪，就会导致浮肿。如果上述寒、暑、湿、风四种邪气更替伤害人体，人体的阳气就会渐趋衰竭。

繁劳过度，人体阳气便弛张于外，而必然导致阴精衰败于内，再遇到炎热夏暑，更伤人体阴精，阴虚阳浮，于是就形成昏厥病。其症状为：双眼视物不清，双耳闭塞失聪。当其发作时突然昏厥倒地，如江堤崩倒一样来势凶猛，像江水横流一样很难得到控制。

007 怎样运用阴阳来解释疾病？

黄帝问：如何将阴阳变化的法则运用于医学上呢？岐伯回答说：阳气偏胜，则表现出热象，腠理闭塞，喘息气粗而使身体前俯后仰，汗不出，身体发热，牙齿干燥，烦闷，如果再出现脘腹胀满，病情就很凶险。这种病冬天还好过，在炎热的夏天就不能耐受了。阴气偏盛，则表现出寒象，身冷汗出，全身常觉得发冷，时常战栗恶寒，手足逆冷，如果再有腹满的症状，则病情凶险，这种病夏天还好过，在寒冷的冬天就不能耐受了。这就是阴阳偏盛各自的主要临床表现。

008 四时、五方、五味对人体有什么影响？

黄帝说：我听说远古时代对医学有很高修养的人，注重讨论人的形体，分别陈述五脏六腑的生理功能；理顺经脉的次序，融会贯通十二经脉的六种表里关系，并分辨各条经脉的走行路线；每条经脉的穴位，都有一定的部位和名称；肌肉交会处及骨骼连接处，都有一定的起止点；络脉、皮肤的分布有顺有逆，但各有一定的条理；四时阴阳的变化，有一定的规律；外界环境与人体内部的脏腑经络，相互对应，也都有表里相合的关系。以上这些说法是否都是真的呢？

岐伯回答说：东方应春而生风，风和促进草木生长，木气生酸味，酸味滋养肝精，肝精又濡养筋，肝木生心火，肝开窍于目。这种阴阳五行的变化，深远微妙而无穷，在天为无边的宇宙，在人为认识事物的规律，在地为万物的生化。造化生五味，道化生才智，幽冥生神明。变化在天为风，在地属木，在五体为筋，在五脏为肝，在五色为青，在五音为角，在声音为呼，

阴阳变化与养生

　　自然界阴阳之气是在不断变化的，但是这种变化是有规律的：阳气轻清上升，阴气重浊下降。天地的运动就是以阴阳变化为纲领的。所以，明智之人，应顺应这种变化，调养身体。

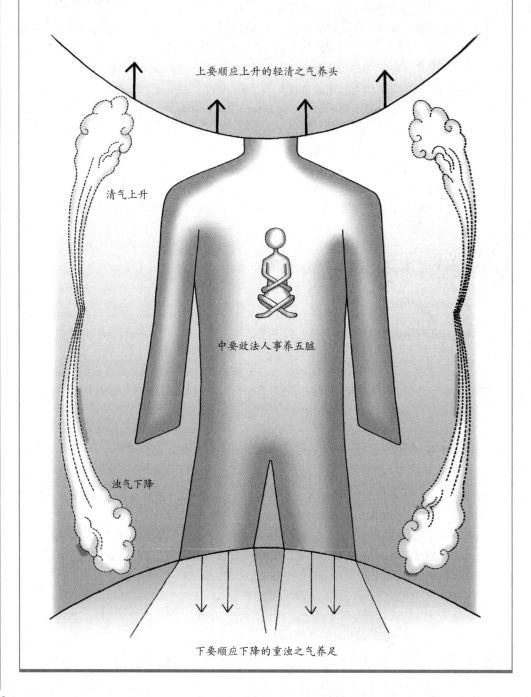

上要顺应上升的轻清之气养头

清气上升

中要效法人事养五脏

浊气下降

下要顺应下降的重浊之气养足

在病变为拘急，在孔窍为目，在五味为酸，在五志为怒。根据情志与五脏的相应关系及五行生克的规律，大怒伤肝，悲能抑制怒；风邪易伤筋，燥能抑制风；酸味伤筋，辛味能制约酸味。

南方应夏而生热，热盛生火，火生苦味，苦味滋养心精，心精生养血，心火生脾土，心开窍于舌。在天为暑热之气，在地属火，在五体为脉，在五脏为心，在五色为红色，在五音为徵，在声音为笑，在病变为忧心忡忡，在孔窍为舌，在五味为苦，在五志为喜。根据情志与五脏的相应关系及五行生克的规律，暴喜伤心，恐能抑制喜；热邪伤气，寒能抑制热；苦味伤气，咸味能制约苦味。

中央应长夏而生湿，湿气生土，土生甜味，甜味滋养脾精，脾精生养肌肉，脾土生肺金，脾开窍于口。在天为湿气，在地属土，在五体为肉，在五脏为脾，在五色为黄色，在五音为宫，在声音为歌，在病变为呃逆，在孔窍为口，在五味为甜，在五志为思。根据情志与五脏的相应关系及五行生克的规律，思虑过度伤脾，怒能抑制思；湿邪伤肌肉，风能抑制湿；甘味伤肌肉，酸味能制约甘味。

西方应秋而生燥，燥气生金，金生辛味，辛味滋养肺精，肺精生养皮毛，肺金生肾水，肺开窍于鼻。在天空为燥气，在地属金，在五体为皮毛，在五脏为肺，在五色为白色，在五音为商，在声音为哭，在病变为咳嗽，在孔窍为鼻，在五味为辛，在五志为忧。根据情志与五脏的相应关系及五行生克的规律，忧愁过度伤肺，喜能抑制忧；热邪伤皮毛，寒能抑制热；

阴阳之气过盛对人体的影响

《内经》中用阴阳属性的原理诠释了人发热和发冷的原理。阳属热，阴属寒，如果阳气太盛，人就会发热，如果腠理闭塞，人又喊而不能出，人就会烦闷；相反，如果人体内阴气太盛，就会恶寒、发冷。

身体发热，喘息气粗而汗不能出。牙齿干燥，烦闷

身冷而汗出，身体战栗恶寒，手足逆冷

阳气太盛

阴气太盛

辛味伤皮毛，苦味能制约辛味。

北方应冬而生寒，寒气生水，水生咸味，咸味滋养肾精，肾精生养骨髓，肾水生肝木，肾开窍于耳。在天空为寒气，在地属水，在五体为骨，在五脏为肾，在五色为黑色，在五音为羽，在声音为呻，在病变为战栗，在孔窍为耳，在五味为咸，在五志为恐。根据情志与五脏的相应关系及五行生克的规律，恐惧过度伤肾，思虑能抑制恐惧；寒邪伤血，燥能抑制寒；咸味伤血，甘味能制约咸味。

所以说，天为阳，地为阴，万物便产生于天地之间；气属阳，血属阴，气与血是由阴与阳相互作用而生成的；左为阳，右为阴，左与右是阴阳运行的道路；火为阳，水为阴，水与火是阴阳的征象；阴阳是万物的起源。阴阳两者既相互对立，又相互为用，阴气静而藏于内，为阳气所镇守；阳气动而居于外，为阴气所役使。

009 过食五味对身体有什么伤害？

酸、苦、甘、辛、咸五味，既能滋补五脏，又能伤害五脏。正因为如此，所以过食酸味的食物，则肝脏津液过盛，会使脾气衰竭；过食咸味食物，腰部的大骨受伤，肌肉萎缩，心气被抑制；过食甜味食物，便出现烦闷不安，喘闷，色黑，肾脏失去平衡；过食苦味食物，脾气失去濡润，胃气壅滞不行；过食辛味食物，筋脉纵弛不收，神气涣散不敛。正因为这样，所以应当注重调和五味，如此则骨骼坚强，筋脉调和，气血畅流，肌肤致密，骨气精纯。因而人们应当谨慎地如法修炼，生命才能长久。

010 五脏与五方、四季、五行、五畜如何对应？

黄帝问：五脏与自然界四时阴阳相对应，都各有所用吗？

岐伯回答说：有。东方青色，与肝相应，肝开窍于目，藏着精神意识中的"魂"，肝病则魂不安，多见惊骇。肝在五味为酸，在五行属木，在五畜为鸡，在五谷为麦，在四季与春季相应，在天体中与岁星相应。因此，春季得病多在头部，又因肝主筋，所以病变多累及筋脉。再有，肝在五音为"角"，在五行生成数为"八"，在五气为"燥"。

南方红色，与心相应，心开窍于耳，藏着精神意识中的"神"，心病可影响到五脏，因为心统率着其他的脏腑。心在五味为苦，在五行属火，在五畜为羊，在五谷为黍，在四季与夏季相应，在天体中与荧惑星相应。因心主血脉，故夏季得病多在血脉。再有，心在五音为"徵"，在五行生成数为"七"，在五气为"焦"。

中央黄色，与脾相应。脾开窍于口，藏着精神意识中的"意"，故脾病多反映于舌上。脾在五味为甘，在五行属土，在五畜为牛，在五谷为稷，在四季与长夏季节相应，在天体中与镇星相应。因脾主管肌肉，故病变多在肌肉。再有，脾在五音为"宫"，在五行生成数为"五"，在五气为"香"。

五行配象图

古人用五行来解释宇宙间一切问题，用五脏与五行、五色、五味、五音等对应，来解释疾病产生的原因，判断在外界因素的影响下，五脏六腑所出现的变化。

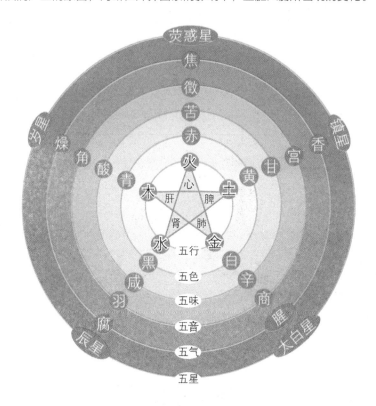

长夏

指从立秋到秋分的时段，这是中医学的范畴。

西方白色，与肺脏相应，肺开窍于鼻，藏着精神意识中的"魄"，疾病多表现于背部。肺在五味为辛，在五行属金，在五畜为马，在五谷为稻，在四季与秋季相应，在天体中与太白星相应。因肺主皮毛，故病多在皮毛。再有，肺在五音为"商"，在五行生成数为"九"，在五气为"腥"。

北方黑色，与肾脏相应，肾开窍于前后二阴，藏着精神意识中的"志"，疾病多在四肢关节。肾在五味为咸，在五行属水，在五畜为猪，在五谷为豆，在四季与冬季相应，在天体中与辰星相应，因肾主骨，故病多在骨。再有，肾在五音中为"羽"，在五行生成数为"六"，在五气为"腐"。

总之，善于诊治疾病的医生，能够谨慎地观察五脏六腑的一切变化，以逆顺、阴阳、表里、

五行配象图

五行学说认为宇宙由木、火、水、土、金五种最基本的物质构成，并以五行之间的相生相克规律来认识世界，解释和探求自然规律。

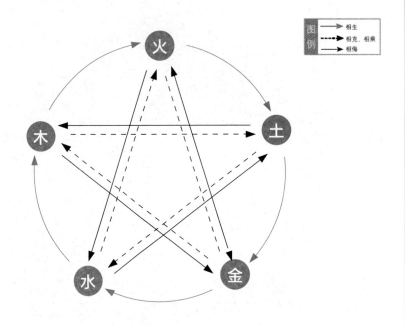

相生 木生火，火生土，土生金，金生水，水生木。
相克 木克土，土克水，水克火，火克金，金克木。
相乘（五行中的一行对另一行克制太过）：木乘土，土乘水，水乘火，火乘金，金乘木。
相侮（五行中的一行对克己者反克）：木侮金，金侮火，火侮水，水侮土，土侮木。

雌雄为纲领，并将这些精妙的理论藏于心中，对于那些不是真心实意学习，不具备医生应有的高尚品德和才智的人，是不能随便传授的，这才是对医学的正确态度。

011 人为什么一定要阴阳调和才健康?

黄帝说：阴阳，是自然界的一般规律，是万事万物的纲领，是事物变化的起源，也是新生与消亡的根本，自然界的无穷奥秘都在其中，所以诊断和治疗疾病也务必求之于阴阳这一根本。

自然界的轻清之气上升形成天，重浊之气下降成为地。阴性柔和而安静，阳性刚强而躁动；阴阳的相互作用，形成了生、长、收、藏的过程，阳施化清气，阴凝聚成形；寒到了极点就转化成热，热到了极点就转化成寒；寒气凝敛，能生浊阴；热气升散，能生清阳。在人身中，清气不升而滞于下，就产生顽固不化的泄泻；若胃中的浊阴之气堵塞在上而不降，就会产生胃脘胀满类疾病。这就是阴阳运行失常表现出来的一种病理现象。

　　清阳之气上升蒸腾为天，浊阴之气下降凝聚为地；地面上的水湿之气蒸腾上升成为云，天空中的云雾之气凝聚下降成为雨，雨是由地气上升之云转变而成的，云是由天气下降之雨蒸发而成的。所以，在人身之中，清阳之气上出于眼、耳、口、鼻诸孔窍；而浊阴之气从下窍而出，如大小便等秽浊之物从前后二阴排出。清阳之气向外开发肌肤腠理，浊阴之气，向内归藏于五脏；浊阴之气内走于六腑，饮食水谷中的营养才能被消化吸收，糟粕才能排出体外。

　　水的性质属阴，火的性质属阳，气的性质属阳，味的性质属阴。药物饮食的五味滋养了形体，而形体又仰求元气的充养；药物饮食之气生成人体的阴精，人体的阴精又依赖气化而产生。五味太过则损伤形体，阳气太过则耗损阴精，阴精能化生人体的元气，药物饮食的五味太过又

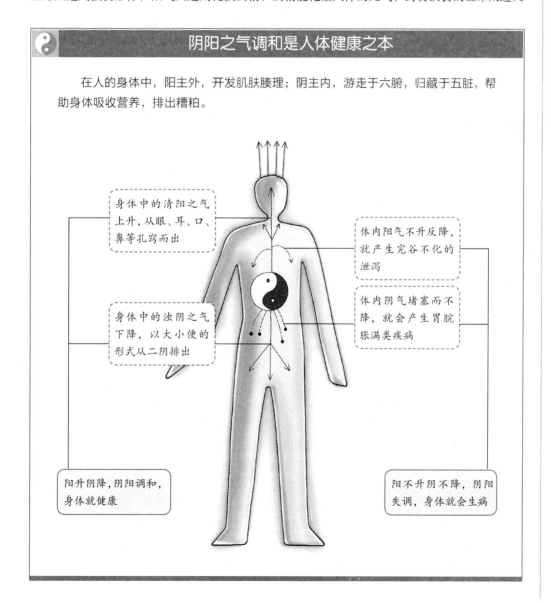

阴阳之气调和是人体健康之本

在人的身体中，阳主外，开发肌肤腠理；阴主内，游走于六腑，归藏于五脏，帮助身体吸收营养，排出糟粕。

身体中的清阳之气上升，从眼、耳、口、鼻等孔窍而出

体内阳气不升反降，就产生完谷不化的泄泻

身体中的浊阴之气下降，以大小便的形式从二阴排出

体内阴气堵塞而不降，就会产生胃脘胀满类疾病

阳升阴降，阴阳调和，身体就健康

阳不升阴不降，阴阳失调，身体就会生病

阴阳的消长

　　阴阳不是一成不变的，无论是阴还是阳，都是按照"始微—渐盛—旺盛—盛极—始衰—来复"这样一种模式不断地变化。当阳发展到极点必然会向阴的一面转化；同样，当阴发展到极点，也必然会向阳的一面转化。所以，养生必须善于调节自己的七情六欲，并根据寒暑变化调节自己的养生方式，以维持体内的阴阳调和。

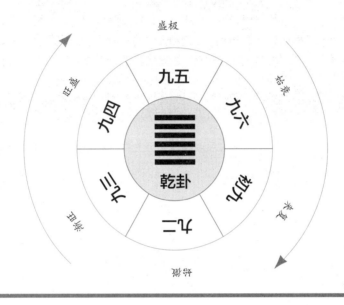

耗伤人体的元气。

　　阴性沉下，故味出于下窍；阳性升浮，故气出于上窍。味属阴，味厚者为纯阴，而味薄者为阴中之阳；气属阳，气厚者为纯阳，气薄者为阳中之阴。味厚者能泻下，味薄者则通利；气薄者能宣泄，气厚者则令人发热。热性大的药物耗散正气，气味温和的热物则可使正气壮盛。这是因为大热消耗正气，温和的阳气则能生发正气。气味辛甘，具有发散作用的药物属阳；气味酸苦，具有涌吐、泻下作用的药物属阴。

　　阴气偏胜则伤阳气，阳气偏胜则伤及阴精。阳气偏胜，病人表现出发热；阴气偏胜，病人表现出寒冷。如果寒到极点则出现热的表现，热到极点又会出现寒的表现。寒邪伤人形体，热邪伤人气分；气分受伤则使人感到疼痛，形体受伤则引起肿胀。疾病先出现痛而后出现肿，是先伤于气而后涉及形；先肿而后痛的，是先伤于形而后及于气。风邪偏胜就会引起头晕目眩、肢动痉挛、晃动，热邪偏胜就出现痈肿，燥邪偏胜就出现干枯少津的病证，寒邪偏胜可以导致水肿，湿邪偏胜就出现泄泻。

　　自然界四季的交替、五行的演变，形成生、长、收、藏的过程，产生寒、暑、燥、湿、风。人有心、肝、脾、肺、肾五脏，化生心气、肝气、脾气、肺气、肾气，从而产生喜、怒、悲、忧、恐五种情志。所以，喜怒等情绪太过会伤人五脏之气，寒暑等气候太过会伤人形体。暴怒会损伤人的阴气，暴喜会损伤人的阳气。情绪太过，会使气血突然紊乱上冲，充满上部的经络，于是阳气脱离形体，从而出现昏厥甚或死亡。所以对喜怒等七情不加节制，对寒暑变化不加以调摄，生命就不能长久。因物极必反，故阴气过盛则转化为阳，阳气过盛则转化为阴。所以说，冬季感受了寒邪，到第二年春季会出现温病；春天感受了风邪，到了夏天就容易发生腹泻；夏季感受了暑邪，到了秋季就容易发生疟疾；秋天感受了湿邪，到了冬天就容易发生咳嗽。

012 脏腑各有什么功能？

黄帝问道：我想听一听人体十二脏腑的各自作用以及它们之间的相互关系，有没有主次之分呢？

岐伯回答说：您问得真详细呀！请让我谈谈吧。心相当于人身体中的君主，主管精神意识、

五脏六腑图

五脏即肝、心、脾、肺、肾；六腑即胆、小肠、胃、大肠、膀胱、三焦。它们之间互为表里，各有所主，并与五行相对应。中医常依据五行生克关系来诊断和治疗疾病。

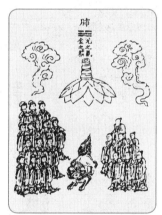
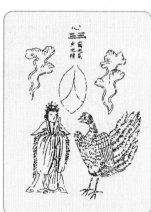
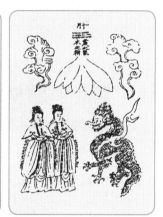
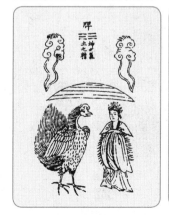
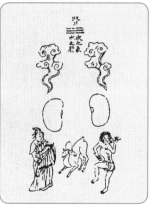
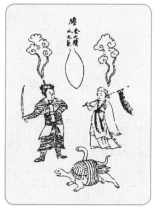

脏腑的功能

人体各脏腑器官就像金銮殿上的皇帝与大臣之间的关系一样，互相协调，又各有分工，共同维持着人体的阴阳调和。正是各脏腑器官在人体内不停地工作，才使得我们能够正常吃饭，正常睡觉，正常工作。

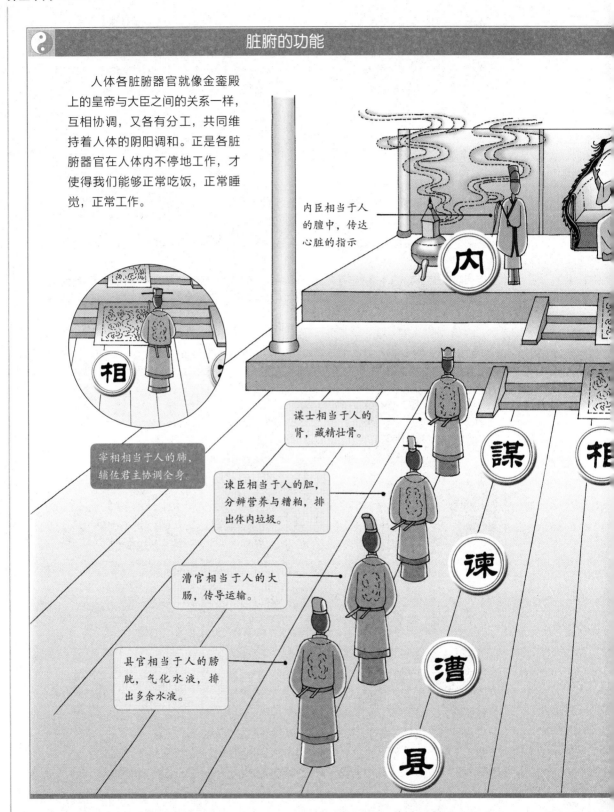

内臣相当于人的膻中，传达心脏的指示

宰相相当于人的肺，辅佐君主协调全身。

谋士相当于人的肾，藏精壮骨。

谏臣相当于人的胆，分辨营养与糟粕，排出体内垃圾。

漕官相当于人的大肠，传导运输。

县官相当于人的膀胱，气化水液，排出多余水液。

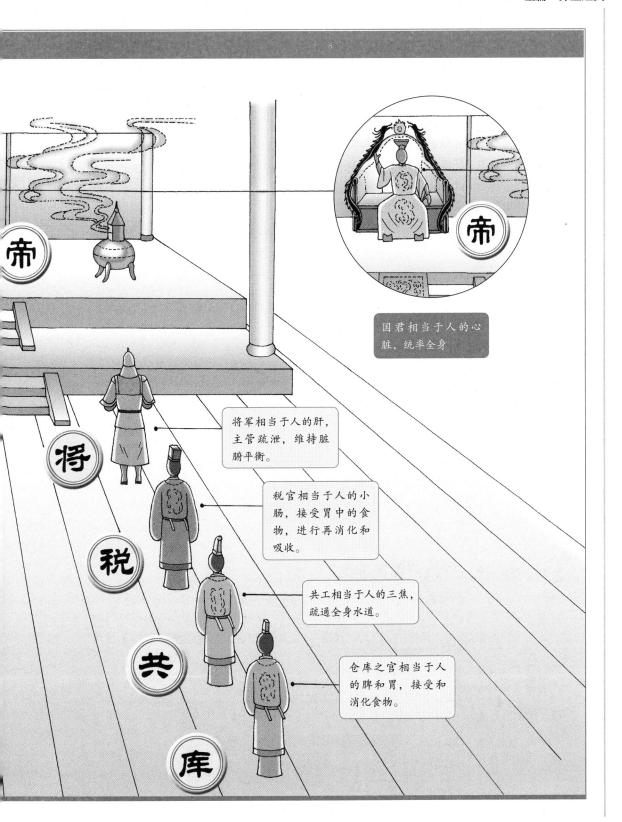

国君相当于人的心脏，统率全身

将军相当于人的肝，主管疏泄，维持脏腑平衡。

税官相当于人的小肠，接受胃中的食物，进行再消化和吸收。

共工相当于人的三焦，疏通全身水道。

仓库之官相当于人的脾和胃，接受和消化食物。

思维活动等，有统率协调全身各脏腑功能活动的作用。肺位于心的旁边，像辅佐君主的"宰相"一样，主一身之气，协助心脏调节全身的功能活动。肝相当于人身体中的将军，主管谋略。胆的性格坚毅果敢，刚直不阿，因此可以把它比作"中正"之官，具有决断力。膻中相当于君主的内臣，传达心的喜乐情绪。

脾和胃相当于管理粮食仓库的官，主管接受和消化饮食，化为营养物质供给人体。大肠相当于传输通道，主管变化水谷，传导糟粕。小肠相当于受盛这样的官，主管受盛胃中来的饮食，对饮食进行再消化吸收，并将水液和糟粕分开。肾能藏精，精能生骨髓而滋养骨骼，故肾脏有保持人体精力充沛，强壮矫健的功能，是"作强"之官，主管智力与技巧。三焦相当于决渎这样的官，主管疏通水液，使全身水道通畅。膀胱为全身水液会聚的地方，是"州都"之官，只有通过膀胱的气化作用，才能使多余的水液排出，而成为小便。

以上十二脏腑的功能活动虽各有分工，但不能失去协调。当然，作为君主的心脏尤为重要，只有心的功能活动健全，其余各脏腑的功能活动才正常。这样保养身体，就可以长寿，而且终生不会患上严重的疾病。用同样的道理去治理国家，那么这个国家便会昌盛发达。相反，如果心的功能失常，那么十二脏腑的功能必将发生紊乱，气血运行的道路闭塞不通，脏腑之间失去协调，形体就会受到严重危害。用这种方法养生，定会灾祸不断；如果用这种方法去治理国家，那么他的宗庙社稷便会出现危险，实在值得警惕呀！

高深的道理微妙莫测，其变化也没有穷尽，谁能知道它的根源？玄妙啊！有学问的人勤勤恳恳地探讨研究，可是谁能说自己已经掌握了其中的全部精要呢？那些道理晦暗难明，哪一个才是最好的呢？极其微小、似有似无的数量，也是从一毫一厘产生的；毫厘虽小，若积少成多，也可以用尺来度，用斗来量，再继续扩大到一定的程度，就会明显得可以被人们认识和掌握。

黄帝说：好啊！我听了您讲授的精粹晓畅的道理，真是安邦定国、养生长寿根本。对这些宏伟的理论，不先进行斋戒并选择吉日良辰是不敢接受的。于是，黄帝选了好日子，把这些理论记录下来，珍藏在灵台兰室之内，以便流传给后世。

013 脏腑之经气所出分别在哪里？

黄帝问道：我想听你讲讲五脏六腑的经气所出的情况。岐伯回答说：五脏各有其自己的经脉，每条经脉各有井、荥、输、经、合五个腧穴，五条经脉共计二十五个腧穴；六腑也各有其自己的经脉，每条经脉各有井、荥、输、原、经、合六个腧穴，六条经脉共计三十六个腧穴。脏腑共有十二条经脉，每条经脉又各有一络脉，加上任脉、督脉和脾之大络，共有十五络脉，十二经加十五络，这二十七脉之气上下循行于全身。

脉气所发出的地方，如同泉水的源头，叫作"井"；脉气所流过的地方，像刚从泉眼流出的微小水流，叫作"荥"；脉气所灌注的地方，像水流会聚，而能转输运行，叫作"输"；脉气所行走的地方，像大的水流迅速流过一样，叫作"经"；脉气所进入的地方，像百川汇合入海，叫作"合"。十二经脉和十五络脉的二十七气出入流注运行的地方，就是在这井、荥、

五脏六腑之经气所出

　　人体每条经脉都有井、荥、输、原、经、合六个腧穴，如同自然界之水流、江河、湖海。

脉气所发出的地方，如同泉水的源头，叫作"井"

脉气所流过的地方，像刚从泉眼流出的微小水流，叫作"荥"

脉气所灌注的地方，像水流汇聚，而能转输运行，叫作"输"

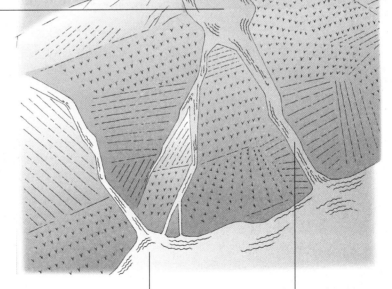

脉气所进入的地方，像百川汇合入海，叫作"合"

脉气所行走的地方，像大的水流迅速流过一样，叫作"经"

输、经、合的五腧穴之中。人体关节交接部位，共有三百六十五个会合处，如果掌握了它的特点，懂得了其中的要领，用一句话就可以说明；如果不懂得其中的要领，就会漫无边际抓不住头绪，从而对这么多腧穴也就无法完全了解。需要指出的是，这里所说的关节部位的空隙处，是指神气游行出入的地方，不是指皮肉筋骨的局部形态。

014 脏腑之十二原穴在哪里？

五脏之表有六腑，六腑有十二原穴，十二原穴多出自两肘两膝的四肢关节部位。四肢肘膝关节原穴可以主治五脏疾病，所以五脏有病就应当取十二个原穴来治疗。因为这十二个原穴是全身三百六十五节禀受五脏的气化与营养而精气注于体表的部位。所以五脏有病，其变化往往会反映到十二个原穴的部位上，而十二原穴也各有所属的内脏，了解原穴的性质，观察它们的反应，就可以知道五脏的病变情况了。五脏中的心肺位于膈上，膈上属阳。就心肺而言，肺是阳部的阴脏，故为阳中之少阴，其原穴出于太渊、左右共二穴；心是阳部的阳脏，故为阳中之太阳，其原穴出于大陵，左右共二穴。五脏中的肝、脾、肾三脏位于膈下，膈下属阴。三脏对比而言，肝是阴部的阳脏，故为阴中之少阳，其原穴出于太冲，左右共二穴；脾是阴部的阴脏，故为阴中之至阴，其原穴出于太白，左右共二穴；肾居最下，是阴部的阴脏，故为阴中之太阴，其原穴出于太溪，左右共二穴。膏的原穴，出于胸部之鸠尾，属任脉，

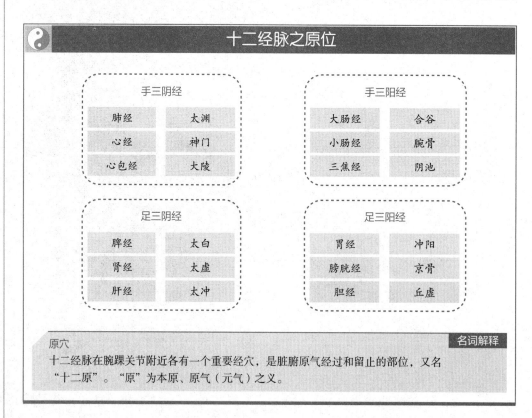

十二经脉之原位

手三阴经

肺经	太渊
心经	神门
心包经	大陵

手三阳经

大肠经	合谷
小肠经	腕骨
三焦经	阴池

足三阴经

脾经	太白
肾经	太虚
肝经	太冲

足三阳经

胃经	冲阳
膀胱经	京骨
胆经	丘虚

名词解释

原穴

十二经脉在腕踝关节附近各有一个重要经穴，是脏腑原气经过和留止的部位，又名"十二原"。"原"为本原、原气（元气）之义。

只有一穴。肓的原穴，出于小腹之气海，也只一穴。

以上五脏共十穴，加上膏和肓的各一穴，合计十二穴。这十二个原穴，都是脏腑经络之气输注于体表的部位，所以可以用它们来治疗五脏六腑的各种疾病。凡是腹胀的病，都应当取足的三阳经经穴进行治疗；不化的泄泻，应当取足的三阴经经穴进行治疗。

五脏有病，就好比人的身上扎了刺，物体上有了污点，绳子上打了结，江河中遭淤塞一样。刺扎的时间虽然很久，但还是可以拔除的；污垢沾染的日子虽然很久，但还是可以洗掉的；绳子打上结扣的时间虽然很久，但还是可以解开的；江河淤塞的日子虽然很久，但还是可以疏通的。有人认为病久了就不能治愈，这种说法是不对的。善于用针的医生，其治疗疾病，就好像拔除扎刺，洗去污垢，解开绳结，疏通淤塞一样。病的时间虽然很久，但依然能够治愈。

015　脏腑功能如何在体表上显现？

黄帝问道：藏象有一些什么内容？岐伯回答说：处于人体内脏腑的功能活动情况可以从体表反映出来。具体地说：心是生命的根本，主宰着精神意识。心的荣华反映在面部，其功能是充实和温煦血脉。心气旺盛，则面色荣润。心位于膈上面，为"阳中之太阳"，与阳气

五色、五味、五声

五运之气的阴阳变化，在不断地影响着自然界的万事万物。阴阳变化所生之五色、五味、五声随时都在影响着人身体的健康程度。

五色	五味	五声
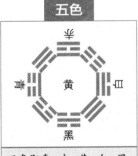	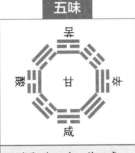	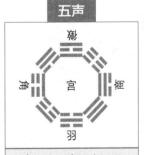
五色即青、赤、黄、白、黑。五色分别与人体内的五脏对应。其中，青色与肝对应，赤色与心对应，黄色与脾对应，白色与肺对应，黑色与肾对应	五味即酸、甘、苦、辛、咸。五味可以养五脏，但过食则伤五脏	五声即宫、商、角、徵、羽。五声分别对应人体内的五脏。肝对角，心对徵，脾对宫，肺对商，肾对羽

最盛的夏季相通。肺是人身之气的根本，是藏魄的地方。肺的荣华反映在毫毛，其功能是充养皮肤。肺气旺盛，则皮肤毫毛健康润泽。

肺也位于膈上面，为"阳中之少阴"，与秋季下降的阳气相通。肾是密封和潜藏的根本，是藏精的地方。肾的荣华反映在头发，其功能是充养骨骼。肾气旺盛，则头发光泽，骨骼坚韧。肾位于膈以下的腹腔，为"阴中之太阴"，与阴气最盛而阳气闭藏的冬季相通。肝是人体耐受疲劳的根本，是藏魂的地方。肝的荣华反映在爪甲，其功能是充养筋膜，能生养血气。肝血充足，则爪甲坚润，筋柔韧有力。肝位于膈下阴位，为"阴中之少阳"，与春季初生的阳气相通。脾为人体饮食的根本，是产生营气的地方。脾的荣华反映在口唇四周，其功能是充养肌肉，其味甘，其色黄。脾处于从阳到阴的位置，为"至阴"，与长夏季节的土气相通。胃、大肠、小肠、三焦、膀胱像人身体中的容器，储运饮食水谷，也是营气产生的地方。它

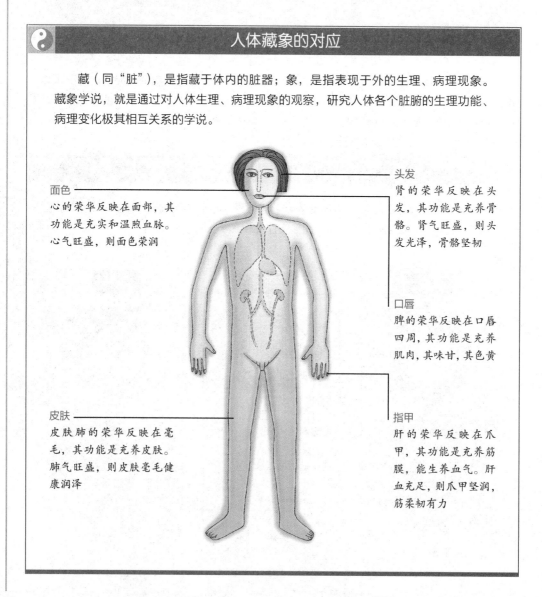

人体藏象的对应

藏（同"脏"），是指藏于体内的脏器；象，是指表现于外的生理、病理现象。藏象学说，就是通过对人体生理、病理现象的观察，研究人体各个脏腑的生理功能、病理变化极其相互关系的学说。

面色
心的荣华反映在面部，其功能是充实和温煦血脉。心气旺盛，则面色荣润

头发
肾的荣华反映在头发，其功能是充养骨骼。肾气旺盛，则头发光泽，骨骼坚韧

口唇
脾的荣华反映在口唇四周，其功能是充养肌肉，其味甘，其色黄

皮肤
皮肤肺的荣华反映在毫毛，其功能是充养皮肤。肺气旺盛，则皮肤毫毛健康润泽

指甲
肝的荣华反映在爪甲，其功能是充养筋膜，能生养血气。肝血充足，则爪甲坚润，筋柔韧有力

们能转变糟粕，传输水谷五味，进而排泄糟粕，吸收精华。而五脏功能的发挥，又都取决于胆的少阳之气。

016 酸甜苦辣咸跟五脏有什么关系？

咸味属水，过食咸味，会导致血脉凝涩不畅，面色改变；苦味属火，过食苦味，会导致皮肤枯槁，汗毛脱落；辛味属金，过食辛味，会导致筋脉拘急，爪甲枯槁；酸味属木，过食酸味，会导致皮肉粗厚皱缩无弹性，口唇干裂掀起；甘味属土，过食甘味，会导致骨骼疼痛，头发脱落。以上是五味偏嗜所导致的损害。所以，五味与五脏相关，心喜欢苦味，肺喜欢辛味，肝喜欢酸味，脾喜欢甘味，肾喜欢咸味，这是五味与五脏之气相对应的关系。

017 怎样"看脸色"知健康？

五脏的荣枯都表现在面部，如果面部表现出的青色像死草，黄色像枳实，黑色像煤烟，赤色像凝血，白色像枯骨，这些没有光泽的颜色，是五脏之气败绝的反映，为死亡的征兆。

如果面部表现出的青色像那翠鸟的羽毛，青绿有光泽；红色像鸡冠，红而润泽；黄色像熟的螃蟹腹壳，黄而明润；白色像猪油，白而有光泽；黑色像乌鸦的羽毛，黑而透亮，这些有光泽的颜色，是五脏之气有生机的表现，预后较好。

在面部，心脏有生气，则色泽就像用白色的绸子裹着朱砂；肺脏有生气，则色泽就像用白色的绸子裹着红色的东西；肝脏有生气，则色泽就像用白色的绸子裹着绀色的东西；脾脏有生气，则色泽就像用白色的绸子裹着栝楼实；肾脏有生气，则色泽就像用白色绸子裹着紫色的东西，这是五脏之气充盛的外在表现。

眼睛的神采和面部的五色，是五脏的精气在外部所表现出来的光华。面部的五色，赤色应像用白色缎子裹着朱砂一样鲜艳明润，而不应像赭石那样虽然色红，但却枯槁；白色应像白而有光泽的鹅毛，而不应像白而灰暗的食盐；青色应像青而莹润的碧玉，而不应像青而沉暗的靛青；黄色应像用丝绸包裹的雄黄那样黄而明润，而不应像黄而焦枯无华的黄土；黑色应像黑而光润的重漆，不应像黑而枯暗的炭。如果五脏真色暴露于外，且无光泽，那是五脏真气外脱的表现，人的寿命也就不长了。人的眼睛是用来观看万事万物，辨别各种颜色，审察物体长短的。如果长短不分、黑白颠倒，这就表明五脏精气已经完全衰败了。

五脏的功能是藏精守内，使精气不外泄。出现腹脘胀满，气胜而喘，容易恐惧，说话声音重而混浊，就像从密室中发出的一样，这是由于脾胃中有湿邪之气滞留。说话声音微弱，总是重复，或说话断断续续，这是中气虚弱的表现，说明肺脏的功能失常。不知收拾衣被，言语不分好坏，不避亲疏远近的，是心神错乱的表现，说明心脏的功能失常。脾胃不能储藏水谷，腹泻不止，是肛门不能约束之故，说明肾脏的功能失常。小便失禁，是由于膀胱不能藏津液，失去了约束。总之，五脏精气强盛并能内守的为生；五脏精气衰弱而不能内守的则

五脏荣枯在面色上的表现

一个人五脏的荣枯会在面色上有所表现，而五色又对应身体的五脏，所以，观察面部颜色的变化可以推测这个人五脏的健康状况。

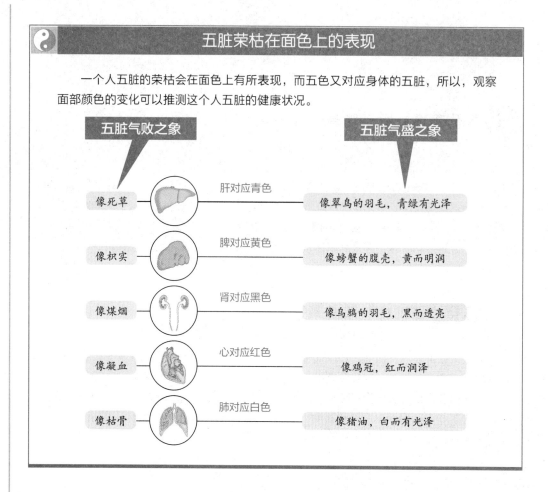

| 五脏气败之象 | | 五脏气盛之象 |

像死草 —— 肝对应青色 —— 像翠鸟的羽毛，青绿有光泽

像枳实 —— 脾对应黄色 —— 像螃蟹的腹壳，黄而明润

像煤烟 —— 肾对应黑色 —— 像乌鸦的羽毛，黑而透亮

像凝血 —— 心对应红色 —— 像鸡冠，红而润泽

像枯骨 —— 肺对应白色 —— 像猪油，白而有光泽

死。五脏精气充足，是身体强健的根本。头是精气神明会聚的地方，如果低垂着头不能抬举，两眼凹陷无光，就说明精神即将衰败。背，称为胸中之腑，一旦背弯曲，两肩下垂，则表明胸中脏气将要衰败。肾脏附于腰部，一旦腰部不能随意左右转动，则说明肾脏的精气将要衰败。膝部是筋会聚的地方，一旦膝关节不能屈伸自如，行走时又躬腰俯身，还要拄着拐杖行走，则表明筋将要衰败了。骨藏髓，为髓之府，一旦不能长久站立，行走时摇摇晃晃，则表明骨骼将要衰败。五脏的精气没有衰败，则疾病预后良好；五脏的精气如果衰败，就会死亡。

018 死亡的大概时间能预先知道吗？

黄帝说：观察面部气色的变化，就可以判断出死亡的大概时间。雷公说：好啊！我愿意听您全面地讲一遍。黄帝说：脏腑肢节与面部各位置的关系是：天庭对应头面；眉心之上对应咽喉；眉心对应肺脏；两眉之间对应心脏；由此直下的鼻柱部位对应肝脏；鼻柱左边对应胆；鼻头对应脾脏；鼻翼两旁对应胃；面部中央位置对应大肠，面部大肠所主部位的外侧对应肾脏；肾与脐相对，因此肾所属颊部的下方对应脐；鼻头上方的两侧，两颧以内的部位对应小肠；鼻头以下的人中穴处对应膀胱和胞宫；颧骨处对应肩；颧骨的后方对应臂；臂下部对应手；内眼角以上的部位对应胸与乳房；颊的外部上方对应背；沿颊车以下对应股；两牙床的中央对应膝；膝以下的部位对应小腿；小腿所主部位以下对应足；口角大纹处对应股的内侧；颊下曲骨的部位对应膝盖。这些是五脏六腑肢体分布在面部的部位。五色主病也是各有一定对应部位的。脏腑肢节在颜面的分属部位已经决定了，阴阳也就明确了。治疗时，阴衰而致阳盛的，应该补阴以配阳；阳衰而致阴盛的，应该助阳以和阴。只要明确部位和五色的关系、阴阳盛衰，就能恰当地进行辨证治疗。左右者，阴阳之道路，阴气右行，阳气左行。能辨别左右，就能知道阴阳运动的规律。男女病色的转移，位置是有所不同的。男子左为逆，右为从；女子右为逆，左为从。这是由于男子属阳，女子属阴，男女阳阴不同的缘故。能掌握阴阳的演变规律并根据所属部位去审察面色的润泽和晦暗，诊察出疾病的善恶逆从，这才是一个高明的医生。

面色沉滞晦暗的，是在里在脏的病；浮露而鲜明的，是在表在腑的病。色黄赤主风；色青黑主痛；色白主寒证；色黄，局部软如膏，皮肤润泽的，是痈脓已成的表现；赤色深的是有血肿；疼痛剧烈的主要是筋脉发生挛急；寒伤皮肤，寒邪较甚的会使皮肤麻痹无感觉。五色在面上各有一定的表现部位，可以从色的浮沉中，来诊察出病邪的浅深：色浅的病轻，色深的病重。通过对病色的润泽与晦暗的观察，可以判断疾病的预后的吉凶。色润泽的预后好，

鼻穴与身体的对应

诊断疾病时，观察鼻部周围颜色的变化是其中重要一环，要想诊断准确，首先必须明确鼻部不同穴位与身体的对应关系。图中左侧穴位与右侧相同。

色晦暗的预后差。通过对病色的消散与聚结的观察，可以知道病程的长短。色散漫的病程短，是刚刚生病；色聚结的病程长，是生病很久了。通过观察病色出现在上下脏腑肢节的部位，就能知道病在哪里。医生聚精会神地望色辨证，就能正确地分析和判断已往疾病情况和当前疾病的发展变化。所以，对于气色的变化，如果不作精微细致的观察，就判断不出疾病的是非。必须专心致志地分析研究，才能知道新病、旧病之间的关系以及发展变化的规律。面色显现不出应有的明亮，而沉滞、晦暗的，主病重。面色不明亮、不润泽的，只要没有晦暗的现象，其病就不会趋向严重。色散而不聚的，那么其病势也将分散，即使有疼痛症状，也仅仅是由气滞不通所引起的，而不是积聚的疾病。

肾邪侵犯心脏是因为心先病，心虚，因此肾邪乘虚而入，这时肾主黑色就会出现在心所属的部位上。病色的出现，如果不是某一部位上应见的本色，都可以以此类推。

例如，男子病色出现在鼻头上的，主小腹痛，向下牵引到睾丸也会痛。如果病色出现在人中沟上，主阴茎痛；病色出现在人中沟上半部的主茎根痛；出现在下半部的主茎头痛。这些都属于狐疝和阴囊肿大之类的疾病。女子病色出现在鼻头上的，主膀胱和胞宫的病，如果色散不聚是无形之气，色聚而不散的，是有形之血凝，是积聚病，且积聚或方或圆，或左或右，都和病色的形态相似。如果病色一直下行到唇部，表明有白淫、带下污浊病。唇色润泽如膏状，多因暴饮暴食、饮食不洁所致。

色的表现和病的部位相一致，色现于左的病在左，色现于右的病在右。色斜，或聚或散而不端正的，就像面色所指，可以知道病变所在。以上所说的色，就是青、黑、赤、白、黄五种颜色，都应端正盈满地表现在所出现的部位上。如赤色不是出现在心的部位，而是出现在鼻准的部位，又大如榆荚，这是女子经闭的征象。如病色的尖端向上的，这是头面部的正气空虚，病邪有乘机向上发展的势头；病色尖端向下的，病邪有向下的趋势；在左在右都与这一辨认方法相同。以五色与五脏相应的关系来说，就是青为肝色，赤为心色，白为肺色，黄为脾色，黑为肾色。肝合于筋，心合于脉，肺合于皮，脾合于肉，肾合于骨。依据这种内外相应的关系，就能诊察出疾病所在的内脏和组织。

019 如何从梦境推算健康？

邪从外侵入人体，有时没有固定的侵犯部位，而淫溢于内脏，与营气、卫气一起流动运行，没有固定的处所，致使魂魄不能安定，使人睡卧不宁而多梦。如果邪气侵犯六腑，就会使在外的阳气过盛而在内的阴气不足；如果邪气侵犯五脏，就会使在内的阴气过盛而在外的阳气不足。

如果阴气偏盛，就会梦见渡涉大水而感到恐惧不安；如果阳气偏盛，就会梦见大火而感到灼热难忍；如果阴气和阳气都亢盛，就会梦见相互之间杀戮；人体上部邪气偏盛，就会梦见身体向上飞腾；下部邪气偏盛，就会梦见身体向下坠堕；过度饥饿的时候，就会梦见向别人索取东西；过度饱食的时候，就会梦见给予别人东西；肝气偏盛，就会有发怒的梦境；肺气偏盛，就会有恐惧、哭泣和飞扬腾越的梦境；心气偏盛，就会有喜笑、恐惧和畏怯的梦境；脾气偏盛，就会有歌唱、娱乐或身体沉重难举的梦境；肾气偏盛，就会有腰脊分离而不相连接的梦境。以上所谈的这十二种气盛的病证，可根据梦境分别查出病邪所在，针刺相应部位时使用泻法，疾病很快就能痊愈。

由于正气虚弱而邪气侵入心脏，就会梦见山丘烟火弥漫；邪气侵入肺脏，就会梦见飞扬腾越，或看到金属类奇形怪状的东西；邪气侵入肝脏，就会梦见山林树木；邪气侵入脾脏，就会梦见连绵的丘陵和巨大的湖泽，以及风雨之中被毁坏的房屋；邪气侵入肾脏，就会梦见站在深渊的边沿或浸没在水中；邪气侵入膀胱，就会梦见到处游荡不定；邪气侵入胃中，就会梦见食物；邪气侵入大肠，就会梦见身在田间野外；邪气侵入小肠，就会梦见身在许多人聚集的交通要道；邪气侵入胆腑，就会梦见与人争斗、诉讼或自杀；邪气侵入阴器，就会梦见性交；邪气侵入项部，就会梦见斩首示众；邪气侵入足胫，就会梦见想走路却不能向前，或梦见被困在地窖、苑囿之中；邪气侵入大腿和上臂，就会梦见行礼跪拜；邪气侵入尿道直肠，

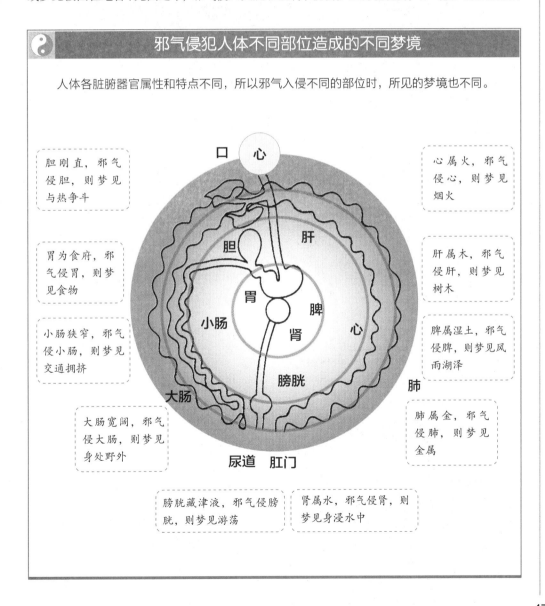

邪气侵犯人体不同部位造成的不同梦境

人体各脏腑器官属性和特点不同，所以邪气入侵不同的部位时，所见的梦境也不同。

胆刚直，邪气侵胆，则梦见与热争斗

胃为食府，邪气侵胃，则梦见食物

小肠狭窄，邪气侵小肠，则梦见交通拥挤

大肠宽阔，邪气侵大肠，则梦见身处野外

心属火，邪气侵心，则梦见烟火

肝属木，邪气侵肝，则梦见树木

脾属湿土，邪气侵脾，则梦见风雨湖泽

肺属金，邪气侵肺，则梦见金属

膀胱藏津液，邪气侵膀胱，则梦见游荡

肾属水，邪气侵肾，则梦见身浸水中

口　心

胆　肝

胃　脾

小肠　肾　心

膀胱

大肠

尿道　肛门

肺

梦与阴阳

中医认为，人体阴阳之气的变化会在梦境中有所体现，通过分析梦境可以了解自己的身体状况。下图所示为身体的不同变化导致的不同梦境。

阴气旺盛
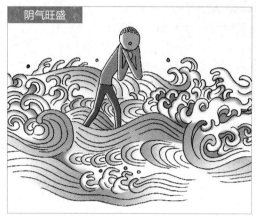

阳气亢盛
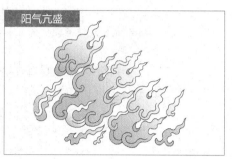

腹部多短虫
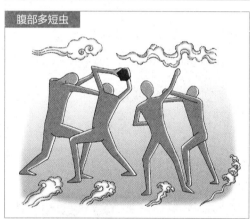

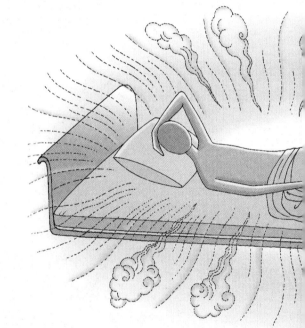

腹部多长虫
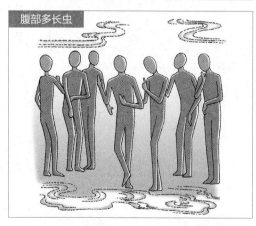

肺气旺盛
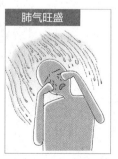

肝火旺盛
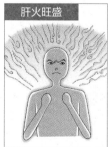

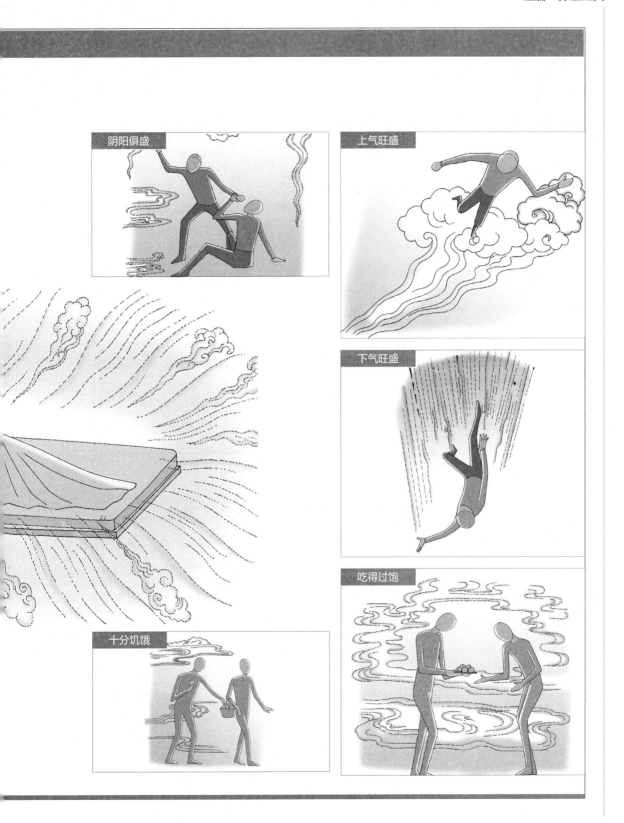

就会梦见解小便和大便。以上所谈这十五种正气不足而邪气侵袭的情况，可根据梦境分别查出疾病所在的脏腑或部位，针刺相应部位时使用补法，疾病很快就能痊愈。

020 如何从脉象和呼吸推算健康？

黄帝问道：正常人的脉象是什么样的？岐伯回答说：人呼气时脉搏跳动两次，吸气时脉搏跳动两次，呼气与吸气之间脉搏跳动一次，这样呼吸时脉搏一共跳动五次，这就叫正常人。正常人是指没有疾病的人。常常调整没病的人的呼吸去测病人的脉搏，因此，没病的医生调匀自己的呼吸，去测病人的脉搏。

人呼气时，脉搏跳动一次，吸气时，脉搏也跳动一次，是因为气不足。人呼气时，脉搏跳动三次，吸气时脉搏也跳动三次，并且躁动、上肢的内侧发热，这是种温热性疾病。如果上肢的内侧不发热，脉象滑是风病，脉象涩是痹病。人呼气时，如果脉搏跳动四次以上就会死亡，如果脉象断绝并没有了迹象也会死亡，如果脉搏突然快突然慢也会死亡。

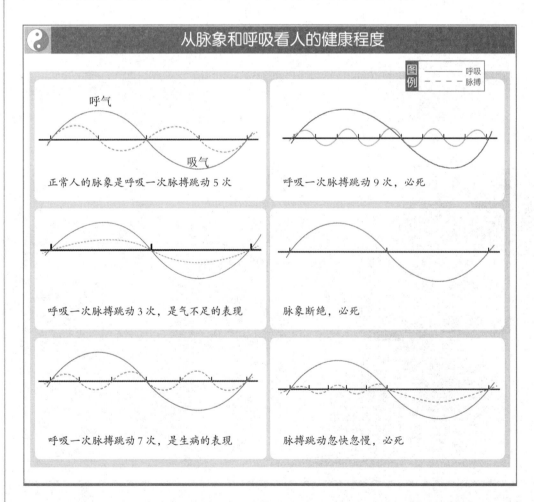

从脉象和呼吸看人的健康程度

图例： —— 呼吸　- - - 脉搏

呼气　吸气
正常人的脉象是呼吸一次脉搏跳动 5 次

呼吸一次脉搏跳动 9 次，必死

呼吸一次脉搏跳动 3 次，是气不足的表现

脉象断绝，必死

呼吸一次脉搏跳动 7 次，是生病的表现

脉搏跳动忽快忽慢，必死

021 疾病在五脏中是如何传播的？

五脏中的每一脏器，都是从其所生处接受病气，后又传给其所克的脏器，并将病邪留在生己的脏器，死于克己的脏器。当病到要死的时候，必须要等到邪气传到胜其的脏器，病人才会死亡。这就是所说的病邪逆传，从而引起死亡。例如，肝脏从心脏处接受病气，又将病气传于脾脏，停留在肾脏，当邪气传到肺脏时，病人就要死亡了。心脏从脾脏处接受病气，又将邪气传于肺脏，停留在肝脏，当邪气传到肾脏时，病人就要死亡了。脾脏从肺脏处接受病气，又将病气传到肾脏，停留在心脏，当邪气传到肝脏时，病人就要死亡了。肺脏从肾脏处接受病气，又将病气传到肝脏，停留在脾脏，当邪气传到心脏时，病人就要死亡了。肾脏从肝脏处接受病气，又将病气传到心脏，停留在肺脏，当邪气传到脾脏时，病人就要死亡了。这都是病邪逆传而死的例子，如将一天一夜划分为五等份，并分别归属于一定的脏腑，就可以推测出病人死亡的大概时间了。

黄帝说：人体内的五脏之气是相互贯通的，五脏病气的转变也有一定规律，五脏病气的转变是按照五脏相克的规律进行转变的。如果不及时治疗，时间长的话或三个月内，或六个月内，短的话或三天内，或六天内，当传遍五脏时，病人就会死亡，这是病在五脏内顺传的次序。所以说，能辨别疾病在表，就能判断疾病是从哪来的；能辨别疾病在里，就能推测出病人死亡的大概时间，也就是说，到了不胜的日子时就要死了。

风是造成很多疾病最首要的邪气。风寒侵袭人体时，会使人的汗毛竖直，皮肤毛孔闭塞，

疾病的乘传

五脏中的任何一脏感受了邪气都可能会传给其他脏，根据传播的距离长短可以表现出五种疾病。除此之外，忧、恐、悲、喜、怒五种情志因素也会引起五脏气虚，其中一个脏器因为情志影响而气虚，相克的脏气会乘其虚。所以疾病的转变一共有五五二十五种变化。

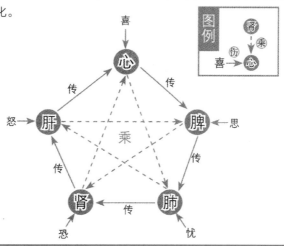

病邪在五脏中的传播

　　病邪的发生并不会马上导致人的死亡，而是先按照一定的路径传播，当传到相应的脏器时，这人也就要死了，具体传播路径如下：

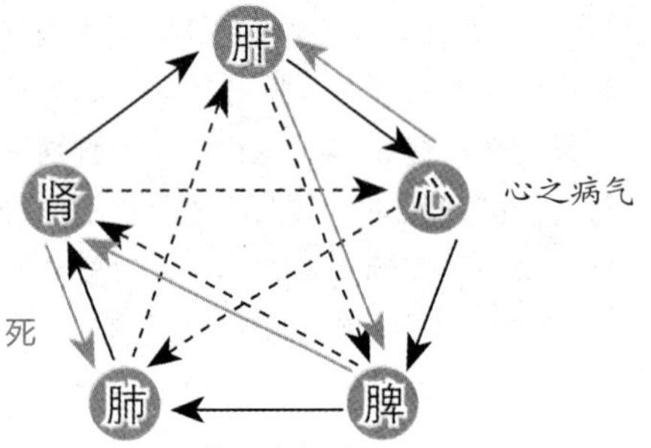

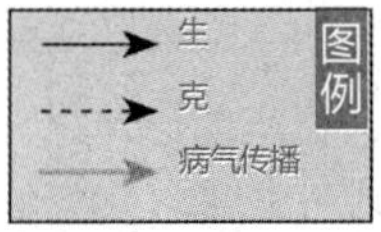

心之病气传播路径

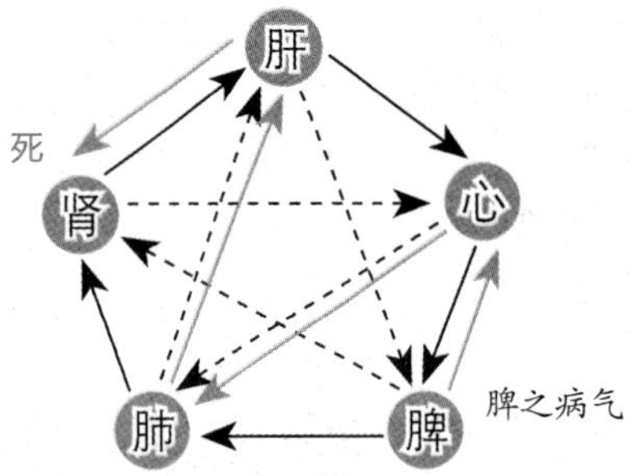

脾之病气传播路径

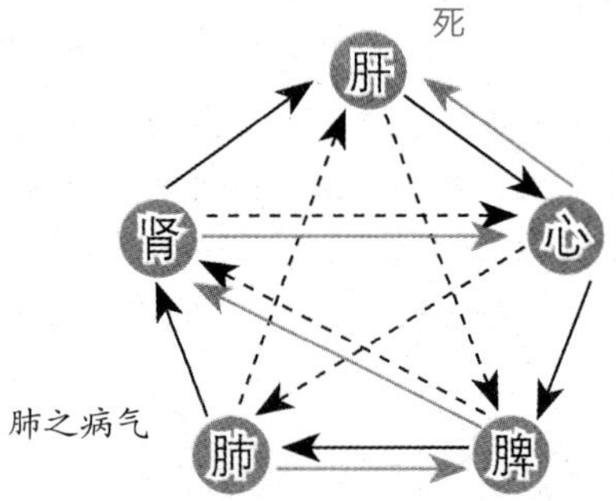

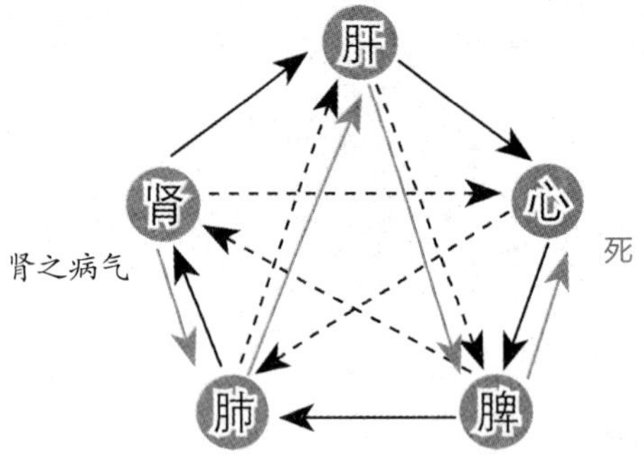

脾之病气传播路径

肾之病气传播路径

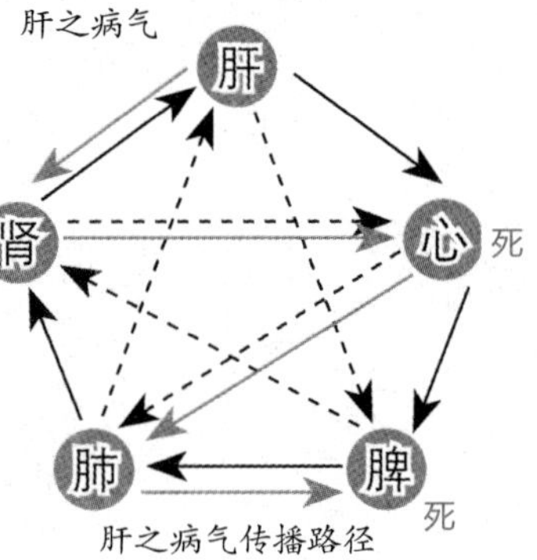

肝之病气传播路径

图例
生
克
病气传播

　　所以，身体有病时必须及时治疗，否则，等病气传遍五脏时，人也就没救了。

阳气被阻塞而引起发热，这时可用发汗之法治疗。如出现痹证，肌肤麻木不仁，形体浮肿疼痛，这时可用热水熨、艾灸、针刺等法治疗。如果不及时治疗，病邪向里传到肺脏，就叫肺痹，会出现咳嗽、上气等病症；如果不及时治疗，病邪从肺脏传到肝脏，引起肝病，就叫肝痹或厥病，会出现胁痛及呕吐等症状，这时可用按摩或针刺之法治疗；如果还不及时治疗，病邪从肝脏传到脾脏，就叫脾风，出现黄疸、腹中发热、心烦、小便黄等症状，这时可用按摩、药物、汤浴等法治疗；如果还不及时治疗，病邪从脾脏传到肾脏，就叫疝瘕，会出现小腹烦热疼痛，小便白浊，这个病又叫蛊病，这时可用按摩或药物治疗；如果照样不及时治疗，病邪从肾脏传到心脏，出现筋脉牵引拘急，就叫瘛证，这时可用艾灸或药物治疗；如果继续不及时治疗，病满十天，病人就会死亡。肾脏将病邪传给心脏，心脏又将邪气传给肺脏，便会出现恶寒、发热的病症，这样三年就会死亡，这就是疾病按五脏相生规律转变的次序。

022　胃有什么重要性？

黄帝问道：出现真脏脉就要死亡，这是什么原因？岐伯回答说：人的五脏要从胃脏里获

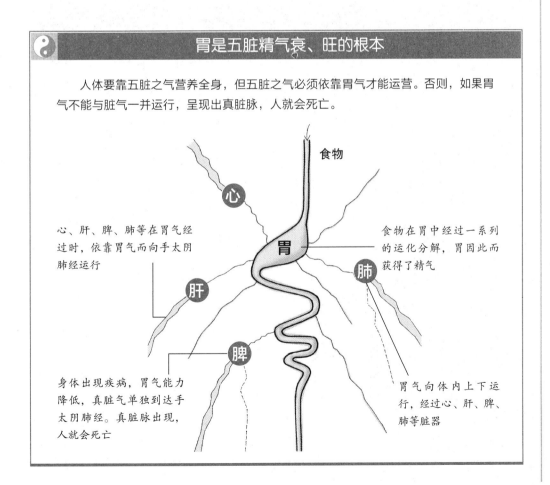

胃是五脏精气衰、旺的根本

人体要靠五脏之气营养全身，但五脏之气必须依靠胃气才能运营。否则，如果胃气不能与脏气一并运行，呈现出真脏脉，人就会死亡。

食物

心

胃

肝

脾

肺

心、肝、脾、肺等在胃气经过时，依靠胃气而向手太阴肺经运行

食物在胃中经过一系列的运化分解，胃因此而获得了精气

身体出现疾病，胃气能力降低，真脏气单独到达手太阴肺经。真脏脉出现，人就会死亡

胃气向体内上下运行，经过心、肝、脾、肺等脏器

得水谷精气的滋养，因此胃脏是五脏精气衰、旺的根本。五脏的脏气自身不能到达手太阴肺经的脉口，要到达就必须依靠胃气，所以五脏之气分别于其所主的时令，在胃气的作用下，到达手太阴肺经，并呈现出相应的脉象。因此邪气胜的，脏的精气就衰弱，在疾病严重时，胃气就不能与脏气一并到达手太阴肺经，于是真脏脉气单独地表现出来，真脏脉独现，是病气胜过了脏气，人就会死亡。

023 食物在体内如何运化？

　　饮食进入胃中，经过消化，将一部分营养物质散布到肝脏，然后再将精气扩散到筋。所饮食物进入胃中，经过消化，部分营养物质转输到心脏，后又将精气输入脉中。精气沿着经脉运行，归于肺脏中，这时百脉会聚于肺脏，脉与皮毛相应，精气就输送到皮毛。皮毛与经脉、精气相合，精气流于经脉中，经脉中精气旺盛，精神的活动正常，精气均匀地散布到心肝脾肺四脏，于是精气在全身分布平衡，寸口就具备了诊断疾病的条件，凭借其判断是生是死。

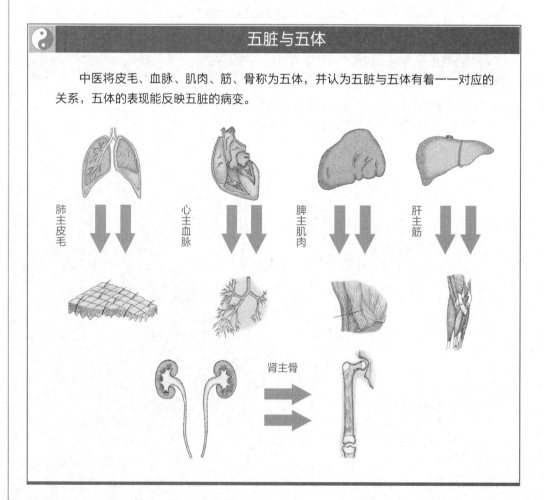

五脏与五体

　　中医将皮毛、血脉、肌肉、筋、骨称为五体，并认为五脏与五体有着一一对应的关系，五体的表现能反映五脏的病变。

肺主皮毛　　心主血脉　　脾主肌肉　　肝主筋

肾主骨

食物进入胃中，经消化后，分离其中的精气，再输送到脾脏，脾脏布散精气向上到达肺脏，肺脏调通水液运行的道路，向下输送至膀胱。这样水精四散布于全身，与五脏经脉并行，且运行规律与四季及五脏的阴阳变化相应。推测其中变化规律，应属于正常生理现象。

胃，是五脏六腑营养物质的化生处，所食的水谷之物都是从口中进入到胃腑，胃腑所化生的精微物质，被五脏六腑所禀受。所入五味又各自归走于同性所喜之脏器，谷味酸的，先走于肝脏；谷味苦的，先走于心脏；谷味甘的，先走于脾脏；谷味辛的，先走于肺脏；谷味咸的，先走于肾脏。水谷精气，津液及营卫，已输布运行，而营养脏腑四肢百骸。所剩糟粕，依次向下传送到大肠、膀胱，成为二便而排出体外。

水谷刚一开始进入到胃中，通过脾胃中焦的作用，所化生的精微部分，从胃出至上、中

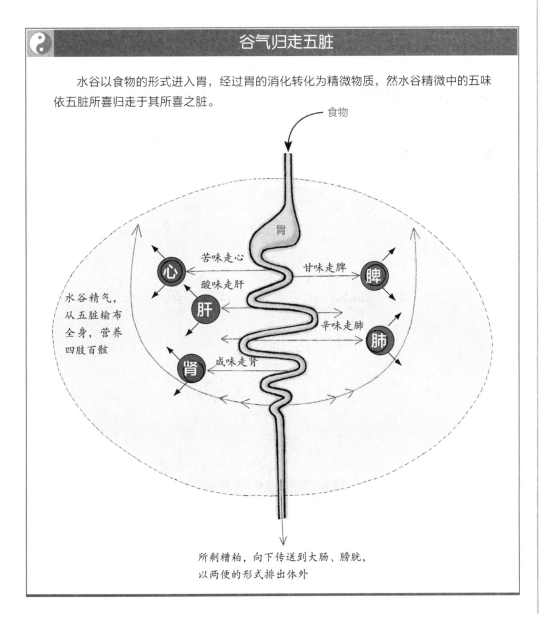

谷气归走五脏

水谷以食物的形式进入胃，经过胃的消化转化为精微物质，然水谷精微中的五味依五脏所喜归走于其所喜之脏。

食物

胃

苦味走心

甘味走脾

酸味走肝

心

脾

肝

辛味走肺

水谷精气，
从五脏输布
全身，营养
四肢百骸

肺

咸味走肾

肾

所剩糟粕，向下传送到大肠、膀胱，
以两便的形式排出体外

二焦，经过肺脏的输布，灌溉五脏，从中分出两条道路：清纯的化为营气，浊厚的化为卫气，而分别行于经脉内外，成为营卫运行的道路。产生的宗气集于人体胸中，叫作气海。它出于肺而沿循于咽喉，所以行呼吸。天地的精气，在人体内代谢的大致情况是分宗气、卫营和糟粕三部分输出，但另一方面又要从天地间吸入空气与摄取饮食物的精微，以补给全身营养的需要。因此半天不吃饭就会气衰，一天不吃饭就会气少。

024 怎样根据五脏与四时、五味、五行的对应关系来治疗疾病？

黄帝问道：结合人的形体并按照四时五行的变化来治疗疾病，怎样做才是顺从了自然界的规律？什么是逆，什么是得，什么是失？希望听您讲讲这方面的情况。岐伯回答说：五行

无味与五脏疾病的治疗

中医认为，五脏与五味有一一对应的关系，当某一脏发生病变时，就是根据五脏所喜之味采取或补或泻的方法。

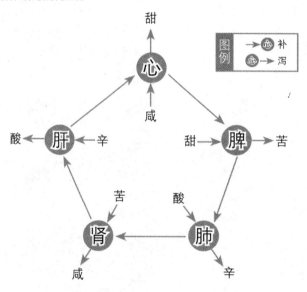

中医认为

肝气喜散，应服用辛味药物促其散，用辛味药补，用酸味药泄。
心适宜软，应服咸味药使其软，用咸味药补，用甜味药泄。
脾喜弛缓，应服甜味药使其缓，用甜味药补，用苦味药泄。
肺喜收敛，要服酸味药使其收，用酸味药补，用辛味药泄。
肾喜坚实，应立刻服苦味药使其坚实，用苦味药补，用咸味药泄。

是指金、木、水、火、土。病人的生死是据根五行的旺衰推测的，并决定治疗是否成功或失败，以确定五脏之气的盛衰、疾病减轻或加重的时间、死生的日期。

黄帝说：希望您全面地讲讲。岐伯回答说：肝脏属木，旺于春季，在经是足厥阴肝经和足少阳胆经，旺日是甲日乙日，肝最怕拘急，当肝筋拘急时，要立刻服用甘味的药缓和拘急。心脏属火，旺于夏季，在经是手少阴心经和手太阳小肠经，旺日是丙日丁日，心气最怕弛缓，当心气涣散时，要立刻服用酸味药收敛涣散。脾脏属土，旺于长夏季节，在经是足太阴经和足阳明经，旺日是戊日己日，脾最怕湿气，当脾为湿困时，要立刻服用苦味药祛除湿气。肺脏属金，旺于秋季，在经是手太阴经和手阳明经，旺日是庚日辛日，肺最怕气机上逆，当气机上逆时，要立刻服用苦味药泄其气。肾脏属水，旺于冬季，在经是足少阴经和足太阳经，旺日是壬日癸日，肾脏最害怕干燥，当肾干燥时，要立刻服用辛味药濡润，因为辛味能宣通肌肤腠理，畅达气血并能促使津液产生。

肝与青色相合，肝病宜吃甜食，粳米、牛肉、大枣、葵菜都是甜的。心与红色相合，心病宜吃酸物，小豆、狗肉、李子、韭菜都是酸的。肺与白色相合，肺病宜吃苦食，小麦、羊肉、杏、薤都是苦味的。脾与黄色相合，脾病宜吃咸食，大豆、猪肉、板栗、藿都是咸味的。肾与黑色相合，肾病宜吃辛食，黄黍、鸡肉、桃、葱都是辛味的。

辛味有发散作用，酸味有收敛作用，甘味有弛缓作用，苦味有坚燥作用，咸味有软坚作用。用毒药攻伐邪气，以五谷为滋养，五果为辅助，五畜肉为补益，五菜为补充。用谷肉果菜气味调和服食，可以补益精气。五谷、五肉、五果、五菜，都有辛酸甘苦咸味，五味各有作用，有的可发散、有的可收敛、有的可松缓、有的可坚燥、有的可软坚，治病时根据四时五脏的具体情况，适当选用五味。

025 五脏病变时分别有怎样的症状？

肝脏病的表现为两胁下疼痛，甚至疼痛牵引小腹部，病人常常易发脾气，这是肝实证。虚证：两眼视物不清，两耳听觉失聪，非常害怕，总是疑心有人要抓他，取足厥阴肝经或足少阳胆经的穴位进行治疗。如气机上逆，出现头痛，耳聋听不清声音，两颊部肿大，针刺厥阴经和少阳经的穴位出血。

心脏病的表现为胸中疼痛，两胁下支撑胀满，疼痛，胸背部、肩胛间、两臂内侧疼痛，这是心实证。虚证：胸腹胀大，胁下与腰部牵引疼痛。取手少阴心经及手太阳小肠经穴位针刺，并针刺舌下出血；如疾病发生变化，取委中穴针刺出血。

脾脏病的表现为身体沉重，常感饥饿，肌肉萎缩，两足弛缓不收，走路时脚抽筋，脚底疼痛，这是脾实证。虚证：腹部胀满，肠鸣，不容易消化，腹泻，夹有未消化食物。取足太阴脾经及足阳明胃经穴位针刺，刺足少阴肾经的穴位出血。

肺脏病的表现为喘息，咳嗽，气上逆，肩背疼痛，出汗，尾椎部、大腿内侧、大腿外侧上部、膝、小腿前后、脚等处痛，这是肺实证。虚证：气少不够喘，耳聋，咽喉干燥。取手太阴肺经的穴位针刺，刺足太阳经外侧，足厥阴经内侧即少阴经穴位出血。

肾脏病的表现为腹部胀大，足胫肿，喘息，咳嗽，身体沉重，睡眠出汗，怕风，这是肾实证。

虚证：胸中疼痛，小腹部疼痛，脚冷，心中不乐。取足少阴经和足太阳经穴位针刺出血。

五脏与五味、经脉的对应关系

五脏	肝	心	脾	肺	肾
对应季节	春	夏	长夏	秋	冬
对应经脉	足厥阴、足少阳经	手少阴、手太阳经	足太阳、足阳明经	手太阴、手阳明经	足少阴、足太阳经
对应五味	酸	苦	甜	辣	咸
适宜食物	粳米、牛肉、大枣	赤小豆、狗肉、李子	大豆、猪肉、栗子	小米、鸡肉、桃子	鸡肉、桃、黄黍

026 五脏病变在四季会有什么变化吗？

肝脏的病变，一般到夏季就能痊愈，如果夏季不能痊愈，到了秋季就会加重，如果秋季不死，冬季疾病会处于相持阶段，到了第二年春季才有起色。肝病要防止再感受风邪。肝脏疾病遇到丙日、丁日就可痊愈，如果丙日、丁日没有痊愈，到了庚日、辛日时就会加重，如果庚日、辛日没有死亡，壬日、癸日时处于相持阶段，到了下一甲日、乙日时病情才会有起色。肝脏病变一般在早晨时轻爽，日西时加重，夜半时平静。肝气喜散，应立即服用辛味药物促其散，用辛味药补，用酸味药泻。

心脏的病变，一般到长夏季节就能痊愈，如果长夏季节不能痊愈，到冬季就会加重，如果冬季不死，第二年春季时疾病会处于相持阶段，到了夏季才有起色。心病禁温热饮食和穿过厚衣服。心脏疾病一般遇到戊日、己日时就能痊愈，如果戊日、己日不愈，到壬日、癸日就会加重，倘若壬日、癸日不死，甲日、乙日就处于相持阶段，到了丙日、丁日疾病就会有起色。心病一般在中午轻爽，夜半加重，早晨平静。心适宜软，应立即服咸味药使其软，用咸味药补，用甜味药泻。

脾脏的病变，一般到秋季就能痊愈，如果秋季不能痊愈，到第二年春季就会加重，如果春季不死，到夏季便处于相持阶段，到了长夏季节才有起色。脾脏病要忌温热饮食，不能吃得过饱，生活在水湿之地，穿湿衣服。脾脏病一般遇到庚日、辛日就能痊愈，如果庚日、辛日不能痊愈，到甲日、乙日就会加重，如果甲日、乙日不死，丙日、丁日会处于相持阶段，到了戊日、己日疾病就有起色。脾脏病下午轻爽，日出时加重，日西时平静。脾喜弛缓，应立即服甜味药使其缓，用苦味药泻，用甜味药补。

肺脏病变，一般到冬季就可痊愈，如果冬季不能痊愈，到第二年夏季就会加重，如果夏季不死，长夏季节疾病会处于相持阶段，到了秋季疾病才有起色。肺病忌寒冷饮食、衣服穿得过薄。肺脏病一般遇到壬日、癸日疾病可痊愈，壬日、癸日不愈，到丙日、丁日就加重，如果丙日、丁日不死，戊日、己日处于相持阶段，到了庚日、辛日疾病有起色。肺病日西时轻爽，日中时加重，夜半平静。肺喜收敛，要立即服酸味药使其收。用酸味药补，用辛味药泻。

　　肾脏病变，一般到春季能痊愈，如果春季不能痊愈，到长夏季节就会加重，倘若长夏季节不死，秋季就处于相持阶段，到了冬季疾病才有起色。肾脏病忌吃煎炸的热食物，穿过暖的衣服。肾脏病一般遇到甲日、乙日疾病就能痊愈，如果甲日、乙日不愈，到戊日、己日就加重，如果戊日、己日不死，庚日、辛日就处于相持阶段，到壬日、癸日疾病有起色。肾脏病半夜轻，一日中辰戌丑未四个时辰病情加重，日西时平静。肾喜坚实，应立刻服苦味药使其坚实，用苦味药补，用咸味药泻。

　　邪气侵袭人体时，总是按照五行相克的规律伤害人体。每脏的疾病，当遇到所生的那一脏所主时日时，病就痊愈，遇到所不胜的那一脏所主时日时，病就加重；遇到生的那一脏所主时日时，病处于相持阶段；遇到本脏所主时日时，病就有起色。必须先熟悉五脏正常的脉象，才可能根据异常脉象，判断疾病加重、减轻、生或死的日期。

027　五脏所藏，所主，所伤分别是什么？

　　五味入胃后，先入所喜脏腑，酸味入肝脏，辛味入肺脏，苦味入心脏，咸味入肾脏，甜味入脾脏，这就是五味所入。

　　五脏气的病证，心气失常会出现嗳气，肺气失常会出现咳嗽，肝气失常会出现多言，脾气失常会出现吞酸，肾气失常会出现呵欠、喷嚏。胃气失常时气机上逆，出现呕吐或恐惧，大肠、小肠功能失常泄泻；下焦水气泛溢形成水肿病，膀胱气化不利，小便不通，膀胱失去约束，遗尿；胆气失常出现发火，这些就是五病。

　　五脏精气相并所形成的疾病是：精气并于心就喜，精气并于肺就悲，精气并于肝就忧，精气并于脾就畏惧，精气并于肾就恐，这些就是五并。脏气乘虚就相并。

　　五脏各有厌恶：心恶热，肺恶寒，肝恶风，脾恶湿，肾恶燥，这是五恶。

　　五脏化生五液：心脏津液为汗，肺脏津液为涕，肝脏津液为泪，脾脏津液为涎，肾脏津液为唾，这是五液。

　　五味各有所禁：辛味走气，不要多吃辛味食物；咸味走血，不要多吃过咸的食物；苦味走骨，不要多吃苦味药物；甜味走肉，不要多吃甜味食物；酸味走筋，不要多吃酸味食物，这些是五禁，让病人不要吃得过多。

　　五种疾病发生：阴病发于骨，阳病发于血，阴病发于肉，阳病发于冬，阴病发于夏，这些是五病所发。

　　五邪伤人的病症是：邪气入于阳分出现狂证，邪气入于阴分出现痹证，邪气内搏阳分出现癫顶疾病，邪气内搏阴分出现声音嘶哑，邪气由阳分进入阴分病人安静，邪气由阴分出于阳分病人多怒，这些是五乱。

五脏所藏

　　人体的精神气都被五脏所藏，具体到五脏，所藏也有不同。治疗疾病时要想达到预期的效果，必须以此为依据。

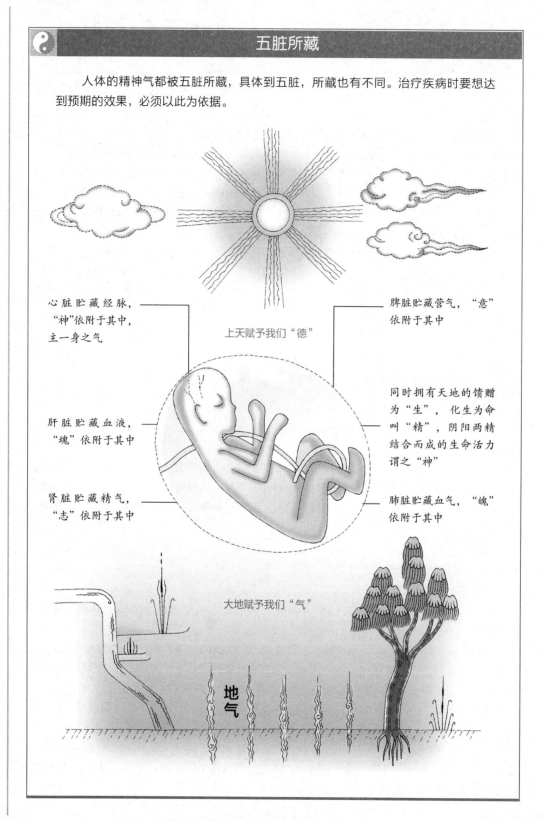

上天赋予我们"德"

心脏贮藏经脉，"神"依附于其中，主一身之气

脾脏贮藏营气，"意"依附于其中

肝脏贮藏血液，"魂"依附于其中

同时拥有天地的馈赠为"生"，化生为命叫"精"，阴阳两精结合而成的生命活力谓之"神"

肾脏贮藏精气，"志"依附于其中

肺脏贮藏血气，"魄"依附于其中

大地赋予我们"气"

地气

五邪所见的脉象分别是：春季见秋季脉象，夏季见冬季脉象，长夏见春季脉象，秋季见夏季脉象，冬季见长夏季节脉象，这些是五邪脉，都是不治之症。

五脏各有所藏：心藏神，肺藏魄，肝藏魂，脾藏意，肾藏志，这是五脏所藏。

五脏各有主宰：心血脉，肺皮毛，肝筋膜，脾肌肉，肾骨髓，这些是五脏所主。

五种过度劳累有所伤：过久视物伤血，过久躺卧伤气，过久坐伤肉，过久站立伤骨，过久行走伤筋，这些是五劳所伤。

五脏脉与四时相应关系：肝脉与春季相应是脉弦，心脉与夏季相应是脉钩，脾脉与长夏相应是脉代，肺脉与秋季相应是脉毛，肾脉与冬季相应是脉石。这些是五脏正常的脉象。

028 脾有什么作用？

黄帝问道：脾发生了病变，四肢功能会失常，这是什么原因？岐伯回答说：四肢功能正常必须依赖胃中水谷精气的滋养，但胃脏中水谷精气必须靠脾脏的传输才能到达四肢。现在脾脏发生了病变，不能替胃传输水谷精气，四肢得不到水谷精气的滋养，经气日渐衰弱，脉道不畅，筋骨肌肉都得不到滋养，久而久之四肢便失去了正常的功能。

黄帝问道：脾脏不主管具体的时令，这是什么原因？岐伯回答说：脾脏在五行属土，位于四方的中央，分别于四时以长养四脏，即通过其他四脏来实现其主管时令的功能，这在每个季

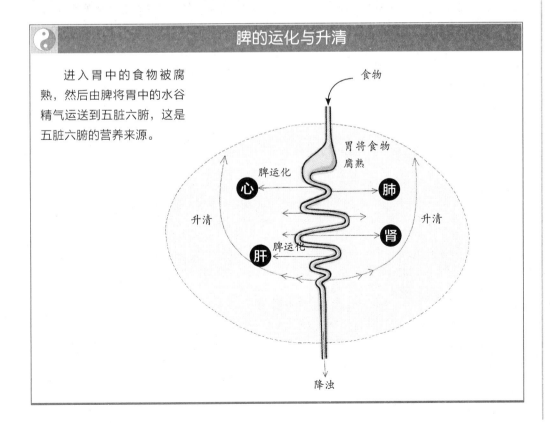

脾的运化与升清

进入胃中的食物被腐熟，然后由脾将胃中的水谷精气运送到五脏六腑，这是五脏六腑的营养来源。

食物

胃将食物腐熟

脾运化 心 肺

升清 升清

肾

肝 脾运化

降浊

节的后十八天最为明显，因而脾脏不单独地主管某个具体的季节。脾脏为胃传输散布水谷精气，在身体中的作用犹如天地生养万物，转输精气到全身各处，无时不可缺少，因而不能主管某个具体时令。

黄帝问道：脾与胃仅以一膜相连，为什么脾能替胃传输散布水谷精气呢？岐伯回答说：足太阴脾经属三阴，贯穿于胃，隶属于脾，上络于咽喉，所以足太阴经能替胃将水谷精气传输到手足三阴经。足阳明胃经与足太阴脾经互为表里，是五脏六腑营养的来源，能够将脾经之气传输到手足三阳经。五脏六腑都依靠脾经的输送以获得胃的水谷精气，所以脾能替胃输送水谷精气。如果脾脏病了，四肢得不到水谷精气的滋养，经气日渐衰弱，脉道不畅，筋骨肌肉都得不到滋养，日久，四肢便失去了正常的功能。

029 四季脏腑血气是怎样分布的？

人体脏腑和经脉之气是随着四时气候的变迁而发生相应的变化的。所以，在春季，人的血气多分布在经脉里；在夏季，人的血气多分布在孙脉中；在长夏季节，人的血气多分布在肌肉中；在秋季，人的血气多分布在皮肤里；在冬季，人的血气多分布在骨髓中。黄帝说：

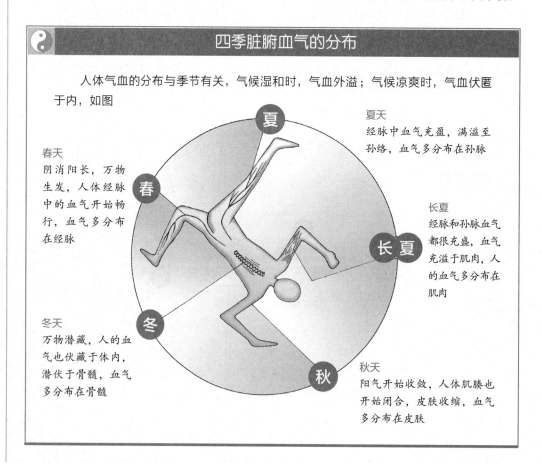

四季脏腑血气的分布

人体气血的分布与季节有关，气候湿和时，气血外溢；气候凉爽时，气血伏匿于内，如图

春天
阴消阳长，万物生发，人体经脉中的血气开始畅行，血气多分布在经脉

夏天
经脉中血气充盈，满溢至孙络，血气多分布在孙脉

长夏
经脉和孙脉血气都很充盛，血气充溢于肌肉，人的血气多分布在肌肉

冬天
万物潜藏，人的血气也伏藏于体内，潜伏于骨髓，血气多分布在骨髓

秋天
阳气开始收敛，人体肌腠也开始闭合，皮肤收缩，血气多分布在皮肤

我很想听您讲讲其中的道理。

岐伯回答说：在春天，天地之间的阳气开始生发，阴气开始衰弱，气候逐渐变暖，冰也开始融化，河水流通，与之相应的，人体经脉中的血气开始畅行，所以人的血气多分布在经脉里。在夏季，经脉中的血气充盈，血气满溢到孙络中，孙络得到了血气的滋养，因而人体皮肤变得丰满坚实。在长夏季节，经脉和络脉中的血气都很充盛，血气充溢于肌肉之中，使肌肉得到营养滋润。在秋季，自然界的阳气开始收敛，人体皮肤和腠理也相应地开始闭合，皮肤收缩。在冬季，自然界万物深伏潜藏，与之相应的，人身的血气也伏藏于体内，潜伏于骨髓中，流通于五脏。所以，自然界的致病邪气，总是随着四时之中人体血气的不同情况侵袭人体的不同部位，引起不同的病变。但是它们的变化是不容易预测的。在治疗时，必须依据四时之中人体经气的不同变化，采用适当的治疗方法，以清除邪气，邪气被清除了，则血气调和，就不会有紊乱的现象发生。

030 六气与人体及万物有何联系？

黄帝问道：寒、暑、燥、湿、风、火六气是如何与人体的生理和病理相应和的呢？六气与自然万物的生化又有什么联系呢？岐伯回答说：

东方产生风气，风能使草木欣欣向荣，木类生酸味，酸味能滋养人体的肝脏，肝脏的气血能滋养筋膜，筋膜精气又滋养心脏。六气的变化，在天空为玄远，在人体为道化，在地为生化，生化而成五味，道化生智慧，玄远生神奇，变化产生物质。神明在天为风气，在地为木气，在人体为筋，风木之气可使万物柔和，其在内脏为五脏中的肝。风木之气性质温暖，它的德性属于平和，它的功能特点为主动，它的颜色为苍青，它的变化结果是使万物繁荣。和风木之气相对应的动物为毛虫，它的作用是升散，它所主的时令气候特点是宣发。它的异常变动会摧折自然界万物，它所产生的灾害，可以使草木折损败坏。它在滋味上为酸，在情志上为怒，大怒会伤肝脏，但悲伤能克制大怒。风气太过会伤肝脏，燥气能克制风气。酸味太过会伤筋，辛味可克制酸味。

南方阳气旺盛而产生热气，热盛则生火，火气能生苦味，苦味可滋养心脏，心脏能生血脉，血脉可滋养脾脏。它在天为六气中的热气，在地为五行中的火气，在人体为脉，火热之气可使万物生长繁茂，在脏腑为中心。它的性质为暑热，它的德性属于光华显明，它的功能特点为躁动，它的颜色为红色，它的变化结果是使自然界万物繁茂。和火热之气对应的动物为羽虫，它的作用是光明普照，它所主的时令气候特点为蒸腾。它的变动属炎热，它所产生的灾害是大火焚烧。它在滋味上为苦，在情志上为喜，过喜会伤心脏，惊恐能克制过喜。大热会耗损正气，寒能克制大热。苦味太过会伤气，咸味可中和苦味。

中央气候多雨而产生湿气，湿气能助长滋养万物的土气，土气能生甜味，甜味可滋养脾脏，脾脏能使肌肉生长旺盛，肌肉可滋养肺脏。它在天为六气中的湿气，在地为五行中的土气，在人体为肌肉，湿气可使自然界万物充实，在内脏为五脏中的脾脏。它的属性为沉静、兼容，它的品德为濡润，它的功能特点为化生万物，它的颜色为黄色，它的变化结果是使万物盈满。和湿土之气相对应的动物为裸虫，它的作用是安静，它所主的时令气候特点是布云施雨，它

五气对人的影响

　　自然界中的风、热、湿、燥、寒五气依次交替主时。气的来临，如果与时令之气相一致，则为正气；与时令之气不一致，则为邪气。五气对人的影响如图所示。五气对疾病变化的影响是，如果来气与时令之气相一致的，则病轻微；来气与时令之气不相合的，则病严重。

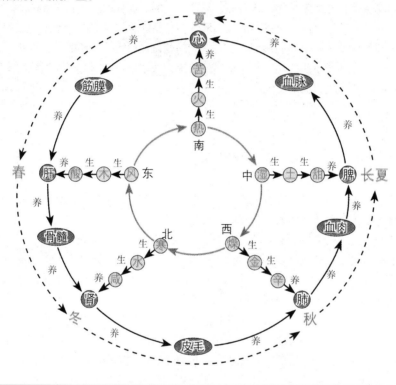

的异常变动为久雨不停，它所产生的灾害为暴雨土崩而洪水泛滥。它在滋味上为甜，在情志上为思，过思会伤脾脏，大怒能克制过思。湿气太过会伤肌肉，风能克制湿气。甜味太过会伤脾脏，酸味能中和甜味。

　　西方产生燥气，燥气能助长清凉的金气，金气能生辛味，辛味能滋养肺脏，肺气能滋养皮肤和毫毛，肺气可滋养肾水。它在天为六气中的燥气，在地为五行中的金气，在人体为皮毛。燥金之气可使自然界万物收成，其在内脏为五脏中的肺脏。它的属性为凉爽，它的品德为清静，它的功能特点为坚固，它的颜色为白色，它的生化为收敛。和它相对应的虫为介虫，它的作用为刚强迅疾，它所主的时令多雾露，它的变化结果是使自然界万物收敛，它所产生的灾害为草木苍老凋零。它在滋味上为辛，在情志上为忧，过忧会伤肺脏，喜能克制过忧，热气太过会伤皮肤和毫毛，寒能克制过热。辛味太过会伤皮肤和毫毛，苦味能中和辛味。

　　北方阴气旺盛而产生寒气，寒气能助长水，水能生咸味，咸味能滋养肾脏，肾脏生骨髓，骨髓滋养肝脏。它在天为六气中的寒气，在地为五行中的水气，在人体为骨骼，寒水之气可使自然界万物坚凝，其在内脏是五脏中的肾脏。它的属性为凛寒，它的品德为寒凉，它的功能特点为闭藏，它的颜色为黑色，它的变化结果是使自然界万物肃静。和寒水之气相对应的动物为鳞虫，它的作用是清冷，它所主的时令气候特点为寒凝，寒水之气的异常变动是寒甚冰冻，它所产生的灾害为冰雹逆时而降。它在滋味上为咸，在情志上为恐，恐惧会伤肾脏，思能克制恐惧。寒气太过会伤血脉，燥能克制寒气。咸味太过会伤血脉，甜味能中和咸味。

　　上面所述的五气，依次交替主时，各有先期而至之气。气的来临，如果与时令之气不相符合，则为邪气，与时令之气相一致，即为正气。

　　来气与时令之气相一致的，则病轻微；来气与时令之气不相合的，则病严重。若五行之气中的某一行的气太过，不仅加重克制它本来所胜的气，而且还反侮本来是克制自己的气；反过来，若五行之气中的某一行的气不足，就使它进一步受到本来能克自己的气的克制，而它本来能胜过的气，又反过来欺侮它。但是，欺侮别行之气的，也往往会受到邪气的侵害，这是由于它肆无忌惮地横行，而削弱了自身的防御力量所造成的。

(031) 服用药物时应遵循什么原则？

　　黄帝问道：对于气味厚且作用峻猛的有毒药物与气味薄且作用缓和的无毒药物，在服用时有一定的遵循规则吗？岐伯回答说：疾病按病程有新久的不同，方剂也相应地有大小的区

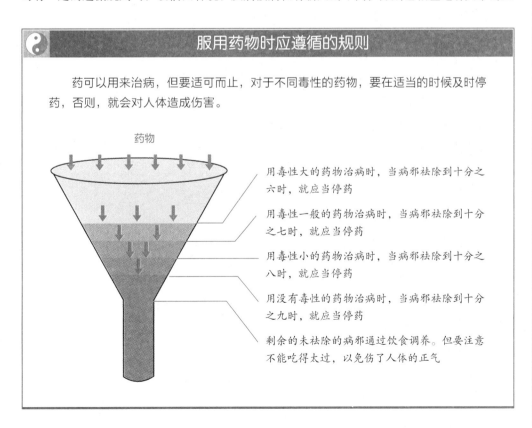

服用药物时应遵循的规则

药可以用来治病，但要适可而止，对于不同毒性的药物，要在适当的时候及时停药，否则，就会对人体造成伤害。

药物

用毒性大的药物治病时，当病邪祛除到十分之六时，就应当停药

用毒性一般的药物治病时，当病邪祛除到十分之七时，就应当停药

用毒性小的药物治病时，当病邪祛除到十分之八时，就应当停药

用没有毒性的药物治病时，当病邪祛除到十分之九时，就应当停药

剩余的未祛除的病邪通过饮食调养。但要注意不能吃得太过，以免伤了人体的正气

别。无论是有毒的药物还是无毒的药物，在服用时都遵循以下规则：用毒性大的药物进行治病，当病邪祛除到十分之六时，就应当停药；用毒性一般的药物进行治病，当病邪祛除到十分之七时，就应当停药；用毒性小的药物进行治病，当病邪祛除到十分之八时，就应当停药；即使是用没有毒性的药物进行治疗，当病邪祛除到十分之九时，也应当停药。剩余的未祛除的病邪用五谷、肉类、果品、蔬菜等饮食调养，但也要注意不能吃得太过，以防伤了人体的正气。假若病邪不能靠饮食调养完全祛除，再按上面所说的给药方法进行治疗。在治疗时，必须首先明确当年岁气是太过还是不及，注意不要违背天人相应的规律。不要用补法去治疗邪气旺盛的疾病，也不要用泻法去治疗正气空虚的疾病，否则会使实邪更盛，正气更虚，给病人带来死亡的灾难。施用补法时不要招致邪气侵入，施用泻法时不要外泄人体的正气，否则就会断送病人的性命。

032 药物的性味与五脏、五气有什么关系？

黄帝说：我已经知道治寒证用热药，治热证用寒药，主客之气相顺就逆其胜气治疗，主客之气相逆就从其不胜之气治疗，但怎样运用药物的性味与五脏、五气的关系来治病呢？岐伯回答说：厥阴风木主气胜所引起的病症，泻用酸味药，补用辛味药；少阴君火、少阳相火主气胜所引起的病症，泻用苦味药，补用咸味药；太阴湿土主气胜所引起的病症，泻用苦味药，

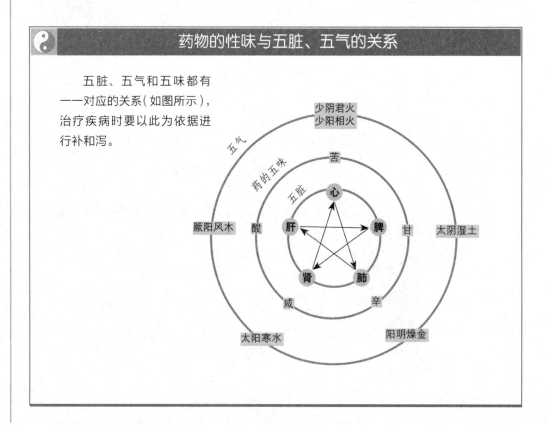

药物的性味与五脏、五气的关系

五脏、五气和五味都有一一对应的关系（如图所示），治疗疾病时要以此为依据进行补和泻。

补用甘味药；阳明燥金主气胜所引起的病症，泻用辛味药，补用酸味药；太阳寒水主气胜所引起的病症，泻用咸味药，补用苦味药；厥阴客气胜所引起的病症，补用辛味药，泻用酸味药，缓解挛急用甘味药；少阴客气胜所引起的病症，补用咸味药，泻用甘味药，收敛用酸味药；太阴客气胜所引起的病症，补用甘味药，泻用苦味药，缓解挛急用甘味药；少阳客气胜所引起的病症，补用咸味药，泻用甘味药，软坚用咸味药；阳明客气胜所引起的病症，补用酸味药，泻用辛味药，发泄邪气用甘味药；太阳客气胜所引起的病症，补用苦味药，泻用咸味药，坚其气用苦味药，润其干燥用辛味药。这些方法都是为了疏通肌肤的腠理，布散津液，宣通气血。

033 什么是药物的君臣佐使？

黄帝说：制方分君药、臣药，是什么意思？岐伯回答说：君药是对疾病起主要治疗作用的药物，臣药是辅佐君药发挥治疗作用的药物，使药是协助臣药的药物，并不是指药物的上、

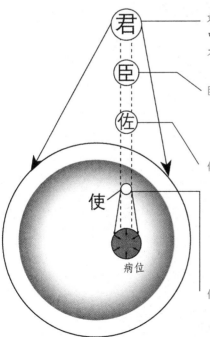

药物的君、臣、佐、使

君、臣、佐、使是《内经》提出的中医药处方原则，是对处方用药规律的高度概括，是从众多方剂的用药方法、主次配伍关系等因素中总结出来的带有普遍意义的处方指南。

君药就是在治疗疾病时起主要作用的药。其药力居方中之首，用量也较多。在一个方剂中，君药是首要的、不可缺少的药物

臣药有两种含义
1. 辅助君药发挥治疗作用的药物
2. 针对兼病或兼证起治疗作用的药物

佐药有三种含义
1. 佐助药：协助君臣药加强治疗作用，或直接治疗次要兼证
2. 佐制药：消除或减缓君臣药的毒性和烈性
3. 反佐药：与君药性味相反而又能在治疗中起相成作用

病位

使药有两种含义
1. 为引经药，将各药的药力引导至患病部位
2. 为调和药，调和各药的作用

中、下三品。黄帝进一步问道：三品是指什么？岐伯回答说：三品是针对药物毒性大小而言的。黄帝说：讲得很好！怎样治疗疾病的内外证？岐伯回答说：调气的方法，必须首先分辨阴阳，确定疾病是属内还是属外，各守其位，病在内则内治，病在外则外治。病情轻微的，进行调理，稍重的则平治，较严重的则劫夺。在表的用汗法治疗，在里的用下法治疗。根据疾病寒、热、温、凉偏胜的不同，应用不同属性的药物治疗。总之，要选用对疾病有利的治疗方法。谨慎遵循上述治疗方法，就会万治万全，从而使人血气平和，寿命长久。黄帝说：讲得真好。

034 十二经脉的起止点分别在哪里？

黄帝向岐伯问道：凡是运用针刺治病，都必须精通十二经脉循行的起点和终点，络脉别出的地方，井、荥、输、经、合五腧穴留止的部位，六腑与五脏相合的表里关系，四季时令气候影响人身所出现的气血盛衰出入变化，五脏经络之气的流行灌注，经脉、络脉、孙络的宽窄程度，分布的深浅情况，上到头面、下至肢末的联系，对于这些问题，我想听一听您的讲解。

经脉在人体的走向

人体十二经脉都有一定的循行方向，如图所示：手三阳经由手到头，足三阳经由头至足，手三阴经由胸到手，足三阴经由足到腹、到胸。

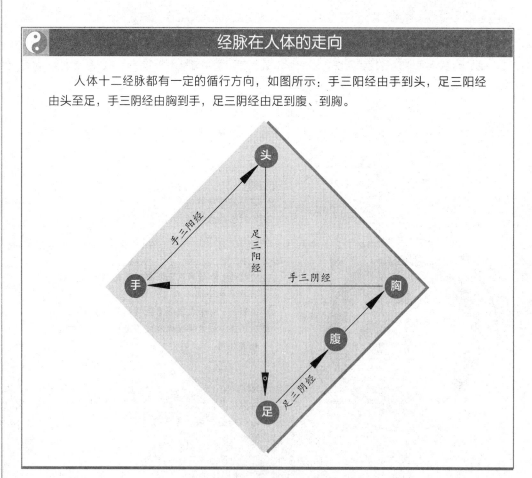

岐伯说：让我按各经的次序来说吧。肺的脉气出于少商穴，少商穴在手拇指末节桡侧，距指甲角一分许的地方，称之为井穴，在五行归类中属木；脉气尚微而流行于鱼际穴，鱼际穴在手掌大鱼际的中后方，称之为荥穴；脉气渐盛而汇注于太渊穴，太渊穴在腕掌侧横纹桡侧，动脉应手处，称之为腧穴；脉气旺盛，行于经渠穴，经渠穴在腕横纹上一寸，桡骨茎突与桡动脉之间的凹陷处，即诊脉时中指所着之处，该处桡动脉跳动不止，像江河水流一样动而不止，称之为经穴；脉气壮大，入归于尺泽穴，尺泽穴在肘横纹中央，肱二头肌腱桡侧的凹陷处，称之为合穴。这是手太阴肺经所属的五腧穴。

心的脉气出于心包经的中冲穴，中冲穴在手中指的尖端中央，称为井穴，在五行中属木；脉气尚微，流于劳宫穴，劳宫穴在手掌心，掌心横纹中第三、第四掌骨之间（即握拳屈指时中指尖处），称为荥穴；脉气渐盛，灌注于大陵穴，大陵穴在腕掌横纹的中央部，掌长肌腱与桡侧腕屈肌腱间的凹陷中，称为腧穴；脉气旺盛，行于间使穴，间使穴在腕后三寸内侧两筋之间的凹陷中（即腕横纹上三寸，当掌长肌腱与桡侧腕屈肌腱之间），当本经有病时，此处脉气会出现一定的反应，无病则脉气平静，称为经穴；脉气大盛，入于曲泽穴，曲泽穴在肘内侧凹陷中（即肘横纹中，肱二头肌腱的尺侧缘），屈肘可得，称为合穴。这是手少阴心经的五腧穴。

肝的脉气出于大敦穴，大敦穴在足大趾外侧与三毛中间（足大趾外侧，距趾甲角一分许的地方），称为井穴，在五行中属木；脉气尚微，流于行间穴，行间穴在足大趾与第二趾的趾缝间，称为荥穴；脉气渐盛，灌注于太冲穴，太冲穴在行间穴后二寸处的凹陷中（足第一、第二跖骨连接部位之前的凹陷中），称为腧穴；脉气旺盛，行于中封，中封穴在内踝前一寸五分处的凹陷中（内踝前方，在商丘与解溪二穴连线之间），针刺该穴时，如果违逆经气运行的方向，就会使气血淤滞，如果顺应经气运行的方向，就会使气血通畅，伸足可得此穴，称为经穴；脉气壮大，入于曲泉穴，曲泉穴在股骨内侧髁之下，大筋之上（膝关节内侧横纹头上方），屈膝才能取准此穴，称为合穴。这是足厥阴肝经的五腧穴。

脾的脉气出于隐白穴，隐白穴在足大趾末节外侧，距趾甲角一分许，称为井穴，五行属木；脉气尚微，流于大都穴，大都穴在足内侧缘，第一跖趾关节前下方赤白肉际凹陷处，称为荥穴；脉气渐盛，灌注于太白穴，太白穴在足内侧缘，第一跖趾关节后下方赤白肉际凹陷处，称为腧穴；脉气旺盛，行于商丘穴，商丘穴在足内踝前下方的凹陷中，舟骨结节与内踝尖连线之中点，称为经穴；脉气大盛，入归于阴陵泉穴，阴陵泉穴在小腿内侧，胫骨内侧髁后下方凹陷处，伸足取之即得，称为合穴。这是足太阴脾经的五腧穴。

肾的脉气出于涌泉穴，涌泉穴在足心（足心前三分之一的凹陷中），称为井穴，五行属木；脉气尚微，流于然谷穴，然谷穴在足内侧缘，足舟骨粗隆下缘凹陷中，称为荥穴；脉气渐盛，灌注于太溪，太溪穴在足内踝后跟骨上方凹陷中（足内踝与跟腱之间的凹陷中），称为腧穴；脉气旺盛，行于复溜穴，复溜穴在太溪上二寸，跟腱的前缘，称为经穴；脉气大盛，入归于阴谷穴，阴谷穴在腘窝内侧，半腱肌腱与半膜肌腱之间，按它有动脉跳动应手，屈膝即可取此穴，称为合穴。这是足少阴经的五腧穴。

膀胱的脉气出于至阴穴，至阴穴在足小趾末节外侧，距趾甲角一分许，称为井穴，五行属金；脉气尚微，流于通谷穴，通谷穴在足外侧，足小趾本节前方的凹陷中，称为荥穴；脉气渐盛，注于束骨穴，束骨穴在足外侧，足小趾本节后的凹陷中，称为腧穴；脉气通过

经气在人体的运行

人体的经脉之气在体内不断循环往复，从头到脚，从脚到头，一昼夜循行50个周次。且白天循行于阳经的时间3倍于阴经，夜晚循行于阴经的时间3倍于阳经。阴阳的共同作用，保证了机体的正常。

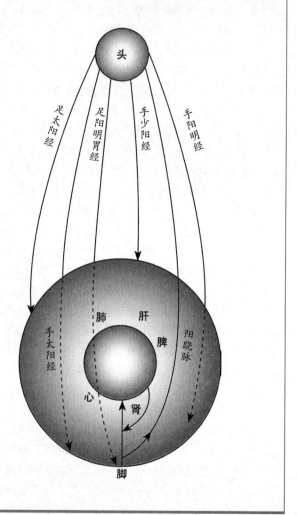

京骨穴，京骨穴在足外侧，第五跖骨粗隆下方，称为原穴；脉气旺盛，流于昆仑穴，昆仑穴在足外踝后方、跟骨上方，称为经穴；脉气大盛，入于委中穴，委中穴在膝弯中央，称为合穴，俯卧屈膝才能取准它的位置。这是足太阳膀胱经的五腧穴和原穴。

胆的脉气出于窍阴穴，窍阴穴在足第四趾末节外侧，距离趾甲一分许的地方，称为井穴，五行属金；脉气尚微，流于侠溪穴，侠溪穴在足背外侧，足小趾与第四趾之间，称为荥穴；脉气渐盛，注于临泣穴，临泣穴在侠溪上一寸半处凹陷中，称为腧穴；脉气通过丘墟穴，丘墟穴在足外踝前下陷中，称为原穴；脉气旺盛，行于阳辅穴，阳辅穴在足外踝上四寸，腓骨前缘稍前方，称为经穴；脉气大盛，入于阳陵泉穴，阳陵泉穴在膝下一寸处，腓骨头前下方的凹陷中，称为合穴，要伸展下肢才能取准此穴。这是足少阳胆经的五腧穴和原穴。

胃的脉气出于厉兑穴，厉兑穴在足第二趾末节外侧，距趾甲角一分许，称为井穴，五行属金；脉气尚微，流于内庭穴，内庭穴在足背，第二趾与第三趾之间赤白肉际处，称为荥穴；脉气渐盛，灌注于陷谷穴，陷谷穴在足二趾和三趾之间，内庭上二寸，本节后方的凹陷中，称为腧穴；脉气通过冲阳穴，冲阳穴在足背最高处，自趾缝向上约五寸凹陷中（即足背动脉搏动处），取穴时要摇动足部，称为原穴；脉气旺盛，行于解溪穴，解溪穴在冲阳后一寸半，足背与小腿交界处横纹中央的凹陷中，称为经穴；脉气大盛，入于下陵穴，下陵穴即足三里穴，位于膝下三寸胫骨外缘，称为合穴。在足三里穴下三寸，是上巨虚穴，大肠脉气寄于此穴；从上巨虚穴再下行三寸，是下巨虚穴，小肠脉气寄于此穴。由于大肠小肠在体内联属于胃腑之下，因而在经脉上也有联属足阳明胃脉之处。这是足阳明胃经的五腧穴和原穴等。

三焦的脉气，上合手少阳经，其脉气出于关冲穴，关冲穴在手无名指末节尺侧，距指甲角一分许，称为井穴，五行属金；脉气尚微，流于液门穴，液门穴在手背，小指与无名指之间，称为荥穴；脉气渐盛，注于中渚穴，中渚穴在手背，掌指关节的后方，第四、第五掌骨间凹陷处，称为腧穴；脉气通过阳池穴，阳池穴在手腕背侧横纹的凹陷中，称为原穴；脉气旺盛，行于支沟穴，支沟穴在腕背横纹上三寸，两骨之间的凹陷中，称为经穴；脉气大盛，入于天井穴，天井穴在臂外侧，屈肘时肘尖直上一寸处的凹陷中，称为合穴，屈肘时取穴。三焦经有一个与它脉气相通，位于足部的下合穴，其脉气在足太阳膀胱经之前，足少阳胆经之后，出于腘窝外侧两筋间的凹陷处，为委阳穴。委阳穴也是足太阳膀胱经的络穴及络脉所别出的地方。这是手少阳三焦经的五腧穴、原穴和下合穴。三焦经的脉气和足少阳、太阳两经并行，自足踝上方五寸处入腿肚，再从委阳穴出于体表，并由此进入足太阳膀胱经的本经，然后进入腹腔内与膀胱相连，以约束下焦。因此，三焦的实证，会出现小便不通的癃闭病；三焦的虚证，会出现小便失禁的遗尿病。属虚的当用补法治之，而属实的当用泻法治之。

小肠，上合手太阳经脉，其脉气出于少泽穴，少泽穴在手小指末节尺侧，距指甲角一分许，称为井穴，五行属金；脉气尚微，流行于前谷穴，前谷穴在手小指外侧本节前的凹陷中，称为荥穴；脉气渐盛，灌注于后溪穴，后溪穴在手小指外侧本节后的凹陷中，称为腧穴；脉气由此通过腕骨穴，腕骨穴在手外侧腕骨前方（腕前方，三角骨的前缘，赤白肉际处），称为原穴；脉气旺盛，行于阳谷穴，阳谷穴手腕尺侧，尺骨茎突与三角骨之间的凹陷中，称为经穴；脉气大盛，由此进入小海穴，小海穴在肘内侧，尺骨鹰嘴与肱骨内上髁之间的凹陷中，取穴时要伸展手臂，称为合穴。这就是手太阳小肠经的五腧穴和原穴。

大肠，上合手阳明经脉，其脉气出于商阳穴，商阳穴在手食指末节桡侧（距指甲角一分许），称为井穴，五行属金；脉气尚微，流行于二间穴，二间穴在第二掌指关节前桡侧凹陷中，称为荥穴；脉气渐盛，由此灌注于第二掌指关节后的三间穴，称为腧穴；脉气通过合谷穴，合谷穴在手背第一、第二掌骨之间，第二掌骨桡侧的中点处，称为原穴；脉气旺盛，经行于阳溪穴，阳溪穴在腕背横纹桡侧、两筋之间的凹陷中，称为经穴；脉气大盛，由此行于曲池穴，曲池穴在肘横纹外侧端，屈肘横肱取此穴，称为合穴。这是手阳明大肠经的五腧穴和原穴。

以上所说的就是五脏六腑的脉气出入流注所经过的主要腧穴。五脏各有井、荥、输、经、合五个腧穴，五五共有二十五个腧穴；六腑各有井、荥、输、原、经、合六个腧穴，六六共有三十六个腧穴，六腑的脉气都出于足三阳经脉，在上与手三阳经相合。

035 营气在体内是如何循环的？

黄帝说：营气能在人体内发挥重要的作用，以摄入的食物最为关键。我们吃的食物进入胃里以后，再经脾胃运化，其间生成的水谷精微之气传到肺里，通过肺的输布作用充溢在体内，营养脏腑。同时，还分散地充溢在四肢百骸及皮肤肌表，以滋养形体。而水谷精微中最精纯的部分则运行于人体的经脉通路之中，流动不息，就这样周而复始地循环，就如同天地日月运转的道理一样。

营气的运行，起始于手太阴经脉，流注到手阳明经脉，沿其上行到面部，在面部进入足阳明经脉，再从足阳明经脉下行，到达足背，行至足大趾间，与起始于这里的足太阴经相合，然后再上行到达脾脏。从脾注入心中，沿着手少阴经脉，从腋窝往下，沿臂的内侧后缘注入手的小指，会合于手太阳经。然后沿着手太阳经上行，过腋窝，向上出于颧骨的内侧，经过

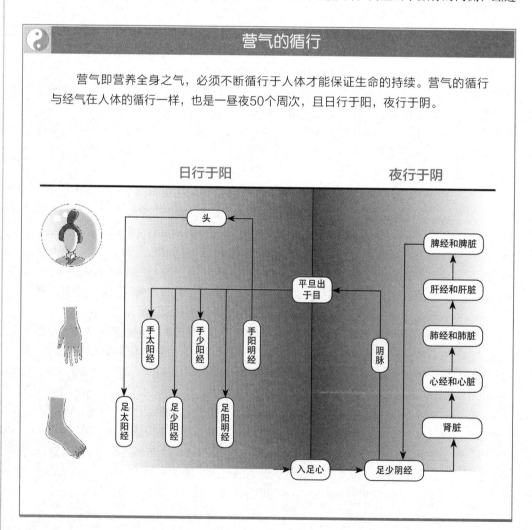

营气的循行

营气即营养全身之气，必须不断循行于人体才能保证生命的持续。营气的循行与经气在人体的循行一样，也是一昼夜50个周次，且日行于阳，夜行于阴。

眼睛的内眼角，再上行至头顶中央，向下行至项部，在此与足太阳经脉相合。接着沿着脊柱向下经过尻部，一直到达足小趾尖，斜入足心，注于足少阴经脉，并沿其到达肾脏。再经过肾脏注入心包络中，并向外散布于胸中，沿着心包络经的主脉——手厥阴经从腋下出，循臂下行，从小臂内侧的两条大筋之间进入手掌中，到达中指的指端，并转回流到无名指的指端，在此与手少阳经脉结合，由此上行注入两乳正中的膻中穴，并散布于上、中、下三焦，从三焦注入胆，出胁部，注入足少阳经脉，向下行至足背上，再由足背注入足大趾间，合于足厥阴经。然后循经上行至肝，从肝上行注入肺中，向上沿着喉咙的后面，进入鼻的内窍，终止于鼻的外孔。而其分支另行的，则上行于额部并沿着额部上行至头顶，再沿项部下行，循脊柱两侧继续向下进入骶骨，这正是督脉的循行路线。而后由此通过任脉环绕阴器，经过阴部的毛际，上行进入脐中，再向上进入腹中，上行进入缺盆，然后向下注入肺中，再次进入手太阴经脉，并由此出发开始下一个循环周流。这就是营气的循行路线，是气血循行的常规。

036 营卫二气在体内是怎样运行与相会的？

岐伯说：人体的精气是由水谷产生的，水谷进入胃中，经过脾的消化吸收，化生为水谷精气并向上传至肺，再借肺气的输布功能传送到全身百脉，从而五脏六腑都可接受水谷精气。其水谷精气中，轻清而富于营养作用的是营气，重浊而剽悍的是卫气。营气在经脉之中循行，卫气则在经脉之外运行，营卫二气没有休止地在全身循行运转，一昼夜在人体内各运行五十周次，然后会合一次。由此，阴经阳经互相贯通，交替循环运转，没有终止。卫气在夜间循行于内脏二十五周次，在白天循行于阳经也是二十五周次，以此划分出昼夜。因而气循行到阳经时，人便醒来开始活动；夜间气循行于内脏时，人体就进入睡眠状态。所以，白天的时候，卫气都从内脏运转到了阳经；到了中午，阳经的卫气最盛，称为"重阳"；夜晚时，卫气都从阳经转运到了内脏；夜半时内脏的卫气最盛，而称为重阴。营气循行于脉中，起于手太阴经又终于手太阴肺经，因此说太阴主持营气的运行；卫气循行于脉外，起于足太阳经又终于足太阳经，所以说太阳主持卫气的运行。营气周流十二经，昼夜各二十五周次，卫气在白天循行于阳经，在夜间循行于阴经，也是各二十五周次，营卫二气各循行五十周次，划分昼夜各为一半。夜半阴气最盛为"阴陇"，夜半过后则阴气渐渐衰退，等到黎明的时候阴气已衰尽，而阳气渐盛。中午阳气最盛为"阳陇"，夕阳西下之时则阳气渐渐衰退，到黄昏的时候阳气已衰尽，而阴气渐盛。半夜的时候，营气和卫气都在阴分运行，是二者相互会合的时候，这时人们都已经入睡了，营卫二气在半夜会合，称为"合阴"。到第二天黎明的时候，阴气衰尽，而阳气开始运行。就是这样循环不息，如同天地日月运转一样有规律。

黄帝说：老人在夜里不能熟睡是什么原因造成的？年轻人白天精力充沛，夜晚熟睡难醒，又是什么原因？岐伯回答说：年轻力壮的人气血旺盛，肌肉滑利，气道通畅，营气和卫气就能很正常地运行，因此在白天能精力充沛、精神饱满，夜里就熟睡难醒。而老年人的气血已经衰弱，肌肉枯萎，其气道也就艰涩难通，五脏便不能相互沟通和协调，营气衰少，卫气内扰，营卫失调，不能以正常规律运行，因此使得白天的精力不充沛，夜里又难以熟睡。

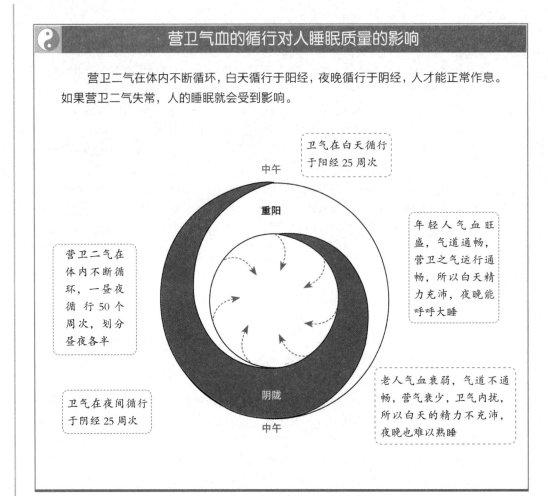

营卫气血的循行对人睡眠质量的影响

营卫二气在体内不断循环，白天循行于阳经，夜晚循行于阴经，人才能正常作息。如果营卫二气失常，人的睡眠就会受到影响。

卫气在白天循行于阳经 25 周次

中午

重阳

年轻人气血旺盛，气道通畅，营卫之气运行通畅，所以白天精力充沛，夜晚能呼呼大睡

营卫二气在体内不断循环，一昼夜循行 50 个周次，划分昼夜各半

卫气在夜间循行于阴经 25 周次

阴陇

中午

老人气血衰弱，气道不通畅，营气衰少，卫气内扰，所以白天的精力不充沛，夜晚也难以熟睡

037 病邪侵入孔窍会造成哪些疾病？

黄帝说：人打哈欠是什么气所造成的呢？岐伯回答说：卫气白天运行于阳分，夜晚运行于阴分。阴气主要存在于夜间，夜晚则多睡眠。阳气主升在上，阴气主降在下。因此夜晚来临之时，阴气下沉积聚于下，阳气开始入于阴分，但尚未尽入时，阳气引阴气向上，阴气引阳气向下，阴阳上下相引，人即哈欠不断。等到阳气尽入阴分，阴气充盛时，就能安然入睡。到黎明时，阴气尽而阳气盛，人就醒了。对于此病的治疗，可泻足少阴经以抑制其阴气，补足太阳经以充盛其阳气。

黄帝说：人发生呃逆是什么气所造成的呢？岐伯回答说：食物进入胃中，化生为胃气将水谷精气上注到肺。若胃本已感受寒邪，与新入的谷气不相调和，二者皆留滞于胃中相互扰乱，真气和邪气相互攻击并同时上逆，从胃口上冲而发生呃逆。治疗时，可补手太阴经，泻足少阴经。

黄帝问：人发出哀叹又是什么气所造成的呢？岐伯说：这是由于阴气充盛而阳气空虚，

人打哈欠的原因

阴阳之气的运行决定了人精力是否充沛。一般情况下，卫气在阳则人精力充沛，卫气在阴则人没精神。如果睡眠充足仍哈欠不断，则说明体内阴气太重。对于此病的治疗，可泻足少阴经以抑止其阴气，补足太阳经以充盛其阳气。黎明时，阳气尽而阴气盛，人就会醒来。

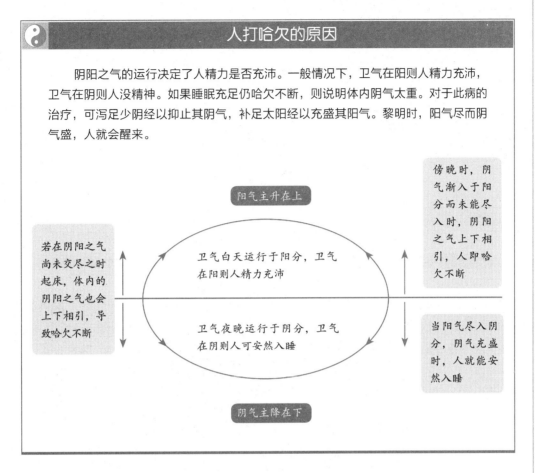

故阴气运行急速而阳气运行缓慢，进一步加剧了阴气的旺盛和阳气的衰微，因此而生哀叹。治疗时，可补足太阳经，泻足少阴经。

黄帝问：人发生振寒是什么气造成的呢？岐伯说：寒邪侵入皮肤，阴邪之气过盛，体表阳气偏虚，所以出现发冷、战栗的症状。治疗时，温补各阳经即可。

黄帝问：人发生嗳气是什么气造成的呢？岐伯说：寒邪侵入胃内，使胃气上逆，逆气从下向上扩散，又从胃中冲出，所以会发生嗳气。治疗时，应补足太阴经和足阳明经。

黄帝问：人打喷嚏是什么气造成的呢？岐伯回答说：阳气顺和充满于心胸而溢出于鼻，所以出现了打喷嚏的情况。治疗时，可补足太阳经的荥穴通谷，以及眉根部的攒竹穴。

黄帝问：人出现了全身无力、四肢酸软的症状，是什么原因造成的呢？岐伯回答说：胃气虚而不实，则全身各经脉都虚，各经脉空虚就会导致筋脉懈惰无力，筋脉懈惰，阳气力行，则元气不能恢复，于是就出现了这种症状。治疗时，应根据其发病部位，在分肉间施以补法。

黄帝问：人在悲伤时涕泪都流出来，这是什么原因造成的呢？岐伯回答说：心脏是五脏六腑的主宰，眼睛是许多经脉聚集的地方，也是眼泪外泄的必经之道，口鼻是经气出入的门户。所以人悲哀忧愁则心神不宁，心神不宁则影响到其他脏腑，脏腑不安又影响到其他经脉，进而使眼及口鼻的液道张开，鼻涕、眼泪就由此而出。人体的津液，有渗灌精微物质濡养孔窍的作用，所以上液道开则泪流，泪流不止则精液耗竭，不能渗灌精微以濡养孔窍，所以两

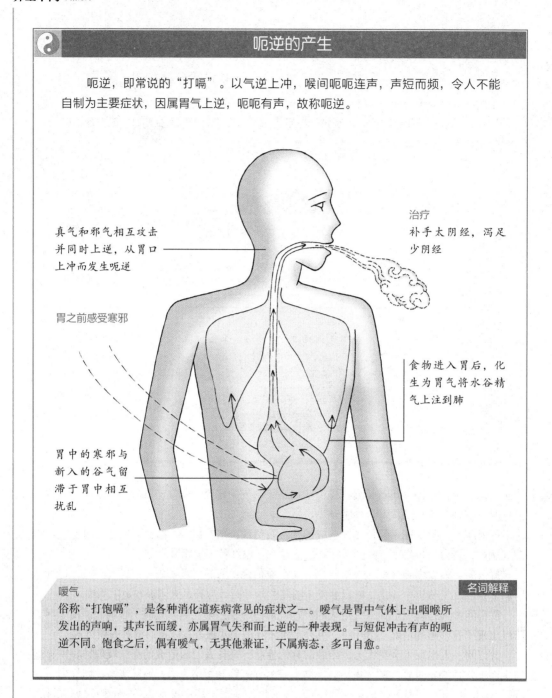

呃逆的产生

呃逆，即常说的"打嗝"。以气逆上冲，喉间呃呃连声，声短而频，令人不能自制为主要症状，因属胃气上逆，呃呃有声，故称呃逆。

真气和邪气相互攻击并同时上逆，从胃口上冲而发生呃逆

胃之前感受寒邪

胃中的寒邪与新入的谷气留滞于胃中相互扰乱

治疗
补手太阴经，泻足少阴经

食物进入胃后，化生为胃气将水谷精气上注到肺

嗳气 名词解释

俗称"打饱嗝"，是各种消化道疾病常见的症状之一。嗳气是胃中气体上出咽喉所发出的声响，其声长而缓，亦属胃气失和而上逆的一种表现。与短促冲击有声的呃逆不同。饱食之后，偶有嗳气，无其他兼证，不属病态，多可自愈。

眼看不清东西，这叫作"夺精"。治疗时，应补颈项后的天柱穴。

黄帝问：人长声叹气，是什么原因造成的呢？岐伯回答说：忧愁思虑则围系心脏的络脉拘急，经络拘急则经气运行的通道受到约束，气道受约则呼吸不顺，所以深呼吸以舒展其气。治疗时，应补手少阴经、手厥阴经、足少阳胆经，并且留针。

黄帝问：人流口水，是什么原因造成的呢？岐伯回答说：食物进入胃中，若胃中有热，

口水的生成

人都会有口水产生，但是口水多了就是一种病了。这种病是由于胃中多热，胃中寄生虫扰动导致胃气运动迟缓，舌下廉泉穴张开所致。

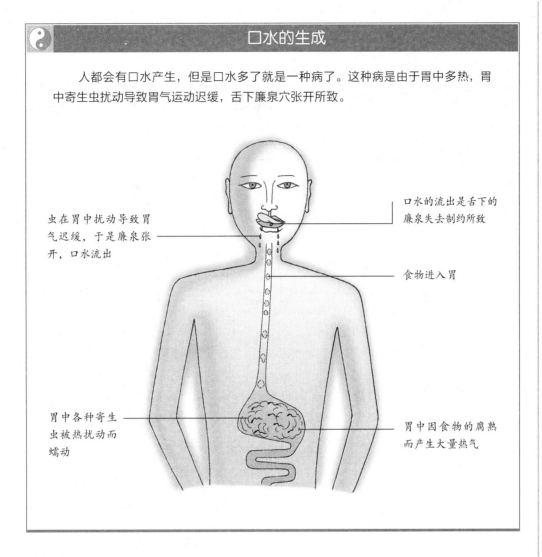

虫在胃中扰动导致胃气迟缓，于是廉泉张开，口水流出

口水的流出是舌下的廉泉失去制约所致

食物进入胃

胃中各种寄生虫被热扰动而蠕动

胃中因食物的腐熟而产生大量热气

则寄生虫被热所扰而蠕动，虫动则胃气弛缓，胃气弛缓则舌下廉泉开张，进而口水流出。治疗时，可补足少阴肾经。

黄帝问：人发生耳鸣，是什么原因造成的呢？岐伯回答说：耳朵是许多经脉聚集的地方，若胃中空虚，则其余经脉必虚，经脉虚则阳气不升而下滑，致使入于耳部的经脉气血不充而耳部失养，所以出现耳鸣。治疗时，可补足少阳经的客主人穴及位于手大指指甲上的手太阴肺经的少商穴。

黄帝问：人有时自咬其舌，是什么原因造成的呢？岐伯回答说：这是由于厥逆之气上行，波及各经脉之气分别上逆而造成。如少阴脉气上逆，就会咬舌；少阳脉气上逆，就会咬颊部；阳明脉气上逆，就会咬唇。治疗时，应根据所咬的部位来确定属于何脉气上逆，而后据症施以相应的补法。

以上所说的这十二种病邪，都是病邪侵入孔窍所造成的。因此病邪所侵犯的部位，一般都是正气不足的地方。所以上部的正气不足，就会出现脑髓不充、耳鸣、头倾、目眩等症状；

中部的正气不足，就会出现大小便失禁、肠鸣的症状；下部的正气不足，就会出现两脚痿软无力、厥冷、心中烦闷的症状。

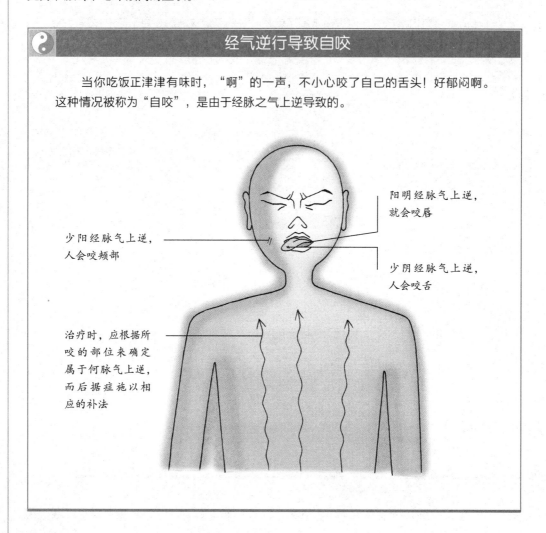

经气逆行导致自咬

当你吃饭正津津有味时，"啊"的一声，不小心咬了自己的舌头！好郁闷啊。这种情况被称为"自咬"，是由于经脉之气上逆导致的。

阳明经脉气上逆，就会咬唇

少阳经脉气上逆，人会咬颊部

少阴经脉气上逆，人会咬舌

治疗时，应根据所咬的部位来确定属于何脉气上逆，而后据症施以相应的补法

038 你知道自己脏腑的大小吗？

黄帝说：观察面色以知五脏精气之虚实的方法，我已懂得了，但以观察形体、四肢、骨节等来推知内脏的情况，是怎样的呢？岐伯回答说：五脏六腑之器官，肺所处的部位最高而称为"盖"，根据肩骨的高突及咽喉的下陷情况可测知肺部是否健康。黄帝说：讲得好。岐伯继续说：五脏六腑之心为身体的主宰，以缺盆作为血脉运行的道路，观察缺盆两旁肩端骨距离的远近，再结合胸骨剑突的长短，就可以测知心脏的大小坚脆。

黄帝说：很好。岐伯接着说：肝在五脏六腑中为将军之官，开窍于目，要从外面推测肝的坚实情况，可依据眼睛的大小来判断。

黄帝说：有道理。岐伯又说：脾脏，主管运化谷气，使之周行于全身，在饮食时观察其唇舌胃口的好坏，可以预测脾脏的吉凶。

黄帝说：对。岐伯说：肾脏气通于耳而主外，能听到远处的声音，所以根据人耳听力的强与弱可测候肾脏的实与虚。

黄帝说：讲得好。我还想听你讲一下关于测候六腑的方法。岐伯说：六腑之中，胃内水谷最盛，凡颊部肌肉丰满、颈部粗壮、胸部宽阔之人，其容纳五谷就多。依据鼻窍隧道的长短，可以测候大肠的情况。唇厚且人中沟长，可以测候小肠的情况。下眼袋肥大，可测知其胆刚强。鼻孔外翻的，可知其膀胱不固而小便漏泄。鼻柱中央隆起的，可知其三焦是固密的。这就是用来测候六腑的方法。人体之外在的形体与面部的上中下三部均匀称的，其内脏一定良好。

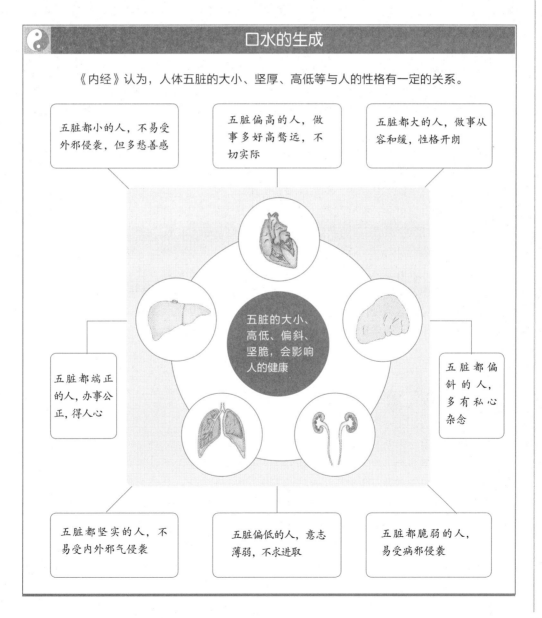

口水的生成

《内经》认为，人体五脏的大小、坚厚、高低等与人的性格有一定的关系。

五脏都小的人，不易受外邪侵袭，但多愁善感

五脏偏高的人，做事多好高骛远，不切实际

五脏都大的人，做事从容和缓，性格开朗

五脏都端正的人，办事公正，得人心

五脏的大小、高低、偏斜、坚脆，会影响人的健康

五脏都偏斜的人，多有私心杂念

五脏都坚实的人，不易受内外邪气侵袭

五脏偏低的人，意志薄弱，不求进取

五脏都脆弱的人，易受病邪侵袭

心脏小的，则神气安定，外邪不能伤害它，但容易受到忧患等情志变化的伤害；心脏大的，则不能伤其忧患，却容易被外邪所伤。心位偏高，则易使肺气壅满，郁闷易于忘事，难以用言语开导；心位偏低，则脏气涣散于外，容易被寒邪所伤，容易被言语恐吓。心脏坚实的，则功能活动正常，脏气安定固守致密；心脏脆弱的，则经常患消渴、热中之类的病证。心脏端正的，则脏气血脉和利，难以受到邪气的伤害；心脏偏倾不一的，则功能活动失常，神志不定，操守不坚，遇事没有主见。

肺脏小的，则少有饮邪停留，不易患喘息病证；肺脏大的，则多有饮邪停留，经常患胸痹、喉痹和气逆等病证。肺位偏高的，则气易上逆而抬肩喘息、咳嗽；肺位偏低的，肺体靠近胃上口，则致肺的气血不通，所以经常胁下作痛。肺脏坚实的，则不易患咳嗽、气逆等病证；肺脏脆弱的，则易伤于热邪而患消渴病证。肺脏端正的，则肺气和利宣通，不容易受到邪气的伤害；肺脏偏倾的，则易出现一侧胸痛。

肝脏小的，则脏气安定，没有胁下病痛；肝脏大的，则逼迫胃部与咽部，若压迫食道便会造成胸膈苦闷、胁下作痛。肝位偏高的，则向上支撑膈部，且胁部闷胀，成为息贲病；肝位偏低的，则逼迫胃脘，胁下空虚，容易遭受邪气。肝脏坚实的，则脏气安定，邪气难以伤害；肝脏脆弱的，则经常受伤而易患消渴疾病。肝脏端正的，则脏气调和通利，难受邪气的伤害；肝脏偏倾的，则常胁下疼痛。

脾脏小的，则脏气安定，不容易被邪气损伤；脾脏大的，则胁下空软处经常充塞而疼痛，不能快步行走。脾位偏高的，则胁下空软处牵连季胁疼痛；脾位偏低的，则向下加临于大肠，经常容易遭受邪气。脾脏坚实的，则脏气安定，难以受到伤害；脾脏脆弱的，则经常受伤而患消渴疾病。脾脏端正的，则脏气调和通利，不容易受到邪气的伤害；脾脏偏倾的，则易发生胀满病症。

肾脏小的，则脏气安定，不易被邪气所伤；肾脏大的，则经常患腰痛病，不可以前俯后仰，容易被邪气所伤。肾脏偏高的，则经常脊背疼痛，不可以前俯后仰；肾脏偏低的，则腰部尻部疼痛，同样不可以前俯后仰，且易形成狐疝疾病。肾脏坚实的，则不会发生腰背疼痛的疾患；肾脏脆弱的，则经常容易受伤害而患消渴病。肾脏端正的，则脏气调和通利，难以受到邪气的伤害；肾脏偏倾的，则经常腰部尻部疼痛。以上是人体经常发生的二十五种病变。

039 为什么 7 天不进食就会死亡？

黄帝说：听说正常人七日不进食会死亡，这是什么原因呢？伯高说：请让我来说说其中的缘故。胃的周长为一尺五寸，直径为五寸，长二尺六寸，呈横状且有弯曲，可容纳水谷的容量为三斗五升，其中食物二斗，水一斗五升，胃就装满了。食物经消化而生成的精微，通过上焦之气的宣泄而布散于全身，其中有一部分转化为剽悍滑利的阳气，其余各物便由下焦之气渗灌到所有的肠道中。

小肠的周长为二寸半，直径略小于八分，长三丈二尺，能容纳食物的容量为二斗四升，水为六升三合半稍多一点。回肠的周长为四寸，直径略小于一寸半，长二丈一尺，能容纳食物的容量为一斗，水为七升半。大肠的周长为八寸，直径二寸半稍多点，长二尺八寸，能容

一般人 7 天不进食就会死亡

肠胃的容量是有限的，但人的排泄却是每天都在进行。所以，人如果不吃不喝，坚持不了多久就会死亡。一般情况下，人只能坚持7天。

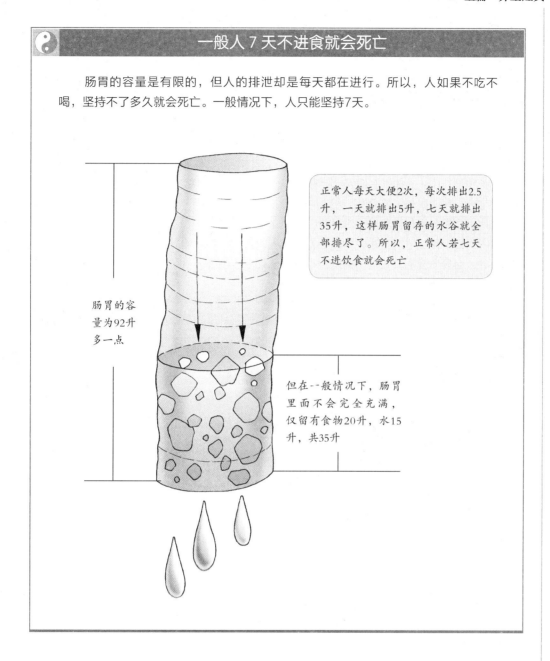

肠胃的容量为92升多一点

正常人每天大便2次，每次排出2.5升，一天就排出5升，七天就排出35升，这样肠胃留存的水谷就全部排尽了。所以，正常人若七天不进饮食就会死亡

但在一般情况下，肠胃里面不会完全充满，仅留有食物20升，水15升，共35升

纳食物的容量为九升三合又八分之一合。肠胃的总长度为五丈八尺四寸，可容纳水谷的容量为九斗二升一合半稍多，这是肠胃所能容纳的水谷的总量。

正常人在日常生活中却不是这样的，当胃中食物充满时肠却是空虚的；当食物由胃下渗到肠，肠满时则胃是空虚的。这样肠胃虚满交互出现，人的气机才能升降正常，上下通畅，五脏才能安和，血脉运行才能畅通无阻，精神才能旺盛，所以说，人的神气是由水谷精气化生而来的。一般情况下，肠胃里面留有食物20升，水15升。正常人每天大便2次，每次排出2.5升，一天就排出5升，7天就排出35升，这样肠胃留存的水谷就全部排尽了。所以，正常人若7天不进饮食就会死亡，这是由于水谷、精气、津液都已消耗竭尽。

040 人体中的四海是怎样的？

黄帝问岐伯说：我听你讲述刺法，所说内容皆离不开营卫气血。人体中运行营卫气血的十二经脉，在体内属于五脏六腑，在体外联络着肢体骨节，你能将它们与四海联系起来讲一讲吗？岐伯回答说：人体也有四海，也有十二经水。十二经水都流注于海，自然界有东、西、南、北之分，称为四海。黄帝说：人体是如何与四海对应的呢？岐伯说：人体有髓海、血海、气海和水谷之海分别与自然界的四海相应。

黄帝说：这种理解真深远啊！你是怎样把人体之四海与自然界之四海对应起来的呢？岐伯回答说：必须首先明确人体的阴阳表里及经脉的荥、输等的具体分布部位，人身的四海就

人体中的四海

人体中的四海包括髓海、气海、水谷之海、血海，这四海分别与自然界的四海对应。四海主持全身的气血、津液，是人体十二经脉之所归。

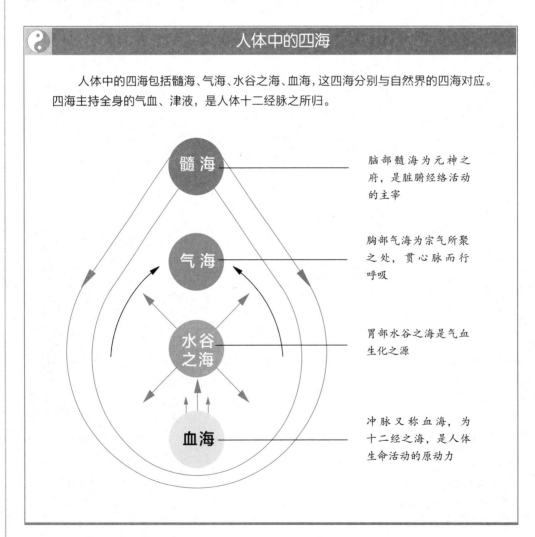

髓海 —— 脑部髓海为元神之府，是脏腑经络活动的主宰

气海 —— 胸部气海为宗气所聚之处，贯心脉而行呼吸

水谷之海 —— 胃部水谷之海是气血生化之源

血海 —— 冲脉又称血海，为十二经之海，是人体生命活动的原动力

可以确定了。

黄帝说：那么怎样确定四海及其经脉重要穴位的位置呢？岐伯回答说：胃乃水谷之海，其气血向上输注至气冲穴，向下输注至足三里穴；冲脉乃十二经之海，其气血向上输注至大杼穴，向下输注至上巨虚与下巨虚两穴；膻中乃宗气之海，其气血向上输注至天柱骨上的哑门穴和天柱骨下的大椎穴，向前输注至人迎穴；脑为髓之海，其气血向上输注至脑盖中央的百会穴，向下输注至风府穴。

黄帝说：人体之四海，是怎样滋补和损害人体的呢？又是怎样促进和耗败人体的生命活动的呢？岐伯回答说：四海之功能正常，就会促进人体的生命活动；四海功能失常，就会耗败人体的生命。懂得调养四海的就会使人体得到滋补，不懂得调养四海的就会有害于人体健康。

黄帝说：人身之四海的正常与反常情况会出现什么症状呢？岐伯回答说：气海内邪气有余的，就会感到胸中憋闷，呼吸急促，面色发赤；气海内正气不足的，就会出现气息缺少以至于无力说话。血海内邪气有余的，则常常觉得身体有膨胀感，郁闷不爽但说不出自己有什么病；血海内正气不足的，就会常常觉得身体在缩小，无精打采但也说不出自己有什么病。水谷之海内邪气有余的，则出现腹中胀满的症状；水谷之海内正气不足的，就会常感到饥饿但又无食欲。髓海内邪气有余的，动作就会表现为过于轻健有力，行动无度；髓海内正气不足的，则表现为头晕耳鸣，腿酸无力，两眼昏花而视物不清，倦怠嗜睡。

黄帝说：我已了解了四海正常与失常的症状，可如何来调治呢？岐伯回答说：仔细审察四海输注的重要穴位，据此来调节其虚实，但不要违反虚补实泻的治疗原则，以免造成危害。顺从这些法则治疗的就可恢复健康，违背此法则的就会有死亡的危险。黄帝说：讲得好。

（041）人体的五种津液是如何生成的？

黄帝问岐伯道：水谷进入口中传输至肠胃，最后变成的津液有五种：天冷衣薄时，就变为尿与气；天热衣厚时，就变为汗水；心情悲哀时气并于上，就变为眼泪；中焦有热而胃弛缓时，就变为唾液；邪气内侵且在脉内逆行，致使经气阻塞而不行，就会成为水胀病。我已经知道这些道理，但不知这五种津液是怎样生成的，我很想听你讲讲其中的缘由。岐伯回答说：水谷从口进入体内，有酸、苦、甘、辛、咸五味，且分别注入相应的脏腑及人体四海，水谷所化生的津液，分别沿一定的脉络布散于周身。由三焦输出其气，用来温润肌肉，充养皮肤的就成为津；留在体内固定位置而不周行于全身的就成为液；天热且衣厚，腠理就会开张，所以汗出；如果寒气滞留在分肉之间，津液凝聚为沫，就会产生疼痛；天气寒冷则腠理紧闭，气湿不能外泻，就向下流于膀胱，成为尿与气。

五脏六腑之中，心为主宰，耳主听觉，眼司视觉，肺辅助心脏，肝主谋虑，脾主护卫，肾主骨。所以五脏六腑的津液，都向上渗注于眼睛，心情悲哀时，五脏六腑之气都上并于心，使心脏的经络变得拘紧，经络拘紧则肺叶上举，肺叶上举则水液就随气上溢。如果心脏经络拘紧时，肺叶不是经常上举，而是时上时下，就会引起咳嗽而涕泪俱出的症状。中焦有

五脏所藏

津液来源于饮食水谷，是通过脾胃、小肠和大肠吸收饮食水谷中的水分和营养而生成的。

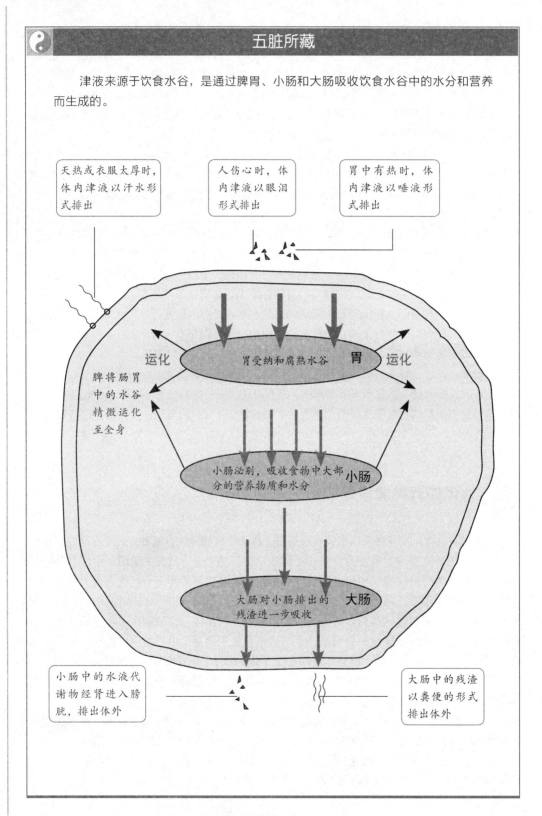

天热或衣服太厚时，体内津液以汗水形式排出

人伤心时，体内津液以眼泪形式排出

胃中有热时，体内津液以唾液形式排出

运化　胃受纳和腐熟水谷　胃　运化

脾将肠胃中的水谷精微运化至全身

小肠泌别，吸收食物中大部分的营养物质和水分　小肠

大肠对小肠排出的残渣进一步吸收　大肠

小肠中的水液代谢物经肾进入膀胱，排出体外

大肠中的残渣以粪便的形式排出体外

热，则胃中的食物消化快，导致肠中的寄生虫追寻着食物上下窜动，使得胃扩张，胃部弛缓；胃弛缓则气上逆，所以唾液出。

五谷的津液化合而成膏状，向内渗入骨腔，营养脑髓，向下流于阴中。如阴阳失调，就会使津液下溢于阴窍，髓液也随之向下而减少，下泄过度则使真阴亏虚，就会出现腰酸背痛和足胫无力的症状。如果阴阳气道不通，四海闭塞，三焦经不能疏泻，津液不能正常地循行于周身，饮食物并存于肠胃之中，积聚在回肠内，水液停留在下焦，不能渗入膀胱，下焦就会胀满，水液泛溢于外则为水胀。这就是津液分为五道后运行的正常和异常的情况。

042 如何根据五官变化来诊断疾病？

黄帝问岐伯道：我听说在针刺治疗疾病时，通过观察五官的五种气色的变化，有助于对五脏病情的诊断。所谓五气，是五脏的内在变化反映于体表的现象，又与五时气候相配合。我想知道五脏的变化是怎样表现于外的？岐伯回答说：五官的变化就是五脏在身体外部的反映。

黄帝说：我想了解五脏反映于外部五官所表现的征象，并将它当作诊断治疗的常理。岐伯说：脉象反映在寸口，气色表现于鼻部，五色交替出现，与五时相应，且各有一定的规律。邪气循着经络入于内脏，则必须先治其内脏。

黄帝说：讲得好。五色只能表现于鼻部吗？岐伯说：正常人的五官能辨别颜色、气味、味道、声音等，天庭眉宇开阔饱满，就可以观察鼻部的情况。若鼻部宽阔，颊侧至耳门部肌肉结实，下额高厚，耳垂凸露于外，面部五色正常，五官开阔高起且匀称，寿命就可达百岁。观察到以上这些表现，即使得病，针刺也一定能治好。因为像这样的人，血气充足，肌肉结实，所以可以忍受针刺之苦。

黄帝说：我想了解一些关于五官的知识。岐伯说：鼻子是肺脏的官窍；眼睛是肝脏的官窍；口唇是脾脏的官窍；舌是心脏的官窍；耳朵是肾脏的官窍。

黄帝说：根据五官的表现，怎样推测得了什么疾病呢？岐伯说：从五官可以测知五脏的病变。出现喘息、鼻翼煽动症状的表明肺脏有病；出现眼角发青症状的表明肝脏有病；出现口唇发黄症状的表明脾脏有病；出现舌卷而短、两颧红赤症状的表明心脏有病；出现两颧及额部发黑症状的表明肾脏有病。

黄帝说：有的人平时五脏的脉象及五色的表现都正常，但一旦患病就很严重，这是什么道理？岐伯说：五官的功能失常不能辨别颜色、气味、味道、声音等，天庭眉宇不开阔，鼻子也小，颊部和耳门部瘦小不显，肌肉瘦削，耳垂和耳上角向外突出，这样的人即使平时脉色正常，但也说明其禀赋不足，平时体质就差，何况再加上疾病呢？

黄帝说：五色表现于鼻部，据此可观察五脏之气的内在变化，那么在鼻部的左右上下，五色的出现各有一定的部位吗？岐伯说：五脏六腑深居于胸腹之中，按照顺序各有所属的位置，所以五色表现于鼻部，在面部的左右上下各有一定的位置。

五脏开窍

五脏虽然深居体内，但它们都在面部开有官窍。通过观察五脏官窍的变化，可以推测身体的健康状况。

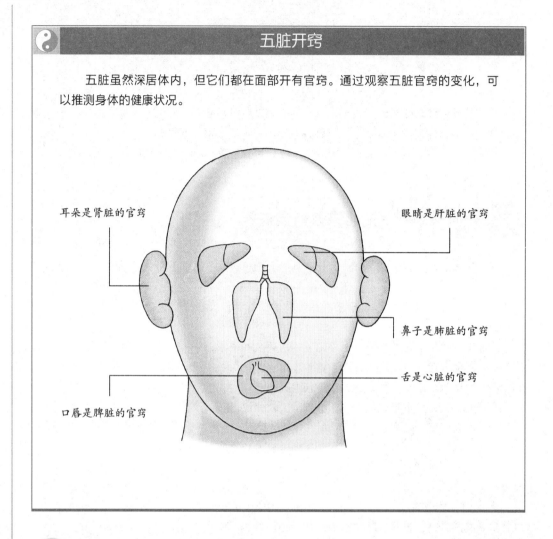

耳朵是肾脏的官窍

眼睛是肝脏的官窍

鼻子是肺脏的官窍

舌是心脏的官窍

口唇是脾脏的官窍

043 五脏的五种变化对应的不同针刺法有哪些？

黄帝说：我想了解五脏的五种变化是什么。岐伯说：肝是属阳的内脏，它在五色是青色，在五季是春季，在日次是甲乙，在五音是角音，在五味是酸味；心是属阳的内脏，它在五色是赤色，在五季是夏季，在日次是丙丁，在五音是徵音，在五味是苦味；脾是属阴的内脏，它在五色是黄色，在五季是长夏季，在日次是戊己，在五音是宫音，在五味是甘味；肺是属阴的内脏，它在五色是白色，在五季是秋季，在日次是庚辛，在五音是商音，在五味是辛味；肾是属阴的内脏，它在五色是黑色，在五季是冬季，在日次是壬癸，在五音是羽音，在五味是咸味。这就是五脏的五种变化。

黄帝说：怎样根据五脏及其五种变化来选用五腧穴呢？岐伯说：五脏与冬季相应，所以冬季针刺井穴；五色与春季相应，所以春季针刺荥穴；五时与夏季相应，所以夏季针刺腧穴；五音与长夏相应，所以长夏季针刺经穴；五味与秋季相应，所以秋季针刺合穴。这就是五脏

五脏的五种变化在针刺上的应用

古人在针刺时有很多讲究，疾病的表现不同，对针刺的穴位和针刺的深浅要求也不同。

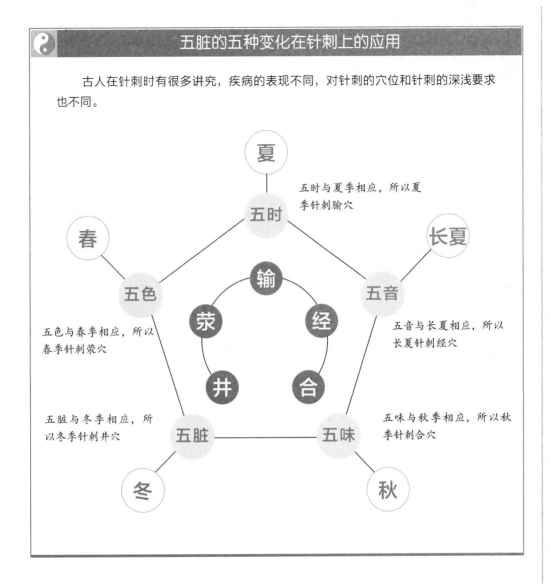

及其变化所选用的五腧穴的情况。

黄帝说：在井、荥、输、经、合五腧穴之外，六腑阳经中还各有原穴，它是如何配合五时而形成六腧穴的呢？

岐伯说：六腑的原穴并不单独与五时相配合，而是与经穴规律相同，把它归在经穴之中来配应五时，以应五时六腧之数，这样六腑各有井、荥、输、原、经、合六穴，六六就成了三十六个腧穴。

黄帝说：什么叫作脏主冬，时主夏，音主长夏，味主秋，色主春呢？我想知道这其中的道理。

岐伯说：疾病在脏器的，邪气深，应取用井穴治疗；疾病变化在面色的，应取用荥穴治疗；疾病病情时轻时重的，应取用腧穴治疗；疾病出现声音变化的，应取用经穴治疗；经脉满盛而血淤的，病变发生在胃以及由于饮食不节而得的病，应取用合穴治疗，所以叫作味主合。这就是五变所表现的不同特征以及五腧穴相应的针刺治疗法则。

044 脏腑与各组织之间是什么关系？

黄帝说：我想知道六腑与其他部位的相应关系。岐伯回答说：肺脏与大肠相合，大肠与皮毛相应；心脏与小肠相合，小肠与脉相应；肝脏与胆腑相合，胆腑与筋相应；脾脏与胃腑相合，胃腑与肌肉相应；肾脏与三焦、膀胱相合，三焦、膀胱与腠理毫毛相应。

黄帝说：脏腑与各组织之间如何相应呢？岐伯说：肺脏与皮毛相应，又与大肠相合。皮肤厚的人，大肠就厚；皮肤薄的人，大肠就薄；皮肤弛缓，肚腹胀大的人、大肠松弛而且长；皮肤绷紧的人，大肠也紧而短；皮肤滑润的人，大肠就通顺；皮肤干燥脱屑，与肌肉不相附的人，大肠多结涩不畅。心脏与脉相应，又与小肠相合。皮肤厚的人，脉体厚，脉体厚的，小肠就厚；皮肤薄的人，脉体薄，脉体薄的，小肠就薄；皮肤松弛的人，脉体弛缓，脉体弛缓的，小肠就粗大而长；皮肤薄而脉虚小的人，小肠就小而短；三阳经脉的部位多见弯弯曲曲的人，小肠就结涩不畅。

脏腑的表里关系

对于脏腑来说，心、肝、脾、肺、肾五脏属阴，主里；胆、胃、大肠、小肠、三焦、膀胱六腑属阳，主表，通过经络联系，构成心与小肠、肝与胆、脾与胃、 肺与大肠、肾与膀胱的表里配合关系。

脾脏与肌肉相应，又与胃腑相合。肌肉聚处坚实而壮大的人，则胃腑厚实；肌肉聚处细薄的人，则胃腑瘦薄。肌肉聚处细小薄弱的人，则胃腑不坚实；肌肉瘦薄与身体不相称的人，则胃体下垂，胃体下垂，则胃下口约束不利。肌肉聚处不坚实的人，则胃体弛缓；肌肉聚处没有小颗粒状物累累相连的人，则胃气急迫；肌肉聚处多有小颗粒状物累累相连的人，胃气结涩，胃气结涩，则胃上口约束不利。

肝脏与指爪相应，又与胆腑相合。指爪厚实而色黄的人，则胆腑厚实；指爪薄弱而色红的人，则胆腑薄弱。指爪坚硬而色青的人，则胆气急迫；指爪濡软而色赤的人，则胆气弛缓。指爪直正而色白无纹理的人，则胆气舒畅和顺；指爪异常而色黑多纹理的人，则胆气郁结不畅。

肾脏与骨骼相应，又与膀胱、三焦相合。皮肤纹理致密而厚实的人，则三焦与膀胱也厚实；皮肤纹理粗糙而瘦薄的人，则三焦与膀胱也瘦薄。皮肤纹理疏松的人，则三焦与膀胱弛缓；皮肤紧敛而没有毫毛的人，则三焦与膀胱也紧敛。毫毛润泽而粗的人，三焦与膀胱通畅；毫毛稀疏的人，则三焦与膀胱之气就郁结不畅。

黄帝说：脏腑的厚薄、好坏都有一定的表现，我想知道它们所产生的病变是怎样的。

岐伯回答说：脏腑与体表组织是内外相应的，观察外在的体表组织就可以知道它们内部脏腑的变化情况，从而也就可以知道内脏所产生的病变了。

045 阴阳 25 种人分别是怎样的？

黄帝说：我希望听你详尽地讲解。岐伯道：一定要慎而又慎啊！就让我给你讲讲吧。木形的人，属于木音中的上角，他的特征是：皮肤苍色，像东方的苍帝一样，头小，面长，肩背宽大，身直，手足小，有才智，好用心机，体力不强，多忧劳于事物，对时令季节的适应是，耐受春夏不耐秋冬，秋冬季节容易感受病邪而发生疾病。这一类型的人，属于足厥阴肝经，其特征是柔美而安重，是禀受木气最全的人。另外还有四种禀受木气不全的人，分左右上下四种：左上方，在木音中属于大角一类的人，类属于左足少阳经之上，其特征是逶迤而美长。右下方，在木音中属于左角一类的人，属于右足少阳经之下，其特征有过于随和顺从、唯唯诺诺的缺点。右上方，在木音中属于釱角一类的人，类属于右足少阳经之上，其特征是努力向前进取。左下方，在木音中属于判角一类的人，类属左足少阳经之下，其特征是刚直不阿。

火形的人，属于火音中的上徵，类似赤帝。其特征是皮肤呈红色，齿根宽广，颜面瘦小，头小，肩背腰腹及两腿发育匀称，手足小，步履急速，心性急，走路时身体摇晃，肩背部的肌肉丰满，有气魄，轻财，但少守信用，多忧虑，对事物观察和分析很擅长和明白，容颜美好，性情急躁，不长寿而多暴死。这种人对时令的适应，多能受耐春夏的温暖，不耐秋冬的寒冷，秋冬容易感受外邪而生病。火形人在五音中比为上徵，属于手太阴心经，是秉承火气最全的一类人，其外形特征是：对事物认识深刻，讲求实效，雷厉风行。禀火气之偏的有上下左右四种类型。左之上方，在火音中类属于质徵，归左手太阳经之上，火气不足，其性格特征是，光明正大而通晓事理。右之下方，在火音中类属于少徵一类的人，类属于右手太阳经之下。这一类型人的特征是多疑。右之上方，在火音中类属于右徵，归于右手太阳经之上，火气不足，

阴阳二十五种人（1）

《内经》认为，人禀受五行之气而生，有禀受五行之气全者，有禀受五行之气不全者，每一行各有五种人，所以，依据五行来划分，人有五五二十五种。

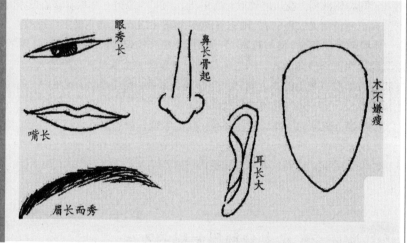

木型人

禀受木气而生的人五官瘦长。这种人智力过人，好用心机，能耐春夏不能耐秋冬

眼秀长　鼻长胃起　木不嫌瘦　嘴长　眉长而秀　耳长大

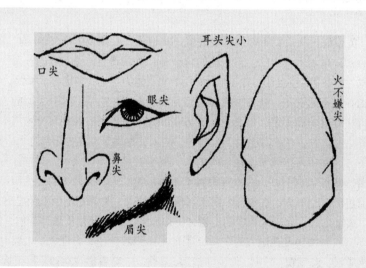

火型人

禀受火气而生的人五官尖。这种人擅长观察和分析，性情急躁，能耐春夏不能耐秋冬，一般短寿

口尖　耳头尖小　眼尖　火不嫌尖　鼻尖　眉尖

名词解释

五天帝

对于五天帝有一些不同的说法，《国语》："苍帝灵威仰，赤帝赤熛怒，白帝白招矩，黑帝睹光纪，黄帝含枢纽。"《尚书》："苍帝名灵威仰，赤帝名文祖，黄帝名神斗，白帝名显纪，黑帝名玄矩。"

阴阳二十五种人（2）

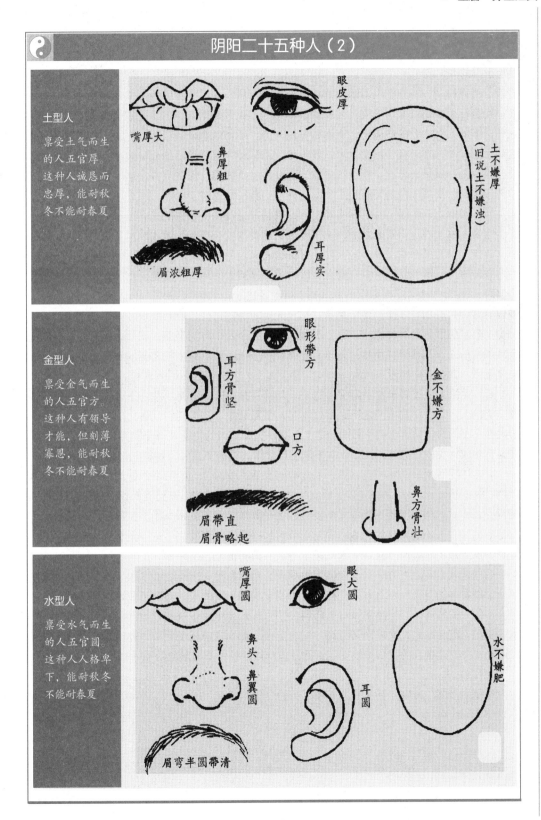

土型人

禀受土气而生的人五官厚。这种人诚恳而忠厚，能耐秋冬不能耐春夏

嘴厚大
眼皮厚
鼻厚粗
耳厚实
眉浓粗厚
土不嫌厚（旧说土不嫌浊）

金型人

禀受金气而生的人五官方。这种人有领导才能，但刻薄寡恩，能耐秋冬不能耐春夏

眼形带方
耳方骨坚
口方
金不嫌方
鼻方骨壮
眉带直眉骨略起

水型人

禀受水气而生的人五官圆。这种人人格卑下，能耐秋冬不能耐春夏

嘴厚圆
眼大圆
鼻头、鼻翼圆
耳圆
水不嫌肥
眉弯半圆带清

其特征是，做事不甘落后，但行事鲁莽。左之下方，在火音中属于判徵一类的人，类属于左手太阳经之下，这一类型的人的特征是乐观，怡然自得而无忧愁烦恼。

土形的人，属于土音中的上宫，类似黄帝。这类人的形态特征是：黄色皮肤，大头圆脸，肩背丰满而健美，腰腹壮大，两腿健壮，手足小，肌肉丰满，身体各部发育匀称，步态轻盈而又稳健。做事足以取信于人，人安静，不急躁，喜好帮助人，不争逐权势，善于团结人。这种类型的人对时令的适应是，能耐秋冬的寒凉，不能耐春夏的温热，春夏容易感受外邪而生病。这一类人在土音中称为上宫，属于足太阴脾经，这种类型的人是禀受土气最全的人。性格特征是：诚恳而忠厚。禀土气之偏的有左右上下四类：左之上方，这一类型的人在土音中属于大宫，类属于左足阳明经之上，这种人的特征是，过于柔顺。左之下方，在土音中属于加宫一类的人，类属于左足阳明经之下，其特征是神情喜悦快活。右之上方，土音中类属于少宫者，属于右足阳明经之上，土气不足，这类人的特征是，为人圆滑，左右逢源。右之下方，土音中类属于左宫者，属于右足阳明经之下，土气不足，其特征是神情呆滞。

金形的人，属于金音中的上商，类似白帝，这类人的形态特征是：皮肤白，小头方脸，小肩背，小腹，手足小，足跟部骨骼显露，行走轻快，禀性廉洁，性急，平常沉静，行动迅猛，强悍异常，具有领导才能，善于判断。这种人对时令的适应，能耐受秋冬，不能耐受春夏，感受了春夏的邪气就容易患病。这一类型的人，在金音中称为上商，属手太阴肺经，是禀受金气最全的人，其性格特征是：刻薄而寡恩，严厉而冷酷。禀金气之偏的有上下左右四类。左之上方，在金音中属于

商一类的人，类属于左手阳明经之上。其特征是，廉洁自律。左之下方，金音中属于右商一类的人，属左手阳明经之下，金气不足，其特征是，清俊洒脱。右之上方，在金音中属于大商一类的人，类属于右手阳明经之上，这一类型的人的特征是善于明察是非。右之下方，在金音中属于少商一类的人，归于右手阳明经之下，金气不足，其特征是严肃而庄重。

形体与性情秉承水性的人，属于水音中的上羽，就像北方的黑帝。他们的特征是：皮肤黑色，面多皱纹，大头，额部宽广，两肩小，腹部大，手足喜动，行路时摇摆身体，尻骨较长，脊背亦长，对人的态度既不恭敬又不畏惧，善于欺诈，常被刺杀身死。在对时令的适应上，耐秋冬的寒冷，不耐春夏的温热，春夏季节容易感受邪气而发病。这一类型人在水音中称为上羽，属于足少阴肾经，这是禀水气最全的人，其特征是人格卑下。还有左右上下禀受水气不全的四种人：右之上方，水音中属于大羽者，类属右足太阳经之上，水气不足，其性格特征是，经常扬扬自得。左之下方，在水音中属于少羽一类的人，类属于左足太阳经之下。这一类型的人的特征是心情经常郁闷不舒。右之下方，水音中属于众羽者，类属右足太阳经之下，水气不足，其特征是，文静而又清高。左之上方，在水音中属于桎羽一类的人，类属于左足太阳经之上。这种人的特征是很安定，就好像身被桎梏，不能随便活动一样。

以上木、火、土、金、水五种形态的人，由于各自的不同特征，又分为二十五种不同的类型。因为禀赋的不同，所以才有这二十五种不同的变化。

046 气血对毛发有怎样的影响？

黄帝说：您所说的，手足三阳经脉循行于人体的上部和下部，根据其气血的多少变化，反映到体表的现象又是怎样的呢？岐伯回答说：循行于人体上部的足阳明经脉，如果气血充盛，两侧面颊的胡须美好而长。血少气多的髯就短；气少血多的髯就稀少；血气均少则两颊部完全无胡须，而口角两旁的纹理很多。循行于人体下部的足阳明经脉，若气血充足，下部的毫毛美好而长，可上至胸部亦生毛；血多气少则下部的毫毛虽美，但较短少，毛可上至脐部，走路时喜欢高抬脚，足趾的肌肉较少，足部常觉寒冷；血气皆不足，则下部不生毛，即便有亦甚稀少，而枯槁，并且易患痿、厥、痹等病证。

循行于人体上部的足少阳经脉，若气血充盛，面颊两侧胡须连鬓而生、美好而长；若血多气少则生于两颊连鬓的胡须虽美而短小；血少气多则少胡须；血气皆少则不生胡须，感受寒邪湿气容易患痹证、骨痛、爪甲干枯等病证。循行于下部的足少阳经脉，若血气充盛，则腿胫部的毛美好而长，外踝附近的肌肉丰满；如果血多气少则腿胫部的汗毛虽美好但较短小，外踝周围皮坚而厚；若血少气多则腿胫部的毛少，外踝处皮薄而软；血气都少则不生毛，外踝处瘦而没有肌肉。

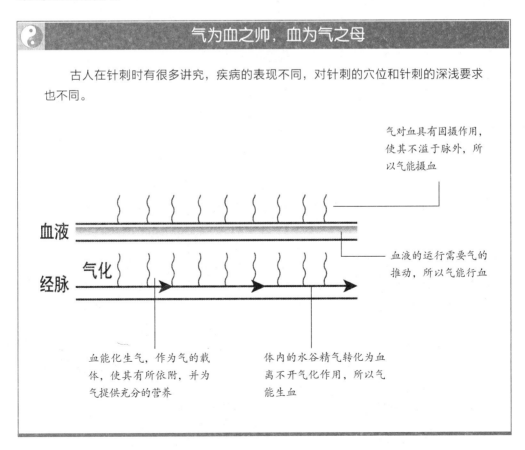

气为血之帅，血为气之母

古人在针刺时有很多讲究，疾病的表现不同，对针刺的穴位和针刺的深浅要求也不同。

气对血具有固摄作用，使其不溢于脉外，所以气能摄血

血液

血液的运行需要气的推动，所以气能行血

经脉　气化

血能化生气，作为气的载体，使其有所依附，并为气提供充分的营养

体内的水谷精气转化为血离不开气化作用，所以气能生血

任、督二脉决定胡须的有无

男人长胡子而女人不长胡子，与人的气血有关，气血都充足才会长出好看的胡子。

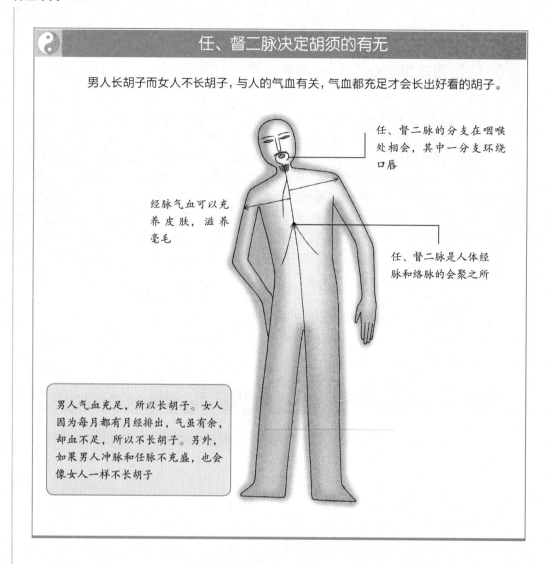

任、督二脉的分支在咽喉处相会，其中一分支环绕口唇

经脉气血可以充养皮肤，滋养毫毛

任、督二脉是人体经脉和络脉的会聚之所

男人气血充足，所以长胡子。女人因为每月都有月经排出，气虽有余，却血不足，所以不长胡子。另外，如果男人冲脉和任脉不充盛，也会像女人一样不长胡子

循行于上部的足太阳经脉，若气血充盛，则眉毛清秀而长，眉毛中并见长的毫毛；若血多气少，则眉毛稀疏干枯，脸面部多细小皱纹；血少气多，面部的肌肉就丰满；气血调和则颜面秀丽。循行于下部的足太阳经脉，若气血充盛则足跟部肌肉丰满、坚实；如果气少血多则足跟部肌肉消瘦；气血都少的，易发生转筋、足跟痛等症。

手阳明经脉的上部气血充盛，则唇上胡须清秀而美；若血少气多则胡须粗疏无华；血气都少则唇无胡须。手阳明经脉的下部气血充盛，腋毛秀美，手部肌肉经常是温暖的；若气血皆不足则手部肌肉瘦削而寒凉。手少阳经脉的上部气血充盛，则眉毛美而长，耳部的色泽明润；血气都少则耳部焦枯无光泽。手少阳经脉的下部气血充盛，则手部的肌肉丰满，并且常觉温暖；气血都不足的，则手部肌肉消瘦且寒凉；气少血多则手部肌肉消瘦，并且络脉多浮显而易见。

手太阳经脉的上部血气充盛则须多而美，面部丰满；血气少则面部消瘦无光华。手太阳经脉的下部气血充盛则掌肉充实而丰满；气血少则掌部肌肉消瘦而寒凉。

黄帝说：妇人没有胡须，是没有血气吗？岐伯答道：冲脉和任脉都起于胞中，沿脊背里

侧向上循行，是经脉和络脉气血会聚的场所。其浮行在体表的，沿腹部上行，在咽喉部相交会，其中的一条分支，从咽喉部别行环绕于口和唇的周围。血气充盛则肌肤得到气血温煦和濡养而肌肉丰满，皮肤润泽，只有营血亢盛且渗灌到皮肤中，毫毛才会生长。妇人的生理特征是气有余、血不足，其原因是每月均有月经排出，冲任之脉的血气，不能营养口唇，所以妇人不生胡须。

黄帝又问道：男性中有人损伤了阴器，造成阳痿而不能勃起，丧失了性功能，但他的胡须仍然继续生长是什么原因呢？而宦官的胡须因受阉割便不再生长了，这又是什么原因呢？请你让我听听这其中的缘故。岐伯说：宦官的外生殖器官均已去掉了，冲脉受伤，血泻出后不能复行于正常的循环路径，皮肤被伤后伤口干结，唇口得不到冲、任脉气血的营养，所以胡须就不生长了。黄帝问：有人是天阉，宗筋没受外伤，也不像女性那样定期排出月经，但是也不长胡须，这是什么原因呢？岐伯说：这是先天生理上的缺陷，其任、冲二脉不充盛，生殖器发育也不健全，虽然有气，而血不足，不能上行营养唇口，所以不能生长胡须。

黄帝说：讲得太好了！具有高度智慧的人能通晓万事万物，就像日月的光芒，立其竿就能见其影，擂鼓作响，听到声音就能知道它的形状，由此可以知彼，除你之外，谁还精通这些事理呢？所以有才智的人看到人的容颜和气色的变化，就可以知道体内气血的盛衰。如面色黄赤，便知体内气血有热。青白色出现，就知其气血寒。面现黑色，就知其多血少气。眉毛秀美的，是太阳经多血。须髯很长的，是少阳经多血。胡须美好是阳明经多血。这是一般的规律。人体的气血多少是有一定规律的。太阳经通常是多血少气，少阳经一般是多气少血，阳明经多血多气，厥阴经多气少血，少阴经多血少气，太阴经也常是多血少气。这是人体生理的正常规律。

047 积病是如何产生的？

黄帝说：积病刚开始发生，一直到它已经形成是怎么样的情况呢？岐伯答道：积病的起始，是受到寒邪的侵害而发生的，主要是寒邪厥逆上行而生成积病。黄帝说：成为积病是怎样的呢？岐伯答道：寒邪造成厥逆之气，先使足部阳气不通，血液凝涩，逐渐又导致胫部寒冷，胫部寒冷进而使血脉凝滞，久之，寒冷之邪上逆进入肠胃，导致气机不通而腹胀，腹胀则肠道外组织间的水液汁沫聚积不得消散，这样日益加重而形成积病。又因突然多食暴饮，则使肠胃过于充满，或因生活起居不节慎，或因用力过度，则导致络脉受伤，若阳络受伤则血外溢于伤处，血液外溢就会鼻子出血。若肠胃的络脉受到损伤，血就溢散到肠道外的腹腔组织间，适逢肠外有寒邪寄留，肠外的水液汁沫同外溢的血液相搏结，凝聚在一起不能消散而发展成为积病。若突然在外感受了寒邪，在内又被忧怒情志所伤，则气机上逆，气机上逆则六经气血运行不通畅，阳气不予以温煦，则血液凝聚蕴裹而不消散，津液渗透不利，留着而不得布散，积病就形成了。

黄帝说：疾病发生在阴脏是怎样的呢？岐伯答道：忧愁思虑过度则伤心，在寒饮寒食的基础上又感受风寒之邪，双重的寒邪损伤肺脏。愤恨恼怒过度则肝脏受伤。酒醉行房事，汗出又受风气就会伤及脾脏；用力过度，或行房事而大汗淋漓如同刚刚出浴，就容易损伤肾脏。上述就是内外三部发生疾病的一般规律。黄帝说：讲得好。如何治疗呢？岐伯回答说：审察其疼痛的部位，就可以知道病变之所在，根据其虚实和各种证候表现，当补则补，当泻则泻，同时不要违背四时气候和脏腑的关系，这就是正确的治疗原则。

五藏积病

邪气侵入人体后滞留不去，或邪气与气血相互凝结，时间长了，就会形成积块，也就是积病。人体五脏都可以发生积病。

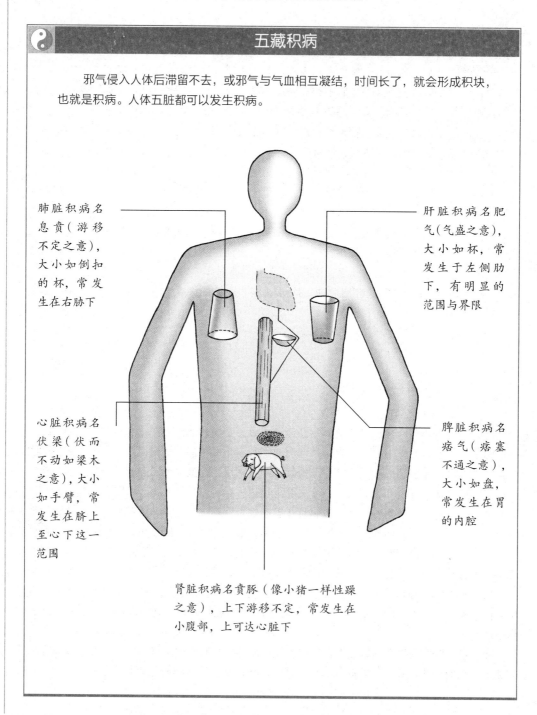

肺脏积病名息贲（游移不定之意），大小如倒扣的杯，常发生在右胁下

肝脏积病名肥气（气盛之意），大小如杯，常发生于左侧肋下，有明显的范围与界限

心脏积病名伏梁（伏而不动如梁木之意），大小如手臂，常发生在脐上至心下这一范围

脾脏积病名痞气（痞塞不通之意），大小如盘，常发生在胃的内腔

肾脏积病名贲豚（像小猪一样性躁之意），上下游移不定，常发生在小腹部，上可达心脏下

048 阴阳五种人如何辨别与治疗？

黄帝说：希望听您简要地谈一谈。比如说贤人和圣人，他们的禀赋是否阴阳都具备呢？

少师回答说：人大致分为太阴、少阴、太阳、少阳、阴阳和平五种类型。这五种不同类型的人，他们的形态不同，筋骨强弱不同，气血多少也不相同。

黄帝问：关于五种类型的人的不同点，能讲给我听听吗？

少师回答说：太阴之人，贪婪而不讲仁德，外表谦和，假装正经，内心却很阴险，只喜纳进，厌恶付出，喜怒不形于色，不识时务，只知利己，行动上惯用后发制人的手段，这就是太阴之人的特征。

少阴之人，贪图小利，暗藏贼心，看到别人有损失，好像自己受益一样幸灾乐祸，好伤害别人，看到别人有了荣誉，他相反感到气愤，嫉妒成性，对别人没有恩德，这就是少阴之人的特点。

太阳类型的人，平时处处好表现自己，洋洋自得，喜欢讲大话，但实质上并没有多大本事，言过其实，好高骛远，行动办事不顾是非，刚愎自用，自以为是，常常把事情办坏了而不知悔改，这就是太阳之人的特点。

少阳类型的人，做事精细审慎，自尊心很强，有点小官职便沾沾自喜，好自我宣扬，善于对外交际，不愿默默无闻地埋头工作，这就是少阳类型之人的特征。

阴阳和平之人，生活安静，不追逐个人名利得失，不以物喜，不以己悲，顺从事物发展的规律，从不计较个人的得失，善于适应形势的变化，地位虽高却很谦虚，常以理服人而不采用压制的手段整治别人，具有非常好的组织管理才能，这是阴阳和平类型人的特征。古代善于运用针灸治病的医生，根据人的五种形态给予治疗，邪气过盛就用泻法治疗，正气虚用补法治疗。

黄帝问：对于五种不同类型的人怎样治疗呢？

少师回答说：太阴之人，他们的体质多是阴盛而无阳，其阴血浓浊，卫气滞涩，阴阳不调和，所以其筋缓且皮厚。治疗这种体质的人，若不迅速泻其阴分，便不能使病情好转。

少阴之人，阴气多而阳气少，胃小而小肠大，因而六腑不调和时，胃小，足阳明胃经的脉气就微小；小肠大，手太阳小肠经的脉气就盛大。这种类型的人容易发生血液脱失和气衰败的病证，须详察阴阳盛衰的情况而进行调治。

太阳之人，阳气多而阴气少，必须谨慎地加以调理，不要损伤其阴气，也不要过多地耗伤其阳气。如果阳气过多地受伤而浮于外，就会发狂；若阴阳俱脱，便会暴死或突然不省人事。

少阳之人，也是阳气多而阴气少，经脉小而络脉大，血深在里，气浅在外，所以，治疗应补其阴经而泻其阳络。但是，少阳类型的人以气为主，若单独泻其络脉太过，又会迫使阳气快速消耗，导致中气不足，病就难治了。

阴阳和平之人，阴阳之气调和，血脉和顺，谨慎地诊察其阴阳盛衰，观察其邪正虚实，留意其面容仪态，而后审察其脏腑气血的有余或不足，然后进行调治。邪气盛用泻法，正气虚用补法，虚实不明显的病则根据病邪所在的经脉取穴治疗。以上所讲的调治阴阳的方法，

阴阳五种人的辨别

阴阳五种人是对人的一种概括性的说明，在现实生活中，和这五种人完全一致的很少，大多数人只是偏重于某一方面。

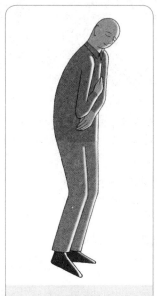

太阴之人，身材虽然高大，却故作卑躬屈膝之态

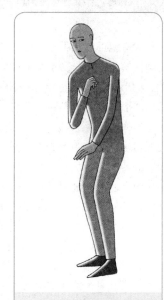

少阴之人，外貌虽然清高，但行为鬼祟

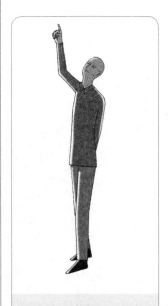

太阳之人，高傲自大

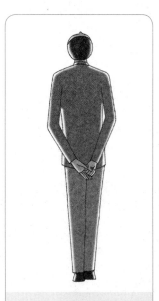

少阳之人，喜欢把头抬高，双手反背于后

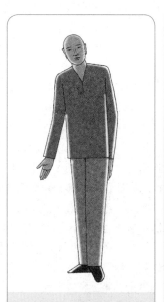

阴阳和平之人，稳重、大方，性情随和

须根据五种类型人的特征分别施治。

黄帝问道：这五种形态的人，如果以前不认识，更不知道他们的性格特点，突然相见时，如何辨别他们是属于哪一种形态的人呢？少师回答说：一般人不具备这五种类型的特征，所以"阴阳二十五人"中，也不包括五种形态的人在内，五种形态的人是与众人不同的一类特殊的人群。

黄帝问：如何辨别五种类型的人呢？少师回答说：太阴之人，面色阴沉且黑暗，故作谦逊之态，身材本来高大，但故作卑躬屈膝之态，而并非真的患有佝偻病，这就是太阴形态的人。少阴之人，外貌状似清高，但行动鬼祟，深藏害人之心，站立时躁动不安，走路时向前俯身，这是少阴之人的形态。太阳之人，外貌高傲自尊，站在那里仰腰挺胸，显得妄自尊大，这就是太阳形态的人。少阳型的人，站立时习惯于把头仰得很高，行走时习惯于摇摆身体，常常双手反挽于背后，这是少阳之人的形态。阴阳和平之人，外貌从容稳重，举止大方，性情随和，态度严肃温和，待人和颜悦色，目光慈祥和善，处事条理分明，这就是阴阳和平形态的人。

阴阳五种人的识别与治法

类别	识别特征	治疗方法
太阴人	面色暗黑无光，外貌谦恭，内心阴险，藏而不露，膝腘长大，但不佝偻	迅速泻阴
少阴人	外貌清高，行为鬼祟，性情阴险，立时躁而不静，行路时身俯	调治阴阳盛衰
太阳人	外貌轩昂自大，仰腰挺腹，向后看时身体呈反折状	谨慎调治，不要损阴，也不过多耗阳
少阳人	站时仰头，动时摇身，喜欢背手	补阴而泻其阳络，不宜独泻其络脉
阴阳和平人	雍容安泰，从容沉稳不迫，尊严庄重，目光清明，和悦之心，举止不乱，品行端方，受人尊敬	盛则泻之，虚则补之，不盛不虚，则根据病邪所在经脉取穴

049 人体各部与九野是怎样对应的?

人的左脚位居东北方的艮宫，在节气与立春节相应，其所值的是戊寅日、己丑日；左胁位居东方的震宫，在节气与春分节相应，其所值的是乙卯日；左手位居东南方的巽宫，在节气与立夏节相应，其所值的是戊辰日、己巳日；胸膺、咽喉、头面位居正南方的离宫，在节气与夏至节相应，正是阳气极盛的时候，其所值的是丙午日；右手位居西南方的坤宫，在节

人体九宫

整个人体就是一个九宫图，如图所示：

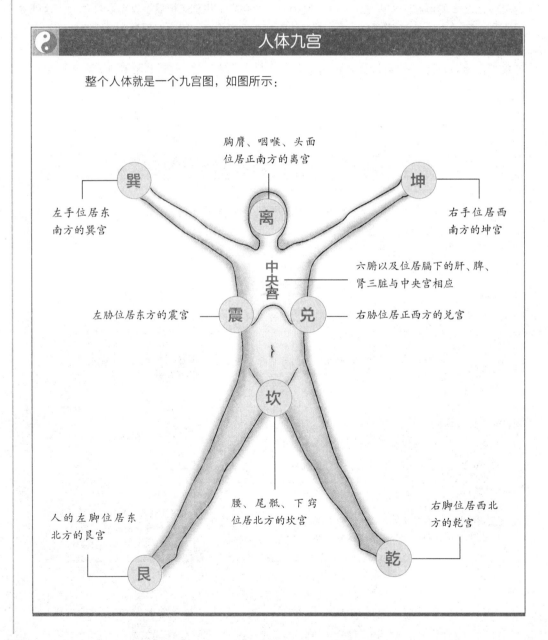

胸膺、咽喉、头面
位居正南方的离宫

左手位居东
南方的巽宫

右手位居西
南方的坤宫

六腑以及位居膈下的肝、脾、
肾三脏与中央宫相应

左胁位居东方的震宫

右胁位居正西方的兑宫

腰、尾骶、下窍
位居北方的坎宫

人的左脚位居东
北方的艮宫

右脚位居西北
方的乾宫

气与立秋节相应，其所值的是戊申日、己未日；右胁位居正西方的兑宫，在节气与秋分节相应，其所值的是辛酉日；右脚位居西北方的乾宫，在节气与立冬节相应，其所值的是戊戌、己亥日；腰、尾骶、下窍位居北方的坎宫，在节气与冬至节相应，这时阴气极盛，其所值的是壬子日；六腑以及位居膈下的肝、脾、肾三脏与中央宫相应，它的大禁日期，为太一移居各宫所在之日，以及各个戊、己日。掌握了人体这九个部位与九个方位的对应关系，就可以推测八方当令节气所在，以及与身形上下左右的对应部位。如果身体某一部位生了痈肿，要进行治疗，切不可在它相应的时日里，刺破排脓，这就是所谓的天忌日。

形体安逸而精神苦闷的人，疾病多发生在经脉，所以治疗时宜用针法和灸法；形体过于劳累，但精神愉快的人，疾病多发生于筋，所以治疗时宜用温熨导引的方法；形体安逸，精神愉快的人，疾病多发生在肌肉，所以治疗时宜用针刺和砭石；形体劳累，精神也苦闷的人，多出现声嘶咽塞或呼吸不利，所以治疗时宜用各种甜味药物；经常恐惧，神形不安的人，筋脉气血不通，多发生肢体麻木不仁之症，所以治疗时适宜用药酒和按摩。这就是五种形志不同的人生病的特点和治疗的方法。

五脏之气失调，会出现各种病证：心气不舒，就出现嗳气；肺气不利，则发生咳嗽；肝气失调，则表现多语；脾气失和，就出现吞酸；肾气衰弱，则出现哈欠频作。

六腑之气失调，也会出现各种病证：胆气郁而不舒，就出现大怒；胃气上逆，就出现呕吐呃逆；小肠不能分别清浊，大肠传导失常，就出现泄泻；膀胱气虚而不能约束，就出现遗尿；下焦不通，水液泛溢，就出现水肿。

050 人为什么会发生眩晕？

黄帝问岐伯道：我曾经攀登那高高的清冷台阶，到了台阶中段时，回头四处观望，然后伏身前行，这时就感到眼睛昏惑，眼花缭乱。我暗自感到奇怪，于是独自闭目宁神或睁眼视看，平心静气，使之镇定下来，但是这种感觉长久不能消除，仍然头晕目眩，即使是披散开头发，赤脚而行，力求形体舒缓，使精神轻快，但当向下俯视时，眩晕仍然长久不止。可是这种症状在突然之间却又自动消失，这是什么原因造成的呢？

岐伯回答说：人体五脏六腑的精气，都向上输注于眼目之中，从而产生精明视物的作用。在这些精气汇集之处，合并而成眼目。其中肾的精气注于瞳孔，肝的精气注于黑眼，心的精气注于血络内外眦的血络，肺的精气注于白眼，脾的精气注于眼胞。脾的精气包罗了肾、肝、心、肺等的精气，与脉合并便成为"目系"，它上行联属于脑，向后与项部中间相联系。当邪袭于项部，乘人体虚弱而向深部发展时，邪气沿着目系深入于脑，从而发生头晕脑涨，脑转又会牵引目系抽急而出现两目眩晕的症状。这种现象是由于邪气伤害了内脏之精，因而内脏之精便不能普遍输注，而使精气离散，出现视歧的现象。所谓视歧，就是本来是一件东西，却看作是两件。人的眼睛能看东西，是由于五脏六腑精气的输注，它也是营、卫、气、血、精、神、魂、魄通行和寓藏的所在，它精明视物的功能，是以神气为基础的。所以当精神劳累之后，会使魂魄散乱，意志失常，眼睛迷离而无神气。眼的瞳仁部分属于肾，黑睛属于肝，

视歧的发生

邪气侵入人体后，会沿经脉行走，当邪气到达头部后，会使人出现头晕的感觉，进而影响到与之相连的目系，从而出现视物偏差。

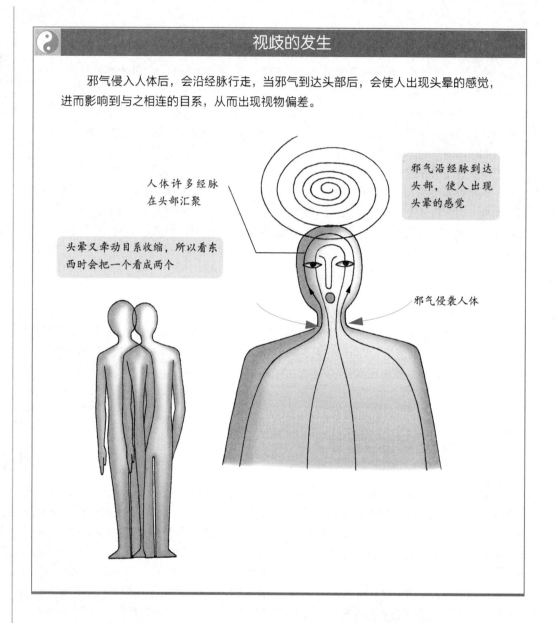

人体许多经脉在头部汇聚

邪气沿经脉到达头部，使人出现头晕的感觉

头晕又牵动目系收缩，所以看东西时会把一个看成两个

邪气侵袭人体

二者为阴脏的精气所滋养；白睛属肺，眼球的赤脉属于心，二者依赖阳脏的精气滋养。因此，阴脏的精气和阳脏的精气相互结合而协调，就使眼睛产生视觉。眼睛辨物的功能，主要受心的支配，因为心是神居的场所，当精神散乱而使精气不能如常地输注于眼目时，如突然看到异常的事物，就会引起心神不安，精失神迷，魂飘魄散，所以就发生眩惑。

黄帝说：我对你讲的道理仍然有些怀疑，我每次去东苑登高游览，没有一次不发生眩惑的，一离开就恢复正常了，难道我只有在东苑那个地方才会劳神过度吗？怎么会出现这种特殊现象的呢？

岐伯说：不是这样的，就人的心情而言，如果到一个地方，心里虽是喜爱的，但是精神上不相适应，这样突如其来的内外不协调的结合，就会使精神出现一时的散乱，所以会产生视觉错误，而使人感到眩晕迷惑，一旦精神转移，离开了当时的环境，就恢复正常了。所以对这种情况，较轻的仅是精神一时迷糊，称为"迷"；较重的会出现精神迷乱而头目眩晕，称为"惑"。

051 诊察脉象的方法是什么呢？

黄帝问岐伯说：我听说通过观察病人气色的变化，就知道病情的，叫作明；通过切脉而知道病情的，叫作神；通过询问病情而知道病痛部位的，叫作工。我希望听一听，望色就能知道病情，切脉就能晓得病情变化，问病就可以彻底了解病痛所在，这其中有什么样的道理呢？

岐伯回答说：病人的气色、脉象、尺肤都与疾病有一定的相应关系，这种相应的关系，就像用木槌击鼓，随后就能听到响声一样；也如同本和末、根和叶的关系，树根死了，树叶也就随之枯萎了。因此，病人的面色、脉象以及形体肌肉的变化，也是相一致的。在察色、

病人面色与脉象的生克关系

如果诊断疾病时，诊察到的面色与切到的脉象一致，则病人会很快痊愈；如果诊察到的面色与切到的脉象相生，病人预后良好；如果诊察到的面色与切到的脉象相克，病人就很危险了。

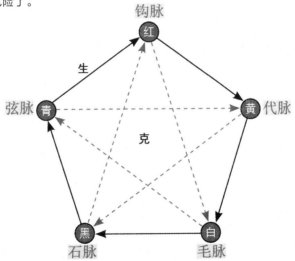

例如：病人面色发青，切到的脉象为弦脉，则病人很快会痊愈
　　　病人面色发黄，切到的脉象为钩脉，则病人的病情正在好转
　　　病人面色发黑，切到的脉象为代脉，则病人很危险

切脉、诊尺肤这三方面中，知其一的仅仅是一般的医生，称为工；掌握了其中两者的就可以称为神；能够完全掌握这三方面并参合运用的医生就可以称为神明了。

黄帝说：我希望听你详细地谈谈有关这方面的道理。岐伯回答说：一般疾病，色和脉是相应的。若病程中呈现出的面色是青色，则与它相应的脉象应该是直而长的弦脉；如果出现红色，脉象应该是钩脉；如果出现黄色，脉象应该是代脉；如果出现白色，脉象应该是毛脉；如果出现黑色，脉象应该是石脉。如果诊察到了面色，却不能切到相应的脉象，反而切到相克的脉象，这表示病危或是死亡；若切到相生之脉，表明即使有病也会很快痊愈。

黄帝问岐伯道：五脏所发生的疾病，它的内在变化及反映到体表的症状是怎样的呢？岐伯回答说：首先要确定五色和五脉所主的疾病及其相应的关系，这样五脏的病情就可以辨别了。

黄帝问：确定了气色和脉象，怎么就能够判别五脏的病变呢？岐伯答：只要诊察出脉的缓急、脉象的大小、脉势的滑涩等情况，病变就可以确定了。

黄帝说：诊察这些脉象的方法是怎样的呢？岐伯回答说：脉搏急促的，尺部皮肤也显得紧急；脉搏徐缓的，尺部皮肤也显得弛缓。脉象小的，尺部皮肤也显得瘦薄而少气；脉象大的，尺部皮肤也大而隆起。脉象滑的，尺部皮肤也显得滑润；脉象涩的，尺部皮肤也显得枯涩。这六种变化，有轻有重，有显著的也有不甚显著的。所以善于诊察尺肤的医生，不必等待诊察寸口的脉象；善于诊察脉象的医生，不必等待观察面色。能够将色、脉、尺肤这三者相互配合而进行诊断的医生，就可以称为高明的医生，十个病人他能治好九个；能运用其中两种方法诊察的医生，为中等的医生，十个病人他能治愈七个；只会用一种方法诊察的医生，称为下等医生，十个病人他只能治愈六个。

052 缓、急、小、大、滑、涩六种脉象所对应的病状情形是怎样的？

心脉急甚的为寒伤血脉，会发生筋脉痉挛牵引的病；心脉微急的为邪微，会见到心痛牵引后背，饮食不下。心脉缓甚的为心气热，会有神散而狂笑不止的症状；微缓的为气血凝滞成形，伏于心胸之下的伏梁病，其气上下行，能升能降，有时出现唾血。心脉大甚的为心火上炎，喉中如有物阻而梗塞不利；微大的为心脉不通的心痹，心痛牵引肩背，心脉上连目系，并时时流出眼泪。心脉小甚的为阳气虚，胃寒气上逆，呃逆时作；微小的为血少津枯，故发消瘅病。心脉滑甚的为阳盛有热，血热而燥，会时时口渴；微滑的为热在下，会见到热在于下的心疝牵引脐痛，并有小腹部肠鸣。心脉涩甚的为心气少，病人喑哑而不能说话；微涩的会有血溢而出现吐血、衄血、四肢厥冷、耳鸣和头部疾病。

肺脉急甚的为风气盛，是癫疾的脉象表现；微急的为肺有寒热，表现为倦怠乏力，咳嗽、唾血，咳时牵引胸部和腰背部疼痛，或是鼻中有息肉而导致鼻腔阻塞不通、呼吸不畅等症状。肺脉缓甚的为表虚不固，故经常出汗；微缓的则肺热叶焦，有手足软弱无力的痿病、瘘疮病、半身不遂以及头部以下汗出不止的症状。肺脉大甚的为火盛阴伤，会见到足胫部肿胀；微大的为烦满喘息而呕吐的肺痹病，其发作时会牵引胸背作痛，且怕见日光。肺脉小甚的为气虚，气虚不摄，所以引发腑气不固的泄泻；微小则出现善食善饥的消瘅病。肺脉滑甚的为实热，会见到喘息气急，肺气上逆；微滑的为热伤血络，会见到口鼻与二阴出血。肺脉涩甚的为血滞不行，会见到呕血；微涩的为气滞而形成的鼠瘘病，多生于颈项和腋下，难以支撑上部重压，所以下肢常常会感到酸软无力。

肝脉急甚的为肝气旺盛，恶语伤人，易怒少喜；微急的为肝气积于胁下所致的肥气病，其状隆起如肉，又好像倒扣着的杯子。肝脉缓甚的为热气上逆，会见到时时呕吐；微缓的为水积胸胁而小便不利的水瘕痹病。肝脉大甚的为肝气郁盛而内发痈肿，经常呕血和衄血；微大的则为肝痹病，其病会见到阴器收缩，咳嗽时牵引小腹部作痛。肝脉小甚的为血少而口渴多饮；微小的为阴虚血燥，故发消瘅病。肝脉滑甚的为热壅于经，故表现为阴囊肿大的溃疝病；微滑的为肝火在下，故发遗尿病。肝脉涩甚的为气血阻滞，是水湿溢于肢体的溢饮病；微涩的为气血不足，筋脉拘挛不舒，故出现抽搐或挛急的筋痹病。

脾脉急甚的为手足抽搐；微急的为脾阳虚，是膈中病，脾不运化，会因脾气不能上通而致饮食入胃后又吐出，大便多泡沫。脾脉缓甚的为脾热，四肢痿软无力而逆冷；微缓的为风

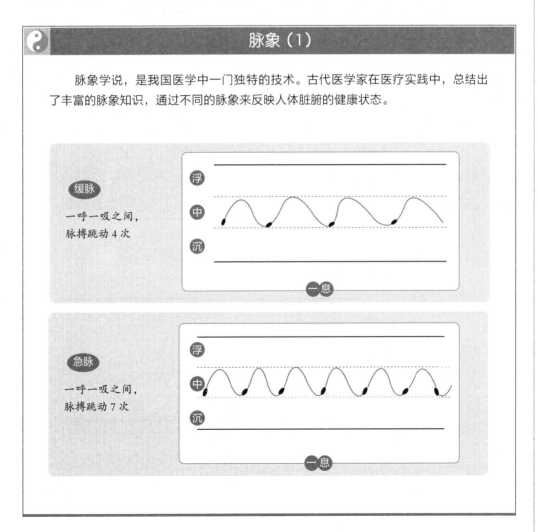

脉象（1）

脉象学说，是我国医学中一门独特的技术。古代医学家在医疗实践中，总结出了丰富的脉象知识，通过不同的脉象来反映人体脏腑的健康状态。

缓脉
一呼一吸之间，
脉搏跳动 4 次

浮
中
沉
一息

急脉
一呼一吸之间，
脉搏跳动 7 次

浮
中
沉
一息

脉象（2）

脉象学说，是我国医学中一门独特的技术。古代医学家在医疗实践中，总结出了丰富的脉象知识，通过不同的脉象来反映人体脏腑的健康状态。

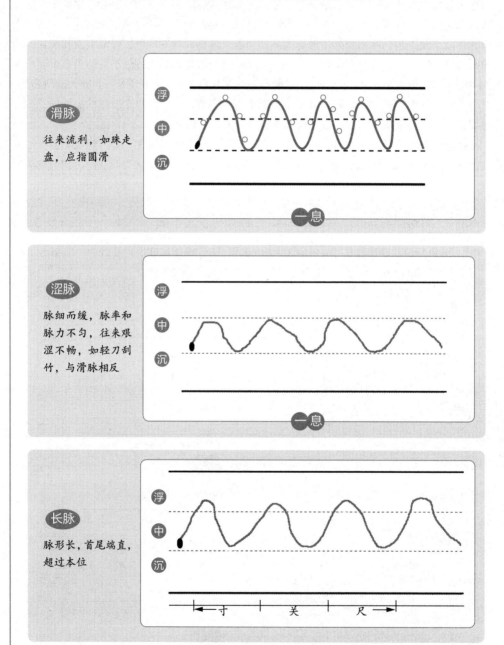

滑脉

往来流利，如珠走盘，应指圆滑

浮 中 沉

一息

涩脉

脉细而缓，脉率和脉力不匀，往来艰涩不畅，如轻刀刮竹，与滑脉相反

浮 中 沉

一息

长脉

脉形长，首尾端直，超过本位

浮 中 沉

寸　关　尺

短脉

首尾俱短，不能满部(寸、关、尺三部)

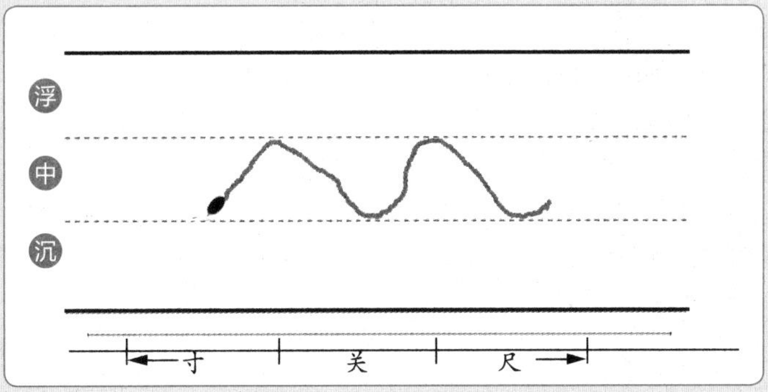

浮

中

沉

寸　关　尺

伏脉

重手推筋按骨始得，甚则伏而不见

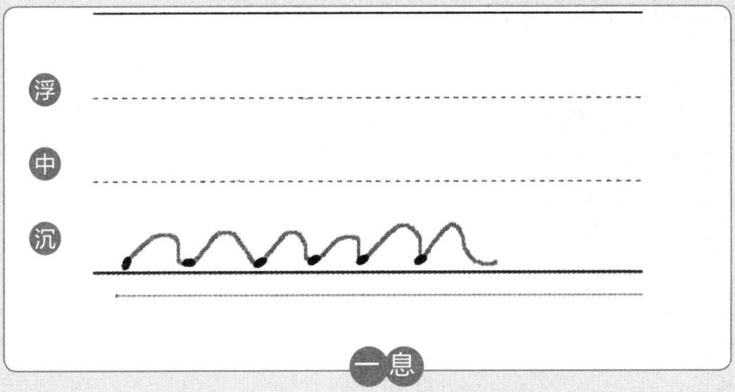

浮

中

沉

一息

濡脉

浮而形细，势软，搏动力弱，不能重按，按之则无

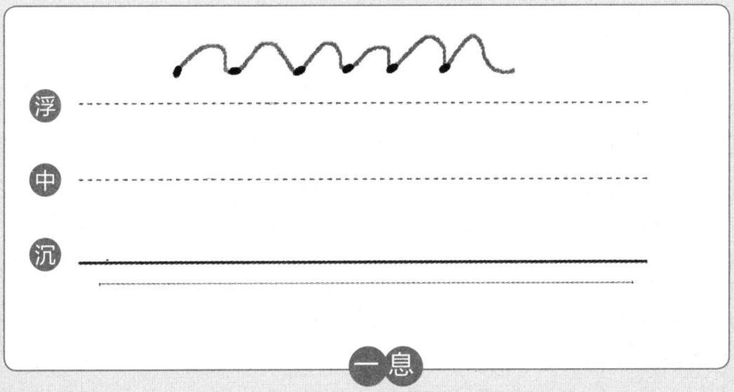

浮

中

沉

一息

痿病，四肢痿废不用，因病在肌肉而不在内脏，所以神志清楚，好像没病一样。脾脉大甚的为阳气亢逆，病状表现为猝然昏倒；微大的为疝气病，其病乃是由脾气壅滞而导致的，腹中有大脓血且在肠胃之外。脾脉小甚的为中阳不足，故发寒热；微小的为内热消瘅。脾脉滑甚的为湿热内盛，故发阴囊肿大和小便不通的病证；微滑的则湿热郁久生虫，故肠内有蛔虫等寄生虫，虫毒引起腹部发热。脾脉涩甚的为气滞血伤，是大肠脱出的肠颓病；微涩的则会出现肠内溃脓，故大便时会便下脓血。

肾脉急甚的为病邪深入于骨，发为骨癫病；微急的为肾寒，故出现肾气沉滞以致失神昏厥的症状，以及肾脏积气的奔豚证，两足难以屈伸，大小便不通。肾脉缓甚的为阴不足，故腰脊疼痛不可俯；微缓的为肾气虚，故大便洞泄，或是食物下咽之后，还未消化便吐出。肾脉大甚的为阴虚火旺，故发阴痿不起；微大的为石水病，从脐以下至小腹部胀满，有重坠感，若肿满上达胃脘部，则为不易治疗的死证。肾脉小甚的是元气虚衰，故发洞泄病；微小的是精血不足，故出现消瘅病。肾脉滑甚的为有热，故发小便癃闭，阴囊肿大；微滑的为肾虚内热，其病患者能坐而不能起，站起则两眼昏花，视物不清。肾脉涩甚的为气血阻滞，会见到气血阻滞以致外发大痈；微涩的为气血不利，故出现妇女月经不调，或痔疮经久不愈。

053 四时阴阳怎样反映在脉象上？

黄帝问道：依四时的变化，脉搏有怎样的变动？怎样从脉象上判断疾病所在的部位？怎样从脉象上判断病情的变化？怎样从脉象上判断疾病发生在内？怎样从脉象上判断疾病发生在外？请你谈谈这五个问题。

岐伯回答说：我先说说脉象变化与天体运转相适应的情况吧！世界上的万事万物，四方上下六合以内，天地之间所有的变化，都是与阴阳的变化相适应的。比如一年之内，从春的温暖到夏的炎热，从秋的凉风劲疾到冬的寒风呼啸，这种四时阴阳的变化，使得脉搏也随之发生变化。例如在春季，脉象轻而圆滑，就像用圆规所画的弧线那样；在夏季，脉象显得洪大而滑数，就像用矩所画的有棱角的方形那样；在秋季，脉象浮而微涩兼散；在冬季，脉象就沉而兼滑。

因此到了冬至四十五日，阳气稍稍有所上升，阴气就会稍稍有所下降；而到了夏至四十五日，阴气会稍稍有所上升，阳气就稍稍有所下降。阴阳变化是有一定规律的，这与脉搏的变化也相一致。如果脉搏的变化与四时阴阳的变化不相一致，便可从脉象上推断是哪一脏发生了病变，由此可判断出病人死亡的时间。四时阴阳的变化微妙地反映在脉象上，因此要认真地审察脉象，审察脉象是有规律的。阴阳的升降是有源头的，是按照五行相生的顺序产生的，五行相生也有规律，并与四时的变化相适应，对补法和泻法的应用应当正确，并与自然界阴阳变化相统一，掌握了人身阴阳盛衰与自然界阴阳相互统一的关系，就可以了解死与生了。因为，人的声音与宫、商、角、徵、羽这五个音相应和，青、黄、赤、白、黑这五种颜色与五行相应和，而脉搏的变化与四时阴阳的变化相应和。

阴阳变化在脉象上的表现

阴阳之气随四时而上下，人的脉象也与之相应，呈现春规、夏矩、秋衡、冬权的浮沉变化，如图所示。

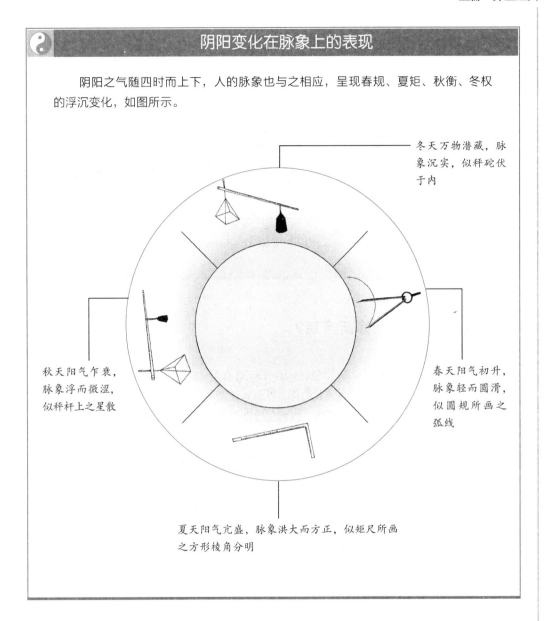

冬天万物潜藏，脉象沉实，似秤砣伏于内

春天阳气初升，脉象轻而圆滑，似圆规所画之弧线

秋天阳气乍衰，脉象浮而微涩，似秤杆上之星散

夏天阳气亢盛，脉象洪大而方正，似矩尺所画之方形棱角分明

054 怎样从颜色、脉象的变化来判断旧病和新病？

黄帝问道：人有旧疾，五脏变动，触动了新的邪气，影响了色脉，那么怎样从颜色、脉象的变化上来判断旧病和新病呢？岐伯回答说：您问得好详细啊！如果只是诊察到脉象小，而颜色没有发生变化，就是新病；但是诊察到脉象没有发生变化，而颜色发生了变化，就是久病；同时诊察到脉象与颜色都发生了变化，这也是久病；如果诊察到脉象五色均没有发生变化，这就是新病。如果肝脏和肾脏的弦脉、沉脉同时出现，并出现青红的颜色，这是由于击伤但没有出血，如果已出血，就会像湿邪之气引起的水肿一样。

新病旧病辨别法

通过观察面色的变化和感受脉象的变化可以辨别病人所患疾病是新病还是旧病。
具体方法为：

诊断要点	状 态			
脉象	变	不变	变	不变
面色	不变	变	变	不变
病程	新病	旧病	旧病	新病

 055 如何在尺肤上诊断疾病？

前臂从腕至肘这段皮肤叫尺肤。尺肤分为三段，且有左、右手的不同，还分为外侧和内侧。
在接近肘部的下段，主要是掌管两侧胁肋部，外侧是诊断肾脏疾病，内侧是诊断腹部疾病的。
尺肤的中段，左手外侧是诊断肝脏疾病，内侧是诊断膈肌疾病的；右手外侧是诊断胃部疾病，

六部定位脉诊法

《内经》中将腕至肘的皮肤分为三部分，内侧和外侧，左手和右手，共六部分。
这六部分分别对应体内不同的位置，通过切这六部分的脉可以诊断疾病所在的部位。

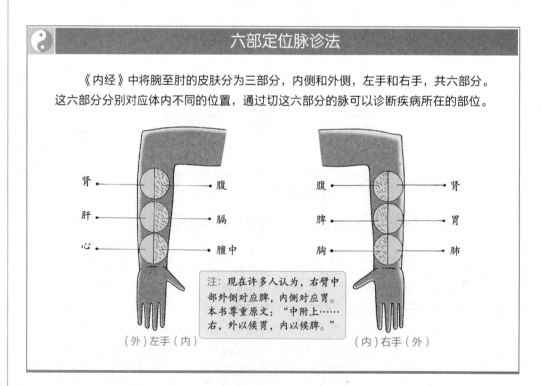

肾 —— 腹　　　　　腹 —— 肾
肝 —— 膈　　　　　脾 —— 胃
心 —— 膻中　　　　胸 —— 肺

注：现在许多人认为，右臂中部外侧对应脾，内侧对应胃。本书尊重原文："中附上……右，外以候胃，内以候脾。"

（外）左手（内）　　　　　（内）右手（外）

尺肤的八纲诊断法

类别	病症	病因
尺肤缓	其证主热、气虚，多见于温热病及久病虚损	热性开泄，气虚不能充养肌肤
尺肤急	其证主寒、主痛，属实，多见于外感风寒及寒痹、诸痛	寒性收引、凝涩，寒束于肌肤与经脉，则尺肤拘紧；寒凝血脉，不通则痛
尺肤滑	其证属阳，主阳气绰泽，多见于风病，亦多为正常之象	阳气充盛则外泽温煦肌肤，以使尺肤润泽而滑；风为阳邪，外风袭于肌表，卫气为之激荡，而可使尺肤洋溢光泽，亦显滑利
尺肤枯	其证属阴，主阴血亏虚或气血淤阻，多见于血痹、虚痨之病	阴血不足，肌肤失于濡养滋润，或气血凝滞，经脉失畅，肌肤供养失调，以致尺肤部之肌肤失荣而枯涩、粗糙，严重者则出现肌肤甲错
尺肤浮	其证主表，属实，多见于诸病初起，外感风湿、湿温病等	邪气入侵肌腠，正气奋起抗御，正邪斗争，故为实证、表证
尺肤沉	其证主气血亏虚，津液耗损，多见于久病、虚劳，以及大吐大泻	肌肤失于充养及濡润，以致尺肤形损而减，肌肤不丰
尺肤冷	其证主寒，主阳虚，多见于外感、虚劳	风寒袭于肌表，或寒邪直中太阴，或阳气亏虚，以致肌肤为寒邪所束，阳气不能达外，或阳气不足，失于温养，则出现尺肤冷感或触之有不温发凉之感
尺肤热	其证主热，主阳盛阴虚，多见于外感热病、中暑、肺热咳嗽等病	阳明实热内盛，或暑热外袭，或热邪蕴肺等，均可使肌肤炎灼，而出现尺肤部灼热烫手，或自觉温热难受

名词解释

真脏脉

是在疾病危重期出现的无胃、无神、无根的脉象。是病邪深重，元气衰竭，胃气已败的征象，故又称"败脉""绝脉""死脉""怪脉"。

内侧是诊断脾脏疾病的。接近腕部的上段，右手外侧是诊断肺脏疾病，内侧是诊断胸部疾病的；左手寸脉的外侧是诊断心脏疾病，内侧是诊断膻中疾病的。总体上，尺肤部的前面，是诊断身体前面疾病的；尺肤部的后面，是诊断身体后面疾病的；上部超过腕横纹接近鱼际的部位，是诊断胸部和咽喉疾病的；下部接近肘横纹的部位，是诊断小腹、腰股及膝胫部疾病的。

056 怎样通过脉象来诊病？

脉象洪大的，大部分是由于阴精不足而阳气有余，是内里有热。脉象来时迅疾，去时徐缓，大部分是由于上部邪实，下部正虚，容易得颠仆一类疾病。脉象来时徐缓，去时迅疾，大部分是由于上部正虚，下部邪实，容易得恶风一类疾病。因此感染风邪，伤害的是人身的阳气。

脉象都表现为沉细而数的，大部分是因为肾脏中虚火上逆；脉象表现为沉细而散漫的，大部分是寒热的病变；脉象表现为浮而散漫的，大部分会出现眩晕而仆倒。各种浮脉的主病在阳分。如果脉象浮但是不躁动，那么病因在足三阳经，常常会表现出发热的症状；如果脉象表现为浮而躁动的，那么病因在手三阳经。如果脉象沉而且细，那么病因在阴分，常常出现骨头痛。如果脉象沉细而躁动，那么病因在手三阴经；如果脉象沉细而且静，那么病因在足三阴经。如果脉数停止一次又重复出现，那么病因在阳脉，常常会出现腹泻和便脓血的症状。诊察脉涩是阳气过盛，脉滑是阴气过盛。阳气过盛时身体常常会出现发热或是无汗等症状；阴气过盛时常常会出现汗多、身凉等症状；阴阳都过盛时常常会出现无汗、身寒等症状。

推求浮脉时，脉象不浮却沉，是因为腹中有积滞；推求沉脉时，脉象不沉却浮，是因为身体发热；推求寸部脉时，寸部脉大而尺部脉弱，是因为腰脚清冷；推求尺部脉时，尺部脉大而寸部脉弱，是因为头和后颈疼痛。如果脉重，按到骨头上时脉象弱而小，是因为腰脊疼痛并且得了痹病。

057 如何通过四季脉象来诊病？

健康人的脉气来自于胃。如果胃气的脉象正常，这是人体健康的根本。如果人没有了胃气就叫作不顺，同时就会导致死亡。

春季时，脉搏应当从容、柔和，滑利中又有弦象，这是胃气正常的脉象；如果弦象比较突出，从容、柔和、滑利之象不充足，是因为肝脏发生了病变；如果弦象强劲、急促，并且没有从容、滑利、柔和的现象，就是没有胃气的脉象，这样就会死亡。春季的脉搏从容、柔和、滑利，并且微弦中又有轻浮之象，到了秋季就容易生病；如果轻浮之象特别突出，不到秋季就会生病。春季时，脏腑的真元之气会散布到肝脏，以滋养肝脏所主管的筋膜。

夏季时，脉搏应当从容、柔和，滑利中又有洪象，这是有胃气的正常脉象；如果洪象比

常脉

　　《内经》认为，胃是人体营卫气血之源，人之死生，决定于胃气的有无，即所谓"有胃气则生，无胃气则死"。脉有胃气就是常脉，表现在：

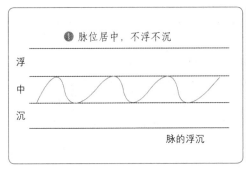

❶ 脉位居中，不浮不沉

脉的浮沉

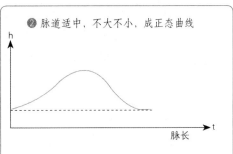

❷ 脉道适中，不大不小，成正态曲线

脉长

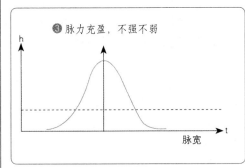

❸ 脉力充盈，不强不弱

脉宽

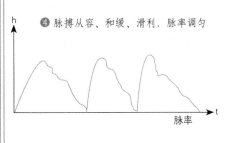

❹ 脉搏从容、和缓、滑利，脉率调匀

脉率

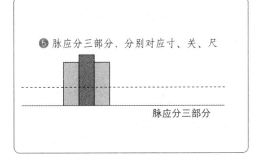

❺ 脉应分三部分，分别对应寸、关、尺

脉应分三部分

名词解释

胃气
脉学名词。指脾胃功能在脉象的反映。即带和缓流利的脉象。

较突出，而从容、柔和、滑利之象不明显，是心脏有病变；如果洪而急促，却失去从容、柔和、滑利之象，就是没有胃气的脉象，这样就会死亡。夏季时，脉搏从容、柔和、滑利，同时洪中又有沉象，到了冬季时就很容易生病，如果沉象特别突出，不到冬季就会生病。夏季时，脏腑的真元之气通达到心脏，以滋养心脏所主管的血脉。

长夏季节时，脉搏应当从容、柔和、滑利而又平缓，这是有胃气的正常脉象；如果软弱之象比较突出，而从容、柔和、滑利之象不明显，是脾脏有病变；如果特别软弱甚至失去了从容、柔和、滑利之象，就是没有胃气的脉象，这样就会死亡。长夏季节时，脉搏从容、柔和、滑利，并且软弱中又有沉象，到了冬季时就容易生病，如果沉象特别突出，不到冬季时就会生病。长夏季节时，脏腑的真元之气润养脾脏，同时也滋养了脾脏所主管的肌肉。

秋季时，脉搏应当从容、柔和、滑利中又有轻浮之象，这是有胃气的正常脉象；如果轻浮之象比较突出，而从容、柔和、滑利不足，是肺脏有病变；如果只是轻浮而失去从容、柔和、滑利之象，就叫作没有胃气的脉象，这样就会死亡。秋季时，脉搏从容、柔和、滑利，且轻浮中又有弦象，到了春季时就容易生病；如果弦象特别突出，不到春季时就会发病。脏腑的真元之气在肺脏时位置最高，因为肺脏能运行营卫阴阳之气。

冬季时，脉搏应当从容、柔和、滑利中又有沉象，这是有胃气的正常脉象；如果沉象比较突出，而从容、柔和、滑利不足，是肾脏有病变；如果只见沉，但失去从容、柔和、滑利之象，就叫作没有胃气的脉象，这样就会死亡。冬季时，脉搏从容、柔和、滑利，且沉中又有洪象，到了夏季时就容易生病；如果洪象非常突出，不到夏季就会生病。脏腑的真元之气在肾时位置最低，以滋养肾脏所主管的骨髓。

胃的大络脉，贯穿横膈膜，络于肺脏，外出于左乳之下，叫作"虚里"。搏动时，用手微可感觉到，是用来诊断宗气盛衰的。如果搏动得好像喘一样，急促而又断绝的，是膻中有病。如果脉来时无常数，又时而停止，并横格于指下，是因为胃中有积聚；如果脉断绝并没有了迹象，宗气又败绝，就会死亡；如果脉搏鼓动了衣服，就叫作宗气外泄。

058 寸口脉太过或不及会引起什么疾病？

寸口脉应指而短的，是头痛的症状；寸口脉应指而长的，是足痛、腿胫痛的症状；寸口脉应指短促而上击的，是肩背痛的症状；寸口脉沉而紧的，是体内有病；寸口脉浮而盛大的，是体表有病；寸口脉沉而软弱，是寒热、疝气、积聚、小腹疼痛等病证；寸口脉沉而横格于指下，是胁下及腹中有积聚；寸口脉沉且搏动如喘的，是寒热病；脉象盛滑而紧的，是体外有病；脉小实而紧的，是体内有病；脉小弱而涩的，是得病时间较长了；脉浮滑而快的，是刚刚得病；脉沉而紧急，是疝气、积聚、小腹疼痛等病；脉滑是风病；脉涩是脾脏有病；脉弛缓而滑，是体内有热；脉盛而紧，是腹胀。

如果脉搏变化与阴阳变化相一致，疾病容易治愈；如果脉搏变化与阴阳变化相反，疾病就难以治愈；如果脉搏变化与四季之气相一致，病就不会太重；如果脉搏变化与四季之气相违逆及相克之脏传变，疾病就很难治愈。

如果上肢内侧腕关节到肘关节的部位多青脉，是失血的征象；如果尺肤肌肉弛缓且脉涩，是肢体疲倦、少气懒言的疾病；如果喜卧，脉盛且大，是火热炽盛的征象，火热逼迫血液，导致出血；如果尺肤部皮肤粗糙滞涩且脉滑，是出汗过多津液流失；如果尺肤寒凉且脉细，是腹泻；如果尺肤粗且脉显热象，是体内有热。

059 什么是脉逆四时、脉反四时？

脉象有与四时相逆的，也就是在应当出现某种脉象的季节里，反而见不到应当出现的脉象。如春季、夏季本应出现浮大脉，却反见瘦小脉；而秋季、冬季本应出现沉细脉，却反见浮大脉，就叫作"脉逆四时"。得热病时，脉应躁却反而静；腹泻、脱血时，脉应虚却反而实。如果病在体内，脉应实却反而虚；病在体表，脉应浮滑却反而涩紧的，都是难治之症，叫作"脉反四时"。

人的生命是以饮食为根本的。所以，一个人如果不进食就会死亡，脉象表现为没有胃气，也会死亡。上面所提到的脉象无胃气，是只有真脏脉，而没有从容、柔和、滑利的脉象。如果是肝脉，就失去了弦象，肾脉就失去了沉象。

太阳脉搏动时，脉象洪大而脉体长；少阳脉搏动时，忽快忽慢，忽短忽长；阳明脉搏动时，脉象浮大而脉体短。

060 五脏的常脉、病脉和死脉分别是什么？

正常的心脏脉象，就像一颗颗连续不断滚动的圆珠，圆滑往来，如同抚摸琅玕一样，这就说明心脏功能是正常的。夏季是以胃气为根本的，心脏的病脉，脉搏急促相连，就像喘气一样，并有微曲之象，这是心脏有病变。心脏的死脉，脉搏前曲后居，如同手持带钩一样，这是心脏死亡之象。

肺脏的正常脉象，脉搏轻虚而浮，就像榆叶飘落一样，这样肺脏的功能是正常的。秋季是以胃气为根本的，肺脏的病脉，脉搏不上不下，就像鸡的羽毛一样，中间是空的，两边是实的，这说明肺脏有病变。肺脏的死脉，脉搏轻浮，就像风吹细毛一样，这是肺脏死亡之象。

肝脏的正常脉象，就像手握长竿的末梢，软弱而长，这说明肝脏的功能很正常。春季是以胃气为根本的，肝脏的病脉，脉搏充盈滑利，就像高举一根长竹竿的末梢，这是肝脏发生病变。肝脏的死脉，脉搏弦硬劲急，就像张开的弓弦，这是肝脏死亡之象。

正常的脾脏脉象，脉搏从容、和缓、均匀，像鸡脚踏地，这说明脾脏功能很正常。长夏季节是以胃气为根本的，脾脏的病脉，脉搏坚实、充实且急促，就像鸡迅速地提脚，这是脾脏发生病变。脾脏的死脉，脉搏尖锐而硬，就像乌鸦的嘴，像鸟的爪子，像屋漏时水滴落，像水流逝，这是脾脏死亡。

四时五脏脉象常异的对照

人体脉象会随着不同季节气候冷暖的变化而变化，所以，每个季节都有其对应的常脉，与之不相应的脉则是病脉或死脉。

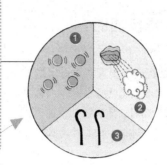

夏季：气在心

❶ 常脉　像滚动的圆珠，圆滑往来

❷ 病脉　脉搏急促相连，就像喘气一样，并有微曲之象

❸ 死脉　脉搏前曲后居，如同手持带钩

秋季：气在肺

❶ 常脉　脉搏轻虚而浮，像榆叶飘落

❷ 病脉　脉搏不上不下，就像鸡的羽毛一样，中间空而两边是实的

❸ 死脉　脉搏轻浮，就像风吹细毛一样

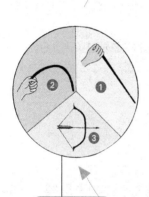

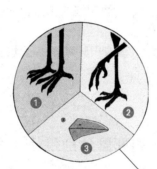

春季：气在肝

❶ 常脉　像手握长竹竿的末梢，软弱而长

❷ 病脉　脉搏充盈滑利，就像高举一根长竹竿的末梢

❸ 死脉　脉搏弦硬劲急，就像张开的弓弦

长夏：气在脾

❶ 常脉　脉搏从容、和缓、均匀，像鸡脚踏地

❷ 病脉　脉搏坚实、充实且急促，就像鸡迅速地提脚

❸ 死脉　脉搏尖锐而硬，就像乌鸦的嘴，像鸟的爪子，像屋漏时水滴落，像水流逝

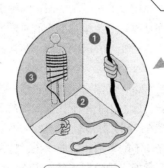

冬季：气在肾

❶ 常脉　脉搏圆滑流利又有回曲之象，按时有种坚实之感

❷ 病脉　脉搏像牵引葛藤一样，脉体坚硬

❸ 死脉　脉搏如绳索突然脱落或如手指弹石那样坚硬

肾脏的正常脉象，脉搏圆滑流利又有回曲之象，按时有种坚实之感，这说明肾脏的功能是正常的。冬季是以胃气为根本的，肾脏的病脉，脉搏就像牵引葛藤，脉体坚硬，这是肾脏发生了病变。肾脏的死脉，脉搏如绳索突然脱落或如手指弹石那样坚硬，这是肾脏死亡之象。

061　什么是春季的弦脉？

黄帝问道：春季的脉象像弦一样，什么样是弦脉呢？岐伯回答说：春季的脉属于肝脉，肝脏与东方木气相应，这是自然界万物发生的本源，所以肝脉来时，脉象濡润、柔弱、虚软而滑、正直而长，就称为弦脉。与此相反的就是病脉。黄帝问道：怎样算是相反呢？岐伯回答说：如果脉气来时充实、强劲、有力，这是脉气太过，是病在外；如果脉气来时，不充实且软弱无力，这是不及，是病在里。黄帝问道：春季脉象太过或脉象不及，会引起什么疾病？岐伯回答说：春季脉象太过时，人会出现健忘，眼睛看物体模糊，眩晕，出现头部疾病等病证；春季脉象不及时，人会出现胸部疼痛，疼痛直至背下，两胁胀满的症状。

062　什么是夏季的钩脉？

黄帝说：夏季的脉象像钩一样，什么是钩脉呢？岐伯回答说：夏季的脉属于心脉，心脏与南方火气相应，这是自然界万物繁盛成长的本源，所以心的脉气出现时很充盛，去时反衰，就称为钩脉。与此相反的就是病脉。黄帝问道：怎样算是相反呢？岐伯回答说：如果脉气来时充盛，去时也充盛，这是脉气太过，是病在外；如果脉气来时不充盛，去时反而充盛，这是不及，是病在里。黄帝问道：夏季脉象太过与脉象不及，会引起什么疾病？岐伯回答说：夏季脉象太过时，人会出现身体发热，肌肤疼痛，或患浸淫疮；夏季脉象不及时，人会出现心烦，引起上咳嗽吐痰，下放屁。

063　什么是秋季的浮脉？

黄帝说：秋季的脉象就像水浮物，什么是浮脉呢？岐伯回答说：秋季的脉属于肺脉，肺脏与西方金气相应，因为秋季是自然界万物收获的季节，所以肺的脉气来时轻虚而浮，脉来时急，去时散漫，就称为浮脉。与此相反的就是病脉。黄帝问道：怎样算是相反呢？岐伯回答说：如果脉气来时轻虚而浮，中部坚实而两旁空虚，这是脉气太过，是病在外；如果脉气来时轻虚而浮且微弱，这是脉气不及，是病在里。黄帝问道：秋季脉象太过与脉象不及，会引起什么病？岐伯回答说：秋季脉象太过时，人会出现气上逆、背痛、郁闷不畅的病证；秋季脉象不及时，人会出现气喘、呼吸少气、咳嗽、咯血，喘息时肺中有声。

四时脉象太过与不及的表现

正常的四季脉象应为春弦、夏钩、秋毛、冬石。但是有时候也会出现太过与不及的情况，太过会表现为体表的疾病，不及会表现为体内的疾病。

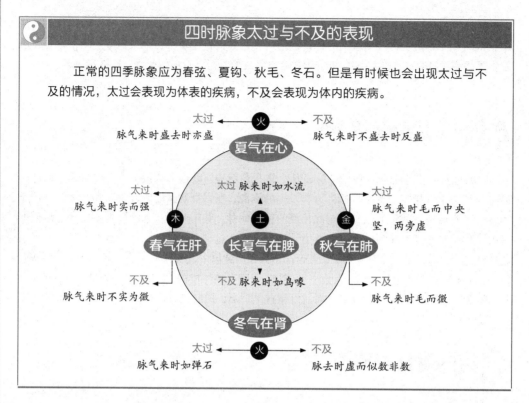

四时脉象太过与不及导致的疾病

四时脉象太过与不及都会导致身体发生疾病：太过，疾病会表现在外；不及，疾病会表现在内。

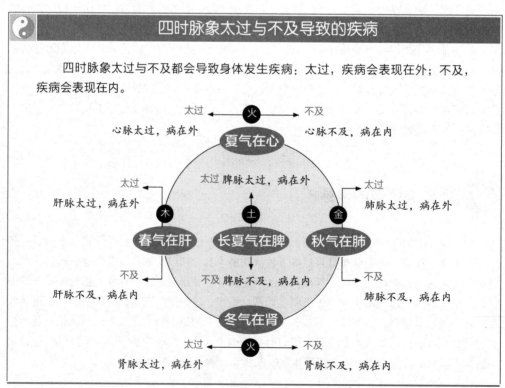

064 什么是冬季的石脉？

黄帝说：冬季的脉象就像石头沉落，什么是石脉呢？岐伯回答说：冬季的脉属于肾脉，肾脏与北方水气相应，这是自然界万物收藏的本源，所以肾的脉气来时，沉而搏指，就称为石脉。与此相反就是病脉。黄帝问道：怎样算是相反呢？岐伯回答说：如果脉气来时像用手弹石，这是脉气太过，是病在外；如果脉去时虚软，似数非数的，这是脉气不及，是病在里。黄帝问道：冬季脉象太过与脉象不及，会引起什么疾病？岐伯回答说：冬季脉象太过时，人会出现肢体倦怠、少气懒言、脊背疼痛；冬季脉象不及时，人会出现心中空悬、饥饿、季肋空软处清冷、脊中疼痛、小腹胀满、小便改变。

065 四季顺序的变迁，引起脉象变异，那么脾脉与哪个季节相关？

脾与中央的土气相应，是一个独立脏器，位于中央，转化精气灌溉四旁。黄帝问道：既然这样，那么脾脏是否正常或异常可看得出来吗？岐伯回答说：脾脏正常时看不出来，但脾脏异常时可以表现出来。黄帝问道：脾脏的异常是怎样表现出来的？岐伯回答说：如果脉来时，像水流一样，这是太过，是病在外；如像鸟嘴，这是不及，是病在里。黄帝问道：先生说脾脏是独立的脏器，位于中央属土，灌溉四旁，脾脏脉象太过与脉象不及会导致什么疾病？岐伯回答说：脾脉太过，会使人四肢不能抬举；脾脉不及，会使人九窍不通畅，身重不能活动自如。

066 五脏的真脏脉象如何反映疾病？

大骨头枯槁，大肌肉萎缩，胸中满是胀气，呼吸不顺畅，身体颤动，要是这样，大概六个月就要死亡，要是真脏脉出现了，就能判断出死亡的日期。大骨头枯槁，大肌肉萎缩，胸中满是胀气，呼吸不顺畅，心中疼痛，疼痛牵引肩背和后颈，大概一个月就要死亡，要是真脏脉出现了，就能判断出死亡的日期。大骨头枯槁，大肌肉萎缩，胸中满是胀气，呼吸不顺畅，心中疼痛，疼痛牵引肩背和后颈，肌肉瘦削，身体发热，肘、膝后的肌肉溃破，要是真脏脉出现了，10个月内就会死亡。大骨头枯槁，大肌肉萎缩，两肩下垂，肌肉消瘦，动作迟缓，真脏脉出现，一年内就会死亡，要是真脏脉出现了，就能判断出死亡的日期。大骨头枯槁，大肌肉萎缩，胸中满是胀气，腹中疼痛，心中不安宁，周身发热，肘、膝后肌肉溃破，全身肌肉瘦削，眼眶凹陷，要是真脏脉出现，眼睛看不见人，立刻就会死亡；即使能看见人，到了病脏所不能胜过的时日，也会死亡。

正气暴虚，又突感受外邪，五脏气机阻闭，脉道不通，正气不能往来流行，犹如无意中掉到深渊，这种突发疾病，不易预测死亡的日期。如果脉搏断绝不来或脉搏呼吸间搏动五六次的，形体肌肉虽然不瘦脱，真脏脉也没出现，但还是会死亡的。

肝脏的真脏脉象，浮取和沉取都劲急有力，就像摸刀口一样硬而锐利可怕或像按绷得很紧的琴瑟弦，病人面色青白无光泽，毫毛焦枯断折，就是要死亡了。心脏的真脏脉象，坚硬而搏指有力，就像按薏苡子一样圆滑，病人面色红中带暗黑且无光泽，毫毛枯焦断折，就是要死亡。肺脏的真脏脉象，脉大而虚软无力，就像用羽毛轻轻地触摸人的皮肤，病人面色白中带红且无光泽，毫毛焦枯断折，就是要死亡。肾脏的真脏脉象，搏击而欲断绝，像是用手弹石块一样坚硬不柔和，病人面色黑中带黄且无光泽，毫毛焦枯断折，就是要死亡。脾脏的真脏脉象，软弱而忽快忽慢，病人面色黄中带青且无光泽，毫毛焦枯断折，就是要死亡。一旦真脏脉出现，病人都会死亡，不容易治好的。

067 脉搏变化与四时阴阳变化不一致会怎样？

脉搏变化与四时阴阳变化不相一致的情况是指，春季诊得肺脉，夏季诊得肾脉，秋季诊得心脉，冬季诊得脾脉。且脉象均表现为浮悬而欲断绝或沉而涩，这是脉搏变化与四时阴阳变化不一致。脉搏形态没隐藏，如在春、夏季节脉象沉涩，秋、冬季节脉象浮大，这也是脉搏变化与四时阴阳变化不一致。得热性病脉象反安静，得泄泻脉象反大，大失血的病人脉象反坚实，病在里脉象反坚实，病在外脉象反而不坚实，这些脉象与征候相反的情况是难以治疗的。

068 什么是五实五虚？

黄帝问道：我听说根据虚实可判别是死是生，想听听这方面的情况。岐伯回答说：有五种实情可致死，有五种虚情也可致死。黄帝说：想听听这五实五虚。岐伯说：脉象盛大，皮肤发热，腹部胀大，大小便不通，目眩烦闷，就是五实证；脉搏细弱，皮肤寒冷，少气不够喘息，大小便泄利，不能进饮食，就是五虚证。黄帝问道：五实证、五虚证有时有治愈的，这其中的道理是什么呢？岐伯回答说：如病人喝了稀粥，大小便泄泻停止了，表明胃气渐渐恢复，这就是五虚证也有痊愈的可能；如病人身上汗出，大便通利泻，表明病邪外出，所以五实证也有痊愈的可能。这是五实证和五虚证的表现。

069 什么是三部九候？

黄帝问道：从先生那听到有关九候的理论，确实既多又广博，很难详细说明，我希望听您讲一讲这其中最重要的道理，以嘱咐子孙，要他们传给后世，并铭刻于骨髓，藏于心中，

五实与五虚

五实，指的是五脏邪气实。五虚，指的是五脏正气虚。这两种情况都可导致人的死亡，但也有可以治愈的。详见下图。

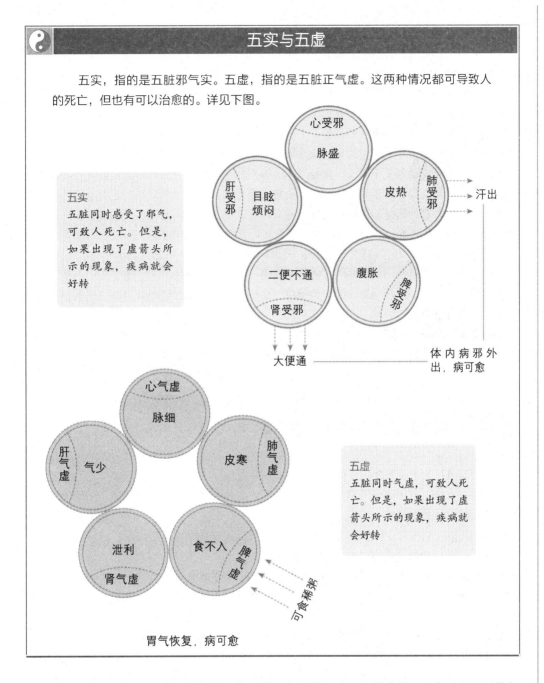

五实
五脏同时感受了邪气，可致人死亡。但是，如果出现了虚箭头所示的现象，疾病就会好转

心受邪
脉盛

肝受邪 目眩烦闷

肺受邪 皮热 → 汗出

二便不通
肾受邪

腹胀 脾受邪

大便通

体内病邪外出，病可愈

心气虚
脉细

肝气虚 气少

肺气虚 皮寒

泄利
肾气虚

食不入 脾气虚

可食稀粥

五虚
五脏同时气虚，可致人死亡。但是，如果出现了虚箭头所示的现象，疾病就会好转

胃气恢复，病可愈

我发誓接受这些理论，并不随意外泄。与天体运行规律相合，有始有终，上与日月星辰节气相应，下与四时变迁、五行的运转相结合，盛衰交互，冬夏阴阳的变化，人怎样与变化相应，希望听您讲一讲具体的方法。岐伯回答说：您这个问题问得真妙！这是天地间一种很深奥的道理。

黄帝问道：希望听您说一说这种深奥的道理，从而使其与人的形体相结合，血气通畅，以此来定人的生死，怎样才能达到目的？岐伯回答说：天地间的大数，从一始到九终。一属阳为天，二属阴为地，人居天地之间，三为人。天地人合而为三，三三为九，从而与地之九野之数相应。因此人体诊脉的部位有上、中、下三部，每一部又各有天地人三候，凭借这三部九候的脉象，判断人的生死，诊断疾病，调理虚实盛衰，进而去除病邪。

黄帝问道：什么是三部呢？岐伯回答说：有上、中、下三部，并且每部又各有三候，所谓三候，是天、地、人，这些必须有老师的指导才能搞清楚。上部的天，指额两旁动脉搏动处；上部的地，指鼻孔下两旁动脉搏动处；上部人，指两耳前凹陷中动脉搏动处。中部天，指手太阴肺经渠穴动脉搏动处；中部地，指手阳明大肠经合谷穴动脉搏动处；中部人，指手少阴心经神门穴动脉搏动处。下部天，指足厥阴经五里穴动脉搏动处，女子取太冲穴；下部地，指足少阴经太溪穴动脉搏动处；下部人，指足太阴经箕门穴动脉搏动处，足背上的冲阳穴候胃气。所以，下部的天是诊断肝脏经气的盛衰，下部的地是诊断肾脏经气的盛衰，下部的人是诊断脾胃经气的盛衰。黄帝问道：中部之候又是怎样的？岐伯回答说：中部也是有天、地、人。中部天是诊断肺脏经气盛衰，中部地是诊断胸中气血旺衰，中部人是诊断心脏经气盛衰。

黄帝问道：上部拿什么来诊断？岐伯回答说：上部同样也是有天、地、人。上部天是诊断头部位气血盛衰，上部地是诊断口齿部位气血盛衰，上部人是诊断耳目部位气血盛衰。三部中每一部分别都有天、地、人，因而三部中分别有三个天候、地候、人候，共有九候。九候与九野相应，九野与人身九脏相合。所以人体中有藏神的脏五个，有形脏四个，一共是九个。五神脏的精气败绝，于是病人的面色必然晦暗枯槁，颜色晦暗枯槁，就一定会死亡。

070 如何根据三部九候来诊病？

黄帝问道：怎么诊断呢？岐伯回答说：必须先观察病人的胖瘦，后调理病人气的虚实，气实则泻其有余，气虚则补其不足，但必先除去血脉中的淤滞，然后再调理，无论什么病，目的是使脏腑达到协调。

体形充实，但脉细，气少，满足不了呼吸的病证就较危险。体形消瘦，脉反而大，胸中的气很多，这样的病证多数会死亡。形体与神气协调一致，这样愈后就较好。脉搏参差不齐地跳动，大多数是有病。三部九候的脉象不相协调，大多数是死证。三部九候中上下左右脉相应，鼓指明显，像春捣谷物，说明病情较重，上下左右脉不相协调，快却数不清，大多数是死证。中部的脉象虽单独调和，但是上部、下部多脏之脉已经失调，大多数会死亡。中部脉象衰减，并与上部下部脉不协调，大多数是死证。两眼内陷，也会死亡。

诊察九候的异常，就能知道是否得病。如果九候中有一脉独小的，九候中有一脉独大的，九候中有一脉独快的，九候中有一脉独慢的，九候中有一脉独滑的，九候中有一脉独涩的，九候中有一脉独沉陷的，这些均是有病。医生用左手指轻轻按在内踝上五寸处，再用右手指轻轻弹病人内踝，如果震动超过五寸以上且震动软滑均匀，就没有病；如果震动混乱不清，就是有病；如果震动缓慢而小，也是有病；如果震动不到五寸，或弹后根本没反应，就是死证。如果全身肌肉消瘦，行动不便，也是死证。中部的脉忽慢忽快，也会死亡。上部的脉大而钩的，是络脉有病。三部九候的脉象，应相互协调、上下一致、不失和。如其中一候不相应，就是

三部九候诊脉法

三部九候是中国古代最早的一种全身遍诊法，它把人体分为天、地、人三部，每部又各分为天、地、人三候，合为九候，并以此来诊察全身疾病。

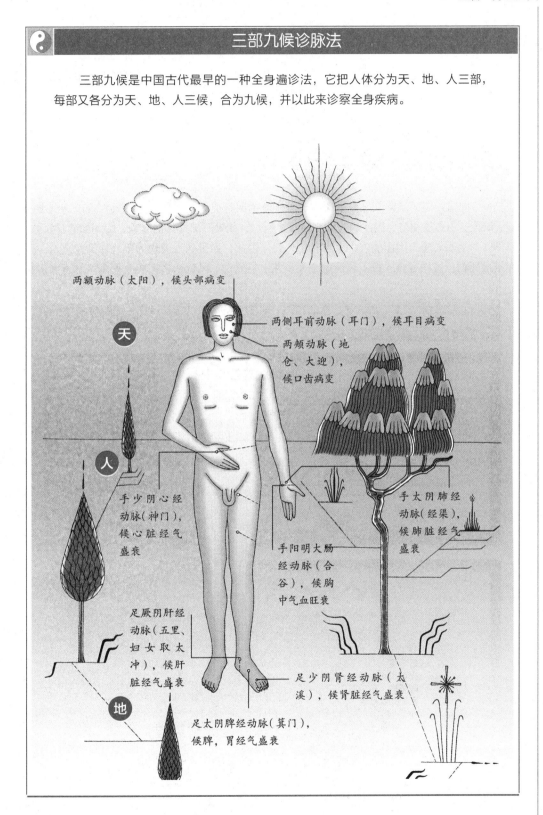

两颞动脉（太阳），候头部病变

两侧耳前动脉（耳门），候耳目病变

两颊动脉（地仓、大迎），候口齿病变

天

人

手少阴心经动脉（神门），候心脏经气盛衰

手阳明大肠经动脉（合谷），候胸中气血旺衰

手太阴肺经动脉（经渠），候肺脏经气盛衰

足厥阴肝经动脉（五里、妇女取太冲），候肝脏经气盛衰

地

足少阴肾经动脉（太溪），候肾脏经气盛衰

足太阴脾经动脉（箕门），候脾、胃经气盛衰

出现了病变；如果有两候不相应，就是病重；如果三候不相应，就是病危了。不相应是指上、中、下三部脉象不一致，在脏、腑审察疾病，是判断生死的。必须先了解四时五脏的正常脉象，才能分辨出病脉。真脏脉出现了，而且病证很重，就会死亡。足太阳经脉经气败绝，病人下肢屈伸不利，就接近死亡了，这时两眼向上翻，眼珠不能转动。

071 冬阴夏阳从脉象上怎样区分？

黄帝问道：冬阴夏阳从脉象上怎样区分？岐伯回答说：三部九候的脉象都表现为沉细弦绝，属阴，与冬季相应，因此病人大多在夜半死亡；如果三部九候的脉象，躁动如喘且疾数，属阳，与夏季相应，因而病人大多在日中死亡。因此，如果果病人表现为既恶寒又发热，大多在早晨死亡。体内有热或得了热性病，大多在中午死亡。风病大多在晚上死亡。水病大多在

《内经》天地门户图

这是《易经》中的一幅图，用在这里是想说明阴阳之间的关系：夜为阴昼为阳，冬为阴夏为阳。脉象的变化与昼夜冬夏时间的变化相对应，所以有阴脉的人常在夜半死亡，有阳脉的人常在日中死亡。《内经》中的"冬阴夏阳"即是此意，中医大夫常由此根据病人的脉象来推断病人的死亡时间。

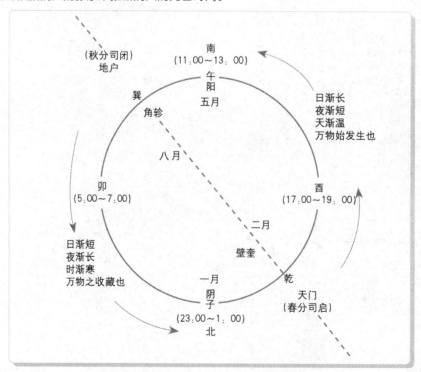

半夜死亡。如果脉搏忽疏忽密或忽快忽慢，大多在辰戌丑未四个时辰内死亡。形肉已经瘦脱，虽三部九候的脉象是调和的，仍然也会死亡。虽然七诊脉象出现，但九候脉象与四时阴阳变化一致，一般不会死。提及的不死疾病是指风病和妇女的月经病，虽然脉搏与七诊之脉类似，但实质上并不是，所以也不会死亡。如果有七诊病的脉象，九候脉象也败坏了，这是死亡的征兆，且病人必然会呃逆。

在诊断时，一定要详细地审问疾病刚起时的情况，现在又有哪些症状，然后切按三部九候脉搏，观察经络是浮是沉，或从上部逐渐切循到下部，或从下部逐渐切循到上部。如果脉搏流利就是没病，脉搏迟缓就是有病，脉断绝而不往来的，就是死证，久病时皮肤是干枯的，也是死证。

072　什么是六点诊脉大法？

因此诊脉有一诀窍，那就是作为医生首先应心平气和。春季的脉象应浮一些，犹如鱼游在水面；而在夏季，脉象充盈在皮下，浮泛而大，犹如万事万物有余；在秋天，脉象沉于皮肤之下，犹如蛰虫即将潜伏；在冬季，脉象沉于骨下，犹如蛰虫潜藏得很深，或像人们居于

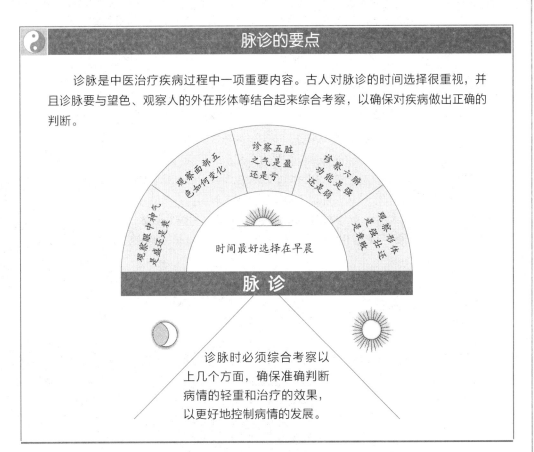

脉诊的要点

诊脉是中医治疗疾病过程中一项重要内容。古人对脉诊的时间选择很重视，并且诊脉要与望色、观察人的外在形体等结合起来综合考察，以确保对疾病做出正确的判断。

观察眼中神气是盛还是衰

观察面部五色如何变化

诊察五脏之气是盈还是亏

诊察六腑功能是强还是弱

观察形体是强壮还是衰败

时间最好选择在早晨

脉　诊

诊脉时必须综合考察以上几个方面，确保准确判断病情的轻重和治疗的效果，以更好地控制病情的发展。

密室之中。因此说，想要了解内脏精气是旺是衰，必须通过切脉得其要领；要想了解外界气象的演变，就必须掌握四时阴阳之始终。这正是春、夏、秋、冬、内、外六点的诊脉大法。

心脉搏击有力而长，会出现舌上卷、不能说话等症状；如果心脉软弱散漫，会出现正气消散，当经气再循环一周，病就会自己好了。肺脉搏击有力而长，会出现咳唾血液等症状；如果肺脉软弱散漫，会出现出汗较多、身体不容易恢复等症状。肝脉搏击有力而长，面部颜色当青而不青，属于坠伤或击伤，淤血积在胁下，会使人出现咳喘气逆等症状；如果肝脉软弱散漫，颜色鲜明亮泽，这是溢饮病，此病是由于突然饮水过多，水液泛溢于肠胃之外和肌肤之中所引起的。胃脉搏击有力而长，颜色鲜红，大腿就像被折断了一样；胃脉软弱散漫，会出现食后腹部胀满不通的症状。脾脉搏击有力而长，颜色是黄的，会出现少气的症状；脾脉软弱散漫，颜色就不润泽，并出现双足胫水肿的症状。肾脉搏击有力而长，颜色黄中透着红色，腰部就像被折断一样；肾脉软弱散漫，会出现血少的症状，而不容易恢复原状。

073 三阴三阳经脉的脉象都是怎样的？

雷公斋戒了七日，早晨坐在一旁听黄帝的教诲。黄帝说：三阳统领阳分，是经；二阳络于前后，是纬；一阳出入于二阳之间，是游部。这样推演，就可以知道五脏之气的终始。三阴是表，二阴是里，一阴是阴尽阳生即晦朔相交之时，这与阴阳的道理完全符合。雷公说：我虽然听了您的讲解，但还没有完全弄明白。

黄帝说：所说的三阳指的是太阳经，太阳经的脉气到达手太阴寸口，其脉弦浮不沉，这时要用一般规律推测，细心地体察，结合阴阳理论分析，从而判断疾病的轻重。所说的二阳指的是阳明经，阳明经的脉气到达手太阴寸口，其脉象弦而沉、急而不鼓指，等火热之气来临时，病人就会死亡。一阳指的是少阳经，少阳经的脉气到达手太阴寸口，上连人迎，其脉象弦急、悬而不绝，这是少阳经的病变，如果有阳无阴，就会死亡。三阴是太阴经，即三阴三阳六经的主宰，其脉气交会于手太阴寸口，脉象沉、伏，鼓动而不浮，上连心脉。二阴是少阴经，脉气到肺，下归于膀胱，外连于脾胃。一阴是厥阴，其气独至于手太阴寸口，这时经气已绝，脉象浮而不鼓指，脉钩而滑。以上六脉，有的是阴脏见阳脉，有的是阳脏见阴脉，互相交错而与五脏相通，与阴阳相应，只要是先到达寸口的脉就是主，后到达寸口的脉就是客。

074 三阴三阳经脉的雌雄是什么？

雷公说：我已完全听懂您的意思，您以前传授给我的经脉学知识以及从前我所诵读的《从容》这本书的理论，同您今天讲的内容相同。但我还是不十分明白其阴阳雌雄的含义。黄帝说：三阳指的是太阳经，位高至尊，就像父亲；二阳指的是阳明经，能抵御邪气的侵袭，就像护卫；三阳指的是少阳经，出入二阳之间，就像枢纽。三阴指的是太阴经，性柔善养，就像母亲；

阴阳经脉雌雄的含义

人体三阴三阳经脉根据其属性，有雌雄之别。下图是以一家人为例，对阴阳经脉做了一个形象的比喻。

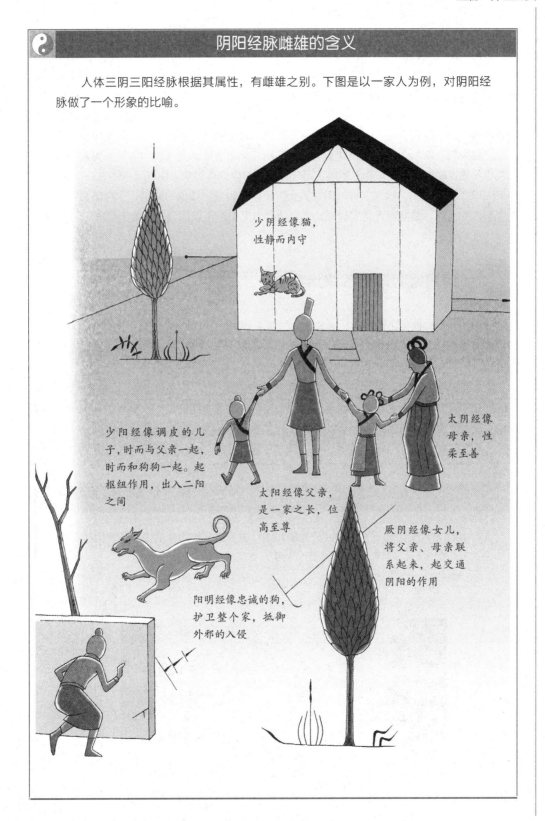

少阴经像猫，性静而内守

少阳经像调皮的儿子，时而与父亲一起，时而和狗狗一起。起枢纽作用，出入二阳之间

太阴经像母亲，性柔至善

太阳经像父亲，是一家之长，位高至尊

厥阴经像女儿，将父亲、母亲联系起来，起交通阴阳的作用

阳明经像忠诚的狗，护卫整个家，抵御外邪的入侵

二阴指的是少阴，性静内守，就像雌性；一阴指的是厥阴经，阴尽阳生，交通阴阳，就像使者。二阳一阴发病，阳明主病，二阳不胜一阴，阳明功能失常、九窍滞塞不通；三阳一阴发病，太阳经脉气胜，一阴不能静止，内使五脏之气混乱，外则出现惊惧；二阴二阳发病，病在肺，少阴脉沉，火邪胜肺伤脾，外伤四肢；二阴二阳交互发病，病位在肾，病人叫骂奔走，出现癫狂病；二阴一阳发病，病出于肾，阴气上逆行于心脘，下部空窍闭塞不通，四肢就像离开形体一样不受人支配；一阴一阳的脉象代绝，这是阴气上逆于心，上下无定处，饮食失常、二便失禁、咽喉干燥，病在脾土。二阳三阴，至阴的脉都到寸口，阴气不能胜过阳气，阳气也不能控制阴气，阴阳相互阻隔。阳气浮于外，内为血瘕病，阴气沉于内，外痈疡溃烂。如果阴阳二气都壮实，病气下行，出现男女生殖器的病变。脉象的阴阳，上合昭昭的天象，下合冥冥的地理，判断病人死生日期，必须结合一年中六气以什么为气首来推求。

075 如何根据阴阳之气来治病？

黄帝说：想听您说说阴阳各三种的道理。岐伯回答说：因为阴阳之气有多少的不同，作用也就各有差异。黄帝问道：为什么叫阳明？岐伯回答说：因为太阳和少阳这两阳合明。黄帝又问道：为什么叫厥阴？岐伯回答说：因为太阴和少阴这两阴交尽。

黄帝说：阴阳之气有多少的不同，疾病有盛衰的差异，治疗有缓急之分，方剂有大小之别，想听您谈谈这其中有什么样的准则？岐伯回答说：病气有不同的高下，病位有远近的差别，病症有内外之分，所以治疗有轻重的差别，总之要以使药物达到病之所在为准则。《大要》上说，奇方之制是君药一味，臣药二味；偶方之制是君药二味，臣药四味；奇方之制是君药

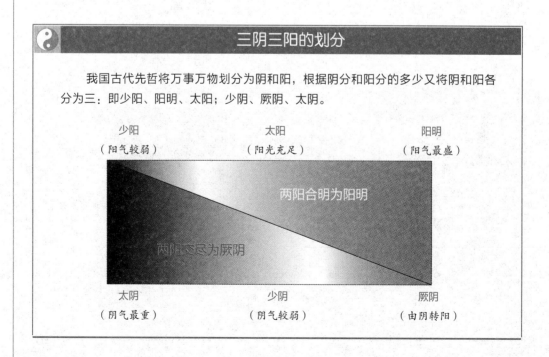

三阴三阳的划分

我国古代先哲将万事万物划分为阴和阳，根据阴分和阳分的多少又将阴和阳各分为三：即少阳、阳明、太阳；少阴、厥阴、太阴。

少阳
（阳气较弱）

太阳
（阳光充足）

阳明
（阳气最盛）

两阳合明为阳明

两阴交尽为厥阴

太阴
（阴气最重）

少阴
（阴气较弱）

厥阴
（由阴转阳）

二味，臣药三味；偶方之制是君药二味，臣药六味。因此在治疗时，病位近的用奇方，病位远的用偶方，发汗不用奇方，攻下不用偶方，补和治疗上部用缓方，补和治疗下部用急方。急方的药物气、味都厚，缓方的药物气、味均薄，制方用药要恰到病处，就是指这而说的。病位太远但是中道药物气味不足，就不能达到病位，应考虑在食前或食后用药，不能违反这个规定。正是因为这样，所以平调病气的原则是：病位近，无论用奇方或偶方，制方服量都应该小；病位远，无论用奇方或偶方，制方服量都应该大。方大则药味少而药量重，方小则药味多而药量轻。多就是九味药，少就是二味药。如果用奇方不能治愈就用偶方，这是重方；如果用偶方疾病还不能治愈，就用反佐用药法去治疗，也就是用寒、热、温、凉性质的药物顺从疾病的某些症状进行治疗。

黄帝说：讲得很好！我已经知道疾病生于六气之本的治疗方法了，那么生于三阴三阳之标的疾病怎样治疗呢？岐伯回答说：和本病相反的，就是标病，与本病治疗方法相反的，就是治疗标病的方法。

076 不同年份的治疗原则也不同吗？

甲子、甲午年

司天是少阴君火，中是太宫土运太过，在泉是阳明燥金。司天热化数是二，中土运雨化数是五，在泉燥化数是四。这两年既没有胜气又没有复气，就叫正化日。气化所引起疾病的治疗，司天热化所导致疾病的治疗，用咸寒药物；中土运雨化所导致疾病的治疗，用苦热药物；在泉燥化所导致疾病的治疗，用酸热药物。这是甲子、甲午两年适宜的药食性味。

乙丑、乙未年

司天是太阴湿土，中是少商金运不及，在泉为太阳寒水。这两年热化的胜气和寒化的复气相同，因为出现胜气、复气，就叫邪气化日，在西方七宫出现灾害。司天湿化数是五，中金运清化数是四，在泉寒化数是六，这是正化日。气化所引起疾病的治疗，司天温化所导致疾病的治疗，用苦热药物；中金运清化所导致疾病的治疗，用酸平药物；在泉寒化所导致疾病的治疗，用甘热药物。这是乙丑、乙未两年适宜的药食性味。

丙寅、丙申年

司天是少阳相火，中是太羽水运太过，在泉是厥阴风木。司天火化数是二，中水运寒化数是六，在泉风化数是三，这是所说的正化日。其气化所引起疾病的治疗，司天火化所导致疾病的治疗，用咸寒药物；中水运寒化所导致疾病的治疗，用咸温药物；下风化所导致疾病的治疗，用辛凉药物。这就是丙寅、丙申两年适宜的药食性味。

丁卯、丁酉年

司天是阳明燥金，中为少角木运不及，在泉是少阴君火。这两年清化的胜气和热化的复

不同年份疾病的治疗

年份	运气位置	所属运气	疗法
甲子、甲午	司天	少阴君火	咸寒
	中	太宫土运	苦热
	在泉	阳明燥金	酸热
乙丑、乙未	司天	太阴湿土	苦热
	中	少商金运	酸和
	在泉	太阳寒水	甘热
乙丑、乙未	司天	少阳相火	咸寒
	中	太羽水运	咸温
	在泉	厥阴风木	辛凉
丁卯、丁酉	司天	阳明燥金	苦微温
	中	少角木运	辛和
	在泉	少阴君火	咸寒
戊辰、戊戌	司天	太阳寒水	苦温
	中	太徵火运	甘和
	在泉	太阴湿土	甘温
己巳、己亥	司天	厥阴风木	辛凉
	凉		甘平
	中	少宫土运	咸寒
庚午、庚子	司天	少阴君火	咸寒
	寒		辛温
	中	太商金运	酸温
辛未、辛丑	司天	太阴湿土	苦温
	温		苦平
	中	少羽水运	苦热
壬申、壬寅	司天	少阳相火	咸寒
	寒		酸平
	中	太角木运	辛凉

气相同，就是所说的邪气化日，在东方三宫出现灾害。司天燥化数是九，中木运风化数是三，在泉热化数是七，就是所说的正化日。其气化所引起疾病的治疗，司天燥化所导致疾病的治疗，用苦微温药物；中木运风化所导致疾病的治疗，用辛和药物；在泉热化所导致疾病的治疗，用咸寒药物。这就是丁卯、丁酉两年适宜的药食性味。

戊辰、戊戌年

司天是太阳寒水，中是太徵火运太过，在泉是太阴湿土。司天寒化数是六，中火运热化数是七，在泉湿化数是五，这是正化日。气化所引起疾病的治疗，司天寒化所导致疾病的治疗，用苦温药物；中火运热化所导致疾病的治疗，用甘平药物；在泉湿化所导致疾病的治疗，用甘温药。这就是戊辰、戊戌两年适宜的药食性味。

己巳、己亥年

司天是厥阴风木，中是少宫土运不及，在泉是少阳相火。这两年风化的胜气和清化的复气相同，这是邪气化日，在中央五宫出现灾害。司天风化数是三，中土运湿化数是五，在泉的火化数是七，这是正化日。气化所引起疾病的治疗，司天风化所导致疾病的治疗，用辛凉药物；中土运湿化所导致疾病的治疗，用甘平药物；在泉火化所导致疾病的治疗，用咸寒药物。这就是己巳、己亥两年适宜的药食性味。

庚午、庚子年

司天是少阴君火，中是太商金运太过，在泉是阳明燥金。司天热化数是七，中金运清化数是九，在泉燥化数是九，就是正化日。气化所引起疾病的治疗，司天热化所导致疾病的治疗，用咸寒药；中金运清化所导致疾病的治疗，用辛温药物；在泉燥化所导致疾病的治疗，用酸温药物。这是庚午、庚子两年适宜的药食性味。

辛未、辛丑年

司天是太阴湿土，中是少羽水运不及，在泉是太阳寒水。这两年雨化的胜气和风化的复气相同，就是邪气化日，在北方一宫出现灾害。司天雨化数是五，中水运寒化数是一，就是所说的正化日。气化所引起疾病的治疗，司天雨化所导致疾病的治疗，用苦热药物；中水运寒化所导致疾病的治疗，用苦平药物；在泉寒化所导致疾病的治疗，用苦热药物。这是辛未、辛丑两年适宜的药食性味。

壬申、壬寅年

司天是少阳相火，中太角木运太过，在泉是厥阴风木。司天火化数是二，中木运风化数是八，就是所说的正化日。气化所引起疾病的治疗，司天火化所导致疾病的治疗，用咸寒药物；中木运风化所导致疾病的治疗，用酸平药物；在泉风化所导致疾病的治疗，用辛凉药物。这是壬申、壬寅两年适宜的药食性味。

不同年份疾病的治疗（续表）

年份	运气位置	所属运气	疗法
癸酉、癸卯	司天	阳明燥金	苦微温
	中	少徵火运	咸温
	在泉	少阴君火	咸寒
甲戌、甲辰	司天	太阳寒水	苦热
	热		苦温
	中	太宫土运	苦温
乙亥、乙巳	司天	厥阴风木	辛凉
	凉		酸平
	中	少商金运	寒
丙子、丙午	司天	少阴君火	咸寒
	寒		咸热
	中	太羽水运	酸温
丁丑、丁未	司天	太阴湿土	苦温
	温		辛温
	中	少角木运	辛凉
戊寅、戊申	司天	少阳相火	咸寒
	寒		甘平
	中	太徵火运	辛凉
己卯、己酉	司天	阳明燥金	苦微温
	微温	阳明燥金	甘和
	中	少宫土运	咸寒
庚辰、庚戌	司天	太阳寒水	苦热
	热	太商金运	辛温
	中	太阴湿土	甘热
辛巳、辛亥	司天	厥阴风木	辛凉
	凉	少羽水运	苦平
	中	少阳相火	咸寒

癸酉、癸卯年

司天是阳明燥金，中少徵火运不及，在泉是少阴君火。这两年寒化的胜气和雨化的复气相同。就是所说的邪气化日，在南方九宫出现灾害。司天燥化数是九，中火运热化数是二，就是所说的正化日。气化所引起疾病的治疗，司天燥化所导致疾病的治疗，用苦微温药物；中火运热化所导致疾病的治疗，用咸温药物；在泉热化所导致疾病的治疗，用咸寒药物。这是癸酉、癸卯两年适宜的药食性味。

甲戌、甲辰年

司天是太阳寒水，中太宫土运太过，在泉是太阴湿土。司天寒化数是六，中土湿化数是五，这是所说的正化日。气化所引起疾病的治疗，司天寒化所导致疾病的治疗，用苦热药物；中土运湿化所导致疾病的治疗，用苦温药物；在泉湿化所导致疾病的治疗，也用苦温药物。这是甲戌、甲辰两年适宜的药食性味。

乙亥、乙巳年

司天是厥阴风木，中少商金运不及，在泉是少阳相火。这两年热化的胜气和寒化的复气相同，就是所说的邪气化日，在西方七宫出现灾害。司天风化数是八，中金运清化数是四，在泉火化数是二，就是所说的正化日。气化所引起疾病的治疗，司天风化所导致疾病的治疗，用辛凉药物；中金运清化所导致疾病的治疗，用酸平药物；在泉火化所导致疾病的治疗，用咸寒药物。这是乙亥、乙巳两年适宜的药食性味。

丙子、丙午年

司天是少阴君火，中太羽水运太过，在泉是阳明燥金。司天热化数是二，中水运寒化数是六，在泉清化数是四，这是正化日。气化所引起疾病的治疗，司天热化所导致疾病的治疗，用咸寒药物；中水运寒化所导致疾病的治疗，用咸热药物；在泉清化所导致疾病的治疗，用酸温药物。这是丙子、丙午两年适宜的药食性味。

丁丑、丁未年

司天是太阴湿土，中少角木运不及，在泉是太阳寒水。这两年清化的胜气和热化的复气相同，这是邪气化日，在东方三宫出现灾害。司天雨化数是五，中木运风化数是三，在泉寒化数是一，这是正化日。气化所引起疾病的治疗，司天雨化所导致疾病的治疗，用苦温药物；中木运风化所导致疾病的治疗，用辛温药物；在泉寒化所导致疾病的治疗，用甘热药物。这是丁丑、丁未两年适宜的药食性味。

戊寅、戊申年

司天是少阳相火，中太徵火运太过，在泉是厥阴风木。司天火化和中运火化数都是七，在泉风化数是三，这是正化日。气化所引起疾病的治疗，司天火化所导致疾病的治疗，用咸寒药物；中运火化所导致疾病的治疗，用甘平药物；在泉风化所导致疾病的治疗，用辛凉药物。

不同年份疾病的治疗（续表）

年份	运气位置	所属运气	疗法
壬午、壬子	司天	少阴君火	咸寒
	寒	太角木运	酸凉
	中	阳明燥金	酸温
癸未、癸丑	司天	太阴湿土	苦温
	温	少徵火运	咸温
	中	太阳寒水	甘热
甲戌、甲辰	司天	少阳相火	咸寒
	寒	太宫土运	咸平
	中	厥阴风木	辛凉
乙亥、乙巳	司天	阳明燥金	苦微温
	微温	少商金运	苦平
	中	少阴君火	咸寒
丙子、丙午	司天	太阳寒水	苦热
	热	太羽水运	咸温
	中	太阴湿土	甘热
丁丑、丁未	司天	厥阴风木	辛凉
	凉	少角木运	辛平
	中	少阳相火	咸寒
戊寅、戊申	司天	少阴君火	咸寒
	寒	太徵火运	甘寒
	中	阳明燥金	酸温
己丑、己未	司天	太阴湿土	苦热
	热		甘平
	中	少宫土运	甘热
庚寅、庚申	司天	少阳相火	咸寒
	寒		辛温
	中	太商金运	辛凉

这是戊寅、戊申两年适宜的药食性味。

己卯、己酉年

司天是阳明燥金，中少宫土运不及，在泉是少阴君火。这两年风化的胜气和清化的复气相同，这是邪气化日，在中央五宫出现灾害。司天清化数是九，中土运雨化数是五，在泉热化数是七，这是正化日。气化所引起疾病的治疗，司天清化所导致疾病的治疗，用苦微温的药物；中土运雨化所导致疾病的治疗，用甘平药物；在泉热化所导致疾病的治疗，用咸寒药物，这是己卯、己酉两年适宜的药食性味。

庚辰、庚戌年

司天是太阳寒水，中太商金运太过，在泉是太阴湿土。司天寒化数是一，中金运清化数是九，在泉雨化数是五，这是正化日。气化所引起疾病的治疗，司天寒化所导致疾病的治疗，用苦热药物；中金运清化所导致疾病的治疗，用辛温药物；在泉雨化所导致疾病的治疗，用甘热药物。这是庚辰、庚戌两年适宜的药食性味。

辛巳、辛亥年

司天是厥阴风木，中少羽水运不及，在泉是少阳相火。这两年雨化的胜气和风化的复气相同，这是邪气化日，在北方一宫出现灾害。司天风化数是三，中火运寒化数是一，在泉火化数是七，这是正化日。气化所引起疾病的治疗，司天风化所导致疾病的治疗，用辛凉药物；中水运寒化所导致疾病的治疗，用苦平药物；在泉火化所导致疾病的治疗，用咸寒药物，这是辛巳、辛亥两年适宜的药食性味。

壬午、壬子年

司天是少阴君火，中太角木运太过，在泉是阳明燥金。司天热化数是二，中木运风化数是八，在泉清化数是四，这是正化日。气化所引起疾病的治疗，司天热化所导致疾病的治疗，用咸寒药物；中木运风化所导致疾病的治疗，用酸凉药物；在泉清化所导致疾病的治疗，用酸温药物。这是壬午、壬子两年适宜的药食性味。

癸未、癸丑年

司天是太阴湿土，中少徵火运不及，在泉是太阳寒水。这两年寒化的胜气和雨化的复气相同，这是邪气化日，在南方九宫出现灾害。司天雨化数是五，中火运火化数是二，在泉寒化数是一，这是正化日。气化所引起疾病的治疗，司天雨化所导致疾病的治疗，用苦温药物；中火运火化所导致疾病的治疗，用咸温药物；在泉寒化所导致疾病的治疗，用甘热药物。这是癸未、癸丑两年适宜的药食性味。

甲申、甲寅年

司天是少阳相火，中太宫土运太过，在泉是厥阴风木。司天火化数是二，中土运雨化数是五，在泉风化数是八，这是正化日。气化所引起疾病的治疗，司天火化所导致疾病的治疗，

不同年份疾病的治疗（续表）

年份	运气位置	所属运气	疗法
壬午、壬子	司天	阳明燥金	苦微温
	微温		苦平
	中	少羽水运	咸寒
癸未、癸丑	司天	太阳寒水	苦温
	温		酸平
	中	太角木运	甘温
甲戌、甲辰	司天	厥阴风木	辛凉
	凉		咸平
	中	少徵火运	咸寒

用咸寒药物；中土运雨化所导致疾病的治疗，用咸平药物；在泉风化所导致疾病的治疗，用辛凉药物。这是甲申、甲寅两年适宜的药食性味。

乙酉、乙卯年

司天是阳明燥金，中少商金运不及，在泉是少阴君火。这两年热化的胜气和寒化的复气相同，这是邪气化日，在西方七宫出现灾害。司天燥化数是四，中金运清化数是四，在泉热化数是二，这是正化日。气化所引起疾病的治疗，司天燥化所导致疾病的治疗，用苦微温药物；中金运清化所导致疾病的治疗，用苦平药物；在泉热化所导致疾病的治疗，用咸寒药物。这是乙酉、乙卯两年适宜的药食性味。

丙戌、丙辰年

司天是太阳寒水，中太羽水运太过，在泉是太阴湿土。司天寒化数是六，在泉雨化数是五，这是正化日。气化所引起疾病的治疗，司天寒化所导致疾病的治疗，用苦热药物；中水运寒化所导致疾病的治疗，用咸温药物；在泉雨化所导致疾病的治疗，用甘热药物。这是丙戌、丙辰两年适宜的药食性味。

丁亥、丁巳年

司天是厥阴风木，中少角木运不及，在泉是少阳相火。这两年清化的胜气和热化的复气相同，这是邪气化日，在东方三宫出现灾害。司天风化数是三，在泉火化数是七，这是正化日。气化所引起疾病的治疗，司天风化所导致疾病的治疗，用辛凉药物；中木运风化所导致疾病的治疗，用辛平药物；在泉火化所导致疾病的治疗，用咸寒药物。这是丁亥、丁巳两年适宜的药食性味。

戊子、戊午年

司天是少阴君火，中太徵火运太过，在泉是阳明燥金。司天热化数是七，在泉清化数是九，这是正化日。气化所引起疾病的治疗，司天热化所导致疾病的治疗，用咸寒药；中火运热化所导致疾病的治疗，用甘寒药物；在泉清化所导致疾病的治疗，用酸温药物。这是戊子、戊午两年适宜的药食性味。

己丑、己未年

司天是太阴湿土，中少宫土运不及，在泉是太阳寒水。这两年风化的胜气和清化的复气相同，此即邪气化日，在中央五宫出现灾害。司天雨化数是五，在泉寒化数是一，这是正化日。气化所引起疾病的治疗，司天雨化所导致疾病的治疗，用苦热药物；中土运雨化所导致疾病的治疗，用甘平药物；在泉寒化所导致疾病的治疗，用甘热药物。这是己丑、己未两年适宜的药食性味。

庚寅、庚申年

司天是少阳相火，中太商金运太过，在泉是厥阴风木。司天火化数是七，中金运清化数是九，在泉风化数是三，这是正化日。气化所引起疾病的治疗，司天火化所导致疾病的治疗，用咸寒药物，中金运清化所导致疾病的治疗，用辛温药物；在泉风化所导致疾病的治疗，用辛凉药物。这是庚寅、庚申两年适宜的药食性味。

辛卯、辛酉年

司天是阳明燥金，中少羽水运不及，在泉是少阴君火。这两年雨化的胜气和风化的复气相同，这是邪气化日，在北方一宫出现灾害。司天的清化数是九，中水运寒化数是一，在泉热化数是七，这是正化日。气化所引起疾病的治疗，司天清化所导致疾病的治疗，用苦微温药物；中水运寒化所导致疾病的治疗，用苦平药物；在泉热化所导致疾病的治疗，用咸寒药物。这是辛卯、辛酉两年适宜的药食性味。

壬辰、壬戌年

司天是太阳寒水，中太角木运太过，在泉是太阴湿土。司天寒化数是六，中木运风化数是八，在泉雨化数是五，这是正化日。气化所引起疾病的治疗，司天寒化所导致疾病的治疗，用苦温药物；中木运风化所导致疾病的治疗，用酸平药物；在泉雨化所导致疾病的治疗，用甘温药物。这是壬辰、壬戌两年适宜的药食性味。

癸巳、癸亥年

司天是厥阴风木，中少徵火运不及，在泉是少阳相火，这两年寒化的胜气和雨化的复气相同，这是邪气化日，在南方九宫出现灾害。司天风化数是八，在泉火化数是九，这是正化日。

气化所引起疾病的治疗，司天风化所导致疾病的治疗，用辛凉药物；中火运火化所导致疾病的治疗，用咸平药物；在泉火化所导致疾病的治疗，用咸寒药物。这是癸巳、癸亥两年适宜的药食性味。

只要是以上定期纪年的，胜化、复化、正化都有一定常规，要认真地考察。因为掌握了其中的要领，一句话就可说清楚；没有掌握其中要领，说起来就漫无边际，讲的就是这个道理。

077 阴阳脉象的逆顺与生死是怎样对应的？

雷公问道：阴阳二气盛衰的多少，怎么样是逆，怎么样是顺？黄帝回答说：阳气的多少表现在左是顺，表现在右是逆；阴气的多少表现在右是顺，表现在左是逆。老年人表现在上是顺，青年人表现在下是顺。因此，春季夏季的病变，出现阳证阳脉的就生；秋季冬季的病变，出现阳证阳脉的就死；反过来，秋季冬季的病变，出现阴证阴脉的就生。因而无论气多还是气少，只要出现不顺就是厥病。雷公又问道：气有余也会成厥吗？黄帝回答说：气逆行于上而不下，足胫寒冷到达膝关节，如果是年轻人，这个病又出现在秋冬季，就会死亡；如果是老年人，这种病在秋冬季出现，就有生存的可能。气逆行于上而不下，会导致头痛和头顶疾病，这种厥病，既不表现出阳热证，又不表现出阴寒证，五脏之气相互隔绝，好像置身于空旷的原野之中，又好像居于空空的房间内，其生气欲绝，死期将至。所以气虚所引起的厥病，使人噩梦连连，达到极点时，会使人神志不清。

三阳脉悬绝，三阴脉微，这是少气的脉象。因此肺气虚，于是便梦见白色的东西，或梦见杀人流血、尸横遍野，如果到秋季就会梦见兵战；肾气虚，于是便梦见船，或梦见水淹死人，如果到冬季就会梦见潜伏水下非常恐惧；肝气虚，于是便梦见草木之类的事物，如果到春季就会梦见人伏卧树下而不敢站起；心气虚，便梦见救火及雷电，如果到夏季就会梦见大火焚烧；脾气虚，便梦见饮食不足，如果到长夏就梦见筑墙盖屋。这些都是五脏气虚、六腑的阳气过盛、五脏阴精亏损而导致的。

078 十二经之间的阴阳表里关系是怎样的？

足阳明胃经与足太阴脾经互为表里，足少阴胆经与足厥阴肝经互为表里，足太阳膀胱经与足少阴肾经互为表里，这是足三阴与足三阳经的表里配合关系。手阳明大肠经与手太阴肺经互为表里，手少阳三焦经与手厥阴心包经互为表里，手太阳小肠经与手少阴心经互为表里，这是手三阳经与手三阴经的阴阳表里关系。

诊断疾病要十度

诊断疾病要十度（度：通过诊断确定病位），本书只提到其中五度，不管是十度还是五度，都是要求对患者的病情进行全面了解和把握，以求对疾病做出正确的诊断。

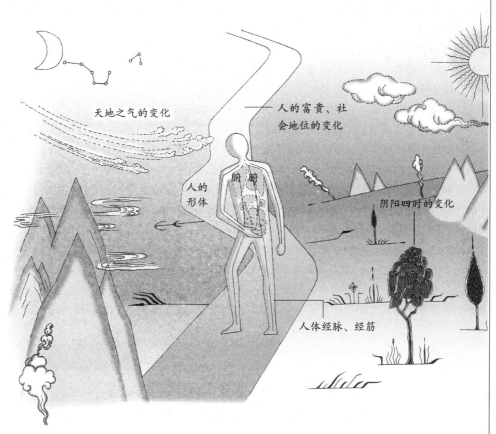

天地之气的变化

人的富贵、社会地位的变化

人的形体

脏腑

阴阳四时的变化

人体经脉、经筋

❶ 度君 考察人的社会地位，找出生活环境对人发病的影响

❷ 度民 考察人的富贵变化，找出引起身体发病的缘由

❸ 度卿 考察人的社会地位变化，找出引起疾病发生的原因

❹ 度阴阳气 诊察脏腑表里阴阳之气确定病之所在

❺ 度筋 诊察三阴三阳之筋是否有病变

❻ 度脉 诊察脉象的阴阳与天地四时之气是否相合

❼ 度脏 诊察五脏之奇恒逆从

❽ 度肉 诊察人的形与气是否相合

❾ 度腧 诊察腧穴以考察脏腑和各经脉气血

❿ 度上下 考察天地之气的变化确定发病的原因

名词解释

《奇恒之势》六十首
指古代医经《奇恒》中所载的六十首诊法，具体为何种诊法，现在已经遗失。

079 什么是人体的四经、十二从？

　　黄帝问道：人有四经、十二从，是什么意思？岐伯回答说：四经与春、夏、秋、冬四时相对应；十二从与一年十二个月相对应，是指与十二个月相应的十二经脉。脉有阴阳之分，只要知道了什么样的脉象是阳脉，就能知道什么样的脉象是阴脉；同样地，只要知道了什么样的脉象是阴脉，就能知道什么样的脉象是阳脉。阳脉有五种，分别为肝心脾肺肾五脏的正常脉象，而春、夏、长夏、秋、冬五季之中，五脏脉象又都有变化，各有其正常的脉象。五季配合五脏，便有了二十五种脉象，这都属于正常脉象。所谓阴脉，是指没有胃气的"真脏脉"。这种脉象中，丝毫没有柔和的现象。真脏脉出现，表明脏气已败，脏气已败必然死亡。所说的阳脉，是指有胃气的从容柔和的脉象。医生在临床诊断中，发现某一部位的脉象中胃气不足时，便可以根据这一部位与内脏的特定联系，判断出疾病所在的脏腑；在发现某一部位的脉象中出现真脏脉时，就可以按照五行相克的理论，推断出死亡的时间。

　　颈部的人迎脉可以诊察三阳经的经气盛衰，手腕部的寸口脉可以诊察三阴经的经气盛衰，两种诊脉部位是相互补充的，它们在诊断中的作用也是统一的。能够辨认有胃气的阳和脉象，便能判断疾病轻重变化的时间；能够辨认没有胃气的真脏脉象，便能判断病人的死期。只要谨慎熟练地辨别阴脉和阳脉，诊治时便不至于疑惑不决而去和别人商量了。

　　脉象的阴阳属性，一般来说，脉沉伏而去的为阴，洪大鼓指而来的属阳；安静的为阴，躁动的属阳；迟缓的为阴，疾数的属阳。凡是切到没有胃气的真脏脉象，如肝脉来时胃气断绝，十八天后便会死亡；心脉来时胃气断绝，九天后便会死亡；肺脉来时胃气断绝，十二天后就会死亡；肾脉来时胃气断绝，七天后便会死亡；脾脉来时胃气断绝，四天后便会死亡。

人 迎

　　人迎穴是人体的一个重要穴位，古人在诊病时常把切按人迎脉和寸口脉结合起来一起使用，能达到很好的诊断和治疗疾病的效果。

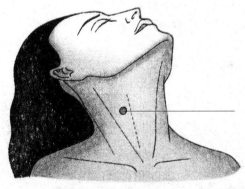

人迎穴

位于颈部，前颈喉结旁1.5寸（手指同身寸）。通过切按人迎穴的人迎脉可以诊察三阳经的经气盛衰。取此穴道时要让患者采用正坐或仰靠的姿势

080 各经脉发病的症状都是什么样的?

　　阳明经发病,容易影响心脾,病人有大小便不通畅的症状,如果是妇女,还会出现闭经。进一步发展会出现形体发热消瘦,或者气逆喘息急促,这时病情就严重,不容易治疗了。

　　太阳经发生疾病,会出现恶寒发热,或下部发生痈肿,甚至造成肢体痿弱、逆冷、酸痛等。

五种基本脉象

　　按切脉是中医诊断疾病的重要途径,医生就是靠感知脉搏的微小变化来诊断疾病的。根据脉搏动时的形态,可以将脉搏分为以下几种基本脉象:

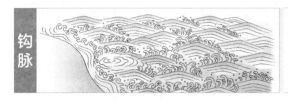

| 钩脉 | 脉的搏动有力,就像海浪拍岸,来时力强而去时力衰,又叫洪脉。具有这种脉象的人阳气正盛 |

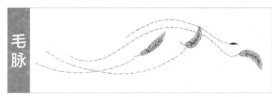

| 毛脉 | 脉的搏动无力,轻虚而浮。这种脉象表明人体的少阴初生 |

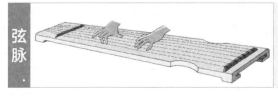

| 弦脉 | 脉的搏动紧张,如同触按琴弦一般带有弹性。这种脉象表明人体的阳气初生。"端直以长,故曰弦" |

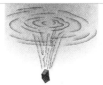

| 石脉 | 脉的搏动虽有力,但需重按,轻按则不足,如同石沉水底。这种脉象表明人体内的阳藏而阴盛 |

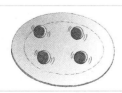

| 溜脉 | 脉的搏动滑而和缓,就像光滑的盘中放置的滚珠前后往来,又叫滑脉。这种脉象表明人体内的阴阳平和 |

若时间久了，病情进一步发展变化，还会导致皮肤干枯如同鱼鳞，或者引发阴囊肿痛。

少阳经发生疾病，会出现呼吸微弱短促、言语无力、经常咳嗽、腹泻等症状。如果时间久了，病情进一步发展，能引发心中牵掣疼痛，或者导致大小便阻塞不通。

阳明经与厥阴经同时发生疾病，便会出现易惊恐，肩背疼痛，时常嗳气、呵欠等症状，病名为"风厥"。少阴经和少阳经同时发病，便会出现腹部以及两胁肋处胀满、心闷、时时叹息等症状。太阳经与太阴经同时发生疾病，便会出现半身不遂、肢体痿废不用、四肢失去正常活动功能等症状。

081 如果邪气郁结于经络会产生什么症状？

邪气结于阳经，会出现四肢肿胀。邪气结于阴经，会出现大便下血，初结大便下血一升，稍重的大便下血两升，更严重的大便下血三升。阴经阳经都被邪气郁结，而阴经的郁结偏重的，就会引发"石水"病，主要症状是小腹肿胀。邪气郁结于阳明经，便出现消渴。邪气郁结于太阳经，会出现隔塞不通的疾病；邪气郁结于太阴经，就会得水肿病；如果邪气郁结于少阳、厥阴两经，就会得咽喉肿痛的"喉痹"病。

082 如何从人迎脉、寸口脉判断病变？

人迎脉大于寸口脉一倍，为病在少阳经；人迎脉大于寸口脉二倍，为病在太阳经；人迎脉大于寸口脉三倍，为病在阳明经；人迎脉大于寸口脉四倍以上，为阳盛到达极点，不能与阴气相交通，称为"格阳"。手腕处寸口脉的搏动变化，反映人体三阴经的盛衰。寸口脉大于人迎脉一倍，为病在厥阴经；寸口脉大于人迎脉二倍，为病在少阴经；寸口脉大于人迎脉三倍，说明病在太阴；寸口脉大于人迎脉四倍以上，为阴气盛到达极点，不能与阳气相交通，称为"关阴"。人迎脉与寸口脉都大于常人四倍以上的，称"关格"。到极点就必然衰败，脉象上反映出阴与阳各自盛极而不能相交通，与天地阴阳规律相背离，所以见到这种脉象，必死无疑。

083 十二经脉气绝时身体是什么样的反应？

太阳经经气败绝时会出现两眼上翻，身体向后反折，四肢抽搐，面色苍白，汗珠暴出而不流，如果看到这样出汗便是要死亡。

少阳经脉经气败竭时会出现耳聋，全身许多关节纵弛不收，双眼直视睁大，如受惊的样子，眼珠不转，一天半就会死亡，死前脸上出现青色，后脸色变白而死亡。

阳明经脉经气败竭时会出现口、眼颤动的症状，多惊愕状，胡言乱语，面色发黄。上部的人迎脉和下部的跗阳脉都表现出躁动盛大，由盛躁发展到肌肉不知疼痛的时候，就要死亡了。

十二经脉气血循环

如图所示，十二经脉气血是按照肺经→大肠经→胃经→脾经→心经→小肠经→膀胱经→肾经→心包经→三焦经→胆经→肝经→肺经依次流行不止、环周不休的。《内经》认为，当经脉脏腑发生病变时，正气常借该脏腑气血旺盛之时与邪气交争，正邪交争而病作，疾病在不同部位发作会有不同表现。

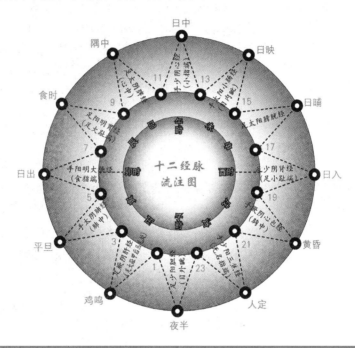

少阴经脉经气败竭时，病人面色发黑，牙齿仿佛变长且满是牙垢，腹部肿胀闭塞，上下不畅通，就死亡了。

太阴经脉经气败竭时，病人腹部肿胀闭塞，呼吸不顺畅，嗳气，想呕吐，呕吐后气上逆而面色发红，如果气不上逆，那么就是上下不通，上下不通，则面色发黑，皮肤和毛发焦枯，就死了。

厥阴经脉败竭时，病人胸中发热，咽喉干燥，小便多，心烦躁，如出现舌头卷曲、睾丸上缩的现象，那就要死了。

084 怎样根据病变而节制饮食？

筋的病变，筋喜柔而不喜收敛，酸性收敛，所以不要过多地嗜食酸味食物；气的病变，气宜聚敛不喜发散，辛味发散，所以不要过多地嗜食辛味食物；骨的病变，骨宜坚不喜软，咸能软坚，所以不要过多地嗜食咸味食物；血的病变，血不喜燥，苦味主燥，所以不要过多地嗜食苦味食物；肌肉的病变，肌肉不喜壅滞，甘味壅滞，所以不要过多地嗜食甜味食物。即使是自己最爱吃的东西，也不可多吃，必须加以自我节制，这就叫五裁。

085 五脏所发所藏所主分别是什么？

五脏有阴阳之分，其发病的部位和季节各有不同：肾为阴脏而主骨，则病多发生在骨骼；心为阳脏而主血，则病多发生在血脉；脾为阴脏而主肌肉，则病多发生在肌肉；肝为阳脏而主春，则病往往发源于冬季；肺为阴脏而主秋，则病往往发源于夏季。这就称为五发。

五脏对精神意识活动各有所藏：心脏藏神，体现人的精神、意识、情志、思维活动；肺脏藏魄，体现形体动作的反应能力；肝脏藏魂，体现精神意识的反应能力；脾脏藏意，体现人的思想活动能力；肾脏藏志，体现人的记忆能力。

五脏对躯体各部分别有其所主：心主宰全身的血脉，肺主宰全身的皮肤，肝主宰全身的筋膜，脾主宰全身的肌肉，肾主宰全身的骨骼。

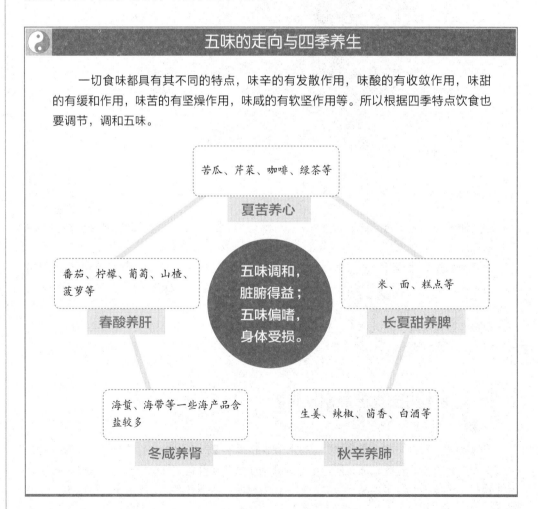

五味的走向与四季养生

一切食味都具有其不同的特点，味辛的有发散作用，味酸的有收敛作用，味甜的有缓和作用，味苦的有坚燥作用，味咸的有软坚作用等。所以根据四季特点饮食也要调节，调和五味。

苦瓜、芹菜、咖啡、绿茶等

夏苦养心

番茄、柠檬、葡萄、山楂、菠萝等

春酸养肝

五味调和，脏腑得益；五味偏嗜，身体受损。

米、面、糕点等

长夏甜养脾

海蜇、海带等一些海产品含盐较多

冬咸养肾

生姜、辣椒、茴香、白酒等

秋辛养肺

086　人体六经的血气多少有什么不同？

阳明经多血多气，太阳经多血少气，少阳经多气少血，太阴经多血少气，厥阴经多血少气，少阴经多气少血。所以在针刺治疗时，阳明经宜出气出血；太阳经宜出血，不宜出气；少阳经宜出气不宜出血；太阴经宜出血不宜出气；厥阴经只可出血，不可出气；少阴经只可出气不宜出血。

087　三阴三阳经脉的离合指什么？

黄帝说：希望听一听三阴三阳经脉离合的有关内容。岐伯回答说：圣人面向南方站立，前面为南方，在自然界，南方为阳，北方为阴，因人与天地相应，所以人前面阳气广大，叫作"广明"；背后为北，属阴，称为"太冲"。太冲脉起始的地方与足少阴肾经相交，足少阴肾经的上面是足太阳膀胱经，足太阳膀胱经起于足小趾外侧的至阴穴，上行结于眼睛。因足太阳经与足少阴经互为表里，所以又把太阳经叫作"阴中之阳"。

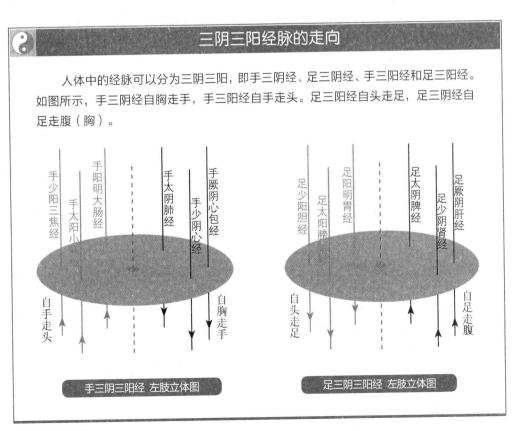

三阴三阳经脉的走向

人体中的经脉可以分为三阴三阳，即手三阴经、足三阴经、手三阳经和足三阳经。如图所示，手三阴经自胸走手，手三阳经自手走头。足三阳经自头走足，足三阴经自足走腹（胸）。

手少阳三焦经　手阳明大肠经　手太阳小肠经　手太阴肺经　手厥阴心包经　手少阴心经

自手走头　自胸走手

足少阳胆经　足阳明胃经　足太阳膀胱经　足太阴脾经　足厥阴肝经　足少阴肾经

自头走足　自足走腹

手三阴三阳经　左肢立体图　　足三阴三阳经　左肢立体图

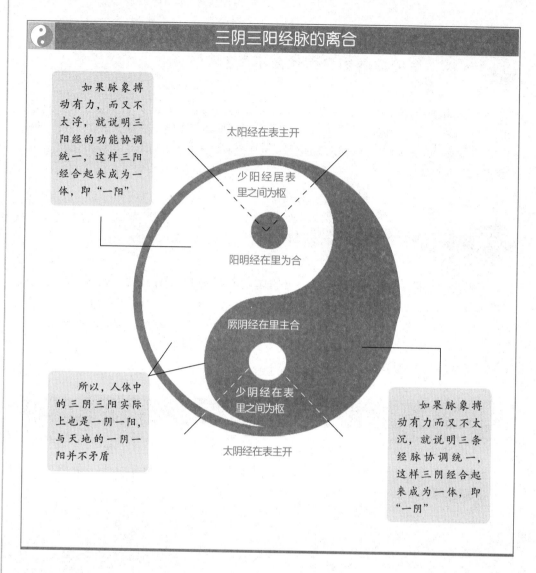

三阴三阳经脉的离合

如果脉象搏动有力，而又不太浮，就说明三阳经的功能协调统一，这样三阳经合起来成为一体，即"一阳"

太阳经在表主开

少阳经居表里之间为枢

阳明经在里为合

厥阴经在里主合

所以，人体中的三阴三阳实际上也是一阴一阳，与天地的一阴一阳并不矛盾

少阴经在表里之间为枢

太阴经在表主开

如果脉象搏动有力而又不太沉，就说明三条经脉协调统一，这样三阴经合起来成为一体，即"一阴"

在人身之中，上半身叫作广明，下半身叫作太阴，太阴的前面是阳明经。足阳明胃经起于足第二趾末节外侧的厉兑穴，因为足阳明经与太阴经相合，互为表里，所以足阳明经也是"阴中之阳"。

厥阴经之表为少阳经。足少阳经脉的下端，起始于足第四趾外端的窍阴穴。足少阳经被称为"阴中之少阳"。正因为如此，所以三阳经的离合关系是，太阳经在表为开，阳明经在里为合，少阳经居表里之间为枢。如果在脉象上表现为搏动有力，而又不太浮，就说明三阳经的功能协调统一，这样三阳经合起来成为一体，所以称为"一阳"。

黄帝说：希望听一听三阴经离合的有关内容。岐伯说：四肢外侧的经脉属于阳经，四肢内侧经脉属于阴经，然而按上下来分阴阳，位于中间（胸腹）的经脉也属阴经。冲脉在下，在冲脉之上为太阴经。足太阴脾经的下端，起始于足大趾端内侧的隐白穴，这条经脉又称为"阴中之阴"。

太阴经后面的经脉，名叫少阴经。足少阴肾经起于足心的涌泉穴，为"阴中之少阴"。

少阴经前面的经脉，名叫厥阴经。足厥阴肝经的下端，起始于足大趾端外侧的大敦穴。厥阴经有阴而无阳，且又是阴气循行终止的地方，所以又称为"阴之绝阴"。正因为如此，所以三阴经脉的离合关系是，太阴经在表主开，厥阴经在里主合，少阴经在表里之间主枢。三条经脉的作用相互协调，团聚在一起，搏动有力而又不可太沉，合于一即为和调的阴气，被称为"一阴"。形与气，相互协调，相互为用。三阴三阳，有离有合，相辅相成，从而保证了人体旺盛的生命力。

088 五脏之间如何互相制约？

心与脉相应，它的荣华表现在面部的颜色上，制约心火的是肾水；肺与皮肤相应，它的荣华表现在毫毛上，制约肺金的是心火；肝与筋相应，它的荣华表现在爪甲上，制约肝木的是肺金；脾与肌肉相应，它的荣华表现在口唇上，制约脾土的是肝木；肾与骨骼相应，它的荣华表现在头发上，制约肾水的是脾土。

089 不正之气侵入于内脏的情况是怎样的？

邪气首先侵入心脏而发病的，过一天就会传到肺脏，再过三天就会传到肝脏，再过五天就会传到脾脏，如果再过三天还不能治愈，病人就会死亡。冬天死在半夜时分，夏天死在中午时分。

邪气首先侵入肺脏而发病的，过三天就会传到肝脏，再过一天就会传到脾脏，再过五天就会传到胃腑，如果再过十天还不能治愈，病人就会死亡。冬天死在日落的时候，夏天死在日出的时候。

邪气首先侵入肝脏而发病的，过三天就会传到脾脏，再过五天就会传到胃腑，再过三天就会传到肾脏，如果再过三天还不能治愈，病人就会死亡。冬天死在日落的时候，夏天死在早饭的时候。

邪气首先侵入脾脏而发病的，过一天就会传到胃腑，再过两天就会传到肾脏，再过三天就会传到脊背和膀胱，如果再过十天疾病还不能治愈，患者就会死亡。冬天死在人们刚入睡的时候，夏天死在吃晚饭的时候。

邪气首先侵入胃腑而发病的，过五天就会传到肾脏，再过三天就会传到脊背和膀胱，再过五天就会向上传到心脏，如果再过两天疾病还不能治愈，患者就会死亡。冬天死在夜半时分，夏天死在午后时分。

邪气首先侵入肾脏而发病的，过三天就传到脊背和膀胱，再过三天就会向上传给心脏，再过两天就会传到小肠，如果再过三天疾病还不能治愈，患者就会死亡。冬天死在天大亮的时候，夏天死在黄昏的时候。

邪气首先侵入膀胱而发病的，过五天就会传到肾脏，再过一天就会传到小肠，再过一天就会传到心脏，如果再过两天疾病还不能治愈，患者就会死亡。冬天死在早晨鸡鸣的时候，夏天死在黄昏的时候。

以上各脏腑发生的疾病都是按照五行相克的次序相互传变的，像这样的病变都有特定的死亡时间，不可以针刺治疗；如果疾病传变次序是间隔一脏或间隔二、三、四脏的，就可以运用针刺方法治疗。

090 什么是诊病的五诀？

在开始诊病时，应当以五决作为纲纪。要知道疾病是如何发生的，首先要明确致病原因。所说的五决，是指判断五脏的脉象。头痛等头顶部位的疾患，属于下虚上实，病在足少阴、足太阳两经，如果病情进一步发展，就会侵入到肾脏；头晕眼花，视物不清，耳聋，身体晃动，属于下实上虚，病在足少阳、足厥阴两经，如果疾病进一步发展，就会侵入肝脏；腹部胀满，使胸膈和胁肋处有支撑感，属于阴浊之气逆而上犯清阳之气，病在足太阴、足阳明两经；咳嗽气喘，胸中胀满，病在手阳明、手太阴两经；心烦头痛，胸膈不适，病在手太阳、手少阴两经。

不同年份疾病的治疗（续表）

面色	脉象	表现	属性	病因
赤	脉象急疾而坚实	气滞于胸，饮食困难	心脉	思虑过度，心气伤，邪气乘虚侵袭人体
白	脉象急躁而浮，且上虚下实	易惊恐，胸中邪气压迫肺而致喘息	肺脉	外伤寒热，醉后行房
青	脉象长而有力，左右弹及手指	腰痛、脚冷、头痛等	肝脉	伤于寒湿
黄	脉象大而虚	气滞于腹，自觉腹中有气上逆，常见于女子	脾脉	四肢过度劳累，出汗后受风侵袭
黑	脉象坚实而大	邪气积聚在小腹与前阴的部位	肾脉	用冷水沐浴后入睡，受寒湿之气侵袭

脉的大、小、滑、涩、浮、沉，可以凭手指感觉辨别清楚；五脏的生理功能和病理变化，可以类推出来；五脏与五音相关，从病人声音的变化，可以了解到很多；五色的微妙变化，可以通过眼睛进行观察。如果能够将望色与脉诊结合起来，那么对疾病的诊断就不会出现失误了。

面部出现赤色，脉象急疾而坚实，为气积滞于胸中，时常妨碍饮食，病名为"心痹"，病因是思虑过度，伤了心气，导致邪气乘虚侵袭人体。

面部出现白色，脉象急躁而浮，且出现上部脉虚、下部脉实的现象，病名为"肺痹"，表现为易惊恐，胸中邪气压迫肺而致喘息，病因是外伤寒热，醉后行房。

面部出现青色，脉象长而有力，左右弹及手指，病名为肝痹，病因是伤于寒湿，与疝气的病理相同，表现出的症状还有腰痛、脚冷、头痛等。

面部出现黄色，脉象大而虚，为气积滞于腹中，病人自觉腹中有气上逆，病名为厥疝，女子也会发生这种情况，病因是四肢过度劳累，出汗后受风侵袭。

面部出现黑色，脉象坚实而大，为邪气积聚在小腹与前阴的部位，病名为肾痹，病因是用冷水沐浴后入睡，受寒湿之气侵袭。

一般来说，面色都微带黄色，这是脾土之气的表现。如果面黄目青，或面黄目红，或面黄目白，或面黄目黑，均为不死的征象。如果面青目赤、面赤目白、面青目黑、面黑目白、面赤目青的，为脾胃之气已绝，是死亡的征象。

091 什么是奇恒之腑和传化之腑？

黄帝问道：我听一些懂得医学道理的人谈论脏、腑，他们对脏和腑的认识存在着很大的分歧。有的人将脑和髓称为脏，有的人则将肠、胃称为脏，而还有的人却将肠、胃、脑、髓都称为腑。如果有人提出与他们不同的看法，他们都坚持认为自己的才是正确的。我弄不清谁是谁非，希望听您谈谈其中的道理。

岐伯回答说：脑、髓、骨、脉、胆、胞宫，这六者是禀受地气而生。它们以蓄藏阴精为特性，如同大地承载万物一样，宜蓄藏而不妄泻，名为"奇恒之腑"。胃、大肠、小肠、三焦、膀胱，这五者是秉承天气而生。它们就像天体一样运转不息，所以泻而不藏，以传导排泄为特性，故名为"传化之腑"。饮食物不能在此过久停留，经分化后，精华及时被转输，糟粕及时被排出。肛门也为五脏行使排泄糟粕的职能，使得水谷糟粕不能长久停留于人体内。

所谓五脏，它们的功能特点是藏精气而不泻，所以只保持精气盈满，而不为水谷所充实。所谓六腑，它们的功能特点是消化食物、传导排泄糟粕，所以它们经常装进食物，但不能像五脏那样保持盈满状态。这是因为食物从口进入胃以后，此时胃是充实的而肠道是空虚的；当食物从胃下行到肠道以后，此时胃是空虚的而肠道却是充实的，所以说，五脏应随时保持精气盈满，而不能容纳食物；六腑应经常有食物充实其间，但不能阻塞不通。

092 地理环境对治疗疾病有什么影响呢？

黄帝问道：医生治疗疾病，相同的疾病而治疗方法不同，却都能治愈，这是为什么呢？

岐伯回答说：这是由于地理环境的不同而使得治疗方法各有所宜。东方地区，具有如同春季万物生发的气象，气候温和，盛产鱼和盐，地处海边而傍水。那里的人们喜欢吃鱼和较咸的食物。他们居处安定，以鱼盐为美食。然而，鱼吃多了会使人体内积热，咸的食物吃多了则易伤血液。所以那里的居民大多皮肤黝黑，肌腠疏松，易发痈疡一类的疾病。痈疡最适宜于用砭石治疗，因此，砭石疗法是从东方传来的。

西方地区，盛产金和玉石，是多沙石的地方，具有如同秋季收敛的气象。那里的人们依山而居。那儿风沙多，水土之性刚强，人们不穿丝、棉之类的衣服，而穿用毛皮做成的衣服，铺的是草席，食用的都是肥美多脂的肉类，所以他们的肌肤致密，外邪不容易侵袭他们的身体。他们的疾病多是从体内而生，这类疾病最适宜于用药物治疗，因此，药物疗法是从西方传来的。

北方地区，具有如同冬季闭藏的气象，那里地理位置高，气候寒冷。那儿的人们过着游牧生活，多食用乳类食物，故当内脏受寒时易得胀满一类的疾病。这类疾病适宜用艾火灸烤来治疗。因此，艾灸疗法是从北方传来的。

南方地区，具有如同夏季长养万物的气象，那里阳气旺盛，地势低凹潮湿，水土性质薄弱，尤多雾露。那儿的人们喜爱吃酸味及发酵食品，故他们的腠理致密而带红色，多发生筋脉拘急、肢体麻痹一类疾病。这类疾病宜用小针微刺，疏通经络。因此，用九针治病的方法是从南方传来的。

中央地区，地势平坦湿润，适合许多生物生长，物产丰富。这里的人们可以吃到许多不同种类的食物，生活比较安逸，故多患四肢痿弱、厥逆、寒热一类疾病。治疗这类疾病宜用导引按摩的方法，活动肢体，使气血流畅。因此，导引按摩的治疗方法来自中央地区。

所以，高明的医生常常依据具体情况，灵活地运用各种方法治疗疾病。尽管治疗方法不同，但都能使疾病痊愈，就是因为医生掌握了病情，并知道治疗原则的缘故。

093 诊断疾病的关键是什么？

黄帝问道：诊断疾病的关键是什么？

岐伯回答说：关键在于掌握天、地、人三者的相互关系。正月、二月的天气开始生发，地气开始萌发，这时与之相应的是肝脏之气。三月、四月的天气正盛，地气上升，这时与之相应的是脾脏之气。五月、六月阳气旺盛，地气上升到极点，这时与之相应的是头脑之气。七月、八月阴气开始上升，呈现肃杀的现象，这时与之相应的是肺脏之气。九月、十月阴气慢慢转盛，地气闭藏，这时与之相应的是心脏之气。十一月、十二月的阴气盛极，阳气伏藏，地气闭合，这时与之相应的是肾脏之气。

地理环境不同，治病方法也不同

不同地区的人，由于其生活习惯不同，所处环境不同，引起疾病的原因也是不同的，必须区别对待，采取不同的方法进行治疗。

南方阳气旺盛，地势低凹潮湿。人们喜吃酸味及发酵食品，腠理致密而带红色，多发生筋脉拘急、肢体麻痹疾病，宜用小针微刺（九针疗法）

东方气候温和，人们生活安定，以鱼盐为美食，肌腠疏松。易发痈疡一类的疾病，宜用砭石疗法

西方多沙石，风沙多，水土之性刚强，人们食的是肥美多脂的肉类，他们肌肤致密，疾病多是从体内而生，宜用药物治疗

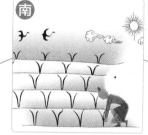

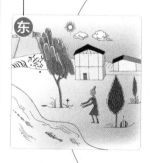

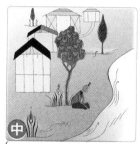

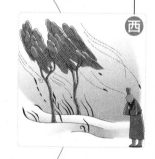

中部地区地势平坦湿润，物产丰富，生活比较安逸，多患四肢痿弱、厥逆、寒热一类疾病。宜用导引按摩的方法，活动肢体，使气血流畅

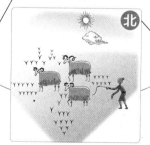

北方地理位置高，气候寒冷，人们多食用乳类食物，故当内脏受寒时易得胀满一类的疾病，这类疾病适宜用艾火灸烤来治疗

注：古代的方位图和我们现在的地图坐标是相反的

因为人体之气与天地之气的升降相应，所以在进行针刺治疗的时候，春季应针刺散布在各经的腧穴，需深达肌肉腠理，出血后停针。病情较重的话，留针的时间应当久些，等到经气传布后，再将针拔出。病情较轻的话，针刺之后留针时间相对较短，经气在体内循环一周就可拔针。夏季应针刺各络脉的腧穴，看到有血渗出就拔针，等到邪气散尽后用手按压住腧穴的针孔处，等到经气循环一周后，病痛也就消失了。秋季应当用浅刺，针刺皮肤，顺着肌肉的纹理针刺，手、足经都采用这样的方法，等到病人的神色有变化就应停止。冬季刺腧穴应深达肌肉腠理。病重的，可以深刺直入；病较轻的，可向上下左右散刺，且进针要稍缓慢些。

094 疾病的不同阶段的治疗有何不同？

病邪侵犯人体，如同暴风骤雨一般迅速。善于治病的医生，当病邪还在皮毛时就给予治疗；医术稍差的，当病邪在肌肤时才治疗；更差一些的医生，在病邪深入六腑时才治疗；最差的医生，在病邪深入五脏才治疗。一般来说，邪气所在部位越浅，越容易治疗，而当病邪深入五脏时再治疗，治愈的可能性就只有一半了。所以，自然界的风、暑、燥、寒、湿邪侵犯人体，易伤及五脏；饮食寒热调配不适当，则易伤害六腑；居住和工作环境的水湿之气侵犯人体，多伤害皮肉筋脉。

善于运用针法的医生，有时病在阳经，可针刺阴经来引导；有时病在阴经，可针刺阳经来引导；有时病在左而取右边的穴位来治疗；有时病在右而取左边的穴位来治疗。根据人们的正常状态来比较病人的病情，根据外在的症状来推测体内的病变，从而判断疾病是属于邪气太过还是正气不足。那么，在疾病初起、症状轻微的时候，就能知道疾病的性质、发展、这样治病就不会有什么差错了。

善于诊断疾病的医生，通过观察病人的颜色变化和切按病人的脉搏，首先辨明疾病的性质是属阴还是属阳。通过审察颜色的清明、晦浊，得知病变所在的部位；观察病人的呼吸，听病人的声音，可以知道病人的痛苦所在；诊察四时的色脉是否正常，可以判断疾病所在的脏腑；通过切寸口脉的浮沉滑涩，可以判断疾病产生的原因，这样在诊断上就不会出什么差错。治疗不出错，归根结底还是由于在诊断上没有错误。

所以说，在疾病初起的时候，可以用针刺的方法治愈；当病邪旺盛时，应待邪气稍退的时候再治疗；如果病邪的性质是轻清的，则可以用发散轻扬的方法治疗；病邪性质为重浊的，可以用削减的方法治疗；如果是气血不足的，则用补益的方法治疗。形体羸弱的，用甘温益气法治疗；精气不足的，应该用味厚的药来滋补；病邪在上，可用吐法；病邪在下，可用泻法、利法，使它从二便排出；病邪在中焦，胸腹胀满的，可用辛开苦降的方法；病邪在肌表，用煎药熏洗的方法来发汗除邪；病邪在皮肤，用发汗的方法散邪；若起病急暴，应当抑制它使其收敛；邪气盛实的疾病，邪在表用发散法，邪在里用泻下法。判断疾病属阴证、阳证以区分其刚柔，病在阳者可治其阴，病在阴者可治其阳。确定病邪在气、在血分别予以治疗，血分邪实的，宜破血逐淤；气虚不足的，当用益气导引的方法治疗。

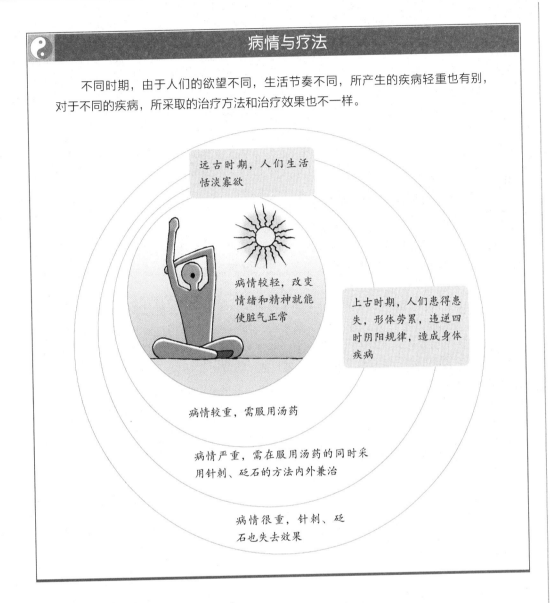

病情与疗法

不同时期，由于人们的欲望不同，生活节奏不同，所产生的疾病轻重也有别，对于不同的疾病，所采取的治疗方法和治疗效果也不一样。

远古时期，人们生活恬淡寡欲

病情较轻，改变情绪和精神就能使脏气正常

上古时期，人们患得患失，形体劳累，违逆四时阴阳规律，造成身体疾病

病情较重，需服用汤药

病情严重，需在服用汤药的同时采用针刺、砭石的方法内外兼治

病情很重，针刺、砭石也失去效果

---

095 春三月养生奇方是什么？

黄帝曰："春三月服何药？"岐伯曰："男子有患五劳七伤，阴囊消缩，囊下生疮，腰背疼痛，不得俯仰，筋脉痹冷，或时热痒，或时浮肿，难以步行，因风泪出，远视茫然，咳逆上冲，身体萎黄，气胀脐痛，膀胱挛急，小便出血，茎管阴子疼痛，或淋漓赤黄污衣，或梦寐多惊，口干舌强，皆犯七伤，此药主之。

茯苓五钱（食不消加一钱），菖蒲五钱，患耳加一钱，栝楼四钱（热渴加五钱），牛膝五钱（腰疼加一钱），山茱萸五钱（身痒加一钱），菟丝子五钱（阴痿加一钱），巴戟天四钱（阴痿

加五分），细辛四钱（视茫加五分），续断五钱（有疮加一钱），防风五钱（风邪加一钱），山药五钱（阴湿痒加一钱），天雄三钱（风痒加五分），蛇床子四钱（气促加五分），柏子仁五钱（气力不足加一钱），远志五钱（惊悸加一钱），石斛五钱（身皮痛加一钱），杜仲五钱（腰痛加一钱），苁蓉四钱（阴痿加一钱），上一十八味，各依法制度，捣为细末，炼蜜为丸，如蚕豆大。每服三丸，加至五、七丸，三餐食前服之。服至一月，百病消灭，体气平复，神妙无比。"

096 夏三月养生奇方是什么？

黄帝曰："夏三月服何药？"岐伯曰："以补肾茯苓丸，能治男子内虚，不能饮食，健忘，悲忧不乐，喜怒无常，四肢浮肿，小便赤黄，精浊淋滴，绞痛，膀胱冷痛，阴囊湿痒，口渴饮水腹胀，皆犯五劳七伤，宜服此方。

茯苓五钱（食不消加一钱），杜仲五钱（腰痛加一钱），山茱萸四钱（湿痒加五分），附子二钱（有风加五分），牡丹皮四钱（腹中游风加一钱），泽泻三钱（水气加五分），桂三钱（颜色不荣加五分），山药五钱（头风加一钱），地黄四钱（秋冬加一钱），细辛二钱（目昏加一钱），石斛四钱（阴湿加一钱），苁蓉三钱（痿黄加五分），生姜二钱，上一十三味，共为末，炼蜜为丸，如桐子大。每服七丸，日再服。忌房事，生冷、猪鱼等食。"

097 秋三月养生奇方是什么？

黄帝曰："秋三月治病如何？"岐伯曰："当服补肾茯苓丸，主治肾虚冷，五脏内伤，头重足浮，皮肤燥痒，腰脊疼痛，心胃咳逆，口干舌燥，痰涎流溢，噩梦遗精，尿血滴沥，小腹偏急，阴囊湿痒，喘逆上壅，转侧不得，心常惊悸，目视茫茫，饮食无味，日渐羸瘦，医不能治，此方奇效。

茯苓一两，防风六钱，白术一两，细辛三钱，山药一两，泽泻四钱，附子五钱，紫菀五钱，独活五钱，芍药一两，丹参五钱，桂五钱，干姜三钱，牛膝五钱，山茱萸肉五钱，黄蓍一两，苦参三钱，上为末，炼蜜为丸，如桐子大。先服每七丸，日再服。"

098 冬三月养生奇方是什么？

黄帝曰："冬三月宜服何药？"岐伯曰："当服茯苓丸，主男子五劳七伤，两目迎风泪出，头风项强，回转不得，心腹胀满，上连胸胁，下引腰背，表里彻痛，喘息不得，饮食咳逆，面黄萎瘦，小便淋滴，阴痿不起，临炉不举，足肿腹痛，五心烦热，身背浮肿，盗汗不绝，四肢拘挛，或缓或急，梦寐惊悸，呼吸气短，口干舌燥，状如消渴，急于喜怒，呜咽悲愁，此方治之。

茯苓、山药、肉桂、山茱萸、巴戟、白术、牛膝、菟丝子各一两，干姜、细辛、防风、柏子仁、泽泻、牡丹皮各五钱，附子童便煮三次（用一两一个的妙），上为细末，炼蜜为丸，桐子大。空心盐汤服七丸，日再服。"

099 怎样推测寿命的长短？

形体与血气相称，内外平衡的则多长寿，反之则多夭折。皮肤与肌肉相适应的则多长寿，反之则多夭折。内在气血经络满盛胜过外在形体的则多长寿，反之则多夭折。

寿命长短的推测

通过形体与气血的对比，可以了解一个人的健康状况，进而推测这个人的寿命长短。这种方法也可以用来了解病人身体健康状况的走向。

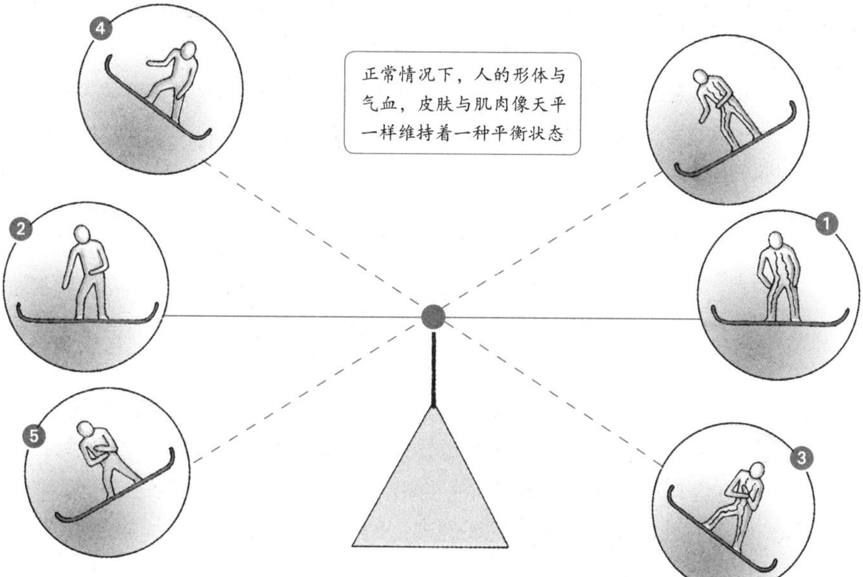

正常情况下，人的形体与气血，皮肤与肌肉像天平一样维持着一种平衡状态

❶ 人的形体与血气相称，内外平衡则多长寿，反之则多夭折

❷ 人的皮肤与肌肉相适应则多长寿，反之则多夭折

❸ 对常人来说，内在经气胜过形体会长寿，反之则多夭折

❹ 对病人而言，若其形体肌肉已经消瘦不堪，即使经气胜过形体，也必将死亡

❺ 若病人形体肌肉已经脱陷，但形体胜过了经气的，其生命则危险

外在形体充实且皮肤滑顺的多长寿，外在形体充实而皮肤紧缩的多夭折。外在形体充实且脉象坚定有力的多康顺，外在形体充实而脉象柔弱无力的多气衰，气衰的生命就危险了。如果外在形体充实而颧骨低平不突起的，为骨节小，骨节小的多夭折。外在形体充实且肌肉坚实、肤纹清楚的多长寿，外在形体充实而肌肉柔弱、肤纹不清楚的多夭折。此均为人的先天禀赋不同所致，根据这些形气的不同可推测人的寿命长短。做医生的必须首先明了这些道理，而后根据病人形气的情况做出诊断，以推测其生死。

就面部而言，如果耳边四周的骨骼凹陷，高度还不及耳前的肌肉，则此人不满三十岁就会死亡。若再加上患有其他疾病，其不到二十岁就会死亡。

就正常人来说，若经气胜过形体的就会长寿；对病人而言，若其形体之肌肉已经消瘦不堪而脱陷，即使经气胜过形体，也必将死亡；倘若形体肌肉脱陷，但形体胜过了经气的，其生命也是危险的。

100 怎样判断疾病的轻重？

怎样判断疾病的加重和减轻？应该采用色脉结合，作表里内外的全面观察。切按病人的寸口脉，脉象出现滑、小、紧而沉者，是阴邪侵入五脏，疾病逐渐加重。如果人迎脉出现大、紧而浮者，是阳邪侵入六腑，疾病逐渐加重；寸脉浮滑，五脏内的阴邪逐渐消退，是疾病一天一天在减轻；如果人迎脉沉而滑的，六腑阳邪逐渐减退，疾病也在一天一天地好转。寸口脉滑而沉的，是阴邪渐盛，疾病加重，其病发于脏；如果人迎脉滑盛而浮的，是阳邪逐渐旺盛，主病势渐进，病发于腑。如果寸口脉象与人迎脉象浮沉大小不一样，这与春夏人迎脉微大、秋冬寸口脉微大的正常生理相悖，所以疾病很难治愈。病在五脏，如果脉见沉而大的，为阴气充足，疾病容易治好；如见小脉，这是阴气不足，疾病很难治愈。病在六腑，如果脉见浮而大，是正气充足，疾病容易治愈；若见小脉，是正气虚且不能抗邪，疾病就很难治愈。人迎主表，脉盛而紧者，主伤于寒邪，是外感病。寸口主里，脉盛而紧者，主伤于饮食不节，是内伤病。

如果色的表现含蓄而略显明润是疾病较轻，晦滞是疾病较重。色上行是浊气方升，病气较盛，色日增是疾病加重。色下行是浊气渐退，病气渐衰如乌云消散，天空晴朗，是疾病马上要治愈了。五色在面部的表现，与脏腑所主的相应的部位有关。鼻两侧是外部，属于六腑，鼻中央是内部，属于五脏。病色从外部发展到内部的，是病邪从表入里。病色从内部发展到外部的，是病邪从里出表。脏是阴，腑是阳，疾病生于五脏的，应先治脏，后治腑，如果先后颠倒，是舍本而治末，病情一定会加重。疾病生于六腑的，应先治表，后治里，内外表里颠倒而误治，也会引邪深入，使病情加重。如果脉象滑大或更容易出现长脉，这是阳脉，表明阳邪太盛，侵犯人体，致使人目有妄见，神志反常，这是因为邪入于阳，则阳邪盛。阴不胜阳而出现的病变，使用恰当的方法治疗，例如泻阳补阴，使阴阳协调，疾病就能好转。

通常情况下，观察两眉之间的气色变化就能判断出来。风病的表现是气色浮薄且光泽，痹病的表现是气色沉浊且晦暗，如果地阁部位的颜色沉浊、晦暗，这是厥逆病。以上就是根据面色的不同来判断疾病的一般规律。

风是百病之始

风、寒、暑、湿、燥、火是自然界中六种致病因素，被称为"六淫"。而六淫中，风是百病之始。寒、暑、湿、燥、火诸邪常常依附于风侵犯人体，所以说，"风是百病之始"。

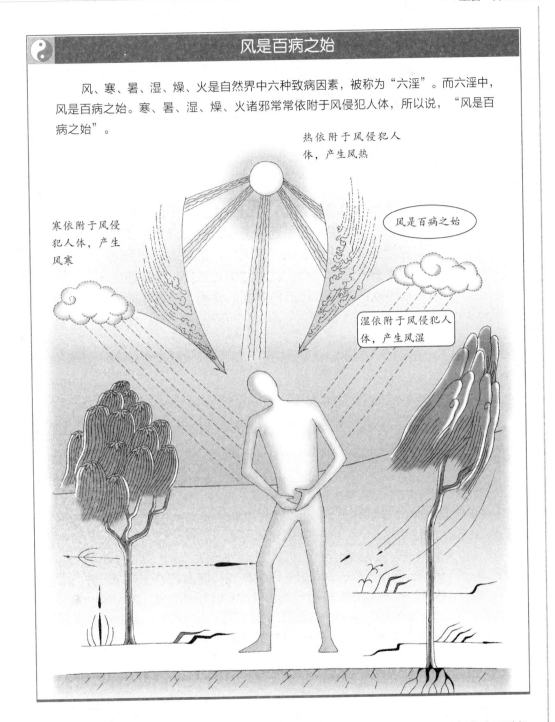

人没有病象却突然死亡，这是因为人的元气大虚，太邪之气入侵脏腑，元气衰败而引起的没病却突然死亡。雷公说：病稍愈而突然死亡的，怎么知道？黄帝说：如果两颧发现赤色且大如拇指的，是疾病虽然暂时好转，但是仍然会突然死亡。天庭部位出现黑色，大如拇指一样，为肾绝，虽然外无显著的病象，也会突然死亡。

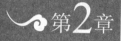

第2章

本草养生

《本草纲目》是到 16 世纪为止，我国最系统、最完整、最科学的一部医药学著作，该书涉猎广泛，不仅包括生物、化学、地理、天文，甚至对矿物乃至于历史都有一定的贡献。其中对施药规律、治疗原则以及各种疾病的特效药方等方面的介绍，被数代的养生家奉为圭臬。

101 什么是七方？

气有多少，形有盛衰，治疗有缓急，药方有大小。又说，病有远近，征候有中外，治疗有轻重。病情近的用奇方，远的用偶方。发汗不用奇方，下泻不用偶方。补上治上用缓方，补下治下用急方。

病情的传变在于疾病，疾病的治疗在于药方，药方的配制在于医生。药方有七类：大、小、缓、急、奇、偶、复。配制药方，气味是根本。寒、热、温、凉，四气生于天；酸、苦、辛、咸、甘、淡，六味成于地。所以有形为味，无形为气。气为阳，味为阴。辛甘发散为阳，酸苦涌泄为阴；咸味涌泄为阴，淡味渗泄为阳。或收或散，或缓或急，或燥或润，或软或坚，各随脏腑的病症，而采用不同品味的药物，于是七方可成。所以，奇、偶、复方，是三种药方的形式；大、小、缓、急，是四种配制方法。所以说：治有缓急，方有大小。

大方

君药一味，臣药二味，佐药九味，为大方。君药一味，臣药三味，佐药五味，为中。君药一味，臣药二味，为小方。

体表为远，里为近。大小，是配制奇、偶方的方法。例如小承气汤、调胃承气汤，是奇方中的小方；大承气汤、抵当汤，是奇方中的大方，因为要用它治疗里面的疾病。

桂枝汤、麻黄汤，是偶方中的小方；葛根汤、青龙汤，是偶方中的大方，因为要用它来发汗。

小方

小方有两种：有君药一味、臣药二味的小方，用来治疗单一邪气的疾病；有分成两部分而少量多次服用的小方，适用于心、肺及上焦诸病。

肝、肾位置远，治疗肝肾疾病的药方，药味多则气缓，不能速达于下，必须剂量大而味数少，使其气迅急下走。心、肺位置近，治疗心肺疾病的药方，药味少则气急下走，不能升发于上，必须剂量小而味数多，使其气易散而上行。肺服九、心服七、脾服五、肝服三、肾服一，乃五脏生成之数。

缓方

补上治上用缓方，补下治下用急方，急则气味厚，缓则气味薄，这要根据疾病部位来选用。

如果病在肾而心气不足，服药宜急过，不让气味袭心，以免药物欺心，心力更衰。治疗上、下、远、近疾病都与此同。

缓方有五种：有用甘甜的缓方，如甘草、糖、蜜之类，病在胸膈，取其留恋。有用药丸的缓方，因药丸的药效比汤、散剂要慢。有药味众多的缓方，药物众多则相互拘制，不得完全发挥其药性。有无毒治病的缓方，无毒则性纯功缓。有气味俱薄的缓方，气味薄则长于补上治上，等其蔓延到下时，药力已衰。

急方

治主病宜用缓方，缓则治其本；治从病宜用急方，急则治其标。表、里、汗、下，皆有所当缓、当急。

急方有四种：有急病急攻的急方，例如中风、关格之类的疾病。有汤散荡涤的急方，下咽易散而行速。有毒药的急方，毒性能上涌下泄以减弱病势。有气味俱厚的急方，气味俱厚，直趋于下而力不衰。

奇方

也就是单方。

奇方有两种：有单独用一味药物的奇方，适宜于病在上而近的；有药物数目和阳数一、三、五、七、九的奇方，宜下泄，不宜发汗。

偶方

偶方有三种：有两味相配的偶方；有将两个古方相合的偶方，古谓之复方，都适宜用于病在下而远的；有药物之数合阴数二、四、六、八、十的偶方，宜发汗，不宜下泄。

复方

奇之不去复以偶，偶之不去复以奇，所以称为复方。复者，再、重的意思。所谓十补一泄，数泄一补也。另外，伤寒见风脉，伤风得寒脉，为脉证不相应，适宜用复方。

疾病的治疗要点

对于疾病的治疗，要先判断疾病属于哪种，然后再根据病因选择补或泻，逆治或从治，猛药还是缓和药。

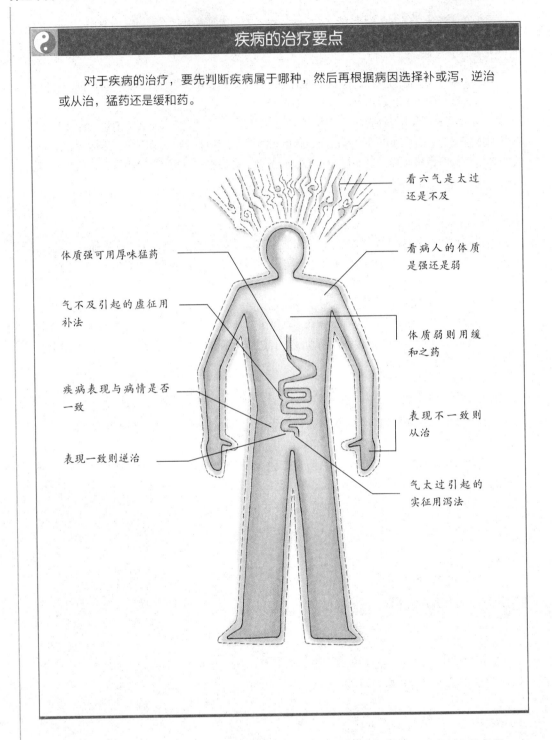

体质强可用厚味猛药

气不及引起的虚征用补法

疾病表现与病情是否一致

表现一致则逆治

看六气是太过还是不及

看病人的体质是强还是弱

体质弱则用缓和之药

表现不一致则从治

气太过引起的实征用泻法

复方有三种：有二方、三方以及数方相合的复方，如桂枝二越婢一汤、五积散之类；有本方之外另加其他药物的复方，如调胃承气加连翘、薄荷、黄芩、栀子为凉膈散之类；有两分均等的复方，如胃风汤各等分之类。

102 什么是十剂？

药有宣、通、补、泄、轻、重、涩、滑、燥、湿十种，是药之大体，但是《神农本草经》没有记录，后来的人们也没有叙述。

宣剂

壅，堵塞的意思；宣，发散的意思。郁塞导致的疾病，不升不降，传化失常。或郁久而生病，或病久而生郁，必须用药物去宣布发散，就好像承流宣化一样，不单单是涌越为宣。所以，气郁有余，就用香附、抚芎之类的药物去开解，不足则补中益气，以使气运行。火郁轻微的用山栀、青黛发散，严重的则升阳解肌发汗。湿郁轻微的用苍术、白芷这类药物燥解，严重的则用风药偏胜。痰郁轻微的用南星、橘皮这类药物化痰，严重的则用瓜蒂、藜芦这类药物涌吐痰涎。血郁轻微的用桃仁、红花这类药物行血活血，严重的则用吐、利的方法祛除血淤。食郁轻微的用山楂、神曲消食，严重的则用上涌下利的办法消除食积。这些都是宣剂。

通剂

滞，留滞的意思。湿热之邪留于气分，从而形成痛痹癃闭的，宜用淡味药物上助肺气下降，通其小便，以泄气中之滞，如木通、猪苓之类。湿热之邪留于血分，从而形成痹痈肿注、二便不通的，宜用苦寒药物下引，通其前后，以泄血中之滞，如防己之类。《神农本草经》上说：味薄者通，所以淡味药物被称为通剂。

补剂

五脏各有补泻药剂，五味各补其相对应的脏腑，有表虚、里虚、上虚、下虚、阴虚、阳虚、气虚、血虚。《神农本草经》上说：精不足的补之以味，形不足的补之以气。五谷、五菜、五果、五肉，都是补养之物。

虚则补其母。生姜之辛补肝，炒盐之咸补心，甘草之甘补脾，五味子之酸补肺，黄檗之苦补肾。又如，茯神之补心气，生地黄之补心血；人参之补脾气，白芍药之补脾血；黄芪之补肺气，阿胶之补肺血；杜仲之补肾气，熟地黄之补肾血；芎䓖之补肝气，当归之补肝血之类，都是补剂，不单人参、羊肉为补药。

泄剂

去闭也就是去实。《神农本草经》上说实者泻之，实际上应当是泻其子。五脏五味皆有泻，不单是葶苈、大黄。肝实泻以芍药之酸，心实泻以甘草之甘，脾实则泻以黄连之苦，肺实泻以石膏之辛，肾实泻以泽泻之咸。

轻剂

轻剂可解除闭塞，有表闭里闭、上闭下闭之分。表闭者，风寒伤营，腠理闭密，阳气郁积，不能外出，出现发热、恶寒、头痛、脊强等症状，适宜用轻扬之剂发汗，而表自解。里闭者，火热郁抑，津液不行，皮肤干闭，出现肌热、烦热、头痛、目肿、昏瞀、疮疡等症状，适宜用轻扬之剂解其肌，而火自散。上闭有两种：一是外寒内热，上焦气闭，出现咽喉闭痛的症状，适宜用清凉之剂扬散，则闭自开；另一则是饮食寒冷抑遏阳气在下，出现胸膈痞满闭塞的病证，适宜扬其清而抑其浊，则痞自泰。下闭也有两种：一是阳气陷下，表现为里急后重，数至厕而不行之证，只需升其阳而大便自顺，也就是所说的"下者举之"；另一则是燥热伤肺，金气郁积，窍闭于上，而膀胱闭于下，出现小便不利的症状，适宜用升麻之类的药物探吐，上窍通而小便自利，也就是所说的"病在下而取之上"。

重剂

重剂有四：有惊则气乱，而魂气飞扬，如丧神守的；有怒则气逆，而肝火激烈，病狂善怒的，这两种都可以用铁粉、雄黄之类的药物平其肝。有神不守舍，而多惊健忘，迷惑不宁的，适宜用朱砂、紫石英之类的药物镇其心；有恐则气下，精志失守而畏惧，仿佛有人要逮他的，适宜用磁石、沉香之类的药物安其肾。大多数的重剂压浮火而坠痰涎，不单是治疗胆怯之。所以诸风掉眩及惊痫痰喘，吐逆不止及反胃之类的病，都是由浮火痰涎所导致的，都适宜用重剂坠之。

滑剂

着者，也就是有形之邪留着于经络脏腑之间，表现为小便浊滞、痰涎、胞胎、痈肿之类的疾病，都适宜用滑药以引去留着之物。这与木通、猪苓通以去滞相类似，但是并不一样。木通、猪苓，为淡泄的药物，去湿热无形之邪；葵子、榆皮，为甘滑的药物，去湿热有形之邪。所以前者为滞，后者为着。大便涩的，用菠菱、牵牛之类；小便涩的，用车前、榆皮之类；精窍涩的，用黄檗、葵花之类；胞胎涩的，用黄葵子、王不留行之类；引痰涎自小便去的，用半夏、茯苓之类；引疮毒自小便去的，则用五叶藤、萱草根之类。以上所列都为滑剂。半夏、南星皆辛而涎滑，能泄湿气、通大便，是因为辛能润、能走气、能化液。有人以为半夏、南星为燥物，这是不对的。湿去则土燥，并不是这两种药物性燥。

涩剂

寝汗不禁，涩以麻黄根、防风。滑泄不止，涩以豆蔻、枯矾、木贼、罂粟壳。喘咳上奔，涩以乌梅、诃子。凡酸味近于涩者，收敛的意思。然而都宜先攻其本，而后才能够收敛。

脱，有气脱、血脱、精脱、神脱。脱则散而不收，所以用酸涩温平的药物，以敛其耗散。汗出亡阳，精滑不禁，泻痢不止，大便不固，小便自遗，久嗽亡津，都为气脱。下血不已，崩中暴下，诸大亡血，都为血脱。牡蛎、龙骨、海螵蛸、五倍子、五味子、乌梅、榴皮、诃黎勒、罂粟壳、莲房、棕灰、赤石脂、麻黄根这类药物，都是涩药。气脱兼以气药，血脱兼以血药和气药，因为气为血的统帅。脱阳者见鬼，脱阴者目盲，这两者为神脱，是涩药收不了的。

燥剂

湿有外感、内伤。外感之湿，为雨露、岚雾、地气、水湿，袭于人体皮肉筋骨经络之间；内伤之湿，为水饮、酒食及脾弱肾强所致，所以不能一概而论。故风药可以胜湿，燥药可以除湿，淡药可以渗湿，泄小便可以引湿，利大便可以逐湿，吐痰涎可以祛湿。湿而有热，用苦寒之剂燥之；湿而有寒，用辛热之剂燥之，不单桑皮、小豆是燥剂。湿去则燥，所以称之为燥剂。

湿剂

湿剂当作润剂。枯者燥也，阳明燥金之化，秋令也，风热忿郁，血液枯涸而为燥病。上燥则渴，下燥则结，筋燥则强，皮燥则揭，肉燥则裂，骨燥则枯，肺燥则痿，肾燥则消。凡麻仁、阿胶、膏润之类的药物，都为润剂。养血用当归、地黄之类的药物，生津用麦门冬、栝蒌根之类的药物，益精则用肉苁蓉、枸杞之类的药物。

103 什么是气味阴阳？

阳气积聚在上为天，阴气积聚在下为地。阴性柔和而安静，阳性刚强而躁动，阳主蕴育，阴主成长；阳主肃杀，阴主收藏。阳化生清气，阴凝聚成形。饮食五味滋养了形体，形体又依赖于元气的充养。五味之气生成阴精；阴精又靠气化生成。五味太过会损伤形体，元气太过则耗损阴精。阴精能化生人体的元气，饮食五味太过又耗伤人体的元气。阴性沉下，故味

药物的阴阳属性

阴阳是中国传统文化中一对重要的概念，万事万物都能划分出阴和阳，图中所示为对药物阴阳属性的划分，从不同的角度，有不同的划分方式。

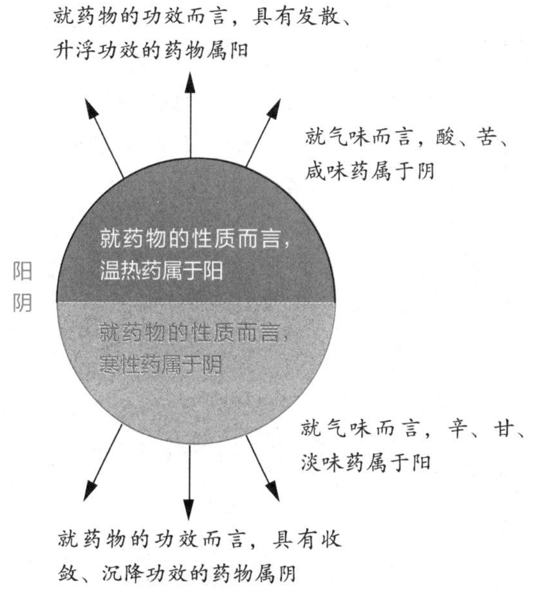

就药物的功效而言，具有发散、升浮功效的药物属阳

就气味而言，酸、苦、咸味药属于阴

就药物的性质而言，温热药属于阳

就药物的性质而言，寒性药属于阴

阳
阴

就气味而言，辛、甘、淡味药属于阳

就药物的功效而言，具有收敛、沉降功效的药物属阴

出于下窍；阳性升浮，故气出于上窍。清阳之气循行于肌肤腠理，浊阴之气向内归藏于五脏；清阳之气充实四肢肌肉，浊阴之气内走于六腑。味属阴，味厚者为纯阴，而味薄者为阴中之阳；气属阳，气厚者为纯阳，气薄者为阳中之阴。味厚者能泻下，味薄者则通利；气薄者能宣泄，气厚者则助阳。五味中，辛、甘味发散为阳，酸苦涌泄为阴；咸味涌泄为阴，淡味渗泄为阳。六者或收或散，或缓或急，或润或燥，或软或坚，须根据各自功能而使用，从而调节机体平衡。

味薄的能通利，像酸、苦、咸、平这些；味厚的能下泄，像咸、苦、酸、寒这些。气厚的能发热，像辛、甘、温、热这些；气薄的能渗泄，像甘、淡、平、凉这些。渗指微出汗，泄指通利小便。

药有温、凉、寒、热之气，辛、甘、淡、酸、苦、咸之味。还有升、降、沉、浮的区别，厚、薄、阴、阳之间的不同。一种药物之内，气味兼有，理性具存。或气相同而味不同，或味相同而气有异。气像天，温热的为天之阳，寒凉的为天之阴；天有阴、阳、风、寒、暑、湿、燥、火，三阴、三阳的规律与之对应。味像地，辛、甘、淡的为地之阳，酸、苦、咸的为地之阴；地有阴、阳、金、木、水、火、土、生、长、化、收、藏与之呼应。气味薄的，轻清上升而形成天象，因为它源于天而亲上。气味厚的，重浊下沉而形成地貌，因为它源于地而亲下。

天给人以五气，地给人以五味。五气由鼻吸入，藏于心、肺，使得面部五色明润光泽，音、声能辨。五味由口进入，藏于肠胃，以养五气，气和而生，形成津液，滋润五脏，补精益髓，所以神气旺盛。又说：形体瘦弱的用气厚的药食温养，精血不足的用味厚的药食补益。

五种气，臊气入肝，焦气入心，香气入脾，腥气入肺，腐气入肾。心荣面色，肺发声音，因此气藏于心肺二脏，就使面色荣润，声音清脆。气为水之母，所以味藏于肠胃而养五脏之气。

104 什么是五味宜忌？

岐伯说：木气生酸味，火气生苦味，土气生甘味，金气生辛味，水气生咸味。辛味主散，酸味主收，甘味缓，苦味坚，咸味软。药物可以祛邪，五谷为给养，五果为辅助，五畜为增益，五菜为补充。气味相合而服用，能补精益气。这就是五味对五脏各有其有利的作用，要根据四季、五脏的不同，五味随病证相配合，才适宜。

又说：五脏精气，五味是根本；五味太过，又会损伤五脏精气。只有谨和五味，才能使骨正筋柔，气血流畅，腠理致密，精养骨气，从而能够长寿。

又说：圣人春夏养阳，秋冬养阴，以顺从四季阴阳变化的规律，使体内阴阳调和，互为根本，这样阴阳二气就可常存。

五欲

肝欲酸，心欲苦，脾欲甘，肺欲辛，肾欲咸，这是五味合于五脏之气。

五宜

青色宜酸，肝病宜食麻、犬、李、韭。赤色宜苦，心病宜食麦、羊、杏、薤。黄色宜甘，脾病宜食粳、牛、枣、葵。白色宜辛，肺病宜食黄黍、鸡、桃、葱。黑色宜咸，肾病宜食大

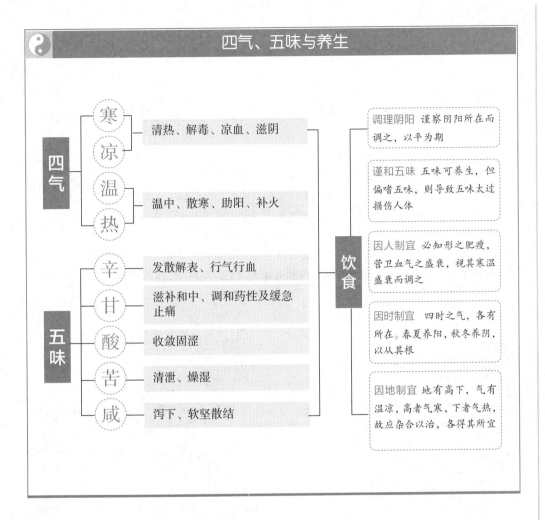

四气、五味与养生

四气
- 寒 凉 → 清热、解毒、凉血、滋阴
- 温 热 → 温中、散寒、助阳、补火

五味
- 辛 → 发散解表、行气行血
- 甘 → 滋补和中、调和药性及缓急止痛
- 酸 → 收敛固涩
- 苦 → 清泄、燥湿
- 咸 → 泻下、软坚散结

饮食
- 调理阴阳　谨察阴阳所在而调之，以平为期
- 谨和五味　五味可养生，但偏嗜五味，则导致五味太过损伤人体
- 因人制宜　必知形之肥瘦，营卫血气之盛衰，视其寒温盛衰而调之
- 因时制宜　四时之气，各有所在。春夏养阳，秋冬养阴，以从其根
- 因地制宜　地有高下，气有温凉，高者气寒，下者气热，故应杂合以治，各得其所宜

豆黄卷、猪、栗、藿。

五禁

肝病禁辛，宜食甘：粳、牛、枣、葵。心病禁咸，宜食酸：麻、犬、李、韭。脾病禁酸，宜食咸：大豆、猪、栗、藿。肺病禁苦，宜食：麦、羊、杏、薤。肾病禁甘，宜食辛：黄黍、鸡、桃、葱。

孙思邈说：春季适宜少酸增甘以养脾，夏季适宜少苦增辛以养肺，秋季适宜少辛增酸以养肝，冬季适宜少咸增苦以养心，四季都应少甘增咸以养肾。

五走

酸走筋，筋病不宜多食酸，多食令人小便不畅。酸气涩收，膀胱得酸而缩蜷，故水道不通。苦走骨，骨病不宜多食苦，多食令人呕吐。苦入下脘，三焦皆闭，所以导致呕吐。甘走肉，肉病不宜多食甘，多食令人心中烦闷。甘气柔润，胃柔则缓，缓则虫动，所以使人心中烦闷。辛走气，气病不宜多食辛，多食令人辣心。辛走上焦，与气俱行，久留心下，所以令人辣心。

咸走血，血病不宜多食咸，多食令人渴。血与咸相得则凝，凝则胃汁注入，所以咽焦而舌干。《九针论》作咸走骨，骨病不宜多食咸。苦走血，血病不宜多食苦。

五伤

酸伤筋，辛胜酸。苦伤气，咸胜苦。甘伤肉，酸胜甘。辛伤皮毛，苦胜辛。咸伤血，甘胜咸。

五过

味过于酸，肝气去滋养，脾气乃绝，因此肉坚厚皱缩且唇裂。

味过于苦，脾气不能润泽，胃气便胀满留滞，因此皮肤枯槁而毛发脱落。

味过于甘，令心气喘满，脸色黑，肾气不平，胃痛而毛发脱落。

味过于辛，筋脉阻绝，则精神耗伤，筋急而手足干枯。

味过于咸，大骨之气劳伤，肌肉瘦削萎缩，心气抑郁不舒，血脉凝涩而变色。

李时珍说：五走五伤，是指本脏所对应的五味太过而致自伤，也就是五脏的阴精伤在五味。五过，是指本脏所对应的五味伐其所胜，也就是脏气偏胜。

105 什么是五味偏胜？

岐伯说：五味入胃，各归所喜。酸先入肝，苦先入心，甘先入脾，辛先入肺，咸先入肾。时间久了，增脏气；脏气增多了，便成了夭亡的原因。

王冰说：入肝为温，入心为热，入肺为清，入肾为寒，入脾为至阴并兼有四气，都是增其味而益其气。故各从本脏之气，久则从化。所以久服黄连、苦参反而热，热从苦化。其余各味皆与此同。如果气不断增加，则脏气偏胜，必导致偏绝；脏有偏绝，必致突然夭亡。

李杲说：一阴一阳称之为道，偏阴偏阳称之为疾。阳剂性刚，积若燎原，如果消狂痛疽之类的疾病用了它，就会天癸竭而荣涸。阴剂性柔，积若凝水，如果洞泄寒中之类的疾病用了它，就会使真火微弱而卫气散去。所以大寒大热的药物，应当谨慎权衡后使用，气平了则须停止。如有偏助，令人脏气不平，就成为夭亡的缘由。

106 什么是五脏五味补泻？

肝苦急，急食甘以缓和（甘草），以酸泻下（赤芍药），实则泻其子心（甘草）。欲散，急食辛以发散（川芎），以辛补之（细辛），虚则补其母肾（地黄、黄檗）。

心苦缓，急食酸以收敛（五味子），以甘泻下（甘草、人参、黄芪），实则泻其子脾（甘草）。欲软，急食咸以软化（芒硝），以咸补之（泽泻），虚则补其母肝（生姜）。

脾苦湿，急食苦以燥热（白术），以苦泻下（黄连），实则泻其子肺（桑白皮）。欲缓，急食甘以缓和（炙甘草），以甘补之（人参），虚则补其母心（炒盐）。

脏腑之间的关系

十二脏腑协调为用，人体才会健康。这幅图形象地表现了脏腑之间的关系：心为一身之主，肺辅之，肝出谋，脾负责进谏，肾起振起强力之用，人的身体是否强将很大程度上取决于肾的功能。

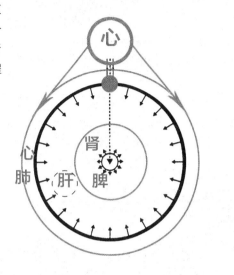

肺苦气上逆，急食苦以泄下（黄芩），以辛泻下（桑白皮），实则泻其子肾（泽泻）。欲收，急食酸以收敛（白芍药），以酸补之（五味子），虚则补其母脾（五味子）。

肾苦燥，急食辛以润和（黄檗、知母），以咸泻下（泽泻），实则泻其子肝（芍药）。欲坚，急食苦以坚硬（知母），以苦补之（黄檗），虚则补其母肺（五味子）。

107 什么是升降浮沉？

李杲说：药物有升、降、浮、沉、化，生、长、收、藏、成，以与四季配合。春季主升，夏季主浮，秋季主收，冬季主藏，土居中主化。所以味薄的升而生，气薄的降而收，气厚的浮而长，味厚的沉而藏，气平的化而成。如果补之以辛、甘、温、热以及气味薄的，就能助春夏之升浮，那同时也是泻秋冬收藏的药物。在人身上，肝、心二脏就是。如果说补之以酸、苦、咸、寒以及气味厚的，就能助秋冬之降沉，那同时也是泻春夏生长的药物。在人身上，肺、肾二脏就是。淡味的药物，渗也就是升，泄也就是降，为各种药物的佐使。用药的人，遵循这种法则，就能治愈疾病。若反其道而行，非但不能治病，还会导致病人死亡，即使不死，也很危险。

王好古说：病证上升的使之下降，必须懂得抑；沉降的使之上浮，必须懂得载。辛主散，作用也横行；甘主发，作用也上行；苦主泄，作用也下行；酸主收敛，性质为缩；咸味药主软坚，性质为舒。药物的味、功能不同，大致如此。鼓掌成声，火使水沸，二物相合，象在其间。五味相互制约，四气相互调和，其变化甚多，不可轻易使用。《神农本草经》不谈淡味、凉气，是由于缺文造成的。

味薄者主升：甘平、辛平、辛微温、微苦平的药物。

气薄者主降：甘寒、甘凉、甘淡寒凉、酸温、酸平、咸平的药物。

气厚者主浮：甘热、辛热的药物。味厚者主沉：苦寒、咸寒的药物。

气味平者，兼有四气、四味：甘平、甘温、甘凉、甘辛平、甘微苦平的药物。

李时珍说：酸、咸二味没有升的作用，甘、辛二味没有降的作用，寒无浮的作用，热无沉的作用，这是由各自的性质所决定的。治疗上升的病证，用气味咸寒的药物引之，就能使其沉而直达下焦；治疗沉降的病证，用酒引之，就能使其上浮至头顶。如果不是洞察大自然的奥秘而有造化的人，是不能达到这种境界的。一种药物之中，有根主升而梢主降，生主散而熟主降的，升降虽是药物的固有属性，但也会因人们使用方法的不同而有异。

108 什么是四时用药例？

李时珍说：《神农本草经》上说："四时用药要先顺应时令，不能杀伐天地间的祥和之气。"又说："升、降、沉、浮要顺应它，寒、热、温、凉则悖逆它。"所以春季宜加辛温之药，如薄荷、荆芥这类，以顺应春季上升之气；夏季宜加辛热之药，如香薷、生姜这类，以顺应夏季浮动之气；长夏季节宜加甘苦辛温之药，如人参、白术、苍术、黄檗这类，以顺应化成之气；秋季宜加酸温之药，如芍药、乌梅这类，以顺应秋季下降之气；冬季宜加苦寒之药，如黄芩、知母这类，以顺应冬季沉郁之气。这就是所说的顺时气以养天和。

王好古说：四时总以芍药为脾剂，苍术为胃剂，柴胡为时剂，十一脏皆取决于少阳，因为它是发生之始。凡用纯寒纯热的药物，或寒热药物相杂，都适宜用甘草来调和它们，只有中满者禁用甘。

109 什么是引经报使？

手少阴心经：黄连 细辛

手太阳小肠经：藁本 黄檗

足少阴肾经：独活 桂 知母 细辛

足太阳膀胱经：羌活

手太阴肺经：桔梗 升麻 葱白 白芷

手阳明大肠经：白芷 升麻 石膏

足太阴脾经：升麻 苍术 葛根 白芍药

足阳明胃经：白芷 升麻 石膏 葛根

手厥阴心包经：柴胡 牡丹皮

手少阳三焦经：连翘 柴胡（上） 地骨皮（中） 青皮（下）附子

足厥阴肝经：青皮 吴茱萸 川芎 柴胡
足少阳胆经：柴胡 青皮

110 什么是标本阴阳?

李杲说：治病应当清楚标本。以身体来说，体外为标，体内为本；阳为标，阴为本。所以六腑属阳为标，五脏属阴为本；脏腑在内为本，十二经络在外为标。而脏腑、阴阳、气血、经络又各有标本。以病来说，先受为本，后传为标。因此百病必须先治其本，后治其标。否

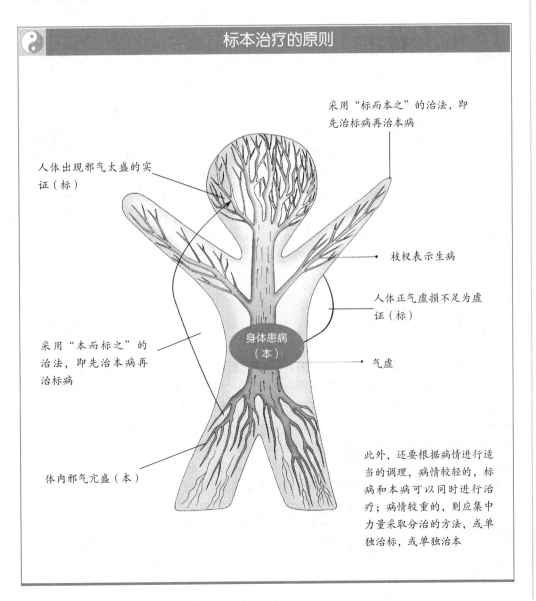

标本治疗的原则

采用"标而本之"的治法，即先治标病再治本病

人体出现邪气太盛的实证（标）

枝杈表示生病

人体正气虚损不足为虚证（标）

身体患病（本）

气虚

采用"本而标之"的治法，即先治本病再治标病

体内邪气亢盛（本）

此外，还要根据病情进行适当的调理，病情较轻的，标病和本病可以同时进行治疗；病情较重的，则应集中力量采取分治的方法，或单独治标，或单独治本

则邪气滋生更甚，疾病也就更难治愈。即使先得的是轻病，后得重病，也应当先治轻病，后治重病，这样邪气才会被制伏。如果有腹满及大小便不利的症状，则不问先后标本，必须先解除腹满及大小便不利，因为那是急证。所以说缓则治其本，急则治其标。又有从前来者为实邪，从后来者为虚邪。实则泻其子，虚则补其母。假如肝受心火为前来实邪，应当针刺肝经上的荥穴以泻心火，这是先治其本；刺心经上的荥穴以泻心火，为后治其标。药物的使用则是入肝经的药物为引，泻心的药物为君。这就是医经上说的标本并见，应当先治其本，后治其标。又如肝受肾水为从后来的虚邪，应当针刺肾经上的井穴以补肝木，这是先治其标，然后刺肝经上的合穴以泻肾水，为后治其本。药物的使用则是入肾的药物为引，补肝的药物为君。这就是医经上所说的标本并见，应当先治其标，后治其本。

111 暑应怎样治疗？

暑的原因有受热中暑，受凉中暑。

泻火益元：1. 黄芪、知母，泻肺火，滋肾水。2. 人参，暑伤元气，大汗痿顿，同麦门冬、五味子煎服，大泻阴火，补元气，助金水。3. 西瓜、甜瓜和椰子汁饮服。4. 麦门冬，清肺金，降心火，止烦热咳嗽。5. 黄芪，伤暑自汗，喘促肌热，煎服。6. 虎杖，同甘草煎饮，压一切暑毒烦渴，利小便。7. 苦茗，同姜煎饮，或醋同服。8. 乌梅，流津止渴。

中暑：1. 车前草、半夏煎汤服。2. 黄连，酒煮丸服，主伏暑在心脾，发热吐泻痢渴诸病。3. 黄檗，上湿热，泻阴火，滋肾水，去痿弱。4. 桂心，大解暑毒，同茯苓丸服。同蜜作渴水饮。5. 石香薷、紫苏叶、苍术、白术、木通、车前、泽泻、半夏、藿香、缩砂、木瓜、枇杷叶、赤茯苓、厚朴、猪苓，并主伤暑有湿热诸病。

112 痰饮应怎样治疗？

痰的原因有六：湿、热、风、寒、食、气。饮有五：支、留、伏、溢、悬。皆生于湿。

湿热火郁：1. 贝母，化痰降气，解郁润肺。痰胀，同厚朴丸服。2. 栝蒌，降火清金，涤痰结。清痰利膈，同半夏熬膏服。胸痹痰嗽，取子同薤白煎服。饮酒痰癖，胁胀呕吐腹鸣，同神曲末服。

风寒湿郁：1. 白术，消痰水，燥脾胃。心下有水，同泽泻煎服。五饮酒癖，同姜、桂制丸服2. 天南星，除痰燥湿。壮人风痰，同木香、生姜煎服。痰迷心窍，服寿星丸。小儿风痰，服抱龙丸。3. 苍术，消痰水，解湿郁，治痰夹淤血成囊。

宣吐：1. 杜衡、石苋、石胡荽，汁服。2. 恒山、蜀漆、郁金，同藜芦末服。3. 人参芦、桔梗芦、藜芦、三白草，汁服。4. 人参芦、桔梗芦、藜芦、三白草，汁服。附子尖、土瓜根、及己、苦参、地松、羊踯躅、紫河车、虎耳草、芭蕉油、莱菔子、苦瓠、瓜蒂、苦茗、乌梅、酸榴皮、梨汁、桐油、皂荚、相思子、松萝、盐卤水、石绿、石青、石胆、白青、砒石、密陀僧、矾石、大盐、

津液在体内的变化

津液来源于饮食水谷，是通过脾胃、小肠和大肠吸收饮食水谷中的水分和营养而生成的。

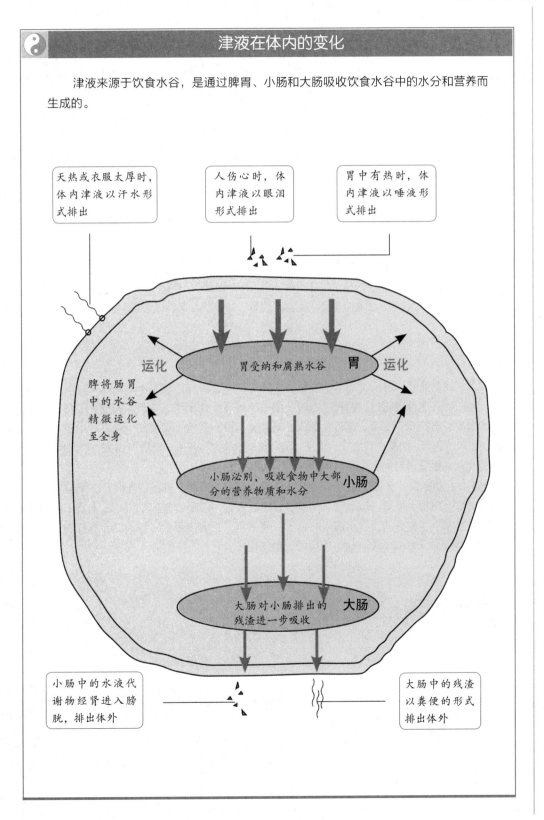

天热或衣服太厚时，体内津液以汗水形式排出

人伤心时，体内津液以眼泪形式排出

胃中有热时，体内津液以唾液形式排出

运化　胃受纳和腐熟水谷　胃　运化

脾将肠胃中的水谷精微运化至全身

小肠泌别，吸收食物中大部分的营养物质和水分　小肠

大肠对小肠排出的残渣进一步吸收　大肠

小肠中的水液代谢物经肾进入膀胱，排出体外

大肠中的残渣以粪便的形式排出体外

虾汁，水煎服。

气滞食积：1.盐杨梅，消食去痰，做屑服。2.曲或神曲水煎服。3.醋、莱菔子，水煎服。4.蓴菜、茼蒿、山楂，并消食积痰。5.香附子，散气郁，消饮食痰饮，利胸膈。停痰宿饮，同半夏、白矾、皂角水，做丸服。6.食用牡蛎、蚌粉。

荡涤：1.大黄、射干、桃花，宿水痰饮积滞，为末水服，或做饼食，取利。2.芫花，胸中痰水，胁下饮癖。3.荛花，肠胃留癖。4.大戟，湿热水癖。5.甘遂，直达水气所结之处。6.巴豆，寒癖宿食，大便闭，酒煮三日夜，煎丸水下。风痰湿病，按掌心取汗。

113 湿应怎样治疗？

湿的原因有风湿、寒湿、湿热。

寒湿：1.葡萄酒、烧酒，饮服。2.草乌头，除风湿，燥脾胃，同苍术制丸服。3.附子、乌头、芫花、艾叶、木香、杜若、山姜、廉姜、王孙、狗脊、牛膝、山奈、红豆蔻、草果、蠡实、豆黄、生姜、干姜、芥子、蒜、葫蒜、茴香、吴茱萸、胡椒、桂心、丁香、樟脑、乌药、山茱萸，煎汤服。4.苍术，除上、中、下三焦湿，发汗利小便，逐水功最大。湿气身重作痛，熬膏服。

风湿：1.羌独活、防风、细辛、麻黄、秦艽、菖蒲、漏卢、菊花、马先蒿、白蒿、旋覆、苍耳、薇衔、石龙芮、防己、茜根、木贼、藁本、川芎、蛇床子、黄芪、黄精、葳蕤、忍冬、苏子、南星、土茯苓、龙常、葱白、薏苡、胡麻、秦椒、蔓椒、蜀椒红、柏实、松叶、沉香、龙脑、蔓荆、皂荚、枸杞、五加皮、桂枝、伏花、厚朴，与苍术、橘皮煎汤服，除湿病。2.鳝鱼制羹食。3.蝎烧研后加入麝香浸酒服。

湿热：1.山茵陈、黄芩、黄连、防己、连翘、白术、柴胡、苦参、龙胆草、车前、木通、泽泻、通草、白鲜、半夏、海金沙、地黄、甘遂、大戟、萱草，并煎水服。2.大黄，血分药，煎水服。3.牵牛，气分药，煎水服。4.营实、夏枯草，并煎汤服。5.赤小豆、薏苡仁、旱芹，并制成丸服。6.干姜、生姜、酸枣、柳叶，煎汤服。

114 脾胃疾病应怎样治疗？

脾胃疾病的原因有劳倦内伤，有饮食内伤，有湿热，有虚寒。

虚寒：附子、草豆蔻、高良姜、山姜、廉姜、益智子、荜茇、肉豆蔻、干姜、生姜、蒜、韭、薤、芥、芜菁、糯米、秫、烧酒、胡椒、荜茄澄、秦椒、蜀椒、吴茱萸、食茱萸、丁香、桂，水煎服，或食用。

劳倦：1.芍药，泻肝，安脾肺，收胃气。2.人参，劳倦内伤，补中气，泻邪火，煎膏合姜、蜜。3.黄芪，益脾胃，实皮毛，去肌热，止自汗。4.黄精葳蕤，补中益气。5.白术，熬膏服。6.柴胡，平肝，引清气自左而上。

食滞: 1.饮用葛根汁、白茅根汁。2.地黄，去胃中宿食。3.香附、二棱、莪术、木香、柴胡，消谷。4.荆芥、薄荷、苏往、水苏，水煎服。5.红曲、糵米、麦糵、饴糖、酱、醋、酒、糟、蒜、葱、胡葱、胡荽、莱菔、姜、杏仁，消停食，用巴豆炒过，研末服。6.大黄，荡涤宿食，推陈致新。山楂、奈子、茶，饮服。

酒毒: 1.猪肾加入葛粉烧烤食用。2.菊花制成末酒服。3.绿豆、黑豆或赤小豆煮食。4.水芹、白芷、甜瓜、橘皮、柑皮，水煎服。5.蜜、藕、菱、西瓜，食用。6.饮用葛根汁、白茅根汁。

115 诸气应怎样治疗?

悲则气消，怒则气逆，喜则气散，恐则气下，惊则气乱，劳则气耗，炅则气泄，思则气结，寒则气收。

痰气: 1.荞麦、生姜、山楂、橘皮、橙皮、柚皮，煮食或煎汤服。2.贝母，散心胸郁结之气，消痰。3.桔梗、前胡、白前、苏子，并主消痰，一切逆气。4.射干，散胸中痰结热气。5.芫花，主诸般气痛，醋炒，同玄胡索服。6.威灵仙，宣通五脏，去心腹冷滞，推陈致新。男女气痛，同韭根、乌药、鸡蛋煮酒服。7.牵牛，利一切气壅滞。三焦壅滞，涕唾痰涎，昏眩不爽，皂

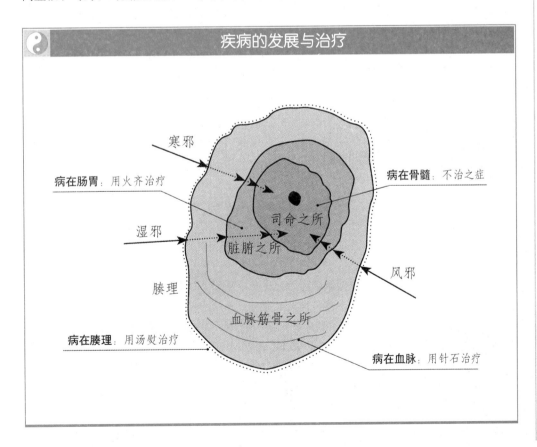

疾病的发展与治疗

寒邪

病在肠胃: 用火齐治疗

病在骨髓: 不治之症

司命之所

湿邪

脏腑之所

风邪

腠理

血脉筋骨之所

病在腠理: 用汤熨治疗

病在血脉: 用针石治疗

角汁丸服。气筑奔冲，同槟榔末服。

郁气：1. 香附，主心腹膀胱连胁下气妨，常日忧愁，总解一切气郁，行十二经气分，有补有泻，有升有降。2. 苍术，消气块，解气郁。3. 抚芎，与香附、苍术，总解诸郁。4. 木香，消心腹一切滞气。和胃气，泄肺气，行肝气。凡气郁而不舒者，宜用。冲脉为病，逆气里急。同补药则补，同泻药则泻。中气，竹沥、姜汁凋灌。气胀，同诃子丸服。化积滞。

冷气：1. 艾叶，主心腹一切冷气恶气，捣汁服。2. 附子，升降诸气，煎汁入沉香服。3. 乌头，主一切冷气，作丸服。4. 肉豆蔻、草豆蔻、红豆蔻、高良姜、益智子、荜茇、缩砂、补骨脂、胡卢巴、蒟酱，并破气。5. 五味子，主奔豚冷气，心腹气胀。6. 蜀椒，解郁结。其性下行通三焦。凡人食饱气上，生吞一二十枚即散。7. 秦椒、荜茄澄、吴茱萸、食茱萸、桂、沉香、丁香、丁皮、檀香、乌药、樟脑、苏合香、阿魏、龙脑树子，并破冷气，下恶气。

血气：1. 当归，主气中之血。2. 芎䓖，主血中之气。3. 蓬莪术，主气中之血。4. 姜黄，主血中之气。5. 郁金，主血气。6. 玄胡索、乳香、没药、安息香，并活血散气。

116 吞酸嘈杂应怎样治疗？

吞酸嘈杂的原因有痰食热证，有阳气下陷虚证。

阳陷：1. 人参同干姜制成丸服。2. 吴茱萸与醋煎水服。3. 食鱼。

痰食：1. 神曲、橘皮、山楂，煎水服。6. 蚬壳烧存性研末冲服。2. 荠苨，生食，去肠间酸水。3. 萝卜，生食。4. 米醋，饮服。5. 苍术、香附、黄连、蓬莪术、缩砂仁、半夏、水苏，生食。

阳陷：1. 人参同干姜制成丸服。2. 吴茱萸与醋煎水服。3. 食鱼。

117 伤寒热病应怎样治疗？

寒乃标，热乃本。春为温，夏为热，秋为瘅，冬为寒，四寸天行为疫疠。

攻里：1. 大戟芫花，主胁下水饮。2. 栝蒌实，利热实结胸。3. 桃仁煎汤服。4. 葶苈，主结胸狂躁。5. 大黄，主阳明、太阴、少阴、厥阴经，燥热满痢诸证。6. 荛花，行水。7. 蜀漆，行水。

发表：1. 艾叶，时气瘟疫，煎服取汁。2. 葛根、升麻、白芷，主阳明、太阴经。3. 细辛，主少阴经。4. 苍术，主太阴经。5. 荆芥薄荷、紫苏，并发四时伤寒不正之汗。

和解：1. 地黄，主温毒发斑，熬黑膏眼。同薄荷汁眼，主热瘅昏迷。2. 半夏、黄芩、芍药、牡丹、贝母、甘草，并主寒热。3. 白术、葳蕤、白微、白鲜皮、防风、防己，并主风温、风湿。4. 泽泻、秦艽、海金沙、木通、海藻，并主湿热。5. 鸡蛋生吞一枚或打破者成浆啜食。6. 前胡、恶实、射干、桔梗，并主痰热咽痛。7. 柴胡，主少阳寒热诸证。伤寒余热，同甘草煎服。8. 防风、黄连、五味子，煎汤服。9. 赤小豆、薏苡仁、粳米，食用。

寒、热的产生

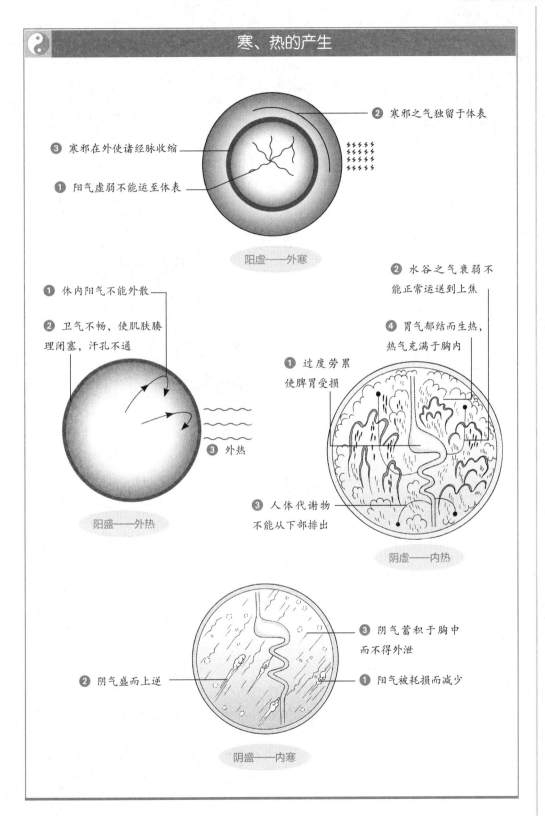

❷ 寒邪之气独留于体表

❸ 寒邪在外使诸经脉收缩

❶ 阳气虚弱不能运至体表

阳虚——外寒

❶ 体内阳气不能外散

❷ 卫气不畅，使肌肤腠理闭塞，汗孔不通

❸ 外热

阳盛——外热

❷ 水谷之气衰弱不能正常运送到上焦

❹ 胃气郁结而生热，热气充满于胸内

❶ 过度劳累使脾胃受损

❸ 人体代谢物不能从下部排出

阴虚——内热

❸ 阴气蓄积于胸中而不得外泄

❷ 阴气盛而上逆

❶ 阳气被耗损而减少

阴盛——内寒

伤寒病的发展与治疗

寒邪在体内的传播有一定顺序和规律，如图所示。需要注意的是，如果疾病刚有好转就开始进食难消化的食物，就会在体内郁积生热，两热相交，造成余热不退的现象。

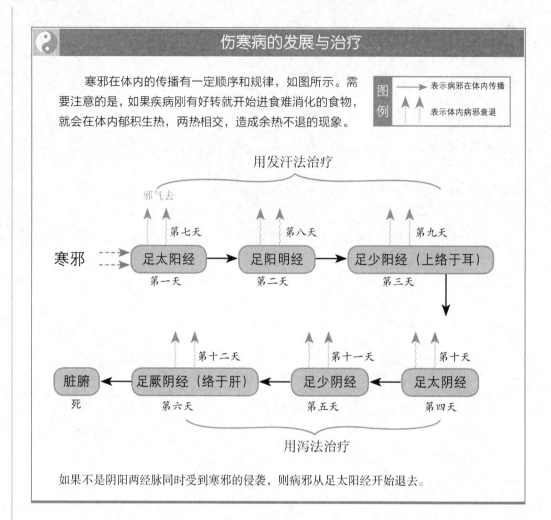

如果不是阴阳两经脉同时受到寒邪的侵袭，则病邪从足太阳经开始退去。

食复劳复：1. 橘皮水煎服。2. 胡黄连，主劳复，同栀子丸服。3. 饭烧成灰研末饮服。4. 麦门冬，主伤寒后小劳，复作发热。同甘草、竹叶、粳米煎服。5. 鳖甲烧存性研末用水冲服。

温经：1. 草乌头。阴毒，插入谷道中。2. 附子，治三阴经证及阴毒伤寒、阴阳易病。3. 蓼子，主女劳复，卵缩入腹绞痛，煮汁眼。

118 噎膈应怎样治疗？

噎病在咽嗌，主于气，有痰有积。膈病在膈膜，主于血，有挟积、挟饮癖、挟淤血及虫者。

开结消积：1. 韭汁放点盐、姜汁和牛奶饮服，治反胃。2. 郁金，破恶血，止痛。3. 阿魏，五噎膈气，同五灵脂丸服。4. 威灵仙，噎膈气，同蜜煎服，吐痰。5. 凤仙子，噎食不下，酒浸晒研，酒丸服。6. 莞花、甘遂、梅核，同木香末服。7. 大黄，食已即吐，大便结，同甘草煎服。8. 三棱，治气胀，破积气。反胃，同丁香末服。

利痰化气：1. 半夏、白面、轻粉，做丸煮食，主噎膈反胃，大便郁结。2. 山豆根，研末，橘皮汤下。3. 昆布，气噎，咽中如有物，吞吐不出，以小麦煮过，含咽。4. 芦根，五噎吐逆，煎服。5. 天南星、前胡、桔梗、贝母、香附子、紫苏子、木香、藿香、泽泻、缩砂、茴香、高良姜、红豆蔻、草果、白豆蔻、生姜，咽中有物，吞吐不出，含之一月愈。噎气，姜漂晒研末，入甘草末服。6. 橘皮，水煎服。

⑪⑲ 反胃应怎样治疗？

反胃主于虚，有兼气、兼痰、兼血、兼火、兼寒、兼积者。病在中下二焦。食不能入，是有火；食入反出，是无火。

和胃润燥：1. 乌雄鸡加入胡荽子煮食，二只即愈。2. 白术、芍药、芦根，止反胃五噎吐逆，去膈间客热，煮汁服。3. 马齿苋捣汁饮服。4. 干柿子连蒂一起捣烂用酒调服。5. 人参，止反胃吐食，煎饮或煮粥食，或同半夏、生姜、蜜煎服。

温中开结：1. 生姜汁煮粥食。2. 白豆蔻，脾虚反胃，同丁香、缩砂、陈廪米，姜汁制丸服。3. 白芷，血风反胃，猪血蘸食。4. 木香，同丁香煎服，治反胃关格。5. 荜茇、草豆蔻、红豆蔻、高良姜、肉豆蔻、藿香、抚芎、苏子、前胡、香附、半夏，并温中消食止吐。6. 韭菜，炸熟加盐、醋吃十顿。

⑫⓪ 霍乱应怎样治疗？

霍乱的原因有湿热、寒湿，并七情内伤，六气外感。

湿热：1. 香薷，霍乱转筋腹痛，水煮汁服。2. 石香薷、术，健胃安脾，除湿热，止霍乱吐下。3. 蓼子，霍乱烦渴，同香薷煎服。4. 前胡、桔梗，并下气，止霍乱转筋。5. 苏子、紫苏，水煮服，止霍乱胀满。6. 扁竹，霍乱吐利，入豉煮羹服。

积滞：1. 大黄，同巴豆、郁金丸服，治于霍乱。2. 巴豆，伏暑伤冷，同黄丹、蜡丸服。

⑫① 泄泻应怎样治疗？

泄泻的原因有湿热、寒湿、风暑、积滞、惊痰、虚陷。

寒湿：1. 皂荚，霍乱转筋，吹鼻。2. 木香，霍乱转筋，为末酒服。3. 香附子、附子，霍乱吐下，为末四钱，盐半钱，水煎服。小儿吐泻，熟附子、白石脂、龙骨丸服。4. 半夏，霍乱腹满，同桂末服。5. 人参，止霍乱吐利，煎汁入鸡蛋白服，或加丁香，或加桂心。6. 炒盐，霍乱腹痛，熨。转筋欲死者，填脐灸。7. 高良姜，温中消食下气。霍乱腹痛，炙香煮酒。或水煎冷服。

湿热：1. 粟米，并除湿热，利小便，止烦渴，燥脾胃。2. 青粱米、丹黍米、山药，湿泄，同苍术丸服。3. 苍术，湿泄如注，同芍药、黄芩、桂心煎服。暑月暴泄，同神曲丸服。4. 车前子，暑月暴泄，炒研服。5. 苎叶，骤然水泄，阴干研服。

积滞：1. 楮叶，止一切泄利，同巴豆皮炒研蜡丸服。2. 芜荑，气泄久不止，小儿疳泄，同豆蔻、诃子丸服。3. 神曲、麦蘖、荞麦粉，脾积泄，砂糖水服三钱。4. 巴豆，积滞泄泻，可以通肠，可以止泄。夏月水泄，及小儿吐泻下痢，灯上烧，蜡丸水服。

虚寒：1. 补骨脂，水泄日久，同粟壳丸服。脾胃虚泄，同豆蔻丸服。2. 防风藁本，治风泄，风胜湿。3. 火炊草，风气行于肠胃，泄泻，醋糊丸服。4. 蘼芜，湿泄，作饮服。5. 升麻、葛根、柴胡，并主虚泄风泄，阳气下陷作泄。

外治：1. 椒红，砂酥后贴于小儿囟门。2. 田螺，捣敷脐上。3. 大蒜捣烂贴两足心，或赤小豆捣烂用酒调贴于两足心。

122 痢应怎样治疗？

痢的原因有虚滑、积滞，湿热、暑毒、冷积、蛊毒。

湿热：1. 黄连，热毒赤痢，水煎露一夜热服。小儿入蜜，或炒焦，同当归末、麝香，米汤服，下痢腹痛，酒煎服。伤寒痢，同艾水煎服。暴痢，同黄芩煎服。气痢后重，同干姜末服。赤白日久，同盐梅烧末服。鸡蛋清制丸服。诸痢脾泄，入猪肠煮丸。湿痢，同吴茱萸炒丸服。香连丸加减，通治诸痢。四治黄连丸，治五疳八痢。2. 豆豉炒焦后酒调服。3. 柴胡，积热痢，同黄芩半水半酒煎服。4. 青蒿，冷热久痢，同艾叶、豆豉作饼，煎服。

虚寒：1. 苍术，久痢，同川椒丸服。2. 甘草，泻火止痛。久痢，煎服。又浆水炙，同生姜煎服。同肉豆蔻煎服。3. 人参，冷痢脚逆，同诃子、生姜煎服。噤口痢，同莲肉煎呷。老人虚痢，同鹿角末煎服。4. 当归，止腹痛里急后重，生血养血。久痢，吴茱萸炒过，蜜丸服。5. 白术，胃虚及冷痢多年。

外治：1. 田螺，捣敷脐上。2. 椒红，砂酥后贴于小儿囟门。3. 大蒜捣烂贴两足心，或赤小豆捣烂用酒调贴于两足心。

积滞：1. 山楂，煮服，止痢。2. 巴豆，治积痢，同杏仁丸服。小儿用百草霜同化蜡丸服。3. 巴豆皮，同楮叶烧丸服，治一切泻痢。4. 藜芦，主泻痢。5. 莱菔汁和蜜服，干者嚼，止噤口痢。

123 疟应怎样治疗？

疟有湿、风、寒、暑、热、食、瘴、邪八种，以及五脏疟、六腑疟、劳疟、疟母。

寒湿：1. 牛肝，用醋煮食，或羊肉，黄狗肉煮羹食。2. 鳖甲，醋烧研末冲服。3. 独蒜，烧研末，酒调服。4. 橘皮，以姜汁浸煮，焙研末，加入大枣水煎服。5. 附子、红枣、葱、姜，并煎服。

暑热：1.牛膝，久疟劳疟，水煎日服。茎叶浸酒服。2.黄芩，去寒热往来，入手少阴阳明、手、足少阳、太阴六经。3.甘草，主五脏六腑寒。4.黄芪，主太阴疟寒热，自汗虚劳。5.柴胡，少阳本经药，通治诸疟为君，随寒热虚实，入引经佐使。水煎服。

外治：1.鱼腥草，擦身直到出汗。2.马齿苋、小蒜、胡椒、百草霜，加露水杵汁饮服。

痰食：1.白僵蚕，制丸服。2.穿山甲，甲加干枣烧研末冲服，或同酒、当归、柴胡、知母一起蒸后制丸服。

吐痰：1.瓜蒂，捣汁服。2.石胡荽，汁饮服。

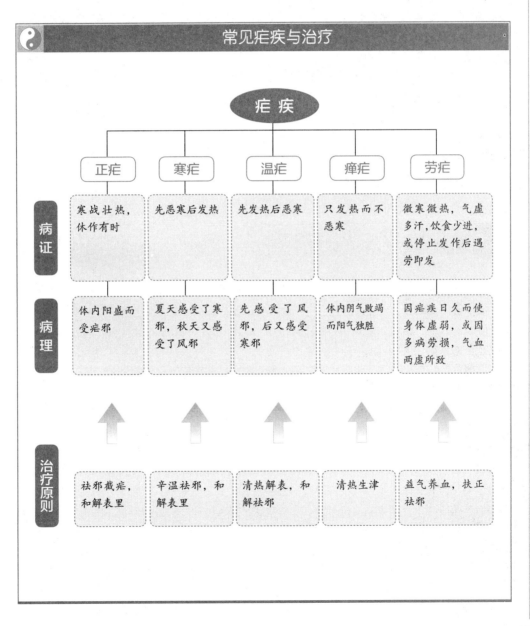

常见疟疾与治疗

疟疾

| 正疟 | 寒疟 | 温疟 | 瘅疟 | 劳疟 |

病证	寒战壮热，休作有时	先恶寒后发热	先发热后恶寒	只发热而不恶寒	微寒微热，气虚多汗，饮食少进，或停止发作后遇劳即发
病理	体内阳盛而受疟邪	夏天感受了寒邪，秋天又感受了风邪	先感受了风邪，后又感受寒邪	体内阴气败竭而阳气独胜	因疟疾日久而使身体虚弱，或因多病劳损，气血两虚所致
治疗原则	祛邪截疟，和解表里	辛温祛邪，和解表里	清热解表，和解祛邪	清热生津	益气养血，扶正祛邪

124 胀满应怎样治疗？

胀满有血积，湿热，寒湿，气积，食积。

寒湿：1.附子，胃寒气满，不能传化，饥不能食，同人参、生姜末，煎服。2.益智子，主客寒犯胃。腹胀急泻，日夜不止，二两煎汤服，即止。3.胡卢巴，治肾冷，腹胁胀满，面色青黑。4.胡椒，虚胀腹大，同全蝎丸服。5.草豆蔻，除寒燥湿，开郁破气。

湿热：1.大黄，主肠结热，心腹胀满。2.黄连，去心火及中焦湿热。3.黄芩，主脾经诸湿，利胸中热。4.柴胡，宣畅气血，引清气上行。5.桔梗，腹满肠鸣，伤寒腹胀，同半夏、橘皮煎服。6.射干，主胸胁满，腹胀气喘。7.薄荷、防风、车前、泽泻、木通、白芍药，去脏腑壅气，利小便，于土中泻木而补脾。

气虚：1.百合，除浮肿，胪胀痞满。2.沉香，升降诸气。3.葳蕤，主心腹结气。4.青木香，主心腹一切气，散滞气，调诸气。5.香附子，治诸气胀满，同缩砂、甘草为末服。

积滞：1.橘皮，下气破癖，除痰水滞气。2.神曲，补虚消食。三焦滞气，同莱菔子煎服。少腹坚大如盘，胸满食不消化，汤服。3.葫蒜，下气，消谷化肉。4.山楂，化积消食，行结气。5.刘寄奴穗，血气胀满，为末，酒服三钱，是破血下胀仙药。6.胡椒，腹中虚胀，同蝎尾、莱菔子丸服。7.胡粉，化积消胀。小儿腹胀，盐炒摩腹。

125 诸肿应怎样治疗？

诸肿有湿肿，风肿，热肿，水肿，气肿，血肿，虚肿，积肿八种。

洁净府：1.绿豆，煮食，消肿下气；加附子煮食，消十种水气。2.鸭跖车，和小豆煮食，利水。3.苍耳子，治大腹水肿，烧灰，同葶苈末服。4.木通，煎水，利大小便，水肿，除湿热。5.香薷，散水肿。大叶者浓煎汁熬，丸服。暴水、风水、气水，加白术末制丸服。

消积食：1.蓖麻子仁，水症肿满，研水服，取吐。2.商陆，主水肿胀满，疏五脏水气，泻十种水病，利大小肠。切根，同赤小豆服，粳米煮饭。3.大戟，主十二水，腹满痛，发汗，利大小便。水肿喘急及水盅，同干姜末服。或同当归、橘皮煎服。或同木香末，酒服。或同木香、牵牛末，猪肾煨食。或煮枣食。并取利水为神效。4.泽漆，去大腹水气，四肢面目浮肿。十肿水气，取汁熬膏，酒服。5.甘遂，主面目浮肿，下五水，泻十二水疾，泻肾经及隧道水湿痰饮，直达水气所结之处，是泄水圣药。水肿腹满，同牵牛煎呷。膜外水气，同荞麦面做饼食。身面浮肿，研末二钱入猪肾煨食。正水胀急，大小便不利，半生半炒研末，和面作丸子煮食。小儿疳水，同青橘皮研末服。水盅喘胀，同大戟煎呷；妊娠肿满，蜜汁丸服。6.芫花，主五水在五脏、皮肤。水盅胀满，同枳壳、醋煮，丸服。7.牵牛，利大小便，除虚肿水病，气分湿热。同大黄研末，与锅焦饭制丸服。诸水饮病，同茴香末服。8.马兜铃，去肺中湿气，水肿腹大喘息，煎汤服。

调脾胃：1.附子，脾虚湿肿，同小豆煮焙丸服，男女肿、喘满、小便不利，中下二焦气不升降，

如何治疗热病与水肿

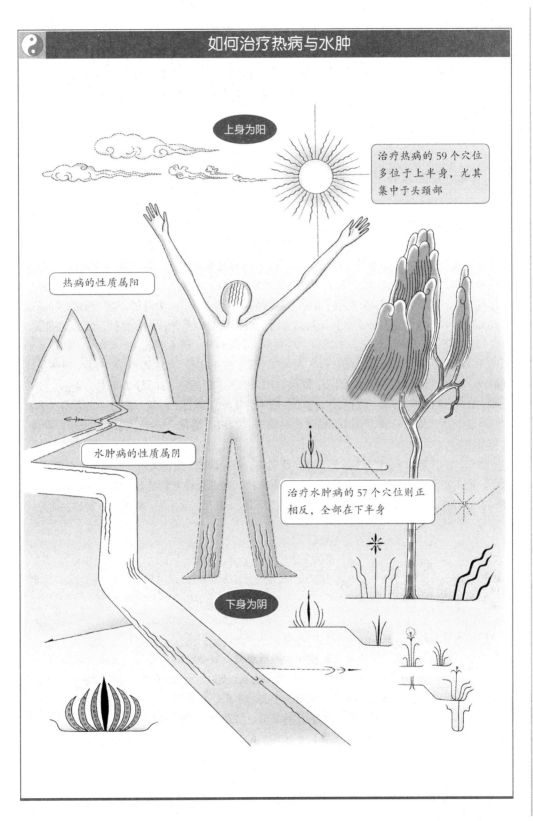

上身为阳

治疗热病的 59 个穴位多位于上半身，尤其集中于头颈部

热病的性质属阳

水肿病的性质属阴

治疗水肿病的 57 个穴位则正相反，全部在下半身

下身为阴

用生附子一个，入生姜十片，煎水入沉香汁冷服，须数十枚有效。2.苍术，除湿发汗，消痰饮，治水肿胀满。3.黄连，湿热水病，蜜丸，每服四五丸，日三服。4.黄芪，风肿自汗。5.香附子，利三焦，解六郁，消肿。酒肿虚肿，醋煮丸服。气虚浮肿，焙丸服。6.藿香，主风水毒肿。

血肿：1.紫草，胀满，通水道。2.刘寄奴，下气，治水肿。3.泽兰，产后血虚浮肿，同防己末，醋汤服。4.红蓝花，捣汁服，不过三服。

126 脚气应怎样治疗？

脚气有风湿，寒湿，湿热，食积等类。

湿热流注：1.木通、防己、泽泻、香薷、荆芥、龙常草、车前子、海金沙、海藻、大黄、商陆，任选一种合小豆、绿豆煮饭食。2.甘遂，泻肾脏风湿下注，脚气肿痛生疮，同木鳖子入猪肾煨食，取利。3.牵牛，风毒脚气肠秘，蜜九日服，也生吞。4.巴戟天。饮酒入脚气，炒过同大黄炒研，蜜丸服。5.香附子胡麻，腰脚痛痹，炒末服。6.大麻仁，脚气腹痹，浸酒服。肿渴，研汁煮小豆食。7.赤小豆，同鲤鱼煮食。8.黑大豆，煮汁饮。9.桃仁，研末酒调服。

风寒湿气：1.猪肝，烧研末酒调服。2.茴香，干湿脚气，研末酒服。3.木鳖子，麸炒去油，同桂末，热酒服，取汗。4.高良姜。脚气入晚食不消，欲作吐者，煎眼即消。5.丹参，风痹足软，渍酒饮。6.胡卢巴，寒湿脚气，酒浸，同破故纸末，入木瓜蒸熟，丸服。7.麻黄、羌活、细辛、苍术、白术、天麻、牡蒙、夏枯草、附子、侧子、艾叶、秦艽、白蒿、薇衔、马先蒿、水苏、紫苏、漏卢、飞廉、青葙、苍耳、茵芋、马蔺子、茜根、菊花、旋覆、菖蒲、水萍、青藤，选部分泡酒。

敷贴：1.皂荚，同小豆末敷。2.天雄、草乌头，姜汁调敷，或加大黄、木鳖子末调敷。3.白芥子，同白芷末敷。4.附子，姜汁调敷。5.蓖麻仁，同苏合香丸贴足心，痛即止。6.乌桕皮，脚气生疮有虫，以末敷，追涎。7.羊角，烧研酒调敷，取汗，永不发。8.木瓜，袋盛，挞患处。9.蜀椒，袋盛，挞患处。

127 转筋应怎样治疗？

转筋有风寒外束，血热，湿热吐泻等类。

外治：1.铜器，炙，熨患处。2.柏叶，捣敷患处，并煎汁淋。3.蒜，加盐捣敷脐部。

内治：1.厚朴、栀子，主霍乱转筋。2.桔梗、前胡、艾叶、紫苏、香薷、半夏、附子、五味子、菖蒲、缩砂、高良姜、葱白、薤白、生姜、干姜、木瓜，利筋脉，主转筋，痉挛诸病。枝叶、皮、根功用相同。3.棠梨枝、叶、楂子、吴茱萸，炒煎酒服，得利安。4.松节，主转筋挛急。同乳香炒焦研末，木瓜酒服。5.沉香，止转筋。6.木香，和木瓜汁入酒调服。

128　虚损应怎样治疗？

虚损有气虚，血虚，精虚，五脏虚，虚热，虚寒等类。

血虚：1.人参，消痰，治肺痿，鸡蛋清调服。2.羊肉，益产妇，食用。3.泽兰，主妇人频产劳瘦，丈夫面黄。丸服。4.黄檗，下焦阴虚，同知母制丸服，或同糯米制丸服。

补益：1.五味子、女菀、沙参、白柿，并润肺止咳。2.麦门冬，主肺痿肺痈，咳唾脓血。水煎服。3.栝蒌，肺痿咯血，同乌梅、杏仁研末，猪肺蘸食。4.款冬花，劳咳肺痿，同百合研末服。5.天门冬，肺痿，咳涎不渴，捣汁入饴、酒，紫菀末制丸含。6.蒺藜子，主肺痿唾脓。

气虚：1.忍冬藤，久服轻身长年益寿，煮汁酿酒饮。2.莲实，酒浸后放入猪肚煮熟制丸服。3.石斛，主五脏虚劳羸瘦，长肌肉，壮筋骨，锁涎。涩丈夫元气，酒浸，酥蒸服，永不骨痛。4.黄精，五劳七伤，益脾胃，润心肺，九蒸九晒后食。5.青蒿，劳热在骨节间作寒热，熬膏，

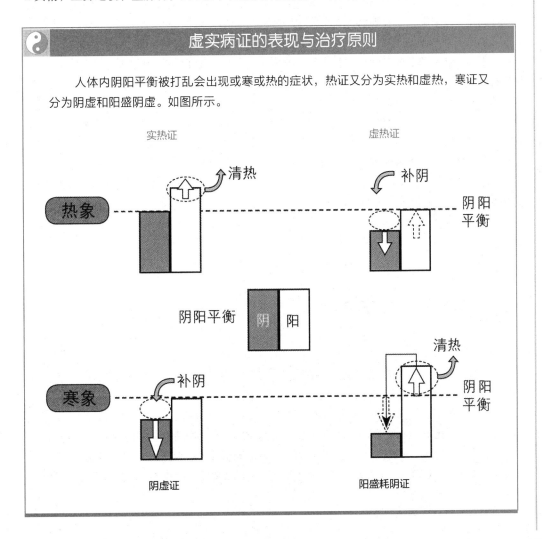

虚实病证的表现与治疗原则

人体内阴阳平衡被打乱会出现或寒或热的症状，热证又分为实热和虚热，寒证又分为阴虚和阳盛阴虚。如图所示。

实热证　　　　　　　　　　虚热证

清热　　　　　　　补阴

热象　　　　　　　　　　　　　　　　阴阳平衡

阴阳平衡　阴　阳

寒象　　补阴　　　　　　　　　　清热　　阴阳平衡

阴虚证　　　　　　　　　　阳盛耗阴证

或研末服，或入人参、麦门冬制丸服。6.黄芪，主五劳羸瘦，寒热自汗，补气实表。7.骨碎补，主五劳六极，手足不收，上热下寒，肾虚。煎服。

精虚：1.猪脊髓、羊脊髓，并补虚劳，益精气。2.列当、锁阳，同上。3.菟丝子，主五劳七伤，益精补阳，同杜仲制丸服。4.覆盆子，益精强阴，补肝明目。每日晨水服三钱，益男子精，女人有子。5.何首乌，益精血气，久服有子，服食有力。

129 喘逆应怎样治疗？

喘逆古名咳逆上气。有风寒，火郁，痰气，水湿，气虚，阴虚，脚气等类。

痰气：1.阿胶，同紫苏、乌梅火煎服。2.甘遂，水气喘促，同大戟末，服"十枣丸"。3.苏子，消痰利气定喘，与橘皮相宜。上气咳逆，研汁煮粥食。4.莨菪子，积年上气咳嗽，羊肺蘸末服。5.葶苈，主肺壅上气喘促。肺湿痰喘，和枣肉制丸服，也可浸酒。6.桔梗，痰喘，研末，水煎服。

风寒：1.南藤，上气咳嗽，煮汁服。2.羌活，主诸风湿冷，奔喘逆气。3.苏叶，散风寒，行气，消痰，利肺。同橘皮水煎服。4.款冬花，主咳逆上气，喘息呼吸，除烦消痰。5.麻黄，主风寒、咳逆上气。6.松子仁，小儿寒嗽雍喘，同麻黄、百部、杏仁制丸服。7.桂，同干姜、皂荚制丸服。8.鲤鱼，烧研末，入粥食。9.巴豆，寒痰气喘，青皮一片夹一粒烧研，姜汁、酒服，到口便止。

火郁：1.天门冬，麦门冬、黄芩、沙参、前胡、苽草、丹黍根，煮服，并主肺热喘息。2.茅根，肺热喘急，煎水服，名"如神汤"。3.大黄，人忽喘急闷绝，涎出吐逆，齿动，名"伤寒并热霍乱"，同人参煎服。4.知母，久嗽气急，同杏仁煎服，次以杏仁、莱菔子丸服。

虚促：1.沉香，上热下寒喘急，磨汤。2.五味子，咳逆上气，以阿胶为佐，收耗散之气。痰嗽气喘，同白矾研末，猪肺蘸食。3.马兜铃，肺热喘促不止，清肺补肺。酥炒，同甘草末煎服。4.黄芪，紫菀、女菀、款冬花，水煎服。5.韭汁，喘息欲绝，饮一升。6.大枣，止气咳嗽，酥煎含咽。

130 诸汗应怎样治疗？

汗有气虚，血虚，风热，湿热等类。

风热：1.桑叶，经霜后研末服。2.白芷，盗汗，同朱砂服。3.荆芥，冷风出汗，煮汁服。4.黄连，降心火，止汗。5.胡黄连，小儿自汗。6.麦门冬、小麦、浮麦、麦面，盗汗，作丸煮食。7.防风，止盗汗，同人参、芎劳研末服。自汗，研末，麦汤服。8.竹沥，热饮服。

气虚：1.猪肝，制丸服，以食后汗出为限度。2.牛胃，制羹食。3.白术，研末服，或同小麦煎服，止自汗。同黄芪、石斛、牡蛎研末服，主脾虚汗。4.麻黄根，止诸汗必用，或研末，或煎，或外扑。5.附子，主亡阳自汗，水煎服。6.艾叶，盗汗，同茯神、乌梅煎服。7.何首乌，

汗液的生成

汗液由体内的营卫之气转化而来，腠理开泄时，营卫之气就以汗液的形式排出体外。

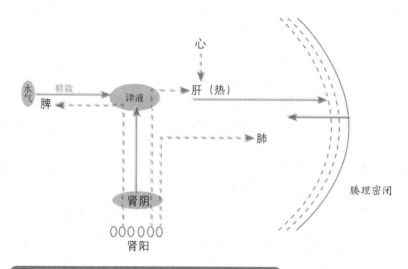

人体在没有汗液生成时，整个机体处于固摄状态

腠理密闭

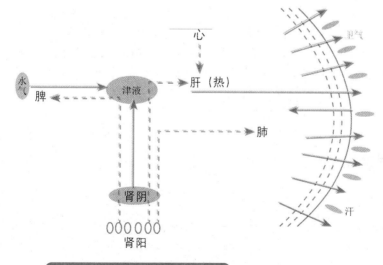

卫气性质剽悍，行走迅疾，遇到毛孔就会向外流泄

食物在体内的运化或人体的运动会使人体产生较多的热量，平时紧闭的腠理就会开泄，毛孔张开，于是汗液蒸腾而出

人体发汗时，机体处于宣散状态

由于外界气温升高或体表感受风邪，也会使体表腠理开泄，卫气就不再按照原来路线循行，从开泄的毛孔处流泄出来，这被称为"漏泄"

贴脐。8.郁金，涂乳。9.杜仲，产后虚汗，同牡蛎服。10.吴茱萸，产后盗汗恶寒。

血虚：1.当归、地黄、白芍药、猪膏，产后虚汗，同姜汁、蜜、酒煎服。2.猪心，加人参、当归煮食。

131 咳嗽应怎样治疗？

咳嗽有风寒，痰湿，火热，燥郁等类。

痰火：1.知母，消痰润肺，滋阴降火。久近痰嗽，同贝母研末，姜片蘸食。2.大枣桑叶、石蜜，煎汤服。3.沙参，益肺气，清肺火，水煎眼。4.麦门冬，心肺虚热，火嗽，嚼食甚妙，寒多者禁服。5.百部，热咳上气，火炙，酒浸服。暴咳嗽，同姜汁煎服。6.天花粉，虚热咳嗽，同人参末服。

风寒：1.缩砂、紫苏、芥子，并主寒嗽。2.生姜，寒湿嗽，烧后，含。久嗽，以白饧或蜜煮食。小儿寒嗽，煎汤浴。3.白前，风寒上气，能保定肺气，多以温药佐使。久咳唾血，同桔梗、桑白皮、甘草煎服。4.百部，止暴嗽，浸酒服。5.款冬花，为温肺治嗽要药。6.牛蒡根，风寒伤肺壅咳。7.麻黄，发散风寒，解肺经火郁。水煎服。8.细卒，去风湿，泄肺破痰。水煎服。9.干姜、蜀椒、桂心，并主寒嗽。10.蜂房，烧研冲服。

痰湿：1.厚朴、矾石，化痰止咳，醋糊丸服，或加人参。或同炒栀子制丸服。2.雌黄，久咳，煅过制九服。3.莨菪子，久嗽不止，煮炒研末，同酥煮枣食。熏黄烧烟吸。4.葶苈，肺壅痰嗽，同知母、贝母、枣肉制丸服。5.玄胡索，老小痰嗽，同枯矾和饧食。6.旋覆花、白药、千金藤、黄环、莞花、大戟、甘遂、草犀、苏子、荏子、白芥子、蔓菁子，并主痰气咳嗽。

虚劳：1.地黄，咳嗽吐血，研末酒服。2.羊胰，久咳，加大枣浸酒饮服，或食羊肉。3.五味子，收肺气，止咳嗽，是火热必用之药。久咳肺胀，同栗壳制丸服。久嗽不止，同甘草、五倍子、风化消研末噙。又同甘草、细茶研末噙。4.紫菀，止咳脓血，消痰益肺。肺伤咳嗽，水煎服。吐血咳嗽，同五味子制丸服。久嗽，同款冬花，百部研末服。小儿咳嗽，同杏仁制丸服。

132 痿应怎样治疗？

痿有湿热，湿痰，淤血。血虚属肝肾，气虚属脾肺等类。

虚燥：1.山药，补虚羸，强筋骨，助肺胃。2.肉苁蓉、锁阳、列当、五味子、覆盆子、巴戟天、淫羊藿、山茱萸、枸杞、杜仲、白胶、鹿茸、鹿角、麋角、腽肭脐，并强阴气，益精血，补肝肾，润燥养筋，治痿弱。3.麦门冬，降心火，定肺气，主痿躄，强阴益精。水煎服。4.知母，泻阴火，滋肾水，润心肺。水煎服。5.甘草，泻火调元，水煎服。6.黄芪，益元气，泻阴火，逐恶血，止自汗，壮筋骨，利阴气，补脾肺。水煎服。

湿热：1.升麻、柴胡，引经药。2.秦艽，主阳明湿热，养血荣筋。3.知母，泻阴火，滋肾水，水煎服。4.生地黄、黄连、连翘、泽泻、威灵仙、防己、木通，并除湿热，水煎服。5.黄芩，去脾肺湿热，养阴退阳。6.黄檗，除湿热，滋肾水，水煎服。益气药中加它，使膝中气力涌出，痿软即去，为痿病要药。7.茯苓、猪苓，泄湿热。8.五加皮，主痿躄，贼风伤人，软脚。

痰湿：1.橘皮，利气，除湿痰。水煎服。2.白术、神曲、香附子、半夏，并除湿消痰。3.天南星，筋痿拘缓。4.白附子，主诸风冷气，足弱无力。5.附子、天雄，主风痰冷痹，软脚毒风，为引经药。6.苍术，除湿，消痰，健脾，治筋骨软弱，为治痿要药。水煎服。

133 吐血应怎样治疗？

阳胜阴，则血热妄行；阴胜阳，则血不归经。血行清道出于鼻，血行浊道出于口。呕血出于肝，吐血出于胃，衄血出于肺。耳血、眼血称衄，肤血称血汗，口鼻并出称脑衄，九窍俱出称大衄。

滋阴抑阳：1.丹参，破宿血，生新血。2.紫参，主唾血衄衄。同人参、阿胶研末服，止吐血。3.生地黄，凉血生血。治心肺损，吐血衄血，水煎，入白胶服。心热吐衄，取汁和大黄末制丸服。同地龙、薄荷研末服。4.牡丹皮，和血，生血，凉血。5.当归，头止血，身和血，尾破血。衄血不止，研末服一钱。

逐淤散滞：1.桃仁，破淤血血闭。2.麻油，衄血，注鼻，能散血。3.杜衡，吐血有淤，用它催吐。4.红蓝花郁金，破血。研末，并水服，止吐血。5.茜根，活血行血。研末，水煎服，止吐衄诸血。或加黑豆、甘草制丸服。同艾叶、乌梅制丸服。6.三七，吐衄诸血，淘米水服三钱。

调中补虚：1.百合汁，和蜜蒸食，主肺病吐血。2.黄芪，逐五脏恶血。同紫萍研末服，止吐血。3.甘草，养血补血，主唾脓血。4.白及，羊肺蘸食，主肺损吐血。水服，止衄。5.羊血，热饮。6.代赭石，研末服。7.水牛脑，加杏仁、胡桃、白蜜、麻油熬干，制末服。

理气导血：1.天南星，散血，研末服。2.半夏，散淤血。3.乌药沉香，并止吐血衄血。4.防风，上部见血须用。5.白芷，破宿血，补新血。涂山根，止衄。

134 齿出血应怎样治疗？

齿出血有阳明风热，湿热，肾虚等类。

外治：1.地龙，加石矾研末外敷。2.丝瓜藤，烧灰外敷。3.香附，姜汁，炒研外涂。或同青盐、百草霜。

除热：1.防风、羌活、黄连，水煎服。

清补：1.人参，齿缝出血，同茯苓、麦门冬服，奇效。2.上盛下虚，服凉药益甚者，服用六味地黄丸，黑锡丹。

135 咳血应怎样治疗？

咳血出于肺，嗽血出于脾，咯血出于心，唾血出于肾。有火郁，有虚劳。

虚劳：1.人参、地黄、百合、紫菀、白及、黄芪、五味子、阿胶、白胶、酥酪、黄明胶，肺损嗽血，炙研汤服。2.猪心，包沉香、半夏末煨食。

火郁：1.生姜，蘸百草霜服。2.荷叶，研末服。3.藕汁、桃仁、柿霜、干柿，入脾肺，消宿血、咯血、痰涎血。4.杏仁，主肺热咳血，同青黛、黄蜡作饼，干柿夹煨，每日食。5.水苏，研末饮服。6.紫菀，同五味子蜜丸服。并治吐血后咳。

136 惊悸应怎样治疗？

惊悸的原因包括有火，有痰，兼虚等类。

清镇：1.牛黄，煮汁服。2.人参、黄芪、白及、胡麻、山药、淡竹沥、黄檗、柏实、茯神、茯苓、乳香、没药、血竭、酸枣仁、厚朴，火惊失志，煮汁服。3.甘草，惊悸烦闷，安魂魄。伤寒心悸，煎服。4.半夏，心下悸忪，同麻黄制丸服。5.天南星，心胆被惊，神不守舍，恍惚健忘，妄言妄见，同朱砂、琥珀制丸服。6.柴胡，除烦止惊，平肝胆包络相火。7.芍药，泻肝，除烦热惊狂。8.麦门冬、远志、丹参牡丹皮、玄参、知母，并定心，安魂魄，止惊悸。9.自然铜，或铁粉煮汁服。

137 呕吐应怎样治疗？

呕吐的原因有痰热，虚寒，积滞。

积滞：1.大黄，水煎服。2.神曲，水煎服。3.五灵脂、狗胆制丸服。

痰热：1.葛根，捣末服。2.香附，妊娠恶阻，同藿香、甘草煎服。3.黄连苦胆，劳乏呕逆4.麦门冬，止呕吐燥渴。5.前胡，化痰止吐。6.芦根，主呕逆不食，除膈间客热，水煮服。7.泽泻，行水止吐。8.赤小豆、豌豆煎汤服。9.蝉蜕加滑石粉末水煎服。

虚寒：1.旋覆花，止呕逆不下食,消痰下气。2.苍术，暖胃消谷，止呕吐。3.白术，胃虚呕逆，及产后呕吐。4.人参，止呕吐，胃虚有痰，煎汁入姜汁、竹沥服。胃寒，同丁香、藿香、橘皮煎服。妊娠吐水，同干姜丸服。

吃入的食物又被吐出的原因

吃入的食物有时候会被再次吐出，这是膈证。膈证的发生可能在上，也可能在下。发生在上的为上膈证，发生在下的为下膈证。

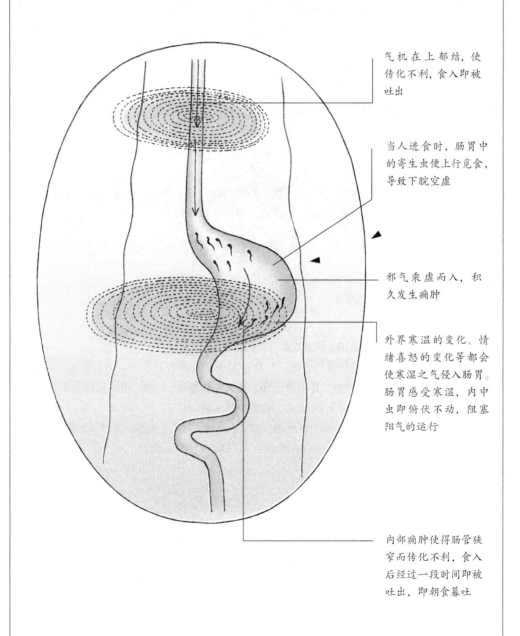

气机在上郁结，使传化不利，食入即被吐出

当人进食时，肠胃中的寄生虫便上行觅食，导致下脘空虚

邪气乘虚而入，积久发生痈肿

外界寒温的变化、情绪喜怒的变化等都会使寒湿之气侵入肠胃。肠胃感受寒湿，内中虫即俯伏不动，阻塞阳气的运行

内部痈肿使得肠管狭窄而传化不利，食入后经过一段时间即被吐出，即朝食暮吐

138 烦躁应怎样治疗？

肺主烦，肾主躁。有痰，有火，有虫厥。

清镇：1.黄连、黄芩、麦门冬、知母、贝母、车前子、丹参、玄参、甘草、柴胡、甘蔗根、白前、葳蕤、龙胆草、防风、蠡实、芍药、地黄、五味子、酸浆、青黛、栝蒌子、葛根、菖蒲、菰笋、萱根、土瓜根、王不留行，并主热烦。2.竹沥、淡竹叶、酸枣仁，煮汁服。3.西瓜、甜瓜、乌梅、大枣，捣汁服。4.款冬花，润心肺，除烦。5.白术，烦闷，煎服。

139 不眠应怎样治疗？

不眠的原因有心虚，胆虚，兼火。

清热：1.大枣，同葱白煎服。2.半夏，阳盛阴虚，目不得瞑，同秫米，煎以千里流水，炊以苇火，饮之即卧。3.蜂蜜，白鸭煮汁服。4.麦门冬，除心肺热，安魂魄。5.干姜，虚劳不眠，研末二钱，汤服取汗。6.酸枣，炒研末，用竹叶煎汤服。7.灯心草，夜不合眼，煎汤代茶。8.地黄，助心胆气。

140 多眠应怎样治疗？

多眠的原因有脾虚，兼湿热、风热。

风热：1.苦参、营实，并除有热多眠。2.甘蓝及子，久食有益心力，治人多睡。3.龙葵、酸浆，并令人少睡。4.当归、地黄，并主脾气痿躄嗜睡。5.苍耳、白微，主风温灼热多眠。6.白苣、苦苣，食用。7.酸枣，生研末煎汤服，或枣叶煎水服。

脾湿：1.木通，主脾病、常欲眠。水煎服。2.术、葳蕤、黄芪、人参、沙参、土茯苓、茯苓、荆沥、南烛，并主嗜睡。3.蕤核，生用治嗜睡。4.花构叶，晒干研末，用汤送服。

141 消渴应怎样治疗？

消渴上消少食，中消多食，下消小便如膏油。

补虚滋阴：1.猪脊骨，加甘草、木香、石莲、大枣，水煎服。2.兔及头骨，煮汁服。3.黄芪，诸虚发渴，生痈或痈后作渴，同粉草半生半炙末服。4.香附，消渴多年，同茯苓研末，日服。5.牛膝，下虚消渴，地黄汁浸曝，研丸服。

生津润燥：1. 煨猪肉汤，澄清每日饮服。2. 王瓜子，食后嚼二三两。3. 王瓜根、生葛根，煮服。4. 芭蕉根汁，日饮。5. 牛蒡子、葵根，消渴，小便不利，煎服；消中尿多，煎服。6. 青粱米、粟米、麻子仁，煮汁服。7. 蔓菁根、竹笋、生姜，加鲫鱼胆制丸服。8. 乌梅，烘烤研末，水煎服。9. 煨鸡汤，澄清饮服，一般用 3 只。10. 栝蒌根，是消渴要药，煎汤、作粉、熬膏皆良。

降火清金：1. 小麦，作粥食。2. 猪胰，烧研末，用酒调服。3. 浮萍，捣汁服。同栝蒌根制丸服。4. 葎草，虚热渴，杵汁服。5. 紫葛，产后烦渴，煎水服。6. 凌霄花，水煎。7. 泽泻、白药、贝母、白英、沙参、茅根，煎水服。

杀虫：1. 鳝鱼头，加鳅鱼烧研末，加薄荷叶，用新汲水送服，每次二钱。2. 鲫鱼胆、鸡肠，加栝蒌根炒研末，制丸服。3. 苦楝根皮，加少许麝香，水煎服。

142 遗精梦泄应怎样治疗？

遗精梦泄有心虚，肾虚，湿热，脱精。

湿热：1. 牡蛎粉，用醋糊丸服。2. 铁锈，用冷水调服，每次一钱。3. 车前草，捣汁饮服。

心虚：1. 朱砂，心虚遗精，入猪心煮食。2. 茯苓，主阳虚有余沥，梦遗，同黄蜡制丸服。心肾不交，同赤茯苓熬膏，制丸服。3. 莲子心，止遗精，入辰砂研末服。4. 石莲肉，同龙骨、益智等分研末服。酒浸，同猪肚制丸，名"水芝丹"。5. 厚朴，心脾不调，遗沥，同茯苓、酒、水煎服。

肾虚：1. 阿胶，肾虚失精，酒服。2. 猪肾，肾虚遗精，加入附子末，煨食。3. 山药，益肾气，止泄精，研末酒服。4. 补骨脂，主骨髓伤败，肾冷精流，同青盐研末服。5. 五味子，肾遗精，熬膏日服。6. 石龙芮，补阴气不足，失精茎冷，水煎服。7. 葳蕤蒺藜狗脊，固精强骨，益男子，同远志、茯神、当归丸服。8. 益智仁，梦泄，同乌药、山药丸服。

143 小便血应怎样治疗？

不痛者为尿血，主虚；痛者为血淋，主热。

血淋：1. 鲟鱼，煮汁服。2. 酢浆草，捣汁，入"五苓散"服。3. 生地黄，同车前汁温服。又同生姜捣汁服。4. 地锦，汁服。5. 茅根，同干姜，煎服。6. 香附，同陈皮、赤茯苓煎服。7. 车前子，研末服。8. 水芹根，汁服。9. 赤小豆，炒研末，葱汤服。10. 青粱米，同车前子煮粥食。11. 藕汁，饮服。12. 牛膝，煎服。

尿血：1. 人参，阴虚者，同黄芪，蜜炙萝卜蘸食。2. 郁金，破恶血，血淋尿血，葱白煎。3. 益母草，汁服。4. 旱莲，同车前取汁服。5. 芭蕉根、旱莲，等分，煎服。6. 白芷，同当归研末服。7. 玄胡索，同朴消煎服。8. 升麻，小儿尿血，煎服。9. 刘寄奴，研末服。10. 荆芥，同缩砂研末服。

144 阴痿应怎样治疗？

阴痿有湿热者，属肝脾；有虚者，属肺肾。

虚弱： 1.人参，益肺肾元气，熬膏。2.黄芪，益气利阴，煎服。3.甘草，益肾气内伤，令人阴不痿。4.熟地黄，滋肾水，益真阴。5.肉苁蓉，主茎中寒热疼痒，强阴，益精气，多子。男子绝阳不生，女子绝阴不产，壮阳，日御过倍，同羊肉煮粥食。6.锁阳，益精血，大补阴气，润燥痿，功同肉苁蓉。7.列当，兴阳，浸酒服。8.何首乌，长筋骨，益精髓，坚阳道，令人有子。9.牛膝，治阴痿补肾，强筋填髓。煎服。

湿热： 1.天门冬、麦门冬、知母、石斛，并强阴益精，煎服。2.车前子，主男子伤中。养肺强阴，益精生子，煎服。3.葛根，起阴，煎服。4.牡丹皮，地肤子、升麻、柴胡、泽泻、龙胆，益精补气，治阴痿。煎服。5.丝瓜汁，阴茎挺长，肝经湿热之故，调五倍子末敷，内服柴胡加黄连。6.枳实，阴痿有气者增加，7.茯苓、五加皮、黄檗、菊花上水，煎服，益色壮阳。

肺对脏腑的影响

肺在人体中具有重要作用，全身气血都由它来分配，所以，如果肺感受邪气，不仅自身会发生病变，其所主的皮毛也会发生病变，还会将这种邪气传到身体其他脏腑。

肺主一身之气，全身的
气血都由肺来分配

肺（主皮毛）
心（主血脉）
肝（主筋膜）
脾（主肌肉）
肾（主骨髓）

热邪

如果肺感受热邪，不仅自身会出现痿病，还会将热邪传到其他脏腑，导致脉痿、筋痿、肉痿、骨痿等

145 阴囊痒应怎样治疗？

阴囊痒又因阴汗、阴臊、阴疼皆属湿热，也有肝肾风虚。厥阴实则挺长，虚则暴痒。

敷扑：1. 雄黄，阴痒有虫，同枯矾、羊蹄汁搽。2. 五倍子，同茶末涂。3. 麻黄根，同牡蛎、干姜，研粉扑。又同硫黄研末扑。4. 没石子、菖蒲，同蛇床子研末敷。5. 干姜，主阴冷。捣敷。6. 大豆黄，嚼涂。7. 吴茱萸、蜀椒，同杏仁捣敷，又主女人阴冷。8. 杏仁，炒塞妇人阴痒。9. 银杏，阴上生虱作痒，嚼涂。10. 桃仁，粉涂。

内服：1. 猪肝，肾风囊痒，火炙，盐酒下。2. 黄芪，阴汗，酒炒，研末，猪心蘸食。3. 苍术、龙胆草、川大黄、天雄、大蒜，阴汗作痒，同淡豉制丸服。4. 栀子仁、茯苓、黄檗、五加皮，男女阴痒，煎服。5. 杜仲、滑石、白僵蚕，主男子阴痒痛。煎服。6. 白芷、羌活、防风、柴胡、白术、麻黄根、车前子、白蒺藜、白附子、黄芩、木通、远志、藁本香、黑牵牛、石菖蒲、生地黄、当归、细辛、山药、荆芥穗、补骨脂，主男子阴囊湿痒。煎服。

熏洗：1. 皂角、糯禾，烧烟日熏。2. 荷叶、浮萍、蛇床子，煎水洗阴部。

146 大便燥结应怎样治疗？

大便燥结有热，有风，有气，有血，有湿，有虚，有阴，有脾约，三焦约，前后关格。

养血润燥：1. 土瓜根汁，灌肠。2. 胡麻、胡麻油、麻子仁，老人、虚人，产后闭结，煮粥食。3. 当归，同白芷研末服。4. 地黄、冬葵子、吴葵华、羊蹄根、紫草，利大肠、痈疽、痘疮、闭结，煎服。5. 粟米、秫、荞麦、大小麦、麦酱汁、马齿苋、苋菜、芋、百合、菠菜、苦荬菜、白苣、菘、苜蓿、薇、落葵、笋、甘蔗、桃仁，血燥，同陈皮服。产后闭，同藕节煎服。6. 田螺，捣敷脐部。7. 蜂蜜、蜂子、螺蛳、海蛤，并利大小便。8. 梨、柿子、蜂蜜，食用。9 柏子仁、松子仁、麻仁，制丸服。

通利：1. 大黄研末服，或同皂荚制丸服。巴豆、樗根白皮、雄栋根皮、腻粉，通大肠壅结，同黄丹服。2. 蝼蛄，二便不通欲死，同蜣螂研末服。3. 大黄、牵牛，利大小便，除三焦壅塞，气秘气滞，半生半炒服。4. 甘遂，下水饮，治二便关格，蜜水服，也敷脐。5. 续随子，利大小肠，下恶滞物。煎服。6. 桃花，水服，通大便。7. 桃叶，汁服，通大小便。8. 郁李仁，利大小肠，破结气血燥，或研末或制丸，做面食。9. 芫花、泽泻、莞花，并利大小便。水煎服。10. 射干，汁服，利大小便。

虚寒：1. 附子，冷闭，研末蜜水服。2. 胡椒，二十一粒调芒硝半两煎服。3. 甘草，小儿初生，大便不通，同枳壳一钱，煎服。4. 肉苁蓉，老人虚闭，同沉香、麻仁，制丸服。5. 锁阳，虚闭，煮食。6. 半夏，辛能润燥，主冷闭，同硫黄制丸服。7. 黄芪，老人虚闭，同陈皮研末，以麻仁浆蜜煎匀和服。8. 人参，产后闭，同枳壳、麻仁，制丸服。

导气：1. 茴香，大小便闭，同麻仁、葱白煎汤，调"五苓散"服。2. 厚朴，大肠干结，猪脏煮汁，制丸服。3. 生葛、威灵仙、旋覆花、地蜈蚣汁，并冷利，煎服。4. 草乌头，二便不通，葱蘸其汁插入肛内，名"霹雳箭"。5.石莼，风闭，煮饮。6.萝卜子，利大小肠，风闭气闭，炒，擂水服。和皂荚研末服。7.葱白，大肠虚闭，同盐捣贴脐。二便闭，和酢敷小腹。小儿虚闭，煎汤调阿胶末服。

147 脱肛应怎样治疗？

脱肛有泻痢，痔漏，大肠气虚。

内服：1.蜀椒，清晨嚼一钱，凉水下，数日有效。2.卷柏，研末服。3.蛇床子，同甘草研末服。4.黄栝蒌，服汁，或入矾煅为丸。5.防己，焙煎代茶。6.茜根榴皮，煎酒服。7.鸡冠花，同棕灰，羌活研末服。8.益奶草，浸酒服。9.紫堇花，同磁石毛服，并敷。10.防风，同鸡冠花制丸服。

外治：1.龟血鳖血，涂患处。2.曼陀罗子，同橡斗、朴消煎水洗。3.苦参，同五倍子、陈壁土煎洗，木贼末敷。4.香附子，同荆芥煎水洗。5.女萎，烧熏。6.苎根，煎水洗。7.酢浆草，煎水洗。8.生萝卜，捣贴脐。9.胡荽，烧熏。10.胡荽子，痔漏脱肛，同粟糠、乳香烧烟熏。

148 下血应怎样治疗？

血清者，为肠风，虚热生风，或兼湿气。血浊者，为脏毒，积热食毒，兼有湿热。血大下者为结阴，属虚寒。便前为近血，便后为远血。又有益毒虫痔。

虚寒：1.骨碎补，烧研末，酒服。2.鲫鱼，酿五倍子煅后研末，用酒调服。3.艾叶，止下血，及产后泻血，同老姜煎服。4.附子，下血日久虚寒，同枯矾制丸服，或同生黑豆煎服。5.草乌头，结阴下血，同茴香、盐煎露服。6.莨菪子，肠风下血，姜汁、酒同熬，制丸服。7.人参，因酒色甚下血，同柏叶、荆芥、飞面研末，水服。8.干姜，主肠癖下血。

风湿：1.木贼，肠风下血，水煎服。肠痔下血，同枳壳、干姜、大黄，炒研末服。2.葱须，治便血。3.赤箭，止血，煎服。4.升麻、天名精，止血破瘀，水煎服。5.羌活、白芷，肠风下血，研末，米汤饮服。6.胡荽子，肠风下血，和生菜食，或研末服。7.秦艽，主肠风泻血，煎服。8.皂角，加羊肉制丸服。

湿热：1.青蒿，酒痔下血，研末服。2.苍耳叶，五痔下血，研末服。3.桔梗，中蛊下血，煎服。4.黄连，中部见血须用。积热下血，制丸服。脏毒下血，同蒜制丸服。酒痔下血，酒煮，制丸服。肠风下血，茱萸炒过，制丸服。5.黄芩，水煎服。6.苦参，肠风泻血。7.木香，同黄连入猪肠煮，捣丸服。8.郁金，肠毒入胃，下血频痛，同牛黄，浆水服。9.香附子，诸般下血，米醋炒，服二钱，或醋糊丸服。或入百草霜、麝香，尤效。

止涩：1.牛骨灰、人头发灰，水冲服。2.卷柏，大肠下血，同侧柏、棕榈烧灰酒服。生用破血，炙用止血。远年下血，同地榆煎服。3.血见愁，姜汁，和捣，米汤饮服。4.乌梅，烧研，醋糊丸服。5.橄榄，烧研，米汤饮服。6.荷叶、莲房灰、橡斗壳，加白梅，水煎服。7.酸榴皮，研末冲服或煎服。

积滞：1.苦栋实，蜜丸服。2.巴豆，煨鸡蛋食。3.芜荑猪胆汁，制丸服，治结阴下血。4.山楂，下血，用寒热脾胃药俱无效者，研末，艾汤服即止。

149 淤血应怎样治疗？

淤血有郁怒，有劳力，有损伤。

破血散血：1.射干，消淤血、老血在心脾间，煎服。2.黄芪，逐五脏间恶血，煎服。3.玄参，治血瘕，下寒血。4.黄芩，热入血室，煎服。5.黄连，赤目淤血，上部见血，煎服。6.败酱，破多年凝血，煎服。7.生甘草，行厥阴、阳明二经污浊之血，煎服。8.桔梗，主淤血久在肠内，研末，米汤饮服。9.芍药，逐贼血，女人血闭，胎前产后一切血病。

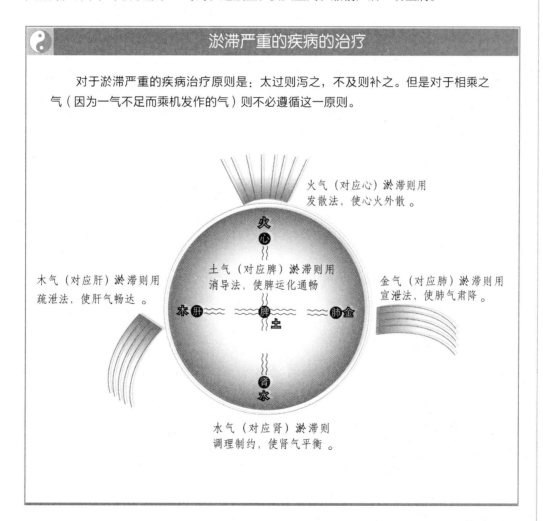

淤滞严重的疾病的治疗

对于淤滞严重的疾病治疗原则是：太过则泻之，不及则补之。但是对于相乘之气（因为一气不足而乘机发作的气）则不必遵循这一原则。

火气（对应心）淤滞则用
发散法，使心火外散。

土气（对应脾）淤滞则用
消导法，使脾运化通畅

木气（对应肝）淤滞则用
疏泄法，使肝气畅达。

火心

金气（对应肺）淤滞则用
宣泄法，使肺气肃降。

木肝　脾土　肺金

肾水

水气（对应肾）淤滞则
调理制约，使肾气平衡。

150 诸虫应怎样治疗？

诸虫即人体内蛔、白、蛲、伏、肉、肺、胃、弱、赤虫等九种。又有尸虫、劳虫、疳虫、瘕虫。

杀虫：1.黄连、苦参、苍耳、天名精、蜀羊泉、蒺藜、酸草、骨碎补、羊蹄根、牵牛、蛇含、营实根，并杀小虫、疳虫。2.使君子，生食或煎饮，治小儿蛔虫。3.食盐，杀一切虫。4.白芷，煎水浴身。5.黄精，去三尸。煎服。6.杜衡、贯众、蘼芜、紫河车、云实、白菖、百部、天门冬，并杀蛔、寸白诸虫。7.连翘、山豆根，下白虫。8.术，蒸饼制丸服。

151 心腹痛应怎样治疗？

心腹痛有寒气，热气；火郁，食积，死血，痰癖，虫物，虚劳，中恶，阴毒。

痰饮：1.牡蛎粉，烦满心脾痛，煅研末，酒服。2.狼毒，九种心痛，同吴茱萸、巴豆、人参、附子、干姜制丸服。心腹冷痰胀痛，同附子、旋覆花制丸服。3.蛤粉，心气痛，炒研末，同香附末服。4.百合、椒目，留饮腹痛，同巴豆制丸服。5.牡荆子，炒研末服。6.枳实，胸痹痰水痛，研末服。7.枳壳，主心腹结气痰水，煎服。8.矾石，诸心痛，以醋煎皂子服。同半夏制丸服。9.五倍子，心腹痛，炒焦，酒服立止。

火郁：1.沙参、玄参、生麻油，卒热心痛，饮一合。2.苦参，大热腹中痛，及小腹热痛，面色青赤，煎醋服。3.黄芩，小腹绞痛。小儿腹痛，得厚朴、黄连，止腹痛，水煎服。4.山豆根，卒腹痛，水研服，入口即定。5.马兜铃，烧研酒服。6.黄连，卒热心腹烦痛，水煎服。

中恶：1.蜀椒、茱萸、蜜香、沉香、檀香、安息香，化酒服。2.桔梗、升麻、木香，磨汁服。3.卷柏、女青，研末服。4.鬼督邮、狼毒、藁本、射干、鸢尾、鬼臼、续随子，煎服。5.醇酒、豌豆、白豆、大豆、胡荽、芥子，浸酒服。6.桃仁，研末服。7.艾叶，鬼击中恶，卒然着人如刀刺状，心腹切痛，或即吐血下血，水煎服。8.乳香、了香、阿魏、樟材、鬼箭，水煎。

152 胁痛应怎样治疗？

胁痛有肝胆火，肺气，死血，痰癖，食积，气虚等。

血积：1.吴茱萸，主食积。煎服。2.巴豆，积滞。煎服。3.当归、芎䓖、姜黄、玄胡索、牡丹皮、红蓝花、红曲，并主死血食积作痛。煎服。4.韭菜，主淤血，两胁刺痛。5.大黄，主腹胁老血痛。煎服。6.凤仙花，腰胁引痛不可忍，晒研末，酒服三钱，活血消积。

木实：1.青橘皮，泻肝胆积气必用之药。2.木香，散肝经滞气，升降治气，煎服。3.黄芩、龙胆、青黛，并泻肝胆之火。4.芍药、抚芎，并搜肝气。5.生甘草，缓火。6.柴胡，胁痛主药，煎眼。7.香附子，总解诸郁，治膀胱连胁下气妨，煎服。8.黄连，猪胆炒，大泄肝胆之火。肝火胁痛，姜汁炒，制丸。同茱萸炒，制丸服。

痰气：内服：1.防风，泻肺实烦满胁痛。2.枳实，胸胁痰癖气痛，煎服。3.狼毒，两胁气结痞满，心下停痰鸣转，同附子、旋覆花制丸服。4.香薷，心烦胁痛连胸欲死，捣汁饮。5.芫花，心下痞满，痛引两胁，干呕汗出，同甘遂、大戟为散，枣汤服。6.半夏、天南星、桔梗、细辛、杜若、贝母、生姜，并主胸胁逆气，煎服。7.白芥子，痰在胸胁支满，每次酒吞七粒。又同白术制丸服。8.薏苡根，胸胁卒痛，煮服即定。

外治：1.大黄，同石灰、桂心熬醋贴。同大蒜、朴消捣贴。2.芥子、茱萸，并醋研敷。3.食盐、生姜、葱白、韭菜、艾叶，并炒熨。

虚陷：1.茴香，加枳壳末，用盐、酒煎服。2.黑大豆，腰胁卒痛，炒焦煎酒服。3.黄芪、人参、苍术、柴胡、升麻，并主气虚下陷，两胁支痛。

153 腰痛应怎样治疗？

腰痛有肾虚，湿热，痰气，淤血，闪胁，风寒等类。

湿热：1.甜瓜子，制末，酒浸饮服。2.皂荚子，腰脚风痛，酥炒制丸服。3.威灵仙，宿脓恶水，腰膝冷疼，酒服一钱取利，或研丸服。4.青木香，气滞腰痛，同乳香酒服。5.牵牛子，除湿热气滞，腰痛下冷，半生半炒，同硫黄研末、白面作丸，煮食。6.木鳖子、蕙草、桃花，湿气腰痛，酒服一钱，一宿即消。或酿酒服。7.槟榔，腰重作痛，研末酒服。8.葳蕤，湿毒腰痛，煎服。

虚损：1.韭子，同安息香制丸服。2.菊花，腰痛，水煎服。3.艾叶，带脉为病，煎服。4.附子，补下焦之阳虚，煎服。5.蒺藜，补肾，治腰痛及奔豚肾气，蜜丸服。6.狗脊、牛膝、肉苁蓉、天麻、蛇床子、石斛、山药，并主男子腰膝强痛，补肾益精。煎服。7.补骨脂，主骨髓伤败，腰膝冷。肾虚腰痛，研末酒服，或同杜仲、胡桃制丸服。妊娠腰痛，研末，胡桃、酒下。

血滞：1.莳萝，闪挫，酒服二钱。2.鳖肉，煮食。3.术，利腰脐间血，补腰膝，煎服。4.甘遂，闪挫痛，入猪肾煨食。5.续断，折跌，恶血腰痛，酒。6.神曲，闪挫，煅红淬酒服。7.玄胡索，止暴腰痛，活血利气，同当归、桂心研末，酒。8.丝瓜根，烧研末，用酒调服。9.冬瓜皮，烧研末，用酒调服。10.西瓜皮，干研末，用酒调服。11.橙核，炒研末，用酒调服。

风寒：1.羌活、麻黄，太阳病腰脊痛，水煎服。2.藁本，主一百六十种恶风鬼注，流入腰痛。煎服。

154 癫痫应怎样治疗？

癫痫有风热，惊邪，皆兼虑与痰等类。

吐痰：1.皂荚，水浸，取汁熬膏，入麝摊晒，化浆水，灌鼻取涎。2.芭蕉油，主暗风痫疾，眩晕仆倒，饮之取吐。3.山梅，擦牙追涎。或加白矾。4.瓜蒂、藜芦、乌头尖、附子尖、石胆、石绿，并吐癫痫暗风痰涎。

风虑：1.人参，消胸中痰，治惊痫。小儿风痫，同辰砂、蛤粉末、猪心血丸服。2.天麻或当归煎汤服。3.石菖蒲，开心孔，通九窍，出音声。为末，猪心汤日服，治癫痫风疾。4.酸石榴加酿蝎五枚，用泥包裹煅熟后研成末，每次服五分。5.蜂蜜和鸡蛋一同食用。

癫痫病人的养生原则

疾病的治疗需要药物，但更重要的还是养。对于癫痫病人来说，应该做到以下几点：

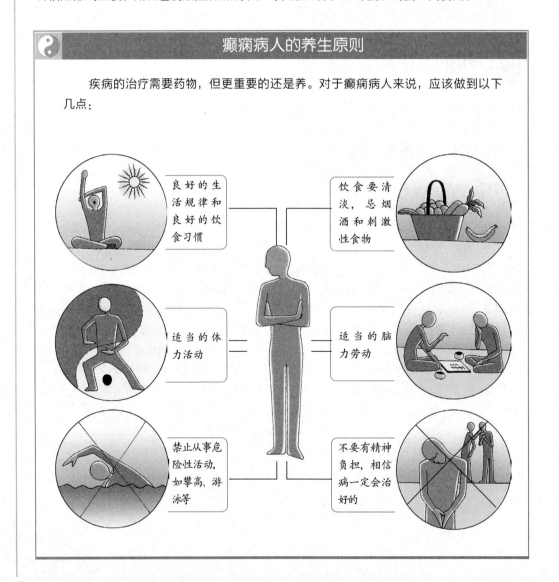

良好的生活规律和良好的饮食习惯

饮食要清淡，忌烟酒和刺激性食物

适当的体力活动

适当的脑力劳动

禁止从事危险性活动，如攀高、游泳等

不要有精神负担，相信病一定会治好的

风热惊痰：1.雄黄与丹砂同研成末，制成丸服。2.百合鸭跖草，并主癫邪，狂叫身热。3.黄连，泄心肝火，去心窍恶血。4.莨菪子，癫狂风痫，浸酒煎丸服。5.蛇含、紫菀、半夏，并主寒热惊痫。6.天南星，风痫痰迷，九蒸九晒，姜汁丸服。7.郁金，失心风癫，痰血络聚心窍，同明矾丸服。

155 痛风应怎样治疗？

痛风属风、寒，湿、热、挟痰及血虚、污血。

风痰湿热：1.防己、木鳖子，并主湿热肿痛，煎服。2.桃仁，主血滞风痹挛痛。3.橘皮，下滞气，化湿痰。风痰麻木，或手木，或十指麻木，皆是湿痰死血，以一斤去白，流水五碗，煮烂去滓至一碗，顿服取吐，是吐痰圣药。4.威灵仙，治风湿痰饮，为痛风要药。腰膝积年冷病诸痛，研末酒下，或制丸服，以微利为效。5.黄芩，三焦湿热风热，历节肿痛。煎服。6.秦艽，除阳明风湿、湿热，养血荣筋，煎服。7.龙胆草木通，煎服。8.半夏、天南星，并治风痰、湿痰、热痰凝滞。右臂湿痰作痛，南星、苍术煎服。9.红蓝花，活血滞，止痛，瘦人适宜，煎服。

风寒风湿：1.芫花，风湿痰注作痛。2.薏苡仁，加麻黄、杏仁、甘草，水煎服。3.防风，主周身骨节尽痛，是治风湿仙药，煎服。4.苍术，散风，除湿，燥痰，解郁，发汗，通治上中下湿气。湿气身痛，熬汁作膏。5.桔梗，主寒热风痹，滞气作痛，煎服。6.苍耳子，风湿周痹，四肢拘痛，研末煎服。7.羊踯躅，风湿痹痛，同糯米、黑豆、酒、水煎服，取吐利。风痰注痛，同生南星捣饼，蒸四五次，临时焙丸，湿酒下三丸，静卧避风。8.麻黄，主风寒、风湿、风热痹痛，发汗。9.乌头附子，并燥湿痰，为引经药，煎服。10.羌活，风湿相搏，一身尽痛，非此不除。同松节煮酒，日饮。

补虚：1.乳香，补肾活血，定诸经之痛。2.没药，逐经络滞血，定痛，历节诸风痛不止，同虎胫骨研末，酒服。3.石斛，脚膝冷痛痹弱，酒浸酥蒸，服满一镒，永不骨痛。4.天麻，诸风湿痹不仁，补肝虚，利腰膝。腰脚痛，同半夏、细辛袋盛，蒸热互熨，汗出则愈。5.革薢、狗脊，主寒湿膝痛腰背强，补肝肾。6.土茯苓，治疮毒筋骨痛，去风湿，利关节。7.锁阳，润燥养筋。8.罂粟壳，收敛固气，能入肾，治骨痛尤宜。煎服。9.当归、芎藭、芍药、地黄、丹参，并养新血，破宿血，止痛。煎服。10.牛膝，补肝肾，逐恶血，治风寒湿痹，膝痛不可屈伸，能引诸药下行，煎服。

外治：芥子，加醋涂患处。

156 头痛应怎样治疗？

头痛有外感，气虚，血虚，风热，湿热，寒湿，痰厥，阵痛，偏痛。右属风虚，左属痰热。

湿热痰湿：1.香附子，气郁头痛，同川芎研末服。偏头风，同乌头、甘草制丸服。2.杨梅，研末，用茶饮服。3. 竹茹，水煎服。4. 菊花，头目风热肿痛，同石膏、芎䓖研末服。5. 蔓荆实，主头痛，脑鸣，目泪。太阳头痛，研末浸酒服。6. 水苏，风热痛，同皂荚、芫花制丸服。7. 半夏，痰厥头痛，非此不除，同苍术用。8. 栝蒌，热病头痛，洗瓤温服。9. 黄芩，一味酒浸晒研，茶服，治风湿、湿热、相火，偏、正诸般头痛。

引经：1. 厥阴：吴茱萸、芎䓖。2. 太阴：苍术、半夏。3. 少阳：柴胡、芎䓖。4. 阳明：白芷、葛根、升麻、石膏。5. 少阴：细辛。6. 太阳：麻黄、藁本、羌活、蔓荆。

外治：1. 桂木，酒调，涂头顶和额。2. 玄胡索，同牙皂、青黛制丸。3. 全蝎，加地龙、土狗、五倍子末调匀贴敷太阳穴。4. 谷精草，研末，调糊贴脑，烧烟熏鼻。

风寒湿厥：1. 草乌头，偏正头风，同苍术、葱汁制丸服。2. 菖蒲，主头风泪下，煎服。3. 胡麻，主头面游风，煎服。4. 乌头附子，浸酒服，煮豆食，治头风。同白芷研末服，治风毒痛。同川芎或同高良姜服，治风寒痛。同葱汁制丸，或同钟乳、全蝎制丸，治气虚痛。同全蝎、韭根制丸，主肾厥痛。同釜墨，止痰厥痛。5. 天雄，头面风去来痛。6. 芎䓖，风入脑户头痛，行气开郁，必用之药。风热及气虚，研末茶服。偏头风，浸酒服。卒厥，同乌药研末服。7. 白附子，偏正头风，同牙皂研末服。痰厥痛，同半夏、南星制丸服。8. 杜衡，风寒头痛初起，研末服，发汗。

157 耳疾应怎样治疗？

耳鸣、耳聋，有肾虚，有气虚，有郁火，有风热，耳痛是风热。

外治：1. 生麻油，日滴，取耳结。2. 烧酒，滴入半个时辰，取耳中核。3. 杏仁，蒸油滴耳。4. 木香，浸麻油煎后，滴耳，每日四五次。5. 菖蒲，同巴豆塞。

补虚：1. 猪肾，煮粥食。2. 干柿，加粳米、豆豉煮粥食，每日一次。3. 百合，研末，日服。4. 茯苓，黄蜡合嚼。5. 鸡蛋，浸酒，再与醋炒食。6. 黄芪、白术、人参，气虚聋鸣，诸补中药皆可用。7. 熟地黄、当归、肉苁蓉、枸杞，煎服。

解郁：1. 香附，炒研末，莱菔子汤下。2. 连翘，耳鸣，除少阳三焦火，煎服。3. 柴胡，去少阳郁火，耳鸣，耳聋，煎服。4. 全蝎，焙研末，用酒服一钱。

虫物入耳：1. 菖蒲，塞耳，治蚤、虱入耳。2. 百部，浸油滴耳。3. 葱汁、韭汁、姜汁、人乳，滴耳。4. 半夏，浸麻油，滴耳。5. 薄荷汁，滴耳，治水入耳中。

耳痛：1. 茱萸，同大黄、乌头研末。贴足心，引热下行，止耳鸣耳痛。2. 楝实、牛蒡根，熬汁，滴耳。3. 蓖麻子，捣涂。4. 连翘、柴胡、黄芩、商陆，塞耳。

158 眩晕应怎样治疗？

眩是目黑，晕是头旋，皆是气虚挟痰，挟火，挟风，或挟血虚，或兼外感四气。

痰热：1. 枳壳、黄檗、栀子、石胆，女人头晕，天地转动，名曰心眩，非血风，以胡饼剂和，切小块焙干，每服一块，竹茹汤下。2. 旋覆花、天花粉、前胡、桔梗、黄芩、黄连、泽泻、白芥子、热痰烦晕，同黑芥子、大戟、甘遂、芒硝、朱砂制九服。3. 白附子、风痰，同石膏、朱砂、龙脑制丸服。4. 大黄、湿热眩晕，炒末茶服。5. 半夏，痰厥昏晕，同甘草、防风煎服。风痰眩晕，研末水沉粉，入朱砂丸服。金花丸：同南星、寒水石、天麻、雄黄、白面，煮丸服。6. 橘皮、荆沥、竹沥，头风眩晕，目眩，欲吐，煎饮。7. 天南星，风痰眩晕吐逆，同半夏、天麻、白面煮丸。

风虚：1. 附子、乌头、薄荷、细辛、木香、紫苏、水苏、白蒿、卷柏、蘼芜、羌活、藁本、地黄、人参、黄芪、升麻、柴胡、山药，并治风虚眩晕。2. 当归，失血眩晕，芎䓖煎服。3. 荆芥，主头晕目眩，煎服。4. 白芷，头风血风眩晕，蜜丸服。5. 苍耳子、诸风头晕，蜜丸服。女人血风头旋，闷绝不省，研末酒服，能通顶门。6. 菊苗，男女头风眩晕，发落有痰，发则昏倒。阴干研末，每酒服二钱。秋月收花浸酒，或酿酒服。

159　唇疾应怎样治疗？

脾热则唇赤或肿，寒则唇青或噤，燥则唇干或裂，风则唇动或歪，虚则唇白五色，湿热则唇湿烂。

唇肿：大黄、黄连、连翘、防风、薄荷、荆芥、蓖麻仁、桑汁、石膏、芒硝，煎水，并涂。

唇裂：1. 芍药，润燥，煎服。2. 黄连，泻火，煎服。3. 生地黄，凉血，煎服。4. 麦门冬，清热，煎服。5. 人参，生津，食。6. 当归，生血，食。7. 昨叶何草，唇裂生疮，同姜、盐捣擦。

唇噤：1. 荆芥、防风、秦艽、羌活、芥子，醋煎，敷舌。2. 艾叶，捣敷舌。3. 天南星，擦牙，煎服。

160　牙齿疾病应如何治疗？

牙痛有风热，湿热，胃火，肾虚，虫龋。

虫牙：1. 杏仁，煎漱或烧烙。2. 巴豆，风虫，棉裹咬。烧烟熏。3. 覆盆子，点目取虫。4. 细辛、苦参、恶实，并煎漱。5. 附子，塞孔。又塞耳。6. 银杏，食后生嚼一二枚。7. 皂荚子，醋煮，烙。8. 大黄，同地黄贴。9. 桔梗，同薏苡根，水煎服。

风热、湿热：1. 细辛，和石灰掺。2. 生地黄，牙痛牙长，并含。3. 白芷，主阳明风热：同细辛研末掺，入朱砂掺。4. 黄连，主胃火湿热，牙痛恶热，揩。5. 升麻，阳明本经药，主牙根浮烂。胃火，煎水漱。6. 羌活，风热，煮酒漱，同地黄研末煎服。7. 当归、牡丹、白头翁、薄荷，风热，煎服。8. 荆芥，风热，同葱根、乌桕根煎服。9. 秦艽，阳明湿热，煎服。

肾虚：1. 牛膝，含漱。2. 补骨脂，同青盐日揩。风虫，同乳香含漱。3. 蒺藜，打动牙痛，擦漱。4. 甘松，同硫黄煎漱。5. 旱莲草，同青盐炒焦，揩牙，乌须固齿。

161 音声疾病应如何治疗？

喑有肺热，有肺痿，有风毒入肺，有虫食肺。哑有寒包热，有狐惑。不语有失音，有舌强或痰迷，有肾虚喑痱。

风痰：1.防己，毒风不语，煎服。2.杏仁，润声气。卒哑，同桂含。蜜、酥煮丸噙。生含，主偏风失音不语。3.附子，突然失音，吹。4.黄芪，风喑不语，同防风煎汤熏。5.红花，男女中风，口噤不语，同乳香服。6.远志，妇人血噤失音，煎服。

邪热：1.槐花，嚼，去风热失音。2.荆沥、竹沥、竹叶，煎汁。3.胡麻油、梨汁，客热中风不语，同竹沥、荆沥、生地汁熬膏服。4.人参，肺热声哑，同诃子研末噙。产后不语，同菖蒲服。5.牛蒡子，热时哑，同桔梗、甘草煎服。6.赤小豆，小儿不语，研末敷舌。7.萝卜，咳嗽失音，同皂荚煎服。汁，和姜汁服。8.黄芩，并病声喑，同麦门冬制丸服。9.柿，润声喉。10.桔梗、沙参、知母、麦门冬，并除肺热，煎服。

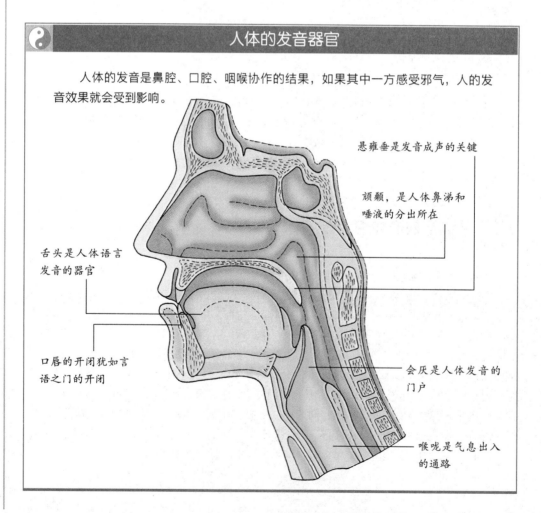

人体的发音器官

人体的发音是鼻腔、口腔、咽喉协作的结果，如果其中一方感受邪气，人的发音效果就会受到影响。

悬雍垂是发音成声的关键

颃颡，是人体鼻涕和唾液的分出所在

舌头是人体语言发音的器官

口唇的开闭犹如言语之门的开闭

会厌是人体发音的门户

喉咙是气息出入的通路

162 咽喉疾病应如何治疗？

咽痛是君火，有寒包热。喉痹是相火，有嗌疸，俗名走马喉痹，杀人最急，唯火及针烨效速。

风痰：1.天南星，同白僵蚕研末服。2.苍耳根，缠喉风，同老姜研末酒服。3.半夏，咽痛，煎醋呷。喉痹不通，吹鼻。同巴豆，醋同熬膏化服，取吐。4.羌活，喉闭口噤，同牛蒡子煎灌。5.菖蒲汁，烧铁锤焊酒服。6.生姜汁，和蜜服，治食诸禽中毒，咽肿痹。7.麻黄，咽喉痛痒，烧熏。

降火：1.麦门冬，虚热上攻咽痛，同黄连制丸服。2.蒺藜、谷精草、蛇含、九仙子、山豆根、白药子，并可咽，及煎服，研末服，涂喉外。3.知母、黄芩，并泻肺火，煎。4.薄荷荆芥防风，并散风热，煎服。5.玄参，去无根之火。急喉痹，同鼠粘子研末服。发斑咽痛，同升麻甘草煎服。6.恶实，除风热，利咽膈。喉肿，同马蔺子研末服。悬痈肿痛，同甘草煎咽，名"开关散"。7.牛蒡根，捣汁服，也可煎。

163 诸物哽咽应怎样治疗？

诸物哽咽：1.艾叶，煎酒服。2.饴糖，含咽，治鱼骨。3.半夏、白芷，水服，取吐。4.云实根，研汁服。5.蔷薇根，水服。6.白蔹、白芷，水服。7.凤仙子，研末，水服。8.百合汁，涂项外，治鱼骨。9.水仙根、玉簪根，擂汁服，治鱼骨。

164 须发疾病应如何治疗？

生眉：外用：1.柳叶，同姜汁，擦眉落。2.雄黄，和醋涂。3.芥子，同半夏、姜汁涂。4.昨叶何草，生眉发膏为要药。5.半夏，眉发坠落，涂之即生。茎涎同。6.苦参、仙茅，大风，眉发脱落。7.蔓菁子，醋和，并涂。8.生姜，擦。9.白鲜皮，眉发脆脱，汁涂。10.香附，长须眉。

内服：1.鳖肉，长须发。2.干柿，同枸杞研末，制丸服。3.常春藤、木通、石松，并主风血，好颜色，发变黑不老，浸酒饮。4.白蒿、青蒿、香附，并长毛发，煎服。5.地黄，九蒸九晒，日嚼。6.牛膝，麦门冬、肉苁蓉、何首乌、黑大豆、白扁豆、大麦、胡麻，九蒸九晒。7.旱莲，内煎膏服，外烧揩牙，乌髭发，益肾阴。汁涂，眉发生速。

发白：1.栝楼，同青盐、杏仁煅末，拔白易黑。2.百合、姜皮，并拔白易黑。3.胡桃，和胡粉，拔白生黑。烧，同贝母，揩牙乌须。

发落：1.榧子，同胡桃、侧柏叶浸水，梳发不落。2.半夏，眉发坠落，涂之即生。3.香薷，小儿发迟，同猪脂涂。4.芭蕉油、蓖麻子、兰草、蕙草，并浸油梳头，长发令黑。5.蒲公英旱莲，并揩牙乌须。6.生姜，擦。7.骨碎补，病后发落，同野蔷薇枝煎刷。8.枣根，蒸汁。

165 面疾应怎样治疗？

面肿是风热。面紫赤是血热。痘是风热，即谷嘴。酒糟鼻是血热。面黑是风邪客于皮肤，痰饮渍于腑脏，即雀卵斑，女人名粉滓斑。

风热：1.卒夷、黄檗、楮叶，煮粥食。2.大黄，头面肿大疼痛，以二两，同僵蚕一两研末，姜汁和丸弹子大，服。3.葱根，主发散，食。4.牛蒡根，汗出中风面肿，或连头项，或连手足，研烂，酒煎成膏，贴，并服二匙。5.菟丝子，浸酒服。6.白芷香、白附子、薄荷叶、黄芩、藁本香、升麻、羌活、葛根、麻黄、海藻、防风、远志、白术，并主阳明风热。

疱痘面黑：1.天门冬，同蚕捣，制丸，日用洗面，去黑。2.马齿苋，洗面黑痣及瘢痕。3.女菀，治面黑，同铅丹研末酒服，男女二十日，黑从大便出。4.苍耳叶，研末服，并去面上黑斑。5.葳蕤，久服，去面上黑痣，好颜色。6.益母草，煅研日洗。7.夏枯草，烧灰，入红豆洗。8.栝蒌实，去手面皱，悦泽人面。同杏仁、猪胰研涂，令人面白。9.白敛，同杏仁研涂，去粉滓酒糟鼻。

面诊图

　　面部色泽、斑点等的变化都是五脏六腑健康状况的外在表现。通过观察自己面部的不同部位的变化，可以把握自身的健康状况，做到对疾病早发现、早治疗。

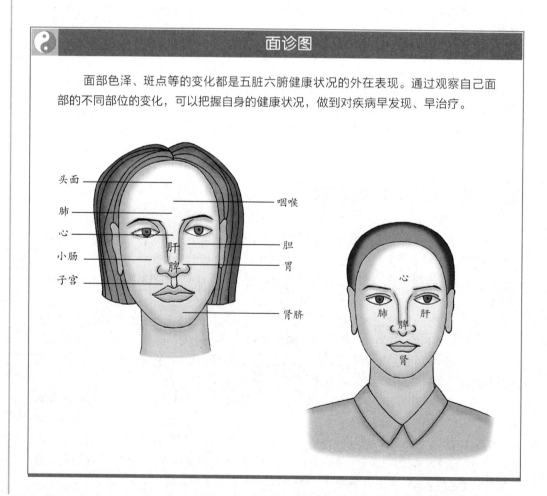

面疮：1.黄矾，妇人颊疮频发，同胡粉、水银、猪脂，涂。2.鲫鱼头，烧研末，加酱汁涂面上黄水疮。3.牵牛，汁涂。4.曼陀罗花，煎汤日洗。5.胡麻，嚼涂。6.桃花，面上黄水疮。末冲服。7.杏仁、鸡子白，和涂。8.银杏，和糟嚼涂。9.紫草、紫菀、艾叶，煎醋搽。10.何首乌，煎水洗。

166 狐臭应怎样治疗？

狐臭有体臭，腋臭，漏臭等类。

外治：1.胆矾，入少轻粉，姜汁调搽，热痛乃止。2.生姜，频擦。3.甘遂，二两研末，掺新杀猪肉上，乘热夹，内服热甘草汤，必大泄，气不可近。4.马齿苋，杵成团，用袋盛，泥裹，火烧过，入蜜热夹。5.青木香，切片，醋浸一宿，夹，数次愈。6.辛夷，同木香、细辛、芎䓖粉涂。

内治：1.花蜘蛛，二枚，捣烂酒服，治狐臭。2.鳝鱼，作羹，空肠饱食，覆取汗，汗出如白胶，从腰脚中出，后以"五木汤"浴，慎风一日，每五日一次。

167 跌仆折伤应怎样治疗？

释名：肠出、杖疮。

内治接骨：1.接骨木，煎服。2.地黄，折臂断筋损骨，研汁和酒服，一月即连续，仍炒热贴。3.白及，酒服二钱。4.骨碎补，研汁和酒服，以渣敷。或研末入黄米粥食。

内治活血：1.生姜汁，同香油，入酒。2.当归、赤芍药、牡丹皮、马兰、败蒲，煎服。3.刘寄奴草，同玄胡索、骨碎补，水煎服。4.土当归，煎酒服。或同葱白、荆芥，水煎服。5.三七，磨酒。6.虎杖，煎酒。7.蒲黄，酒服。8.何首乌，同黑豆、皂角等制丸服，治损宽筋。9.黑大豆，煮汁频饮。

168 带下应怎样治疗？

带下是湿热夹痰，有虚有实。

带下：1.茯苓，制丸服。2.艾叶，白带，煮鸡蛋食。3.苍术，燥湿强脾，制丸服。4.枸杞根，带下脉数，同地黄，煮酒饮。5.莲米，赤白带，同白果、江米、胡椒，入乌骨鸡煮食。6.白扁豆，炒研，米饮日服。花同。

169 小儿初生诸病应怎样治疗？

流涎：半夏，同皂荚子仁、姜汁制丸服。

脐肿：1.荆芥，煎汤洗后，煨葱贴，即消。2.黄连、桃叶、李叶，煮汁洗浴。

便闭：1.甘草，同枳壳煎水灌。2.葱白，尿不通，煎乳灌。

孕妇行为对胎儿的影响

孕妇的行为会影响胎儿出生后的状况，这是有的人患有先天性疾病最主要的原因。下图所示为孕妇在孕期的不同行为可能会造成胎儿的不同结果。

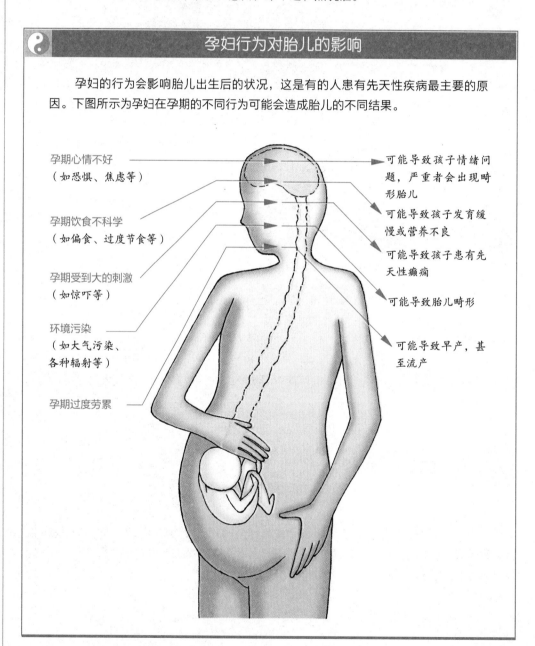

孕期心情不好
（如恐惧、焦虑等）

孕期饮食不科学
（如偏食、过度节食等）

孕期受到大的刺激
（如惊吓等）

环境污染
（如大气污染、
各种辐射等）

孕期过度劳累

可能导致孩子情绪问题，严重者会出现畸形胎儿

可能导致孩子发育缓慢或营养不良

可能导致孩子患有先天性癫痫

可能导致胎儿畸形

可能导致早产，甚至流产

解毒：1.甘草，煎汁服。2.韭汁，并灌少许，吐出恶水、恶血，永无诸疾。3.胡麻，生嚼，绢包与患者呫，毒自下。4.牛黄，蜜和豆许。5.黄连，灌一匙，并解胎毒及痘毒。

夜啼：1.当归，胎寒好啼，日夜不止，焙研，以乳和，灌。2.前胡，蜜丸服。

170 胎前应怎样养生？

安胎：1.秦艽，同甘草、白胶、糯米，煎服，同阿胶、艾叶煎服。2.芎藭，损动胎气，酒服二钱。3.续断，三月孕，防胎堕，同杜仲丸服。4.益母草，子同。胎前宜熬膏服。5.丹参，安生胎，落死胎。6.青竹茹，八九月伤动作痛，煎酒服。

171 难产应怎样治疗？

堕生胎：1.芫花根，研末一钱，桃仁汤下。内产后，下胎。2.天雄、半夏、天南星、玄胡索、补骨脂、商陆、牛膝、羊踯躅、土瓜根、薏苡根、红花、牡丹皮、大麦蘖、麦曲、大戟、野葛、藜芦、干姜、桂心、皂荚、干漆、槐实、巴豆、蜥蜴、蟹爪，同桂心、瞿麦、牛膝研末，煎酒服。

催生：1.牛膝，酒煎。2.地黄，汁，和酢服。3.白芷，煎服。或同百草霜，醋汤服。4.益母草，难产及子死，捣汁服。5.蒺藜子，同贝母研末服，催生，下胞衣。6.贝母，研末服。

胎死：1.鸡卵黄，和姜汁服。2.丹参，研末服。3.益母草，捣汁服。4.贝母，研末，酒服。5.鬼臼，煎酒。6.红花，煎酒。7.大豆，煎醋。8.蓖麻子，四枚，同巴豆二枚，入麝香，贴脐。

172 产后应怎样养生？

补虚活血：1.当归，血痛，同于姜研末服。自汗，同黄芪、白芍药，煎服。2.人参，血运，同紫苏煎酒服。不语，同石菖蒲、石莲肉，煎服。发喘，苏木汤服末二钱。秘塞，同麻仁、枳壳，丸服。诸虚，同当归、猪肾煮食。3.蒲黄，血运、血痛、胞衣不下，水服二钱，或煎服。4.雌鸡，产后宜食。或同百合、粳米，煮食。5.黄芪，产后一切病。6.杜仲，诸病，同枣肉制丸服。

血渴：1.黄芩，产后血渴，同麦门冬煎服。2.紫葛，烦渴，煎呷。

血晕：1.红花，煮酒服，下恶血、胎衣。2.虎杖，煎水。3.夏枯草，汁服。4.接骨木，血晕烦热，煎服。5.续断，血晕寒热，心下硬，煎服。

风痉：1.荆芥，产后中风，痉直中噤，寒热不识人，水煎入酒服。或加当归。2.白术，同泽泻煮服。3.羌活，研末，水煎。4.黑大豆，炒焦冲酒。

血气痛：1.丹参，破宿血，生新血。酒服。2.三七，酒服。3.芎藭、三棱、莪术、甘蔗根、玄胡索，酒服。4.鸡冠花，煎酒。5.大黄，醋丸服。6.虎杖，水煎。

下血过多：1.贯众，心腹痛，醋炙，研末服。2.艾叶，血不止，同老姜煎服，立止。感寒腹痛，焙熨脐上。3.紫菀，水服。4.石菖蒲，煎酒。5.鳝鱼，宜食。

下乳汁：1.虾汁，作羹食。2.栝蒌根，烧研末，酒服，或酒、水煎服。3.母猪蹄，同通草煮食，饮汁。4.豌豆，煮汁。5.丝瓜，烧存性，研，酒服取汗。

寒热：1.苦参、主产后烦热。2.知母、猪肾，煮食。

173 健忘应怎样治疗？

健忘的原因有心虚，兼痰，兼火等类。

补虚：1.预知子，主心气不足，恍惚错忘，怔忡烦郁。同人参、菖蒲、山药、黄精等，制丸服。2.人参，开心益智，令人不忘。同猪肪炼过，酒服。3.龙眼，安志强魂，主思虑伤脾，健忘怔忡，自汗惊悸。"归脾汤"有用。4.石菖蒲，开心孔，通九窍，久服不惑。研末，酒下。

痰热：1.商陆花，主人心错塞，多忘喜误，研末服。2.玄参，补肾止忘。3.麦门冬牡丹皮柴胡木通，通利诸经脉所壅寒热之气，令人不忘。4.黄连，降心火，令人不忘。

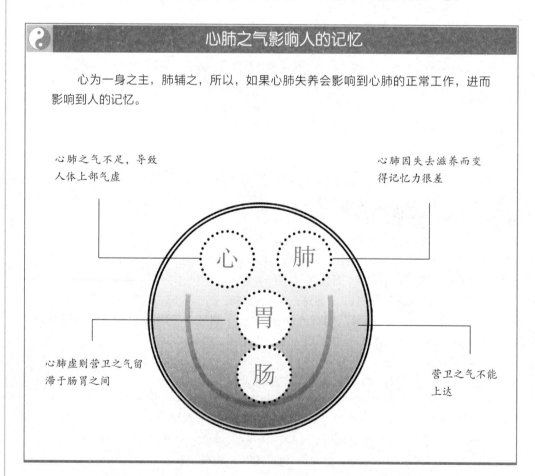

心肺之气影响人的记忆

心为一身之主，肺辅之，所以，如果心肺失养会影响到心肺的正常工作，进而影响到人的记忆。

心肺之气不足，导致人体上部气虚

心肺因失去滋养而变得记忆力很差

心 肺

胃

肠

心肺虚则营卫之气留滞于肠胃之间

营卫之气不能上达

174 阴病应怎样治疗？

阴寒：1. 吴茱萸，同椒煎服。2. 丁香蛇床子，并塞。3. 硫黄，煎洗。

阴肿痛：1. 黄连、菊苗、羌活、白芷、槐实、阳起石，并主女人疝痛。2. 蛇床子，煎水洗。3. 卷柏，煎水洗。4. 枸杞根，煎水洗。5. 枳实，炒煎。

阴痒、阴蚀：1. 蛇床子、小蓟、狼牙、瞿麦、荆芥，同牙皂、墙头草，煎洗。2. 五加皮、槐白皮、槐耳、桃仁，并烧烟熏。

175 惊痫应怎样治疗？

阴证：1. 乌头，同上。2. 蚤休，主惊痫，摇头弄舌，热在腹中。慢惊带阳证，同栝萎根研末服。3. 天南星，慢惊，同天麻、麝香服，或制丸服。暑毒入心，昏迷搐搦，同白附子、半夏生研，同猪胆制丸服。4. 附子，慢惊，同全蝎煎服。尖，吐风痰。吹鼻，治脐风。

阳证：1. 乳香，同没药服。2. 半夏、天南星、枳壳、杏仁、神曲、僵蚕白矾、水银、粉霜、轻粉，并主惊痫，风痰热痰。3. 钓藤，同甘草煎服，主小儿寒热，十二惊痫，胎风。

176 痘疮应怎样治疗？

预解：1. 朱砂，蜜调服。2. 黑大豆，同绿豆、赤小豆、甘草煮食饮汁。3. 胡麻油，煎浓食，外同葱涎擦周身。4. 葵根，煮食。5. 鹤卵，煮食。

外治：1. 马齿苋，烧灰扑患处。2. 海螵蛸，研末擦。3. 茱萸，嚼一二粒，抹。4. 胡荽，煎酒喷。

内治：1. 胡荽，浸酒服。2. 柴胡，退痘后热。3. 牛蒡子，痘出不快，便闭，咽不利，同荆芥、甘草煎服。4. 贯众，同升麻、芍药煎。5. 老丝瓜，烧研，砂糖水服。

177 呃逆应怎样治疗？

呃，古音噎，不平之意。有寒有热，有虚有实。其气自脐下冲上，作呃呃声，是冲脉之病。也称咳逆。

虚寒：1. 细辛，卒客忤逆，口不能言，同桂心含口中。2. 姜汁，久患呃逆，连至四五十声，以汁和蜜煎服，三次立效。也擦背。3. 乌头，阴毒呃逆，同干姜等分，研炒色变，煎服。4. 缩砂，同姜皮冲酒服。5. 麻黄，烧烟嗅，立止之。

第3章

易经养生

《易经》是我国最悠久深邃的一部经典，据说是由伏羲的言论加以总结与修改概括而来，是中华文化的瑰宝，被誉为"群经之首，大道之源"。不仅如此，《易经》的阴阳五行、太极八卦、天人合一等理论对养生学的发展产生了深远的影响。甚至有古人云"不知易，不足以言太医""医不可无易，易不可无医"。可见医易相通，本是一家，在当今这个"养生"时代，《易经》中的养生精华是非学不可的。

178 中医基础理论主要包括哪些内容？

中医基础理论是我国传统医学体系的基础与核心，它来源于《周易》，强调天人合一、辨证治疗，以及相似观等。中医基础理论主要包括分形阴阳五行学说、藏象五系统学说、五运六气学说、气血精津液神学说、体质学说、病因学说、病机学说、养生学说，以及分形经络说等，其中以藏象学说为核心，气血精津液神学说为基础，全面说明人体的生理、病理现象，并用于临床治疗指导。

179 什么是藏象和藏象五系统？

所谓藏，是指隐藏于人体内部的内脏器官；所谓象，是指人体的内部器官表现于外的一种生理或病理上的现象。所以，藏象包括人体的各个内脏器官，以及表现在人体外部的各内脏器官生理活动和病理现象。所谓藏象五系统，就是指心脏系统、肝脏系统、脾脏系统、肺系统、肾系统。藏象系统也是来源于《周易》，并以阴阳五行为基础。

自然气候对人体经脉气血的影响

古人非常重视人体与自然界的对应，并且很早就总结出，人体的经脉气血变化与自然气候的变化有一定的关系；入侵人体的邪气性质也影响气血的变化。

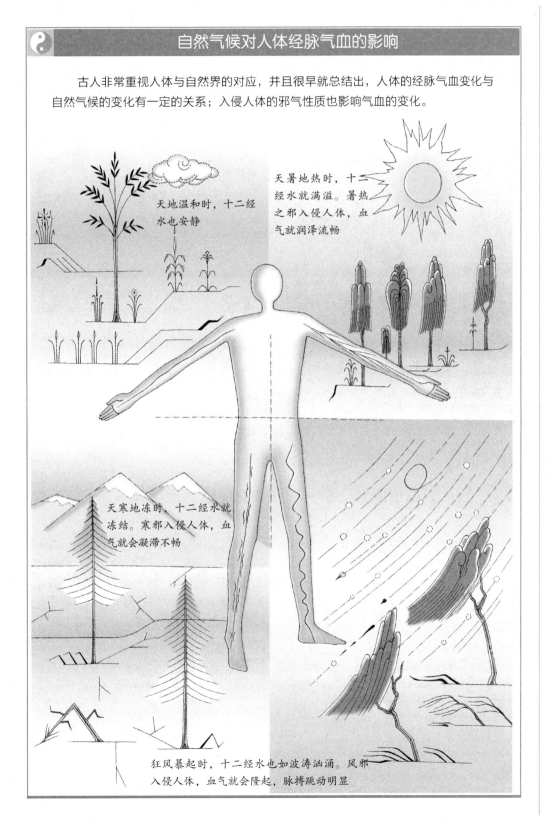

天地温和时，十二经水也安静

天暑地热时，十二经水就满溢。暑热之邪入侵人体，血气就润泽流畅

天寒地冻时，十二经水就冻结。寒邪入侵人体，血气就会凝滞不畅

狂风暴起时，十二经水也如波涛汹涌。风邪入侵人体，血气就会隆起，脉搏跳动明显

180 什么是藏象学说？

中医的藏象学说是以《周易》为基础的。所谓藏象学说，就是通过观察人体的生理、病理现象，研究人体内部器官所具有的功能、可能发生的病变，以及它们之间的关系，是中医理论体系中很重要的一部分。千百年来，无数医学家在阴阳五行学说的指导下，通过总结实际医疗活动而得出这一学说。藏象学说认为人体的内在变化必然会通过外在现象表现出来，因此它对人体内脏器官的理解必然不同于单纯解剖学上的概念。在藏象学说中，一个内脏器官的功能可能包含了解剖学中几个内脏器官的功能，而解剖学中人体内脏器官的功能则可能分散在藏象学说的某几个内脏器官的生理功能之中。

181 藏象学说主要来源于哪三个方面？

藏象学说主要来源于三个方面，一是中国古代的解剖知识；二是中国古人在长期实践生活中，对人体的生理、病理等现象的观察和研究。例如，当人因为皮肤受了凉后，会感冒，会出现鼻塞、流鼻涕、咳嗽等一系列症状，由此认识到在人的皮毛、鼻窍和肺部之间，存在着非常密切的关系；第三个来源是中国古代医家在长期的医学实践中的总结。例如，根据阴阳五行，通过补肾的药物能够加快骨折的愈合，从而认识到"肾主骨"这一中医原理。

182 为什么说藏象学说是一种独特的生理病理学体系？

藏象学说在生理学、医学上是一套独特的理论体系，因为它对人体内脏的理解与一般解剖学是不一样的。心、肺、脾、肝、肾等内脏名称，从名称上看，虽然与解剖学的相同，但实质上却有差别。一般来讲，中医藏象学说中一个内脏器官的功能可能包含了解剖学中几个内脏器官的功能，而解剖学中人体内脏器官的功能则可能分散在藏象学说的某几个内脏器官的生理功能之中。此外，藏象学说来源于《周易》阴阳五行，融合了天人合一等诸多哲学思想在其中。

183 藏象学说是以什么为基础的？

藏象学说的理论主要来源于《周易》中的阴阳五行学说，它是以人体内脏为基础，根据人体内脏的不同功用，以及它们的阴阳和五行属性，将它们分为三类，即脏、腑、奇恒之脏。其中，肝、心、脾、肺、肾称为五脏，胆、胃、小肠、大肠、膀胱、三焦称为六腑，奇恒六腑即脑、髓、骨、脉、胆、女子胞。

184 "六腑" 与五行的关系是什么?

　　胆属木,能贮存和排泄胆汁;胃属土,能容纳食物,运化吸收营养物质;小肠属水、消化食物,使精华归于五脏,排出糟粕;大肠属水,管理排泄人体糟粕;膀胱属水,用于贮尿和排尿;三焦属水,能将食物精华传输到身体各部位,使气血精液周流不息,主宰人体内脏运行、气血的输布,以及经络的流注,并且流通水液,将多余的水分下输膀胱,犹如行水沟渠。

185 根据五行,心与肺、肝、肾、脾的关系是什么?

　　古人使用五行相生相克的关系,对各个内脏器官的关系进行了阐述。心属火,肺属金,心主血液,肺主呼吸气息,二者相依相存、相互作用。心属火,脾属土,心主管血液流通,脾统摄血液,是血液生成的源头。心属火,肝属木,心主管血液流通,肝储藏血液;心血旺盛肝血就会贮藏充盈,如果血液不足,损耗过度,就会肝虚。心属火,肾属水,肾阴充足则

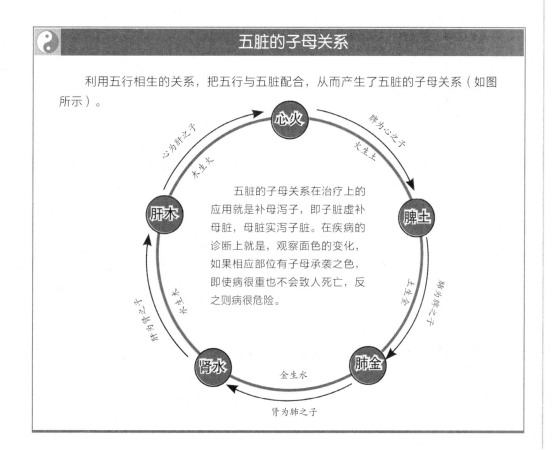

五脏的子母关系

　　利用五行相生的关系,把五行与五脏配合,从而产生了五脏的子母关系(如图所示)。

五脏的子母关系在治疗上的应用就是补母泻子,即子脏虚补母脏,母脏实泻子脏。在疾病的诊断上就是,观察面色的变化,如果相应部位有子母承袭之色,即使病很重也不会致人死亡,反之则病很危险。

心火　脾为心之子　火生土　脾土　肺为脾之子　土生金　肺金　金生水　肾水　肾为肺之子　肝补肾之子　水生木　肝木　木生火　心为肝之子

心火下降，肾阴不足则心火旺盛，心肾两脏互相作用，互相制约，维持生理功能上的相对平衡。

186 根据五行，肺、脾、肝、肾之间的关系是什么？

肺属金，脾属土，人体的气的生成和水液代谢、输布都要依靠肺和脾的配合。肺主降，肝主升，二者相互协调，调节人体各个内脏器官的活动。肺属金，肾属水，二者协调，调节水液代谢与呼吸运动。肝属木，脾属土，肝贮藏血液，主管人体血液的通畅，脾统摄血液，为气血生化之源，肝脾相互影响，化生血液。肝属木，肾属水，肾藏精气，肝得肾精滋养，可维持肝脏的功能正常，肝肾功能相互制约，阴阳相互影响。脾属土，肾属水，二者是先天与后天的关系，脾阳依靠肾阳的温养才能够发挥运化作用。

187 根据阴阳五行，脏腑之间的关系是什么？

脏与腑是表里互相配合，一脏配一腑，脏属阴，为里；腑属阳，为表。脏腑的表里是由经络联系的，即脏的经脉络于腑，腑的经脉络于脏，彼此经气相通，互相作用，所以，脏与腑在病变上能够互相影响，互相传变。

188 "五脏"与五行的关系是什么？

心为人的气血根本，在阴阳五行中属火，能够推动和调节血脉，使血脉循行旺盛，还能影响一个人的思维活动和精神意识，并且与舌相通，帮助舌辨别饮食五味。肺是人体的生气之源，在阴阳五行中属金，管理人的呼吸，使清阳之气升发，浊阴之气减少，疏通和调节体内水液，辅助心脏，治理和调节血液运行，还主呼吸。脾是血液生化之源，在阴阳五行中属土，能将食物精华送到全身，运化水湿浊气并排泄于体外，还能统摄血液，帮助肌肉生长；肝藏血，主管人体筋脉，在五行中属木，能够贮藏血液、调节血量，通气于目，并且主管筋脉，指甲的坚脆厚薄与颜色都是肝脏盛衰的表现。肾是人体先天之本，在五行中属水；能储藏人体精气，主宰人体的生长发育与生殖，维持体内水液代谢平衡，摄纳肺吸入的清气，防止呼吸表浅等。

189 如何根据五行解释气血津液和人体的关系？

气血津液是人体内脏正常生理活动的产物，受人体内脏的支配，同时又是人体生命中必不可少的元素。根据五行相生相克、相互制约的原理，一旦人体内部的气血津液发生病变，不仅会影响到内脏的运行，甚至还会影响人的生命活动。反之，如果是人体的内脏发生病变，也一定会影响到气血津液的变化。

人体血气的盛衰

　　人体内的血气从弱到盛，是一个生命成长的过程，在这一过程中，人体的各器官逐渐成熟；人体内血气从盛到衰，又是一个生命终结的过程。人血气的盛衰构成了一个生命的循环。

100 岁时，五脏都虚衰，神气都离去，人至此而寿终正寝

90 岁时，肾气枯竭，肝、心、脾、肺四脏经脉气血空虚不足

10 岁时，五脏开始健全，血气流通，喜欢走动

80 岁时，肺气衰弱，言不由衷

20 岁时，血气强盛，肌肉发达，喜欢疾驰

70 岁时，脾气衰弱，皮肤枯槁

30 岁时，五脏强健，血脉充盛，步履稳重

60 岁时，心气衰弱，情绪低落

50 岁时，肝气衰减，胆汁也减少，两眼开始昏花。

40 岁时，经脉气血发展到了极点并开始衰弱。

名词解释

天年

人应该活到的岁数。关于天年，有人认为是 100 岁，有人认为是 120 岁。现代人注重保健养生，百岁以上的寿星已经很常见，120 岁以上的也大有人在。所以，人的天年究竟是多少，还是一个谜。但是《内经》中关于人血气盛衰的阐释，对保健养生有很好的指导意义。

190 如果根据五行关系解释辨证？

所谓辨证，即分析、辨认疾病的症状和体现出来的特征，是认识和诊断疾病的主要过程和方法。辨就是辨认、分析的意思，证就是症状、表现特征。根据五行之间相互制约的关系，当人体发生病变以后，人体中的内脏、筋脉之间就会出现关系紊乱的表现。所以，根据五行原理，只要有疾病呈现的外因，就可以推断出人体所患的疾病，以及推断出病变的位置、疾病的严重程度等。

191 根据五行，中医的辨证的过程是什么？

在中医学中，辨证的过程与五行密切相关。中医把人体看成一个小宇宙，它是以人体的内脏器官、筋脉、气血津液、病因等理论为依据，以阴阳五行相互影响、相互制约为基础，通过望、闻、问、切四诊法，查看病症，然后综合、归纳、分析、推理、判断、辨明各种病症、病变之间的联系，从而认识疾病，做出正确的诊断。

五行合身图

中国古代医学先驱一开始就将五行学说引入了医学领域，并以此与人体的五脏、人的五神、社会的五常、自然界的五声等一一对应，并以此来解释医学中的一些现象，并根据五行相生相克的原理来寻找治疗疾病的方法。

水金土火木
智义信礼仁
精魄意神魂
声味形色臭
肾肺脾心肝

骨	皮	合内荣唇	脉	筋
发	毛	液涎	色	爪
唾	涕	穷口	汗	泪
耳	鼻	声歌	舌	目
呻	哭	臭香	言	呼
腐	腥	味甘	焦	臊
咸	辛	志思	苦	酸
恐	忧		喜	怒

192 气病与气有什么关系？

在《周易》和阴阳五行学说中，都非常重视气的作用，讲究气的运行。中医学把人体看作一个小宇宙，讲究人天合一，也非常重视气在人体中的作用。如果人体中的气失衡，就会导致各种疾病，在中医学上称为气病。常见的气病有气虚证、气陷证、气滞证和气逆证。气虚证是指体内营养物质受损，或者脏腑功能活动衰退，人体气不足出现的病症；气陷证是因为气虚升举乏力、情绪低沉表现出来的症状，也和人体缺乏真气有关；气滞证是指体内某些部位或某一内脏功能失调、气运行不畅，从而引起病变；气逆证是指气上逆不顺，即气在人体中运行不顺出现的病变。

体内的清气与浊气

体内之气有清浊，正常情况下，清者上升，浊者下降；清气注入阴分，浊气注入阳分。如果清气和浊气相互干扰，升降失常，就是"乱气"。

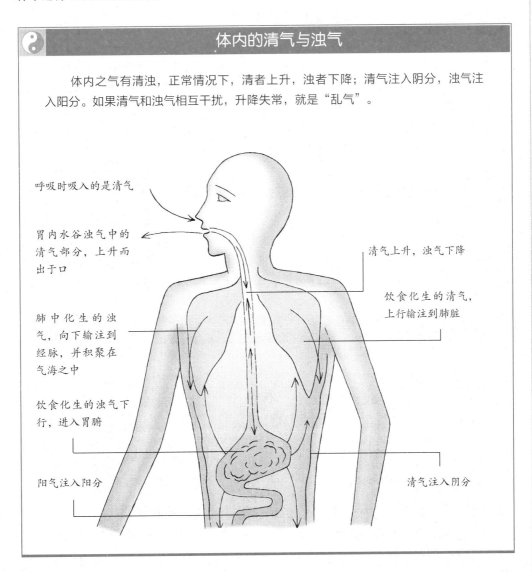

呼吸时吸入的是清气

胃内水谷浊气中的清气部分，上升而出于口

肺中化生的浊气，向下输注到经脉，并积聚在气海之中

饮食化生的浊气下行，进入胃腑

阳气注入阳分

清气上升，浊气下降

饮食化生的清气，上行输注到肺脏

清气注入阴分

193 什么是脏腑辨证？和五行有什么关系？

所谓脏腑辨证，就是根据脏腑的生理功能和病理特点，通过辨别脏腑病位，以及脏腑的阴阳、气血、虚实、寒热等变化，为治疗提供依据，这样的方法就称为脏腑辨证。因为根据阴阳五行学说，人体的脏腑各器官之间是互相影响、互相制约的，假如一个器官出现病变，就可能会制约或影响到其他器官。所以，脏腑辨证实际上是建立在《周易》的阴阳五行的基础之上的。

194 如何根据阴阳来解释人体的痰证？

痰证一般又分风痰、热痰、寒痰、湿痰和燥痰。风痰是指体内阴虚阳盛导致的痰；热痰是指体内热邪入侵，阳气亢盛导致的咳痰；寒痰是指身体受寒邪入侵，阴盛阳衰导致的痰；湿痰是指脾脏虚弱，功能减退，湿气在体内淤积，凝结而成的痰；燥痰是指体内燥热，导致体内热气灼伤津液而成的痰。这些症状都是人体内部阴阳失衡的表现。

195 什么是经络？为什么根据经络可以治病？

所谓经络，是指人体内的气血运行通路的主干和分支，是人体运行气血的通道，又是风、寒、暑、湿、燥等致病因素入侵体内的途径，能够反映病情症状。例如，某些疾病，可能导致经络出现明显的压痛，或者出现结节、条索等反应物，而且相应的部位皮肤色泽、形态、

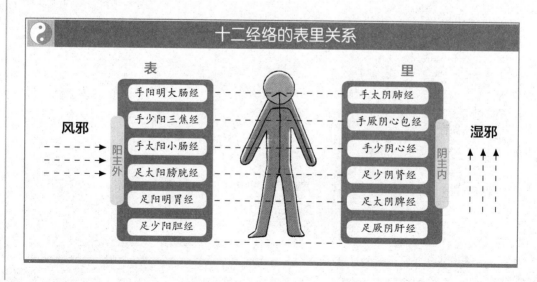

温度等也会发生变化。此时，通过望色、循经触摸反应物和按压等，可推断疾病的情况。说到底，根据阴阳五行原理，经络之所以能反映病情，那是因为人体类似于一个小宇宙，人体各组织各器官之间，都是相互制约、相互联系的，任何脏器的疾病，都会通过与之关联的其他部位表现出来。

196 什么是经络学说？它的理论基础是什么？

所谓经络学说，主要是研究人体经络的生理功能、病理变化及其与内脏器官之间的相互关系。经络学说来源于阴阳五行学说，补充了藏象学说的不足，是中药归经的又一个理论基础。该学说认为人体除了内脏器官，还有许多经络，其中主要有十二经络和奇经八脉。每一经络都与不同的器官连接，人体通过这些经络把内外各部组织器官联系起来，构成一个整体。体外的病毒可以顺着经络传到内脏，内脏病变又会顺着经络反映到体表。

五脏腧穴

脏腑腧穴的取穴方法可以按照文中的方法用稻草做量具，也可以采用数胸椎的方法，如肺腧在背部第三胸椎棘突下旁开1.5寸。

脏腑	背腧	所在指数
肺	肺腧	胸 3
心包	厥阴腧	胸 4
心	心腧	胸 5
肝	肝腧	胸 9
胆	胆腧	胸 10
脾	脾腧	胸 11
胃	胃腧	胸 12
三焦	三焦腧	腰 1
肾	肾腧	腰 2
大肠	大肠腧	腰 4
小肠	小肠腧	骶 1
膀胱	膀胱腧	骶 2

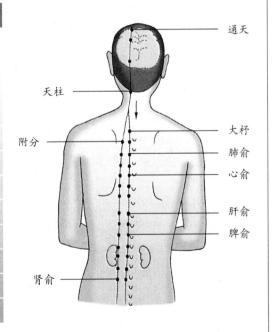

通天
天柱
附分
大杼
肺俞
心俞
肝俞
脾俞
肾俞

197 什么是辨证归经？它的理论基础是什么？

辨证归经是指以经络学说作为指导，通过辨析患者的症状、体征，以及相关部位发生的病变，确定疾病所在的经脉。临床上还可根据人体出现的征候，结合相关的内脏器官，进行辨证归经。例如，咳嗽、流清鼻涕、胸闷，或胸外上方、上肢内侧前缘疼痛等，与手太阴肺经有关；胃腹胀满、胁肋疼痛、食欲不振、打嗝吞酸等，与足阳明胃经和足厥阴所经有关。辨证归经是以中医学的气血运行学说和阴阳五行学说为基础的。

198 什么是针灸治病？它的理论基础是什么？

针灸治病是指通过针刺和艾灸等手段，刺激身体表面的经络穴位，以达到疏通经络血气，调节人体内脏气血、平衡阴阳的目的，从而达到治疗疾病的效果。针灸治疗，既以阴阳五行学说为基础，也以经络学说为指导。在临床中，针灸要根据经脉运行和治疗特点循经取穴。因为经络、内脏与皮肤之间有着密切联系，所以经络、内脏的疾病可以通过皮肤针灸或皮内埋针的方式进行治疗。

各种灸具

针灸是我国古代治疗疾病最常用的方法，针灸是针法和灸法的合称。针法是把针具按一定穴位刺入患者体内，用捻、提等手法来治疗疾病。灸法是把燃烧着的艾绒按一定穴位熏灼皮肤，利用热的刺激来治疗疾病。图中所示为各种灸疗器具。

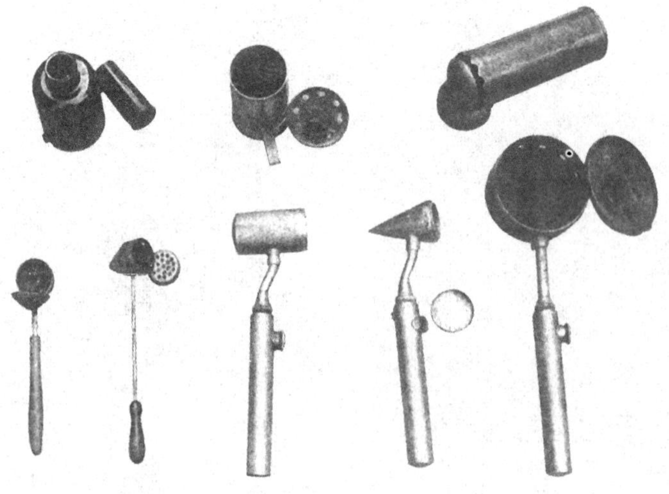

199 什么是卫气营血辨证？它的理论基础是什么？

卫气营血辨证是清朝著名医家叶天士在《内经》《伤寒论》等作品的基础上，根据外感温热病的发生、发展规律，总结出来的一种辨证方法。卫气营血辨证针对每一阶段的外感温热病，都有独特的治疗方式。它弥补了六经辨证的不足，丰富了外感热病学辨证论治的方法，对恢复人体的阴阳平衡起着重要作用。

200 中医六经是指什么？

东汉名医张仲景曾经编写了一本医学名著《伤寒杂病论》，后人选取其中的外感热病部分，重新编成《伤寒论》。《伤寒论》全书重点论述人体感染风寒以后产生的一系列病理变化，以及如何进行辨证治疗的方法。其中，张仲景根据《周易》中的八卦，把病症分为太阳、阳明、少阳、太阴、厥阴、少阴六种，合称为"六经"。六经分布在手足的不同位置，又可分为十二经。

201 什么是六经辨证？

汉代名医张仲景编撰的《伤寒论》，将外感疾病演变过程中的各种病症，进行综合、归纳、分析，并且根据病变部位，寒热趋向，邪正盛衰等因素，根据《周易》八卦，将各种病症区分为太阳、阳明、少阳、太阴、厥阴、少阴六经病症。六经辨证就是以六经病症作为诊断的纲领，根据不同病症在人体内脏器官、经络、气血的不同反映，说明病变部位、疾病形质、体内正邪两气的盛衰、病情可能发生的变化等情况，并提出适合的治疗方法。

202 "三焦"有名有形说和有名无形说是指什么？

三焦为六腑之一，是上、中、下三焦的合称。三焦的生理功能主要是运行元气、水谷和水液。所谓有名有形，是指三焦同其他内脏器官一样，有名有形，有表里关系。所谓有名无形，是指三焦无形，并不是人们通常理解的没有形质，而是具有一定的生理功能，功能的发挥有形质作为基础，但这种形质并不是指一个具体的内脏器官，而是对一系列内脏组织和功能的概括。

三焦之争

"三焦"是中医学中的一个重要概念，但是对三焦的概念至今仍有许多争论。实际上，中医学中的脏腑器官并不是现代解剖学中的脏器概念，而是指一组运动系统。所以，关于三焦概念的争论是没有意义的，关键是我们如何利用它来指导临床实践。

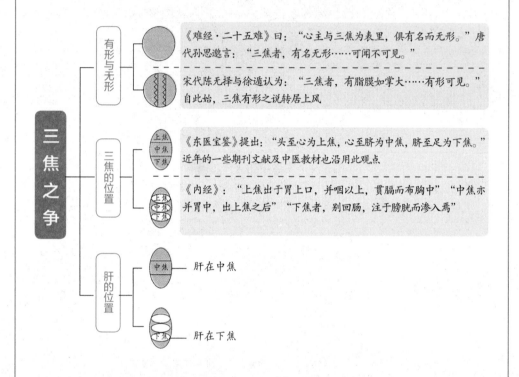

三焦之争

有形与无形
《难经·二十五难》曰："心主与三焦为表里，俱有名而无形。"唐代孙思邈言："三焦者，有名无形……可闻不可见。"

宋代陈无择与徐遁认为："三焦者，有脂膜如掌大……有形可见。"自此始，三焦有形之说转居上风

三焦的位置
上焦 中焦 下焦 《东医宝鉴》提出："头至心为上焦，心至脐为中焦，脐至足为下焦。"近年的一些期刊文献及中医教材也沿用此观点

上焦 中焦 下焦 《内经》："上焦出于胃上口，并咽以上，贯膈而布胸中""中焦亦并胃中，出上焦之后""下焦者，别回肠，注于膀胱而渗入焉"

肝的位置
中焦 —— 肝在中焦

下焦 —— 肝在下焦

名词解释

灵台兰室
简称"灵兰"，是对君子住所的雅称。黄帝说要把岐伯讲给自己的这些理论选择好日子，记载下来，珍藏于灵台兰室，说明了对这件事情的重视。

203 为什么说三焦具有通行元气的作用？

三焦为六腑之一，是上、中、下三焦的合称。三焦的生理功能主要是运行元气、水谷和水液。所谓有名有形，是指三焦同其他内脏器官一样，有名有形，有表里关系。所谓有名无形，是指三焦无形，并不是人们通常理解的没有形质，而是具有一定的生理功能，功能的发挥有形质作为基础，但这种形质并不是指一个具体的内脏器官，而是对一系列内脏组织和功能的概括。

204 什么是八纲辨证？它的理论基础是什么？

八纲辨证是各种辨证的总纲，是根据望、闻、问、切取得的材料，进行综合分析，弄清楚病人发什么病、发病的部位、病势的轻重、身体的反应、正邪双方力量的对比等，然后将其归纳为阴、阳、表、里、寒、热、虚、实八类征候。八纲辨证来源于《周易》，是中医辨证的基本方法，是对各种辨证方法的归纳概括，在诊断疾病过程中，起到提纲挈领作用。八纲辨证的基本精神是要把千变万化的疾病，分析为表与里、寒与热、虚与实、阴与阳的矛盾。在实践中，首先要区别表里，确定发病的部位；然后辨别寒热、虚实，搞清病变的性质，了解正邪双方力量对比状况；最后通过阴阳加以总结和概括。

王叔和，魏晋年间著名医学家，精研医学，对脉诊尤为重视。其所著的《脉经》十卷，是现存最早的脉学专书。该图就是他创作的六甲旺脉图，从这幅图可以看出，人体每个月都有一旺脉，所以，脉象的表现在每个时段也不一样，我们可以以此作为诊断和治疗疾病的依据。

王叔和六甲旺脉图

王叔和，魏晋年间著名医学家，精研医学，对脉诊尤为重视。其所著的《脉经》十卷，是现存最早的脉学专书。该图就是他创作的六甲旺脉图，从这幅图可以看出，人体每个月都有一旺脉，所以，脉象的表现在每个时段也不一样，我们可以以此作为诊断和治疗疾病的依据。

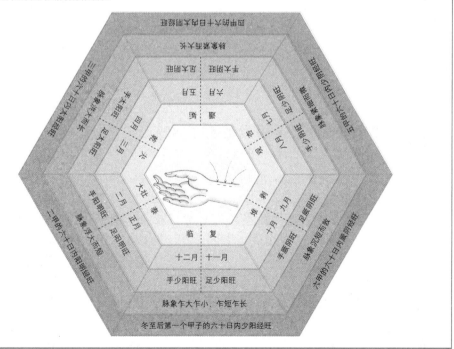

205 如何根据阴阳五行解释上焦病症的特点？

温邪一般会从人体的口鼻进入人体，因为鼻和肺相通，所以温病刚开始时，肺会受到侵犯，然后，病邪由上焦顺传进入中焦，这时会出现脾胃经的证候；或者病邪通过逆传从肺卫传入心包，这时会出现邪陷心包的证候。要治疗上焦病症，主要应该降火降燥，可以服用银翘散，多喝桑菊茶等，因为根据五行原理，桑菊茶、银翘散都具有清热凉血的作用，能够降火降燥，这是利用药物和病症五行相克的原理来治病。

206 如何根据阴阳五行解释中焦病症的特点？

如果温邪从上焦传入中焦，脾胃就会受到侵犯。胃适宜湿润，而温邪进入胃部后，会使胃部变得干燥，于是会出现阳明经燥热的病症；脾适宜干燥，温邪进入中焦后，会导致脾脏湿润，就会出现太阴湿热等病变。所以，治疗中焦病症，一般要以宣泄体内热气为主，利用药物与病症五行相克的原理进行治疗。

207 如何根据阴阳五行解释下焦病症的特点？

如果温邪从中焦深入到下焦，就会损伤人体的肝肾。此时，病人会身热面赤、手心足心发热、口干舌燥、神情疲惫、听力下降、脉象虚大等。根据五行生克制化的原理，此时应该滋养阴气、降低阳气。

208 如何用气的原理解释表证？

所谓表证，是指病变部位浅，在肌肤的一种证候。表证一般是六淫外邪从皮毛、口鼻侵入人体后，邪气停留在肌体表面，并且出现了人体内部的正气抵抗邪气等一系列症状。表证具有发病急、病程短、病位浅和病情轻的特点。常见于外感热病的初期，如上呼吸道感染、急性传染病及其他感染性疾病的初起阶段。

209 如何用气的原理来解释表寒证和表热证？

辨别表寒证与表热证，是以发热怕冷等外感热病的轻重，以及舌象、脉象为依据。表寒证是非常怕冷，发热较轻，舌面苔状物薄白而润，脉浮紧；表热证是严重发热，怕冷较轻，舌面苔状物薄白而不润，脉浮数。另外，由于风寒侵袭，人体内的阳气郁滞，不能发出，就会导致人体发热，由表寒证变成表热证；风寒侵入肌表后，除了引起体表发热，还会在体内化热，这样表寒证就会转化为里热证。

210 中医里的阴阳是指什么？

所谓阴阳，是辨别疾病性质的两个方面，是八纲中的总纲，也就是将表里、寒热、虚实加以总的概括。疾病的证候虽然复杂多变，但是都可以概括为阴阳两大类，而且诊断病情首先也必须辨明是属阴还是属阳，所以，阴阳是八纲的总纲。一般来说，表、实、热证都属于阳证，里、虚、寒证都属于阴证。

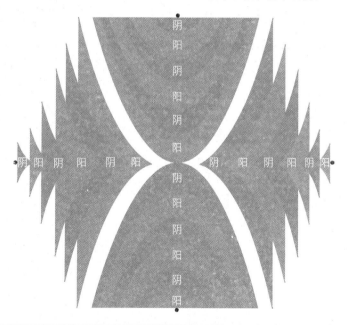

事物的阴和阳

阴与阳是一个相对的概念，它的内涵极其丰富。无论是具体的还是抽象的，大的还是小的，都可以划分出阴与阳。整个宇宙就是阴中有阳，阳中有阴。

自然界						属性	人体				
天	太阳	白天	上午	明	热	阴	体外	体表	上身	腑	活动
地	月亮	晚上	下午	暗	寒	阳	体内	体内	下身	脏	睡眠

211 如何利用阴阳来解释人体的寒热？

人体寒热是辨别疾病性质的两个方面，是用以概括人体阴阳盛衰的两种征候。一般地说，寒证是人体阳气不足，或者感受寒邪表现出来的证候；热证是人体阳气偏盛，或者感受热邪表现出的证候。辨别清楚寒热，根据阴阳平衡的原理，在治疗时，就知道应该使用温热药还是寒凉药。

212 如何利用气的原理来解释虚实？

所谓虚实，是指辨别人体正气强弱和病邪盛衰的两个方面。虚指正气不足，虚证是正气不足表现出来的证候；实指邪气过盛，实证是由于邪气过盛表现出的证候。从气的正邪双方的力量对比来看，虚证正气不足，邪气也不盛；实证邪气过盛，正气也一样旺盛，所以，是正气、邪气剧烈相争的证候。辨认清楚虚实，就可以根据阴阳平衡的原理，确定正确的治疗原则，是采用扶正还是采用泻实。

213 如何根据阴阳原理解释阴证？

所谓阴证，是指体内阳气不足、阴气偏盛的证候。一般来说，阴证必见寒象，主要表现为身体怕冷但不发热，四肢冰凉，精神萎靡，脉沉无力或者脉象迟缓等。阴证大多数都是由于内脏器官功能低下，机体反应衰减形成的，一般年老体弱或者久病的人，都会有阴证的表现。

214 如何根据阴阳原理解释阳证？

所谓阳证，是指体内阳气过盛，正气未衰的证候。一般来说，阳证必见热象，以身体发热、怕热、四肢过暖、口干舌燥，脉象过快等为主要症状。凡是内脏器官机能亢进的人，都会患有阳证。阳证大多数时候出现在身体强壮的人、新病的人或者初病的人身上。

215 什么是亡阳与亡阴？

亡阴与亡阳是在病人病情恶化、疾病严重时表现出来的两种症状。一般会在病人发高烧、大汗不止、剧烈吐泻、失血过多，有阴液或者阳气迅速亡失的情况下出现，常见于休克的病人。亡阴和亡阳虽然属于虚证的范围，但是因为病情特殊、危急，所以跟一般的虚证又有不同。亡阴的病人，通常体内阴竭而阳极；亡阳的病人，通常体内阳脱而阴盛。由于阴阳相存互为根基，所以，如果体内阴气耗尽，那么阳气也会随着消散；如果体内阳气衰竭，那么阴气也会随之枯竭，所以，亡阴与亡阳这两种病症不能完全割裂，它们之间可以迅速转化，相继出现，只是有先后主次的不同而已。

216 如何利用气血原理解释脉诊？

所谓脉诊，主要是通过按触人体不同部位的脉搏，观察脉象的变化，以此来诊断病情。因为脉象的形成与脏腑气血有着密切的关系，如果脏腑气血发生病变，血脉运行就会受到影响，脉象就会产生异化，而脉象的变化与病变的部位、疾病的性质，以及体内正邪阴阳盛衰的情况紧密相关。如果病位浅，在体表，脉象就浮；如果病位深，在体里，脉象就沉；如果疾病属寒则脉迟，疾病属热则脉数；邪气盛则脉实，正气虚则脉虚。所以，中医在临床实践中，可以通过脉诊推断疾病的发展。这其实是利用了阴阳和五行相互制约转化的原理。

诊脉法

诊脉是诊察疾病的重要途径，诊脉的常用部位是寸口，即寸、关、尺三部。诊脉的手法应该就是用食指、中指、无名指按压腕部的寸口处。图中表现的是为他人诊脉和为自己诊脉时的手法。

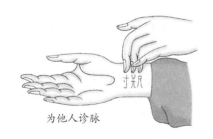

为他人诊脉

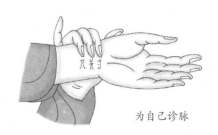

为自己诊脉

217 如何利用五行原理解释舌诊？

舌与心相通，五行属火。舌诊主要是诊察病人舌质和舌苔的形态、色泽、润燥等，以此来判断疾病的性质、病情的轻重、气血的盛衰、津液的盈亏，以及内脏的虚实等情况。因为人体内部各个内脏器官最后都要通过经脉与舌头相联系，所以，如果内脏发生病变，就可以从舌质和舌苔上看出来。这是利用了中医阴理和五行互相制约转化的原理。

218 手诊的原理是什么？

所谓手诊，是指专业人士通过观察人体手掌的纹路形态、变化和规律，了解人体的健康或疾病状况，是一种预防疾病、辅助治疗的手段。根据《周易》和中医学的原理，人体是一个有机的整体，器官如果遭受到不良的压力或者损伤，都将通过矿物质等物质传递到皮肤表

手掌保健

人的手掌与脚底一样，不同的部位对应一定的脏腑器官，对于手掌的保健可以练习拍手功。拍手功是一种非常简单的保健方式，通过拍手可以提高免疫力，改善一些慢性病，对经常感冒的人效果非常好。

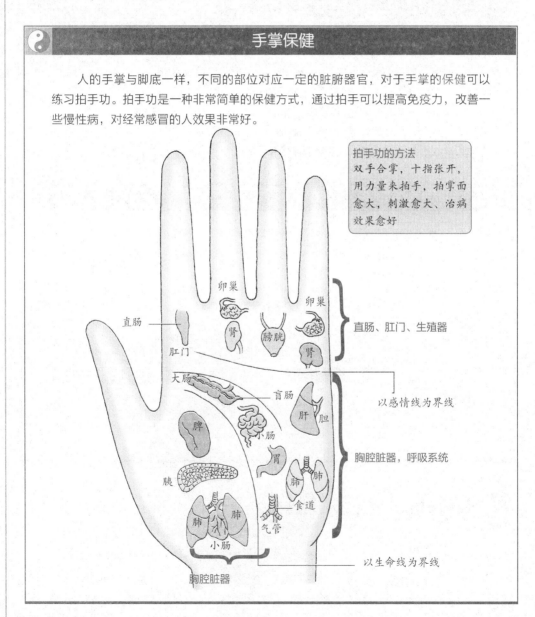

拍手功的方法
双手合掌，十指张开，用力量来拍手，拍掌面愈大，刺激愈大、治病效果愈好

层，并影响皮肤状态，在皮肤上形成凹凸的形态。比如，手的某个部位本来没有纹路，但是突然发现有纹路，就表明同该部位相关的内脏经络出现了不良干扰。

219 如何利用五行原理解释望诊？

所谓望诊，是通过观察病人的神态、体型、肤色、舌苔、舌质等，来判断病人的病情。望诊主要是在五行原理的基础上，根据内脏器官、经络的相关理论诊察疾病。人体外部和五脏六腑关系密切，如果内脏器官功能发生病变，人的神态、体型等，都会反映出来。而五脏六腑和体表又是由十二经脉贯通在一起的，分别和全身的筋、骨、皮、肉、脉相配，所以，通过观察鼻子，可以推断肺部的病变；通过观察眼睛，可以推断肝脏的病变；通过观察嘴，可以推断脾脏的病变；通过观察舌，可以推断心脏的病变；通过观察耳朵，可以推断肾脏的病变。通过望诊，还可以看出人体全身精气的盈亏。如果气血充足、精力旺盛，就是身体健康的表现；如果气血亏损、神情疲惫，就是身体有病的象征。

220 如何根据人体气血来辨络脉？

实际上，辨脉络属于望诊的内容之一。络脉是指浮络，即皮下浅表层的小血管丛。通过观察络脉的色泽、充盈度等，结合皮肤的冷暖，可以了解脏腑经脉气血的病变。例如，如果身体某一部位疼痛，络脉呈青色，大都是体内气血不畅；如果肌肉、筋骨酸痛麻木，络脉呈黑色，一般是慢性的寒证痛证；如果皮肤灼热，面色赤黄，多是湿热引起的化脓性感染；如果皮肤清冷，面色惨白，常常是气虚血少的原因。

221 如何根据《周易》五行学说为患者确定治疗方法？

可以根据《周易》中的五行学说的原理，利用五行相生相克、相乘相侮的关系，来为患者确定治疗的方法。例如，水生木，在人体中，肾属水，肝属木，所以，可以通过滋补肾水，涵养肝木，这种治疗方法，适用于肾阴亏损、肝阴不足的病证；土生金，在人体中，脾属土，肺属金，所以，可以通过健脾来补肺气，这种治疗方法，适用于脾胃失和、肺气虚弱的病症等。

222 方剂是由哪几部分组成的？它的理论基础是什么？

方剂一般由君药、臣药、佐药、使药四部分组成。君药是针对主要病症所开的药方，在治疗中起主导作用，是必不可少的，一般药味较小，药量、药力较大。臣药是协助君药，能起到加强治疗效果的作用。佐药是负责治疗兼证或次要病症的，如果君药、臣药的药性过猛，佐药还能起到抑制的作用。使药的主要功用是做药引，或者调和其他各种药物的作用，使药方能发挥更好的效果。在方剂中，君药、臣药、佐药、使药之间的相互作用、相互促进、相互制约，其实是运用了五行学说中的相生、相克、相乘、相侮的原理。所以，中医药物治疗和阴阳五行学说具有密不可分的关系。

223 什么是风水医学？

所谓风水医学，是指专门研究在建筑环境、建筑风水以及宇宙气场下，对于人体疾病的调理方法。它的理论来源于《周易》，并以人体中医学为基础，并融合了易学中的术数，如奇门遁甲等方面的知识，对一定时空条件下的事物的命运和发展规律进行研究与分析。所以，风水医学是中医学的一部分，也被称为奇门医学，或者叫作神秘医学。风水医学是利用风水的原理和奇门时空进行严密的推理，追求天、地、人的协调和统一，并针对一些微不足道的病症，根据其性质利用药物或符咒进行调理，从而达到解脱痛苦、趋吉避凶的目的。

224 为什么说人的出生日期决定了先天体质？

按照《周易》中的原理，根据人的先天体质，可以把人分为八种基本类型。人究竟属于哪一种先天体质，又可以根据出生日期推导出来。因为在人的出生日期中，其实就包含有人的四柱信息，而四柱信息是由干支组成的，干支又分别与《周易》中的八卦相对应。所以，根据出生日期，可以把人的体质分为乾卦体质、坤卦体质、震卦体质、巽卦体质、离卦体质、坎卦体质、艮卦体质、兑卦体质这八种类型。

225 如何根据《周易》五行学说为患者确定治疗原则？

根据《周易》五行学说的原理，可以利用五行的相克关系来确定疾病的治疗原则，也就是抑强扶弱的方法。如果克制的力量太强，被克制的力量太弱，就可以对克制的力量进行宣泄，对被克制的力量进行弥补。例如，由于肝虚，会影响脾胃的健康运行，这被称为木不疏土，所以在治疗时，要在治疗肝的同时，兼顾到脾，要同时加强肝和脾的功能。肝在五行中属木，如果肝木太旺，根据五行相乘的原理，就会乘脾土，此时，就要对肝进行疏泄。脾在五行中属土，如果脾土太弱，就必须补脾土。

五腧穴的补泻法

对于五脏六腑的疾病,可以采用针刺的方法。一般对于实证,采用泻法,对于虚证,采用补法。

心实,用迎法泻大陵穴
心虚,用随法补中冲穴

肝实,用迎法
泻行间穴
肝虚,用随法
补曲泉穴

脾实,用迎法
泻商丘穴
脾虚,用随法
补大都穴

肾实,用迎法
泻涌泉穴
肾虚,用随法
补复溜穴

肺实,用迎法
泻尺泽穴
肺虚,用随法
补太渊穴

226 不同的先天体质与疾病的对应关系是什么?

属于乾卦体质的人,头部容易出现问题,治疗头部疾病,就适合使用同属于乾的食物,如桂圆等。坤卦体质的人,容易出现脾脏方面的疾病;兑卦体质的人,容易患肺部疾病;艮卦体质的人,容易患胃部疾病;坎卦体质的人,容易患肾脏方面的疾病;震卦体质的人,容易患心脏系统方面的疾病;离卦体质的人,容易患与胆有关的疾病;巽卦体质的人,容易患肝脏系统方面的疾病。了解了这些后,就可以根据五脏六腑的属性和情况,按照同气相求的原则,找到相关的食物或者保健药物,根据经络穴位,对自己进行调理和保养,从而达到养生的目的。

227 《周易》对中医阴阳学说产生了什么样的影响？

《周易》对中医阴阳学说的影响主要体现在《黄帝内经》这部作品上。《黄帝内经》的核心是阴阳学说，而阴阳学说直接来自于《周易》。阴阳学说认为，阴和阳是运动变化的，它们彼此消长，并在一定的条件下互相转化。在《周易》的泰卦、否卦、损卦、益卦、既济卦和未济卦中，都体现了阴阳这种对立统一、互相转化的观点。同时，《黄帝内经》将这一观点，应用到了解释人体健康与疾病方面。中医阴阳学说的形成和发展，又导致了经络学说、脏腑学说、气血津液等理论的形成和发展。

228 针灸子午流注与《周易》有什么关系？

针灸子午流注是中医学中的一种针灸理论，它的理论依据直接来源于《周易》和《黄帝内经》，它是根据阴阳盛衰消长的原理，能够掌握人体经络气脉的周期性，通过人体内真气的盛衰开合取穴，进行针灸治疗。实际上，这也是对《黄帝内经》中提出的生物钟原理，以及干支纪时的一种发挥。

229 为什么说微生物学和易医命学是同一事物？

古人通过仰观天象，俯察地理，发现人与自然界协调发展的密不可分的生存关系，因此总结出了人类生老病死的一些自然规律，称为"人的命运"。随着科学技术的发展，从微观分子生物学来看，人体全部生老病死的秘密包含在基因里。由此可见，微生物学和易医命学其实是同一回事。只不过，古代和今天的研究方法不同，古人是从宏观的角度来对易医命学加以认识的，而今人则是从微观的角度来对微生物学进行研究的。所以，微观的基因、宏观的四柱八字和大运流年，其实是一理的，即易医同源。

230 为什么说"气"是人的本源？

从远古时代开始，我们祖先就认为人是由一种被称为气的物质构成的。他们认为，原始的气慢慢演化成各种物质，然后演化到人，并且有了男女阴阳交合。因此，人的产生，实际上是气的物质化的过程。同时，《周易》告诉我们，这种气在最初是一种氤氲之气，然后阴阳气化，形成了阴气和阳气，阴气和阳气相互作用，诞生了万事万物。所以，生命的形成是一种逐渐气化的过程。由于阴阳二气的相互作用才化生了万物。

阴阳之气是生命的根本

万物负阴而抱阳，阴阳是自然界的根本法则，人也不例外。人体中九窍、五脏六腑，都与天地之气相互贯通。人类养生要以调和阴阳为目标。

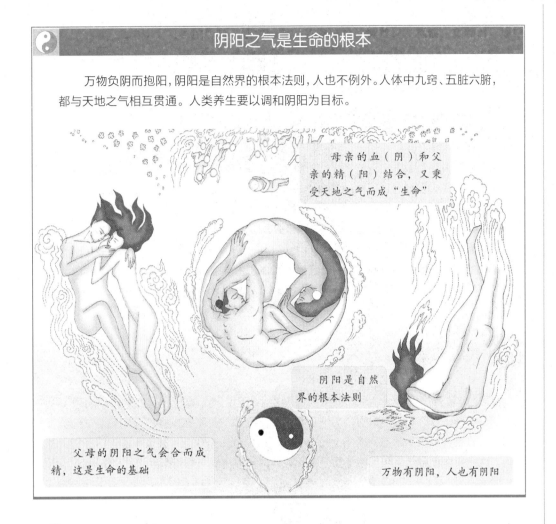

母亲的血（阴）和父亲的精（阳）结合，又秉受天地之气而成"生命"

阴阳是自然界的根本法则

父母的阴阳之气会合而成精，这是生命的基础

万物有阴阳，人也有阴阳

231 《周易》告诉我们应该如何养气？

在《周易》六十四卦中，乾卦由六个阳爻组成，代表阳气。在乾卦的六个阳爻中，从初爻到上爻，象征着气通过潜伏，慢慢显露，然后上升，最后发展到顶点，然后再回来又呈潜伏的状态。所以，根据乾卦阳气的发展规律，我们知道：人在保养阳气的时候，既要善于潜藏，也要善于运用；如果过度用气，不停消耗气，只会对身体造成伤害；《周易》中的乾卦告诉了我们，应该如何掌握人体的阳气，如何用阳气妥加运用。

232 《周易》告诉我们养生的真谛是什么？

根据《周易》中的阴阳理论学说，我们知道，只有阳气才是生命的动力和源泉。人如果

想要身体健康，就必须坚持对阳气的保养，要想方设法延长阳气，并利用阳气的生长来对抗阴气的生长，从而使人体中的阳气始终处于旺盛的状态。这样就能精力充沛、健康长寿。

233 《周易》告诉我们中老年人应该如何养生？

《周易》中提到了顺应自然规律，意思是说，人只有顺应自然规律，才能知进知退，才有利于保存自己，发展自己。而顺应自然规律的观点，也能应用到养生上。所谓养生，其实就是要懂得如何顺应自然规律，不要违背自然的规律。对中老年人来说，白天一定要养好阳气。尤其是这个年龄段的人，会承受巨大的工作和生活压力，人特别容易疲惫、阳气特别容易衰弱，所以，中老年人一定要重视对自己阳气的保养，不要过分耗损阳气，并且要尽量推迟衰老的来临。因为事物的发展都是由盛而衰的，如果阳气到了极盛状态，人体自然而然就会走向衰老。阳气到达极盛状态，称为阳极期。所以，在阳极期还没有到来之前，一定要做好抗衰老的准备。

234 养生的宗旨是什么？

根据《周易》的原理，养生的宗旨其实就是要注意阴阳的协调，重视维持体内的阴阳平衡。只有阴阳平衡了，生命才能具有活力。所谓阴阳平衡，就是指在人体内，阴阳双方的消长转化都保持着一种平衡的状态，既不会过分，也不会偏衰，呈现出一种非常协调的状态。换句话就，就是要保证阳气与阴气的平衡，要让人体的各种功能与物质都处于协调的状态。

235 为什么说糖尿病、高血压是由阴阳失衡引起的？

所谓阴阳失衡，是指人体内的阴气和阳气不谐调，处于失衡的状态。阴阳失衡通常都是一些高发病和常见病的病因，像高血压、冠心病、糖尿病等。而这些疾病，又都与人体脏腑的阴阳平衡有关。阴阳只要失衡，就会出现疾病；阴阳轻度失衡，会导致人体亚健康；阴阳中度失衡，会导致人体疾病；阴阳严重失衡，会导致人体重病。而阴阳一旦分离，生命也就终止了。

236 根据"天人合一"的理论，为什么养生要顺应天地气化？

所谓天地气化，是指时时刻刻都处于变化之中的一种阴阳规律。由于天地气化的原因，养生也一定要顺应天地气化。天地气化有开有闭，那么，在天地气化开的时候，我们的养生也要"开"；在天地气化闭的时候，我们的养生也要"闭"。所以，根据这个原理，在春分到来的时候，养生就应该"开"，因为春天来临，阳气开始生长；到了夏天的时候，自然万物都处于生发阶段，人的身体活动此时也是最旺盛的时候；到了秋分，万物逐渐凋零，大自然的气机就要"关闭"了，这个时候要"收"，养生也一样，冬天要开始保养，不适合剧烈运动，也不适合做大规模的调养；到了冬天，人就应该以静养为主了。秋冬都不适合消耗太多的阳气。

237 为什么说中医养生的基础建立在阴阳平衡的理论上？

传统中医学是以《周易》为原理，建立在阴阳学说的基础之上的。著名的中医典著《黄帝内经》，其实就是由《周易》衍生而来的。在《黄帝内经》中，《周易》提出的阴阳学说、阴阳文化、阴阳哲理，被运用到了一种极致状态。所以，《黄帝内经》也对《周易》中的阴阳理论，加以发扬光大，并做出了特殊的贡献。根据《黄帝内经》的内容，人体的病理，都是可以按阴阳分类的。只要调整阴阳，使人体内的阴阳平衡，人体就能健健康康。所以，关于中医养生的理论基础，其实是建立在阴阳平衡的理论之上的。

疾病的内外与治疗原则

如果疾病的内外有联系时，按照下图所示进行治疗；如果内外没什么联系的，那么就治疗其主要病证。

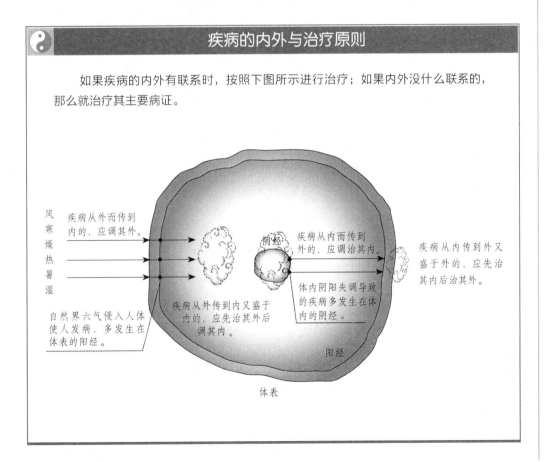

238 根据"天人合一"的理论，为什么养生要顺应天地？

所谓养生要顺应天地，意思就是说：人在养生的时候，必须顺应天时和地利的变化。如

养生要顺天时、秉地理

中医养生讲究"天人合一"，主张养生必须顺天时、秉地理，根据自身所处的自然环境，制定相应的养生方案。

中部地区地势平坦湿润，物产丰富，生活比较安逸，多患四肢痿弱、厥逆、寒热一类疾病，养生要注意活动肢体，使气血流畅

北方气候寒冷，人们多食用乳类食物，故当内脏受寒时易得胀满一类的疾病，养生要注意保暖驱寒

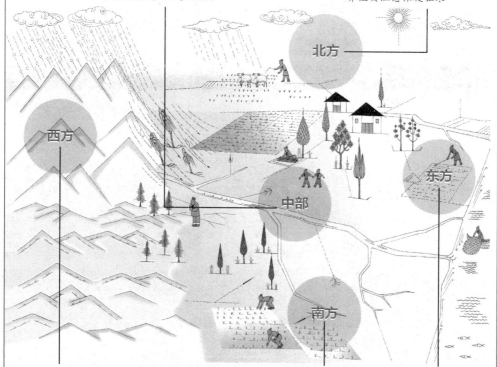

西方地势高，寒冷，水土之性刚强。人们食的是肥美多脂的肉类，他们肌肤致密，疾病多是从体内而生，养生要注意保暖、调和饮食

南方阳气旺盛，地势低凹潮湿。人们喜吃酸味及发酵食品，腠理致密而带红色，多发生筋脉拘急、肢体麻痹疾病，养生要注意调和饮食，排除体内湿气

东方沿海地区气候温和，人们生活安定，以鱼盐为美食，肌腠疏松，易发痈疡一类的疾病，养生要注意调和饮食

果违背了天时的阴阳气化规律，人体的健康就会受到影响。所谓顺应天地，实际上就是要顺应天地之间阴阳运行的规律，即阴阳气化的规律。也就是说，要根据"阳长阴消，阴长阳消"的规律进行养生。

239 根据"天人合一"的理论，养生如何顺应四季的变化？

所谓养生要顺应四季，是指在养生的时候，要根据大自然运行的规律，对自身的行动变化进行相应的调节。只有顺应春、夏、秋、冬四季的变化，根据人体阴气和阳气在这四季中的消长规律，坚持天人合一的观念，顺天而行，才能达到阴阳平衡，达到养生的目的。

天气、地气、人气与养生要点

时间	天地之气	人气与养生要点
一月、二月	天气生发，地气萌发	气在肝，要保持心情舒畅
三月、四月	天气转盛，地气上升	气在脾，饮食以清淡为主
五月、六月	天气生发，地气萌发	气在头，饮食要清淡
七月、八月	阴气上升	气在肺，少食生燥热食物
九月、十月	阴气转盛，地气避藏	气在心，注意保暖
十一月、十二月	阴气盛极，阳气伏藏，地气闭合	气在肾，注意节欲

240 根据"天人合一"的理论，养生如何顺应时间的变化？

所谓养生要顺应时间的变化，是指在上午的时候，天地正处于阳长阴消的状态，阳气正在上升，而下午的时候，阳气渐渐减少，阴气渐渐上升，然后到傍晚，再到晚上，阳气慢慢到了最低状态，阴气慢慢达到强盛状态。所以，在养生的时候，也要顺应每天从早到晚阳气和阴气的变化规律。在上午阳气渐渐生长、阳气盛的时候，可以吃一些温阳的药，养生的效果就会更好；在傍晚阳气下降、阴气升腾的时候，吃一些养阴的药，效果也会比其他时候好。在每天十二时辰中，阴阳气的变化都是不一样的，所以，可以利用不同的时辰，对养生做适当的调理，能有效帮助我们预防疾病。

241 根据《周易》理论，为什么要在子时睡觉保护阳气？

所谓子时，是指从半夜23点到凌晨1点。在这段时间中，人体的胆经处于活跃状态。胆经中阳气渐长，此时还比较策弱，而此时又是整个身体处于阴极的时候，也就是说，根据阴阳消长的规律，此时阴气最重，而阴气是主睡眠的，所以，在养生的时候，应该学习妥善驾驭阴阳的消长规律，此时就应该好好睡觉，而且还应该在熟睡状态。实际上，睡眠好也是对阳气的一种保护，所以，在子时夜半的时候，一定要好好睡觉。

242 根据《周易》理论，丑时养生要注意什么问题？

所谓丑时，是指从凌晨1点到3点，此时是肝经活跃的时候。肝经五行属木，主生发，此时，人体的阳气处于回升阶段，阳气比胆经活跃的时候要强一些。它是主生发的，它这个时候的阳气比胆值班的时候要生得大一点了。肝脏就在这个时候为人体解毒、造血。所以，在半夜，最好不要喝酒，更不要熬夜，一定要及早休息，好好睡觉。如果经常在半夜熬夜，不

不同年份疾病的治疗（续表）

日干时辰（小时）	甲己日	乙庚日	丙辛日	丁壬日	戊癸日
0:00 ~ 1:00	甲子	丙子	戊子	庚子	壬子
1:00 ~ 3:00	乙丑	丁丑	己丑	辛丑	癸丑
3:00 ~ 5:00	丙寅	戊寅	庚寅	壬寅	甲寅
5:00 ~ 7:00	丁卯	己卯	辛卯	癸卯	乙卯
7:00 ~ 9:00	戊辰	庚辰	庚辰	甲辰	丙辰
9:00 ~ 11:00	己巳	辛巳	癸巳	乙巳	丁巳
11:00 ~ 13:00	庚午	壬午	甲午	丙午	戊午
13:00 ~ 15:00	辛未	癸未	乙未	丁未	己未
15:00 ~ 17:00	壬申	甲申	丙申	戊申	庚申
17:00 ~ 19:00	癸酉	乙酉	丁酉	己酉	辛酉
19:00 ~ 21:00	甲戌	丙戌	戊戌	庚戌	壬戌
21:00 ~ 23:00	乙亥	丁亥	己亥	辛亥	癸亥
23:00 ~ 24:00	丙子	戊子	庚子	壬子	甲子

让肝脏有休息的机会，人体内的毒素就不能及时得到排解，也不能及时造出新鲜血液，自然就容易生病。

243 根据《周易》理论，寅时为什么是号脉的最好时机？

所谓寅时，是指从凌晨3点到凌晨5点。在这段时间里，正是肺经活跃的时候。此时，天气、阴阳也逐渐开始平衡，人体内的阴阳之气也在慢慢达到平衡状态。所以，在这个时候，如果医生给病人把脉，能够清晰地感觉到脉搏的情况，再根据脉搏分析出病人的内在脏腑的情况。而在这个时候给病人号脉，结果也往往是最准确的。

244 根据《周易》理论，卯时养生要注意什么问题？

所谓卯时，是指从早晨5到早晨7点钟的时候。此时，大肠开始活跃起来，人的精气开始旺盛。而这个时间，一般也是人们早晨起床的时间。所以，早晨起床之后，一般都要空腹喝一杯水，这样做是为了帮助大肠的运动，帮助人体顺利排泄大便，缓解便秘的症状。此时，阴气渐渐被抑制下去，阳气开始生发，人体的气血都流注于大肠经。所以，在卯时养生，一定要注意排便的问题。

245 根据《周易》理论，辰时养生要注意什么问题？

所谓辰时，是指从早晨7点到早晨9点。这个时候，是胃经活跃的时间，同时，也是我们开始吃早饭的时间。因为阳气在升发，所以，早晨一定要吃好，有助于帮助阳气的生发，使人体的阳气更为充足，人的精力更为充沛。所以，在辰时养生，一定要注意把早餐吃好，要尽量多吸收动物蛋白。

246 根据《周易》理论，巳时养生要注意什么问题？

所谓巳时，是指从上午9点到上午11点。这个时候，人体内的脾经开始活跃。脾经五行属土，是运化水谷、主消化的。所以，此时，脾经极为需要营养。同时，这段时间也是大脑最活跃的时候，是一天中的黄金时间。在这个时间段养生，老年人可以正好煅炼身体，工作的人也最有效率，学生的学习效率也最高。同时，要在早晨吃好早餐，才能保证此时脾经能吸收足够的营养，才有利于大脑的活动。

247 根据《周易》理论，午时养生要注意什么问题？

所谓午时，是指从上午11点到下午1点，在这个时间段里，人体的心经最活跃。此时，也是吃午饭、睡午觉的时候。根据太极阴阳化的道理，这个时候人体的阳气最旺盛。所以，在中午的时候，吃完午饭，适当休息一下，睡睡午觉，有利于保养阳气和心经。睡午觉一定要平躺，这样可以让大脑和肝脏得到充足的血液，有利于大脑的养护。同时，平躺也有利于保护颈椎、腰椎。所以，在午时养生，一定要重视午休。

248 根据《周易》理论，未时养生要注意什么问题？

所谓未时，是指从下午1点到下午3点。在这个时候，是人体小肠经最活跃的时候。在未时养生，一定要坚持每天空腹喝水，或者喝茶，这样可以稀释血液，因为此时血液营养很高，稀释血液能够起到保护血管的作用。

249 根据《周易》理论，申时养生要注意什么问题？

所谓申时，是指从下午3点到下午5点。这段时间是人体一天当中的第二个黄金时间段。由于小肠经在未时已经把中午饭的营养都输送给了大脑，所以，大脑在这个时间段里非常活跃，精力非常旺盛。此时工作、学习效率都处于最佳状态。在申时养生，主要注意劳逸结合，不能因为这个时候精力好，就把自己弄得过于疲倦。工作学习半小时后，要有适当的放松。

250 根据《周易》理论，酉时养生要注意什么问题？

所谓酉时，是指从下午5点到傍晚7点。在这个时间段里，肾经最活跃。此时养生，也一定要坚持每天空腹喝一杯水，这样能够帮助我们排出体内的毒素，同时帮助我们清洗肾和膀胱，使我们避免肾结石、膀胱癌、肾炎之类的疾病。

251 根据《周易》理论，戌时养生要注意什么问题？

所谓戌时，是指从傍晚7点到晚上9点。在这个时间段里，人体的心包经最活跃。经过一天紧张的工作和学习，此时心气比较柔顺，正是调养心气的好时候。这段时间，也是一天当中的第三个黄金时间段。在此期间，可以学习、看书，也可以外出散步、锻炼身体。在散完步或者锻炼完身体回来之后，可以喝一杯淡茶水，这样能让血管保持通畅。

252　根据《周易》理论，午时应该预防什么疾病？

子时和午时这两个时间，是阴和阳各自达到极盛的时间。在午时，人体的阳气最重，此时养生，一定要注意血压方面的问题。尤其是高血压的人，千万不能在这个时间喝酒，更不能在这个时间生气，也最好不要干重体力活儿。因此午时达到阳气之极，人体的气也升到了极致，如果此时喝酒、生气、干重体力活儿，很容易中风或者脑出血、鼻出血、眼尾出血。所以，对有高血压的病人来说，在这个时间段吃降压药的效果是最好的。

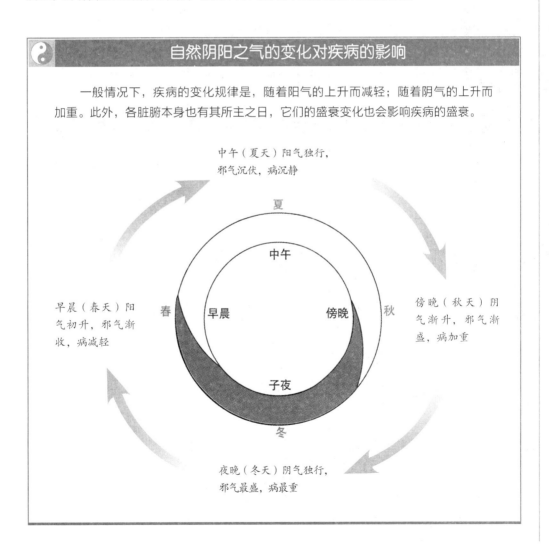

自然阴阳之气的变化对疾病的影响

一般情况下，疾病的变化规律是，随着阳气的上升而减轻；随着阴气的上升而加重。此外，各脏腑本身也有其所主之日，它们的盛衰变化也会影响疾病的盛衰。

中午（夏天）阳气独行，
邪气沉伏，病沉静

夏

中午

早晨（春天）阳气初升，邪气渐收，病减轻

春

早晨　　傍晚

秋

傍晚（秋天）阴气渐升，邪气渐盛，病加重

子夜

冬

夜晚（冬天）阴气独行，
邪气最盛，病最重

253 根据《周易》理论，子时应该预防什么疾病？

子时和午时刚好相反。子时是人体阴气最旺盛的时候。此时养生，一定要注意补气的问题。对于气虚的人，这个时候最容易气透；而那些肾病不好的人，也最容易在这个时候出事情；心脏病不好的病人，也很容易在这个时间段猝死；低血糖的人，也容易在这个时候发病。所以，身体有疾病的人，一定要在子时前，提前吃药，预防发病，这样才能安然度过这个时间段。

254 根据《周易》理论，卯时应该预防什么疾病？

卯时是阴阳基本处于平衡的时候，不过，阳虚的病人，很容易在此时出现问题。因为在卯时，阴阳本来应该是差不多平衡的，可是，如果阳虚的话，阳气就会弱，阴气就会相对显得旺，于是，阴阳就会失衡，所以，阳虚的人一般都会在这时拉肚子。对这类病人来说，在日常饮食中，可以多吃一些能改善畏寒体质的食物，像羊肉、狗肉、鹅肉、鸽肉、虾、枸杞、

走九宫可以锻炼身体

按照图中所示，在地上画出九宫图，按照箭头所指方向行走。走九宫时要晃动肩臂、摇动腰肢、不停地左旋右旋，这样能很好地活动颈、肩、肘、腕、胸、腰、臀、膝、踝等部位的椎体与关节，能较快打通人体的各个经络，依据"通则不痛"之理，九宫步可防治多种疾病。

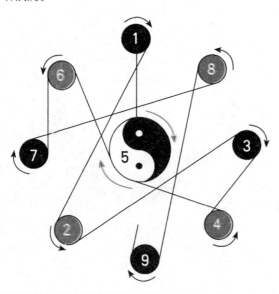

韭菜、羊肾、核桃、黑豆、栗子等。尤其是在每天煲汤的时候，适当放一点胡椒，在炒菜时稍微放一点辣椒和生姜，都能帮助驱寒保暖。

255 根据《周易》理论，酉时应该预防什么疾病？

和卯时一样，在酉时，人体的阴阳也应该处于平衡状态。但是，阴虚的病人，却很容易在此时出现问题。因为在这个时间段，如果阴虚的话，阴气就会很弱，阳气就会显得相对较旺，阴阳就会失衡。所以，在这个时间段里阴虚的人，一般都会在肺部出现疾病。

256 根据《周易》理论，春季如何养阳？

在四时五行之中，春季属木，属阳，万物复苏、草木发芽，主生发。这个季节，正是培养人体阳气的大好时光。所以，在春季，每天一定要早睡早起，多到屋外晒晒太阳，抒发肝气，使体内的生机和气机随着春气的到来而运转，这就被称为四气调神。因此，在春天养生，一定要好好调理肝气和五脏之气，使体内的阳气逐渐旺盛起来，让血液循环加快，从而达到保养身体的目的。

257 根据《周易》理论，夏季如何养阳？

夏季，草木旺盛，此时天地之间的阳气极为旺盛，同时也是人体阳气最为旺盛的时候。所以，夏季养生，一定要充分利用生机，对身体加以保护和调养。夏季养生，重在心的调理和养护。夏季炎热，人体容易上火，所以，夏季适合多吃一些苦味的东西，例如苦瓜等。同时，夏天也可以多吃一些清暑利湿的东西，像西瓜、绿豆汤。尽量多吃应季的食物，对保养心脏和脾胃都大有裨益。另外，在夏季的最后三十天中，是养脾的好时候，在饮食上，要多吃养脾健脾的食品。总的来说，夏季一定要精神愉快，不要轻易发怒生气，否则容易损心伤肝。

258 根据《周易》理论，秋季如何养阴？

秋季，万物开始收藏，人体也处于"关闭"的时刻。在这个季节时，养生的重点是养肺。养肺要多吃润肺的东西，像梨、藕、杏仁、贝母、百合等。秋季湿度下降，人体也很容易感冒，而且秋天天气干燥，这不更需要滋阴养肺了。

259 根据《周易》理论，冬季如何养阴？

冬季，万物收敛，人体主藏。此时，花草零落，动物冬眠，而人的身体在这个季节里也应该好好休息。所以，冬季养生的重点在于藏精，只有把精气神藏好，体内的气养护好，到了来年的春天才不容易生病。

260 为什么要根据二十四节气的变化来养生？

人体养生，应该与二十四节气相配合，根据二十四节气的变化对身体进行调理。在二十四节气中，夏至、冬至、春分、秋分、立春、立夏、立秋、立冬这八个节气，气候的变化最为显著，此时，人体一定要顺应节气的变化，在该加衣时要加衣，在该保暖时要保暖，这样才不会轻易生病。在《周易》中，提到了关于天人合一的养生观，实际上就是指如何根据天地阴阳之气的变化进行养生，也就是根据节气的变化来养生。只要顺应自然法则，就能充分保证人体的健康；一旦违背了自然法则，人体就会多灾多病。

261 为什么说五脏之病源于亏气？

人体五脏中的疾病，大多都是因为缺少气，这就是亏气。首先，在五脏之气中，最重要的是心气，所以，养生首先要保护好心气。其次，人体是由精、气、神三部分组成的，其中，最根本的是精和气，人体的元气、元精就藏在肾精之中。所以，在养生时，一定要养好肾。再次，人体的脾胃是人体气机升降的关键所在，也是人体气血生化之源，所以，养生也要保护好脾胃。总的来说，不管是哪方面的气亏了，就一定要补足亏的气，这样才能使人体内的阴阳保持平衡状态，使人的生理机能保持健康状态。

262 如何保养心气？

如果心气不足，就容易心慌气短。所以，心气虚弱往往是疾病的先兆，此时一定要注意保养心气。保养心气时，不宜进行过多的剧烈运动，要多做一些慢养生和静养生的活动。因为生活和工作的节奏越快，心气的耗散就越多。所以，一旦发现心气不足，就要马上调节自己的工作、学习和生活速度，放慢生活的节奏。同时，可以吃一些养心的药，多吃一些参类，像丹参、人参等，都能补气，也能保护心脏。

王清任《医林改错》之 "亲见改正脏腑图"

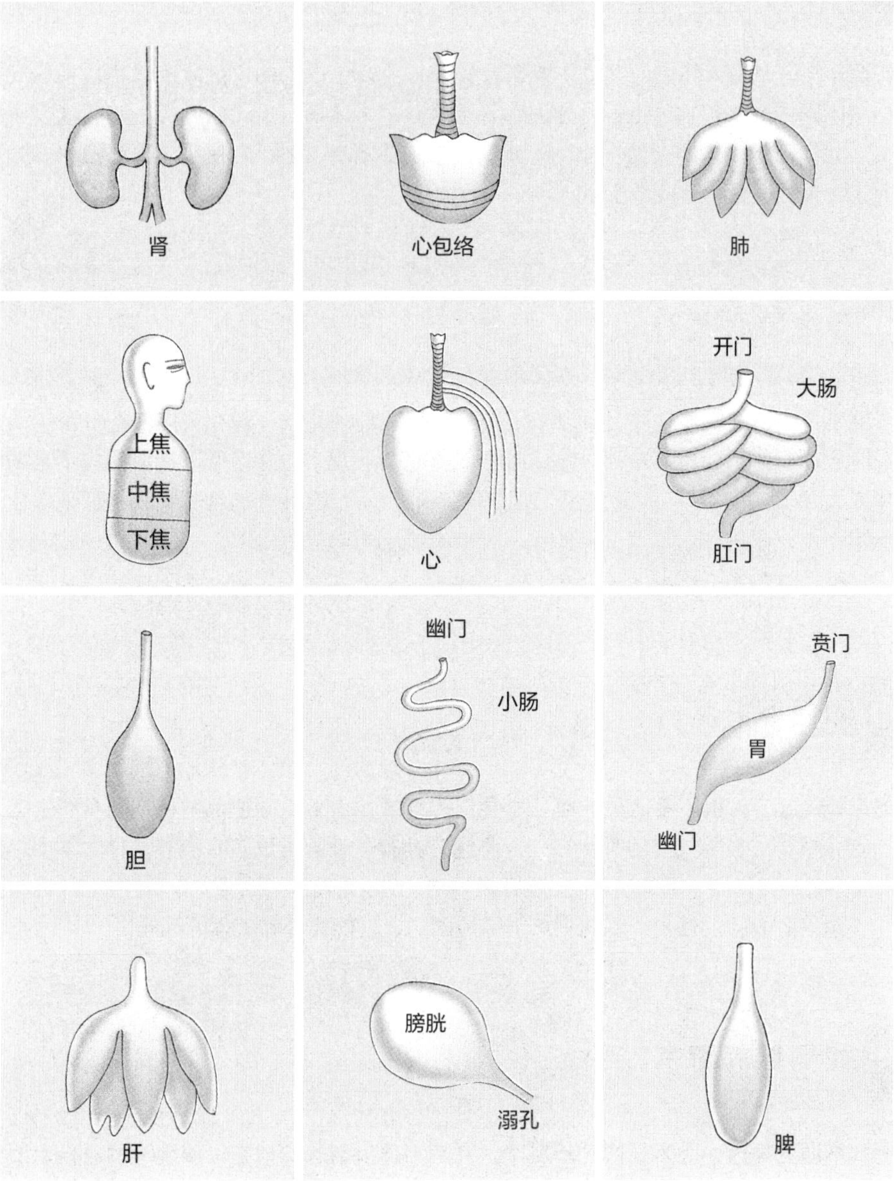

肾

心包络

肺

上焦
中焦
下焦

心

开门
大肠
肛门

胆

幽门
小肠

贲门
胃
幽门

肝

膀胱
溺孔

脾

　　王清任（1768—1831），清代医学家，字勋臣，河北玉田人。他认为"业医诊病，当先明脏腑"。为此，他冲破封建礼教的束缚与非难，亲至坟冢间观察小儿残尸，并至刑场检视尸体脏器结构。他所著《医林改错》，纠正古代医书记载脏器结构及功能之错误。其医论和诊治重视气血、擅长活血化淤。

263 什么是元气？

所谓元气，是指人体中的气，主要来自先天，是与生俱来的，是藏于肾精之中的气。元气和空气不同，和水谷之气也不一样。水谷之气是指人体通过后天的呼吸，吸收饮食，而得来的气。元气则像人体的火种一样，对元气，一定要吝啬，要小心使用，不要浪费。如果元气耗完了，人的生命也就完结了。

264 什么是心气？

五脏之气中，心气最重要，所以一定要养护好我们的心气。现在很多人在日常生活中常常会感觉到浑身乏力，没有精神。这就是心气不足的表现。是什么原因造成心气不足的呢？很多中年人到了四十岁以后，就觉得心气不足。心气不足有什么表现呢？就是话说多一点、稍微劳累一点，就觉得心慌，气不够用。三十岁之前这种现象很少发生，但进入四十岁以后，便常常就有人觉得气不够用，这里的气就是心气。

265 如何保养肺气？

如果肺气虚，人就不爱活动，而且总会觉得气短，手上的脉搏也微弱，感觉非常乏力，没有一点儿精神。在肺气虚的时候，一定要注意补肺。补肺可以多吃沙参，在沙参中再添加一点人参。将人参和沙参用来炖肉吃，还可以多吃一点儿羊杂汤。因为羊杂汤中的羊肺比较多，根据中医中以肺养肺的理论，多吃一点羊肺炖的汤，就能弥补肺气虚的问题。

266 如何保养脾气？

脾气不调的原因，大多是饮食不规律，寒热不适当引起的。在保养脾气的时候，要注意节制饮食，既不要饿，也不要吃得太饱。吃的食物，既不要太热，也不要太凉。尤其是在夏天，更要重视养脾。因为在五行中，脾属土，火克土，而夏天在五行中属火，所以，一旦不慎，夏天极易伤脾。另外，保养好脾胃，还要尽量少吃过辣、过甜、过咸、过辛、过苦的食物。可以吃一些山药、白术、薏苡仁、芡实、白扁豆，可以把这些东西用来炖肉或者熬粥。这样有助于脾胃的保养。

脾、肝、肾三脏的关系

人体的五脏是一个相互联系、不可分割的整体，它们各司其职，共同维持着机体的活力。下图所示为脾、肝、肾三脏之间的关系。

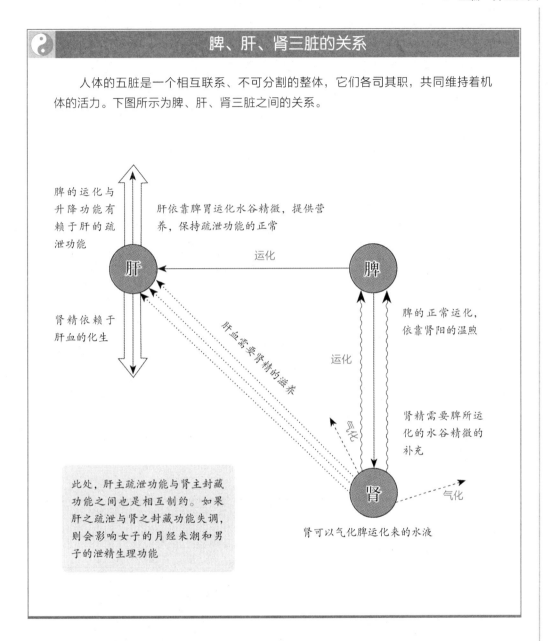

脾的运化与升降功能有赖于肝的疏泄功能

肝依靠脾胃运化水谷精微，提供营养，保持疏泄功能的正常

运化

肾精依赖于肝血的化生

肝血需要肾精的滋养

脾的正常运化，依靠肾阳的温煦

运化

肾精需要脾所运化的水谷精微的补充

气化

此处，肝主疏泄功能与肾主封藏功能之间也是相互制约。如果肝之疏泄与肾之封藏功能失调，则会影响女子的月经来潮和男子的泄精生理功能

气化

肾可以气化脾运化来的水液

②⑥⑦ 如何保养肾气？

如果人体的肾气虚弱，就会经常腰酸腿软，小便频繁。所以，此时一定要注意肾气的保养。保养肾气，首先要节制房事，性生活不宜过于频繁，否则容易伤害肾精和肾气。尤其是中年以后，更要节制房事。其次，用脑不能过度。用脑过度也会伤害肾气，出现头晕、脑部供血不足之类的问题，而且也很容易失眠。此时，可以吃一点养脑、安眠的药，提高睡眠质量。另外，要注意保养腰。因为在人体的腰部藏着两个肾，伤了腰，就很容易伤了肾。

肾的功能

　　肾藏精纳气，主管人体内的津液，以其阴制约心火，并通过气化作用将体内多余的水分排出体表，肾阴肾阳在体内相互制约，相互依存，共同维持着人体的生理平衡。如果这一平衡状态被打破，人体就会发生疾病，如当人的肾精亏虚时，就会出现气喘、不能平卧的现象。

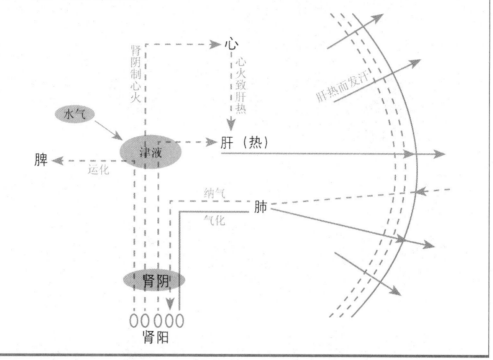

268 如何保养肝气？

　　如果肝气虚，那么人会没有精神，萎靡不振，缺少活力和朝气。这种情况一般是由于过度疲劳造成的。在五行中，肝属木。所以，如果肝气虚的话，可以多用人参和枸杞泡水喝，坚持下去，这样就能弥补肝气的不足，能提升人体的阳气，帮助人恢复生机和活力。

269 根据《周易》乾卦的原理，为什么说大脑不衰全身不衰？

　　在《周易》中，乾卦代表大脑。乾卦六十四卦之首，而大脑也是人体最为重要的器官。大脑主管着人体所有的经络。所以，要想做好养生保健，推迟衰老，就一定要先保持大脑的年轻状态，不要让大脑率先衰老。所以，只要脑不衰，全身就不会衰。

勇敢的人和怯懦的人

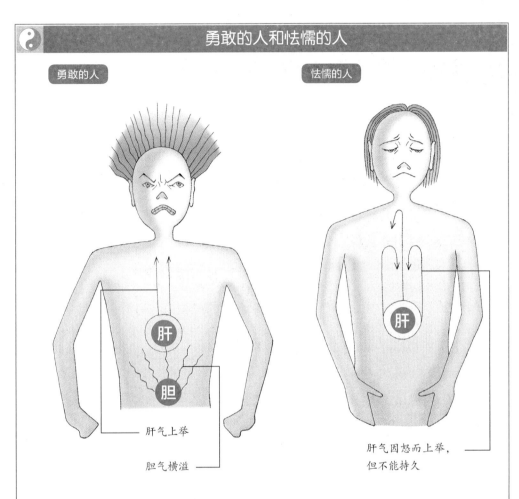

勇敢的人

怯懦的人

肝气上举

胆气横溢

肝气因怒而上举，
但不能持久

部位	勇敢的人	怯懦的人
目光	深邃、坚定	目光无神
皮肤	肌腠纹理是横的	肌腠纹理是纵的
五脏	心脏端正，肝脏坚厚，胆汁盛满	胸骨剑突短而小，肝系松缓，胆汁不充，肠胃纵缓，胁下空虚
发怒时	胸廓张大，肝气上举，胆气横溢，目光逼射，毛发竖起，怒气不能充满胸中	肝肺虽因怒而上举，但不能持久
代表人物	张飞	蒋干

270 根据《周易》乾卦的原理，如何不让大脑过早衰老？

事实上，在人体所有的器官中，大脑的衰老是最慢的。而且大脑作为人体最重要的器官，它对于人体对抗衰老，也起着举足轻重的作用。要延缓大脑的衰老，就一定要重视用脑的问题。那么，如果用脑呢？其实很简单，只要多用脑，勤用脑，就能将大脑的衰老有效推迟。此外，多吃健脑食物，如核桃、松仁等，也能有效补充大脑的营养，延缓大脑的衰老。

271 根据《周易》乾卦原理，应该如何通过饮食养脑？

根据《周易》中的原理，头部属于乾卦，五行属金。所以，在《周易》的乾卦中，其实告诉了我们关于补脑的方法。由于乾卦属金，金卦是在高空中的，所以，补脑时，可以多吃一些长在树上的果实，像榛子、长寿果、核桃等。尤其是核桃，它的形状就如同人的大脑两半球一样，这是《周易》象形食品的代表。另外，像一些属于金性的食物，对大脑也有滋补作用。

272 根据《周易》原理，为什么保养身体不能受寒？

《周易》告诉我们，世间万物都有阴阳之分，其中，气为阳、寒为阴。所以，如果过于寒冷了，就会损伤气。为了养生，一定要注意避寒保暖。在天气冷的时候，要多穿衣服；要尽量少吃凉的东西；如果凉的东西吃得太多，也容易伤气。气是人体健康的基础，要保养好气，就千万不能受寒。

273 根据《周易》原理，应该如何御寒？

所谓寒从脚生，所以，要御寒，首先要注意足部的保暖。冬天时，袜子和鞋子要尽量穿得厚一些。除了脚，人的后背也畏寒，所以，冬天要多戴帽子，要多围围巾。还有，也不要让腰部受寒。因为腰部有肾脏。阳气藏在肾中，如果腰受了寒，肾就会受寒，肾一受寒，就会伤及肾内的阳气。

肌肉坚实才能抵御风邪

自然环境是一样的，但是有的人容易生病，有的人却不容易生病。关键在于肌肉是否坚实。要想肌肉变得坚实，可以通过体育锻炼来加强。

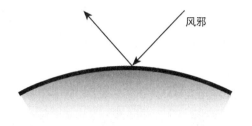

风邪

肌肉坚实的人，腠理密闭，即使有风邪也难以入侵他的身体，所以这种人不容易生病

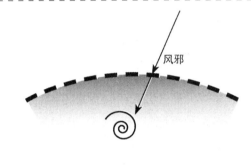

风邪

肌肉不坚实的人，腠理疏松，风邪很容易侵袭他的身体，所以这种人很容易生病

274 什么是仿生养脑法？

根据《周易》，我们知道，在大自然中，有一种仿生养生。意思就是说，在大自然中，很多的鸟兽动物，都拥有一些宝贵而奇妙的生存和养生绝招，人类仿照这些动物的养生方法进行养生，就称为仿生养生。例如：乌龟的脖子总是在不停地伸缩，如果人能够仿效乌龟伸缩脖子，就能保持颈椎的血脉流通，避免患上脑血栓。

275 什么是节能养生？

所谓节能养生，是指根据《周易》的原理，人体的生命储备都是有限的，所以，为了达到长寿健康的目的，就需要节能养生。节能养生包括静养生、慢养生和低温养生。节能养生的目的是为了保护阳气和阴精，避免人体元气被浪费，从而维护生命的阴阳平衡。

276 什么是调补阴阳？

所谓调补阴阳，是指通过合理饮食的办法，对人体的阴阳平衡进行调节。例如，在补阳时，可以在饮食中适当添加一些补阴的药，这被称为阴中求阳；在补阴时，可以在饮食中适当添加一些补阳的药，这称为阳中求阴。这样能够使阴阳互相调节，既能增强药物的疗效，也能避免在纯补阳或者纯补阴时，由于药物的偏性产生的副作用。例如，用甲鱼、龟肉、银耳、燕窝等养阴生津，用羊肉、狗肉、鹿肉、虾仁温肾壮阳，就是用饮食调补阴阳的体现。

277 根据阴阳五行原理，如何进行辨证施膳？

所谓辨证施膳，是根据患者的病情、体质等情况，选择合适的药膳，以达到治疗疾病的效果。例如，虚证的病人会根据阴虚、阳虚、气血虚弱等不同病情，分别采用滋阴、补阳、益气补血的食疗食品；实证患者会根据不同情况，给予不同的祛除实邪的食疗食品，如清热化痰、活血化淤等。辨证施膳的时候，必须考虑个人体质，例如，形体肥胖的人多痰，要多吃清淡化痰的食物；形体消瘦的人大都阴虚血亏津少，应该多吃滋阴生津的食品。根据阴阳五行，不同季节也应该用不同的食疗食品。春季少吃肥腻、辛辣之物，多吃清淡的菜蔬、豆类及豆制品；夏季多吃甘寒、清淡、少油的食品，如绿豆、西瓜、鸭肉等；秋季多吃些滋润的食品，如乳类、蛋类等；冬季多吃温热御寒的食物，如羊肉、狗肉、干姜等。

278 什么是全面膳食？

所谓全面膳食，就是要求在饮食内容上尽可能做到多样化，讲究主食副食、正餐零食、荤素之间的合理搭配。不同营养物质分别存在于不同种类的食物中，如粮食类食物富含糖类；蔬菜、水果含有大量的维生素、矿物质和纤维素；鱼、肉、奶、蛋类则是蛋白质的良好来源。如果只吃一种食物，体内的营养不能均衡，很容易导致疾病的产生。所以，为了保持身体健康，必须采用平衡膳食，全面膳食。虽然全面膳食是现代营养学中的一个基本观点，但是在古代中医学中，也有类似的认识，像以《周易》为基础的医学典籍《黄帝内经》，就曾经明确提出过膳食搭配的原则。

279 什么是传统饮食养生学？

所谓传统饮食养生学，是指在传统医学理论的指导下，研究食物的性质，利用饮食来补

人的肢体与自然界的对应

古人将人体与自然界对应，体现了"天人合一"的思想，并用其指导生活中的医学实践。

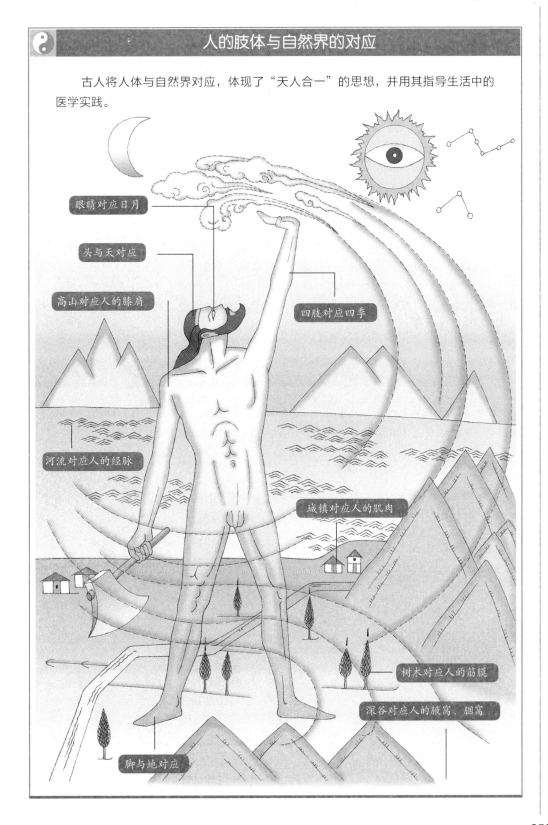

眼睛对应日月

头与天对应

高山对应人的膝肩

河流对应人的经脉

四肢对应四季

城镇对应人的肌肉

树木对应人的筋膜

深谷对应人的腋窝、腘窝

脚与地对应

充营养，达到保健身体的目的。在传统饮食养生中，强调天人相应、调补阴阳、审因用膳。例如，根据传统饮食养生学的观点，生活在潮湿地区的人，应该多吃一些辛辣食物，这样有助于驱除体内的寒湿。在冬季，多吃羊肉，能增强机体的御寒能力。在夏季，多喝乌梅汤、绿豆汤，能消暑解热。

280 如何利用《周易》原理来解释饮食定时？

食物进入人体胃部以后，素食大约需要四个小时的消化时间，肉食大约需要六个小时的消化时间，然后才能由胃部经过十二指肠进入小肠。所以，从生理学的角度来说，人应该在固定的时间，有规律地进食，这样才能保证消化、吸收等活动按照一定节奏进行，才能使脾胃协调配合，让肠胃虚实交替，有张有弛，让食物有条不紊地被消化、吸收和利用。若是不分时间，随意进食，会使肠胃长时间工作，得不到休息，使肠胃消化的正常规律被打破，胃肠虚实无度，从而引发脾胃病变。所以，饮食定时，其实也符合《周易》中提倡的对生命要有所节制的道理。

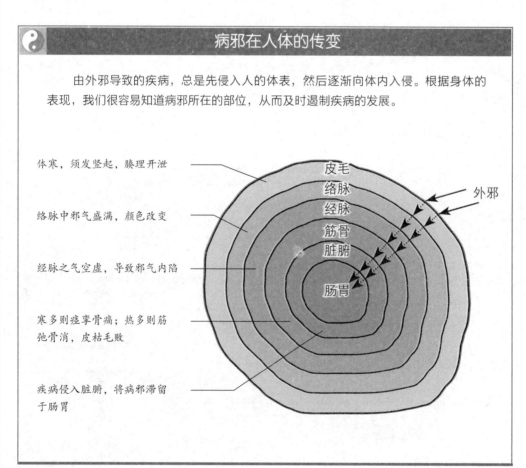

病邪在人体的传变

由外邪导致的疾病，总是先侵入人的体表，然后逐渐向体内入侵。根据身体的表现，我们很容易知道病邪所在的部位，从而及时遏制疾病的发展。

体寒，须发竖起，腠理开泄

络脉中邪气盛满，颜色改变

经脉之气空虚，导致邪气内陷

寒多则痉挛骨痛；热多则筋弛骨消，皮枯毛败

疾病侵入脏腑，将病邪滞留于肠胃

皮毛
络脉
经脉
筋骨
脏腑
肠胃

外邪

281 根据《周易》原理，为什么三岁以上的儿童喝牛奶要适量？

三岁以上的儿童不适合喝太多的牛奶。因为，牛奶在五行属性中属于坎水，主要补充人体的蛋白质和钙。而儿童在三岁以前，首先发育的是骨骼，这时可以多喝牛奶，但最好喝婴儿配方奶粉。儿童在三岁以后，大脑将开始充分发育，这时，就要注意饮食的全面营养，而不能只让孩子喝牛奶。所以，一般来说，三岁到六岁的孩子，每天喝奶的量不宜超过一百毫升。

282 如何利用《周易》原理来解释饮食定量？

所谓饮食定量，是指饮食应该要有限度，保持不饱不饥的状态，尤其不要暴饮暴食，否则会导致肠胃功能紊乱，导致疾病产生。只有当人体的脾胃功能正常了，才能对饮食正常消化、吸收和利用。如果用《周易》中的原理来解释，那就是：如果饮食过量，短时间内突然吃了大量食物，一定会加重胃肠负担，使食物不能及时消化，影响营养物质的吸收和输布，从而产生一系列疾病。进食过少，人体所需的养分供应不上，时间久了也会导致身体营养不良，甚至可能发生病变。因此，饮食有节制、有规律，才能保证身体健康的重要条件。

283 如何利用《周易》原理来解释早餐好、午餐饱、晚饭少这一说法？

早餐吃好、午餐吃饱、晚饭吃少的说法同人体昼夜的生物钟有关，因为人体阴阳气血的运行在白天和晚上会出现不同的盛衰状况。早餐的时候，由于经过一夜休息，阳气活动开始旺盛，胃处于相对空虚状态，急需补充营养，满足上午的工作需要；午餐的时候，正处于一天时间的正中间，而且经过半天劳动，体力脑力消耗较多，所以应该适当多进食，才能补充精力，满足下午的工作需要；晚饭后人一般活动较少，而且此时阳气较白天弱，吃的东西消耗不多，所以应该少进食，否则会导致肠胃等内脏器官发生病变。

284 根据《周易》原理，为什么患妇科病的女性不能喝牛奶？

如果女性有妇科病，千万不能喝牛奶，尤其是慢性盆腔炎、崩漏这样的疾病。因为这些疾病是由于人体子宫中的郁火导致的，要治疗疾病，就要疏散郁火，而牛奶等属于水，根据五行，水克火，所以，虽然它们能来明火，却不能灭明火。而且牛奶本来就是上火的食物，喝多了，只会导致郁火更加旺盛，这对于疾病的治疗就会没有什么作用。

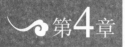

儒家养生

儒家学说由孔子创立，其伦理道德理念几乎成为整个中国传统文化的代名词，儒家所提倡的修养身心、追求人生自我完善的准则中的确蕴涵着养生保健、益寿延年的思想和方法。纵观儒家学说，他们对衣、食、住、行乃至性都有关注和论述，即使只是只言片语，却也同样闪耀着儒家养生智慧的光芒。

285 儒家怎样看待食色？

男女两性问题，一般认为，我们祖先对此是讳莫如深的，其实不然，"饮食男女，人之大欲存焉"是儒家对人类本性的一句经典概括，这句话在很大程度上可以作为"食色，性也"的补充。这里所讲的"性"，指的是人从与生俱来的先天之性，也就是本能，是单纯的生理现象；而儒家所说的"大欲"，则是超出生理现象的后天心理上的欲望。这里互相补充，对于人生两大欲念——饮食和男女的概括，非常全面而恰当。

由此可以得出，对于饮食问题和性问题，儒家非但无所责难，而且非常重视，认为这是人类的本性，所以并不是像一些人想象的那样，只限于"男女授受不亲"的观点。

286 "食不厌精，脍不厌细"是怎样的养身观？

《论语·乡党第十》中说，"食不厌精，脍不厌细。食饐而餲鱼馁而肉败，不食。色恶，不食。臭恶，不食。失饪，不食。不时，不食。割不正，不食。不得其酱，不食。肉虽多，不使胜食气。唯酒无量，不及乱。沽酒市脯不食。不撤姜食，不多食"。接下来又讲到，"祭于公，不宿肉。祭肉不出三日，出三日，不食之矣。"意思是说，粮食舂得越精越好，肉切得越细越好。粮米霉烂变质，鱼肉腐败发臭就不要吃。食物颜色不正常就不要吃，气味难闻就不要吃，烹调不好不要吃，不到进食时间不要吃，不合礼仪规定宰割的东西不要吃，没有合适的调味酱不要吃。肉即使很多，进食的量也不应该超过饭食。只有酒不限量，然而也不能喝醉。市上买来的酒和肉脯不要吃。斋食时即使不撤掉姜，也不要多吃。国家祭祀典礼的肉不能放过夜。其他祭祀用的肉也不要放过三天，如果过了三天，就不能再吃了。

孔子的这一席话，可以说是我国古代有关饮食卫生最早的文献记载。孔子认为，不仅饮食的材料要讲求新鲜，而且在制作时也要来精心斟酌，这是因为食材如果粗劣甚至变质，吃了不仅影响口感和食欲，甚至有可能引起肠胃疾患，危及身体健康；此外，烹制的食品如果色味俱佳，还可以促进食欲，让人身心愉悦。与此同时，孔子还认为，饭要定时，而且再美味的东西也不能吃过量。至于孔子所说的"沽酒市脯不食"，可能是因为买来的酒和肉不一定清洁卫生，所以不食。

喝酒暖身不可取

许多人在冬天有喝酒暖身的习惯。从实际效果来看，喝酒确实能迅速使身体暖和起来，但是，喝酒暖身并不是以增加身体热量为前提，反而会增加身体的散热，导致风邪乘虚而入。

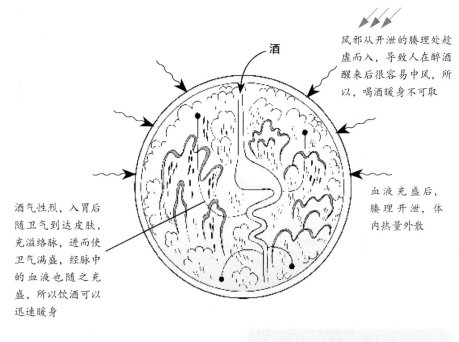

酒

风邪从开泄的腠理处趁虚而入，导致人在醉酒醒来后很容易中风，所以，喝酒暖身不可取

血液充盛后，腠理开泄，体内热量外散

酒气性烈，入胃后随卫气到达皮肤，充溢络脉，进而使卫气满盛，经脉中的血液也随之充盛，所以饮酒可以迅速暖身

频繁饮酒容易造成酒精性脂肪肝，特别是老年人饮酒极易诱发心脑血管疾病，所以，饮酒暖身的方法并不可取

287 为什么要"食不语，寝不言"？

治世救人是儒家的人生追求，儒家有一句典语"不为良相，则为良医"。相者治世，医者救人，这才有了"儒医"的雅号，所以儒医也是相通的。所以，儒家有很多关于健康养生的典语，其中一句就是"食不语，寝不言"。

"食不语，寝不言"，是记载在《论语·乡党第十》的孔子语录。意思就是说吃饭和睡觉的时候都不要说话，因为吃饭时说话，一来不能细嚼慢咽，不利于消化；二来边吃边说，有可能使食物不慎掉进气管。

"食不语，寝不言"原是叙述古人的礼节，但是拿到当今来讲，在健康养生方面也是具有科学根据的金玉良言。

288 君子三戒分别是什么？

孔子曰："君子有三戒：少之时，血气未定，戒之在色；及其壮也，血气方刚，戒之在斗；及其老也，血气既衰，戒之在得。"意思就是说，君子有三种事情应引以为戒：年少的时候，血气还不成熟，要戒除贪恋女色；等到身体成熟了，正是血气方刚，要戒除与人争斗；等到老年的时候，血气逐渐衰弱，要戒除贪得无厌。

这种"三戒"的养生之道，结合"血气未定""血气方刚""血气既衰"的生理特征，针对人生少年、壮年、老年的不同阶段指出戒色、戒斗、戒得的不同养生方法。也就是说，少年时情窦初开欲火萌动，容易沉溺于女色而毫不知返，于是就会丧失宝贵的精液，日久天长便会滋生疾病。对于中年来讲，避免与人的争斗才能心胸豁达，处事坦然，身心愉悦。对于老人来讲，只有戒除贪得无厌的心性，才能超脱地对待人生，让身心自在，从而达到颐养天年的目的。

289 什么是"益者三乐，损者三乐"？

有关精神及情绪上的修养，也就是心性修养，儒家也有很多可圈可点的论点。孔子认为，人的心情要保持"申申如也"，对任何事物都持有豁达、淡然、乐观的态度，后来的"不以物喜，不以己悲"大概也是从此发展而来。孔子所说的这种乐观，或者说快乐，又有有益和有损的区别。他在《论语·季氏篇》里说："益者三乐，损者三乐。乐节礼乐，乐道人之善，乐多贤友，益矣。乐骄乐，乐佚游，乐晏乐，损矣。"意思就是说，有益的快乐有三种，有害的快乐也有三种。以得到礼乐的调节为乐，以宣扬别人的好处为乐，以交了益友为乐，这三种快乐是有益的。以骄傲放肆为乐，以游荡忘返为乐，以饮食荒淫为乐，这三种快乐是有害的。关于修养心性的"三乐"，孟子也有相关的论述。《孟子·尽心上》中就有这样的记载。孟子曰："君子有三乐，而王天下不与存焉。父母俱存，兄弟无故，一乐也。仰不愧于天，俯不怍于人。二乐也。得天下英才而教育之，三乐也。"

290 为什么要"食无求饱，居无求安"？

孔子说过"君子食无求饱，居无求安"。"无求饱"是说不要吃得过饱，过饱肠胃负担过重；"无求安"就是不要太追求安逸，太安逸了，四肢就会因过于安逸而处于懈怠状态。

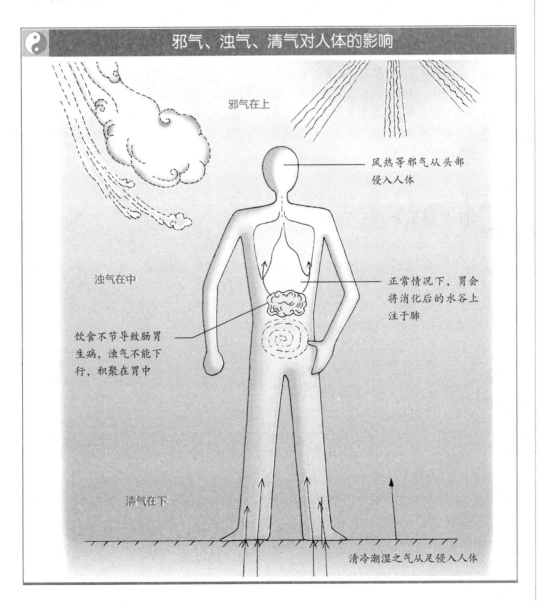

邪气、浊气、清气对人体的影响

邪气在上

风热等邪气从头部侵入人体

浊气在中

正常情况下，胃会将消化后的水谷上注于肺

饮食不节导致肠胃生病，浊气不能下行，积聚在胃中

清气在下

清冷潮湿之气从足侵入人体

在饮食养生上，孔子真正的非凡之处还在于，在有条件的情况下可以精，没有条件的话就要安贫乐道，追求心境快乐最重要。他在《论语·述而篇》中讲道："饭疏食，饮水，曲肱而枕之，乐亦在其中矣。不义而富且贵，于我如浮云。"在这里，孔子认为有理想的有品德的君子，不会总是为自己的吃穿住行而奔波心烦的，有志向的人就算是"饭疏食饮水，曲肱而枕之"，也可以乐在其中。同时，他还提出，他坚决不接受违背道德的荣华富贵，对待这些东西，他就像对待天上的浮云一般。

291 什么是"一箪食，一瓢饮"的养生观？

《论语·雍也篇》载孔子的话说："贤哉回也！一箪食，一瓢饮，在陋巷，人不堪其忧，回也不改其乐，贤哉回也！"

对于这种精神上的怡然自乐，孟子也曾说，"尽其心者，知其性也；知其性，则知天矣。存其心，养其性，所以事天也。夭寿不贰，修身以俟之，所以立命也。"也就是说，能够充分发挥善良本性的人，就是明白真正本性的人。知道了人的真正本性，就明白了人的天命。保持本心，培养本心，这就是用来对待天命的方法。所以不管寿命长短，都能坚定不移，修养身心来等待天命的降临。

292 什么是五福六极？

五福：一曰寿，二曰富，三曰康宁，四曰攸好德，五曰考终命。六极：一曰凶短折，二曰疾，三曰忧，四曰贫，五曰恶，六曰弱。所谓的五种福气就是，一是长寿，二是富贵，三是平安没有疾病，四是尊崇美德，五是老有善终。所谓的六种不幸是，一是短命夭折，二是多病，三是多忧愁，四是贫穷，五是丑恶，六是愚懦。

293 为什么说"养心莫善于寡欲"？

《孟子·尽心下》有这样的记载，"养心莫善于寡欲。其为人也寡欲，虽有不存焉者，寡矣；其为人也多欲，虽有存焉者，寡矣"。

孟子这样告诉我们，最好的养心的方法就是减少欲望。那些平素欲望少的人，尽管也存在失去本心(即天生的善性)的，但为数却很少；那些平素欲望多的人，尽管也有能保存本心的，但为数也是很少。

欲望使人的养生观念发生变化

　　欲望的变化影响了不同时期人们的养生观念，这不仅给医生带来了困难，也给自身健康造成了很大的伤害。

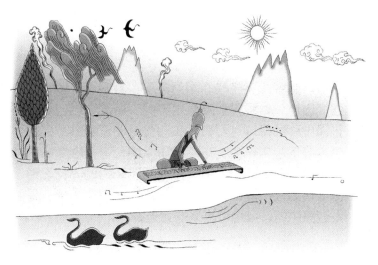

远古时期，人们恬淡寡欲，十分重视养生之道，人们精力充沛，
身体康泰，很少得病，即使有汤药也很少用到

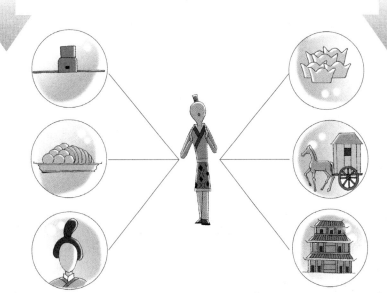

随着时间的推移，人们越来越被各种名利所诱惑，整天汲汲于名利场中，
养生越来越被人们所忽视。人们的身体也越来越衰弱，受到各种邪气侵袭
而生病。医药的作用对他们疾病的效果越来越弱

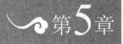

第5章 道家养生

与儒家修身齐家治国平天下，着眼于入世，释家强调出世，着眼于普度众生不同，道家崇尚自然，主张通过种种修炼达到长生和羽化登仙，着眼点是加强自身修炼以求长生，在《老子》中，有归根复命的内炼学说；在《庄子》中，有载恬淡无为的养神之道。因此道家在中国古代的养生文化、长生之术中，是最贴近养生的，其地位也是最为重要的。

294 什么是养生五难？

中国古代就认识到了养生的困难，嵇康写过《养生论》提出养生有五个难点：

一是"名利不灭"。很难想象一个热衷于"争名于朝、夺利于市"的人如何能养生，对名利过分追求只会损害人体的元气而导致疾病。

二是"喜怒不除"。一个人不应该总让自己被发怒或者忧郁、恐惧的情绪所左右，一个人的喜怒哀乐等情绪如果活动过强、表现失当，就会导致疾病。如果善于调控情绪，除掉过于强烈的喜怒，就可以促进身心健康。

三是"声色不去"。迷恋于声色犬马，生活的荒淫靡乱肯定会导致人肾精耗损，而肾精则是人生命的本源，毫无疑问，声色不去，则妄谈养生。

四是"滋味不绝"。所谓"滋味"是指对大吃大喝、豪华餐饮的过分追求。对吃喝的过分贪婪，只能逞一时之快，而对五脏六腑带来的只能是伤害。

五是"神虑转发"。指多思、多念、多欲、多事、多语、多怒等，都会对五脏之神明造成伤害，古代思想家、医学家认为，要保持健康，必须守住精神，不要让它消散，因为"多思则神怠""多念则神散""多欲则损志""多事则形疲""多语则气丧"。

295 老子怎样看待名利？

老子崇尚淡泊名利，《老子·四十四章》记载，"名与身孰亲？身上货孰多？得与亡孰病？甚爱必大费；多藏必厚亡。故知足不辱，知止不殆，可以长久"。意思就是说，虚名与身体哪个亲切？生命与财产哪个重要？获得和失去究竟哪一个害处更大？过分的宠爱必定伴随着巨大的消耗，过分的积聚必定会招致重大的损失。懂得满足就不会蒙受耻辱，懂得适可而止就不会招致灭亡，才可以获得长久的生存。

对于名利和身体的关系，"身"是根本，"名"是外在的。"名"依附于"身"而存在。同理，对于"身"和"货"的关系，"货"是依附于"身"而存在。如果放弃"身"而去过分追求"名"和"货"就是舍本逐末，本末倒置了。

老子还说过："众人熙熙，如享太牢，如春登台。我独泊兮其未兆；沌沌兮，如婴儿之未孩；儽儽兮，若无所归。众人皆有余，而我独若遗。我愚人之心也哉！"众人那迎合趋附的样子，就好像兴高采烈地去参加盛大宴会，又好像去登台春游。我却独自保守人性良知的敦厚淳朴，不追随、不企求、不迎合。混混沌沌如同幼婴尚还未长大；虚静蒙昧仿佛前途茫然不知所归。众人都像是识时务、丰足有余，唯独我好像是目光短浅，有所遗缺。我真是愚人的心肠吗！其实这就是养生之道啊！

296 什么是"见素抱朴，少私寡欲"？

"见素抱朴，少私寡欲"本是老子作为治国方法提出来的，放在养生的方面也同样讲得通。《老子》曰："大道废，有仁义。智慧出，有大伪。六亲不和有孝慈。国家昏乱有忠臣。绝圣弃智，民利百倍……见素抱朴，少私寡欲。绝俗无忧。"

"大道废，有仁义"，意思是说，自然之"天道"被抛弃之后，仁义就会出现。

"智慧出，有大伪"，这里的"智慧"是指欺诈奸巧。意思是说，欺诈的思想出现之后，就会有欺国害民的大奸。

"六亲不和有孝慈"，意思是说，亲属之间不和睦的时候，才看清下孝、上慈的亲情。

"国家昏乱有忠臣"，是说当朝政昏乱的时候，才看清忠奸。

"绝圣弃智，民利百倍"，意思是说，若放弃狡诈阴谋，反而君正民安，对于民众来说好处良多。

"见素抱朴"是说思想纯真，抱定一个淳朴的心态。

"少私寡欲"是说减少私心，去掉贪欲。

"绝俗无忧"是说只有放弃世俗观念，心灵才不会受到世俗的困扰，才能做到心态平静、无忧无虑。

所以，依老子所言，如何获得怡然自得的心态，关键在于你愿不愿意放弃私心和贪念，把自己从世俗中摆脱出来，从此不再受世俗束缚，能够放弃争名夺利的心态，自然可以得到超然自在。

297 道家的"无为"为何能养生？

为什么道家的"无为"是种养生思想呢？《庄子·天道》中有这样的记载："静则无为，无为也，则任事者责矣。无为则俞俞，俞俞者忧患不能处，年寿长矣。夫虚静恬淡寂寞无为者，万物之本也。"意思是说，心神安静则无非分之想，行无为之道的人就能够身心从容自如，从容自如的人，忧患就不能留于心，所以就得长寿。虚静、恬淡、寂寞、无为，是万物的本性。

所以，庄子的无为，是个人的一种自在逍遥，是追求年寿天乐而不受外物牵累，这不是"圣人"的无为之道，而是关注个人的养生之道，养生，全生，乐其天真。

人体能量系统图

我们每个人体内都有一个内在的能量系统，分为七轮，所以又叫"中脉七轮能量"（如图所示）。这是一种通过意念将中脉打开，接收外界能量的通路。

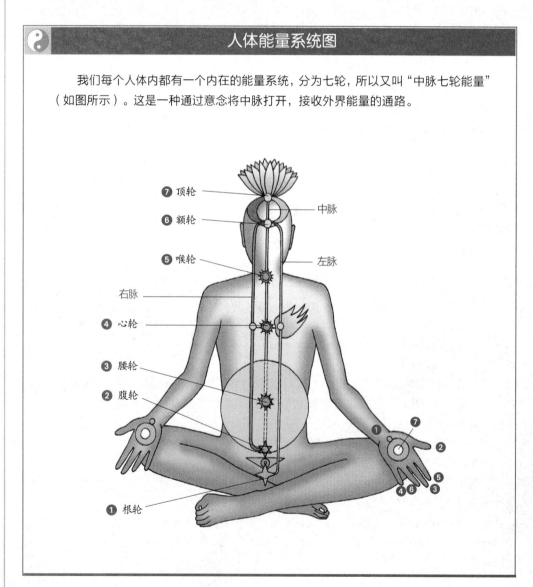

298 什么是"知足之足"？

老子强调无为，绝圣弃智，追求清心寡欲，所以他告诫人们要学会知足，不能贪得无厌。《老子·四十六章》中记载："罪莫大于可欲，祸莫大于不知足；咎莫大于欲得。故知足之足，常足矣。"意思就是，没有比任情纵欲更大的罪孽，没有比不知满足更大的祸患，没有比贪得无厌更大的罪过。所以，懂得满足的人，永远是满足的。

老子的思想产生于春秋，而春秋战国是一个欲望沸腾的时代，上到国君下到平民都充满了对欲望的渴求。"可欲"就会引发人的"不知足"，"不知足"又会引发"欲得"（贪得无厌）。贪得无厌的国君会把国家带到无穷的灾难，贪得无厌的平民百姓会使自己陷入身败名裂的境地。所以，老子向世人发出了这样严厉的警告。

299 老子说的"我有三宝，持而保之"是什么？

老子曰："我有三宝，持而保之。一曰慈，二曰俭，三曰不为天下先。夫慈，故能勇。俭，故能广。不为天下先，故能成器长……是以圣人，去甚、去奢、去泰。"

意思就是说，"我有三个处世的良方，所以当长期保全而持有。一是慈悲、二是俭朴、三是面对名利不占天下之先。因为慈悲所以才勇于去帮助别人；因为俭朴少了很多的欲望和杂念，所以才能顾及大多数人的利益。所以名利、地位都不争先的人，这样你所要成就的大事业就能够长远。"

"是以圣人，去甚、去奢、去泰"，甚，就是过头了；奢，就是奢侈了；泰，就是过分了。这句话是说圣人总是抛弃过分的做法，代之以慈爱和宽容。抛弃奢侈，以廉洁自爱。抛弃争强好胜、自高自大，而使谦恭退让。

这里老子所说的"三宝"，其实从根本上讲，还是一种清心寡欲，是告诫人们要想获得长寿以及平和的心态，就必须戒除贪得无厌的心态，像圣人那样，抛弃过分的做法及欲念，才能获得延年。

300 "吹呴呼吸，吐故纳新"是怎样的养生法？

吹呴呼吸，吐故纳新，熊经鸟申，为寿而已矣；此道引之士，养形之人，彭祖寿考者之所好也。若夫不刻意而高，无仁义而修，无功名而治，无江海而闲，不道引而寿，无不忘也，无不有也，淡然无极，而众美从之。此天地之道，圣人之德也。

嘘唏呼吸，吐却胸中浊气，吸纳清新空气，学黑熊那样攀缘引体、学鸟儿那样展翅飞翔，算是善于延年益寿；这样做乃是善于养身的、像彭祖那样寿延长久的人所一心追求的。若不

人体能量系统图

丹田为人体的部位名，分上丹田、中丹田和下丹田。我们常说的"意守丹田"中的"丹田"指的是下丹田。

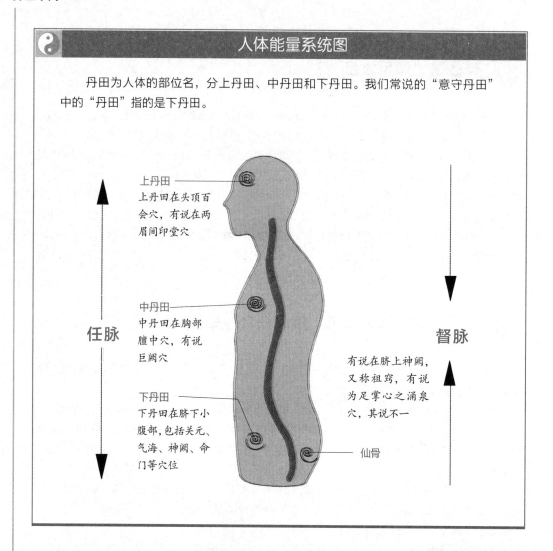

上丹田 —— 上丹田在头顶百会穴，有说在两眉间印堂穴

任脉

中丹田 —— 中丹田在胸部膻中穴，有说巨阙穴

下丹田 —— 下丹田在脐下小腹部，包括关元、气海、神阙、命门等穴位

督脉

有说在脐上神阙，又称祖窍，有说为足掌心之涌泉穴，其说不一

仙骨

刻意磨砺心志而自然高洁，不刻意倡导仁义而自然修身，不刻意追求功名而天下自然得到治理，不刻意避居江湖而自然地心境恬淡，不刻意舒活经络气血而自然延年长寿，没有什么不能忘于身外，那么也就没有什么不据于自身。宁寂淡然而且心智从不止于一方，天下美好的东西都跟从他。这才是像天地一样的永恒之道，也是圣人无为的无尚之德。

301 五色五音五味是什么？

老子以"弃知绝欲"出发，采取虚无主义的态度，认为声、色、味是人生的三大欲，都是要敬而远之的，《道德经·第十二章》中记载，"五色令人目眩，五音令人耳聋，五味令人口爽"。意思就是说，过于强烈的色彩可使人眼花缭乱甚至目眩失明，过度的高音声乐可能使人耳鸣耳聋，过多的膏粱厚味的饮食可能使人肠胃不舒服而生病。

五味与五脏

分类	五味与五脏的关系	内容出处
五味所入	酸入肝，辛入肺，苦入心，咸入胃，甘入脾	《素问·宣明五气篇》
五脏所欲	心欲苦，肺欲辛，肝欲酸，脾欲甘，肾欲咸	《素问·五脏生成篇》
五味所生	酸生肝，苦生心，甘生脾，辛生肺，咸生肾	《素问·阴阳应象大论》
五味所走	酸走筋，辛走气，苦走血，咸走骨，甘走肉	《灵枢·九针论》

五音与人体的对应

分类	五味与五脏的关系
金音	呼吸系统、大肠、鼻子
木音	肝、血液、筋骨、神经系统
水音	生殖系统、内分泌、泌尿系统、骨头
火音	心脏、舌头、眼睛、小脑
土音	消化系统、四肢、皮肤

　　虽然"声、色、味"并不能完全弃绝，但是对此过分地追求和贪恋对身心肯定是百害而无一利的。老子讲求的是去掉外在的追逐，得到内心的恬然自适。能够珍视生命的人，即使富贵也不会贪恋钱财而伤害身体，同样地，即使贫贱也不会为追逐财物而拖累身体。

302 何谓养生的五适？

　　《庄子·达生》篇中记载：工倕旋而盖规矩，指与物化而不以心稽，故其灵台一而不桎。忘足，屦之适也；忘要，带之适也；知忘是非，心之适也；不内变，不外从，事会之适也。始乎适而未尝不适者，忘适之适也。

　　意思就是说，工倕随便用手画的就胜过用圆规与矩尺画出的，手指跟随事物一道变化而不必刻意用心注意，所以他精神专一而不曾受拘束。忘掉脚，便是鞋子的舒适；忘掉腰，便是腰带的舒适；知道忘掉是非，便是内心的安适；不改变内心的坚持，不顺从外界的影响，便是遇事的安适。从来未曾有过不适之处，便是忘掉了安适的安适。

第6章 养生名家

在以下介绍的养生名家中，他们或者是吟诗作对的文人，或者是悬壶济世的良医，或者是放荡不羁的奇士，或者是掌管万民的天子，他们的身份千差万别，然而他们的共同点都是深谙养生之道，其中的白居易、康熙、乾隆等更是通过养生之道活到了古代少有的高龄。

303 彭祖怎样养生？

彭祖，是古代传说中最著名的寿星老。据传他历经夏、商两代，民间传说他高寿800岁，虽然现在已无法考证，但彭祖的长寿肯定是个事实。历代托名彭祖而传世的养生术很多，一些以彭祖来命名的养生法也有很多。《云笈七签》所辑的"彭祖导引法"就是很有效的一例。此法分为十式，每式均以五息为一遍(或称五个呼吸周期)，每次练习从头至尾做5遍，共计250个呼吸周期，最好选在夜半或清晨练功，且练功前后不得饱食和沐浴。

第一式：仰卧，宽衣解带，双手托后腰上下尽力展腰同时深吸气；然后手、腰放松同时呼气，反复5次。此式可固肾去消渴、调和阴阳。

第二式：静坐，脱鞋，双腿向前平伸，同时缓吸气。然后缓缓俯身向前，双手挽双足趾同时轻轻呼气，同时松手将身体慢慢后仰平卧，反复5次。此式可补中气，去消渴、和阴阳。

第三式：静坐，放松，两手臂自然下垂，意守足底涌泉穴。然后脚趾用力伸直后再尽力往后勾，同时吸气。然后全身和足趾放松，同时呼气，反复5次。此式能去脊痹、偏枯，促耳聪。

第四式：仰卧，放松，双脚尖内扣十趾相对，同时吸气；十趾复原同时缓呼气，反复5次。此式可引心肺气，祛咳逆。

第五式：仰卧，放松，双腿外旋，足跟相对同时吸气，然后两腿复原同时呼气，反复5

次。此式可除五脏邪气，能利肠胃、去邪气。

第六式：静卧，左腿平伸，右腿弯曲压于左小腿上，缓缓呼吸5次；换腿操作缓缓呼吸5次。此式可宣肺气、去风邪，使人眼睛明亮。

第七式：仰卧，两腿分开宽于肩，脚趾尽力伸张同时吸气；然后放松脚趾同时呼气，反复5次。此式可舒筋活血，防止转筋。

第八式：仰卧，双小腿抬起弯曲，双手抱膝式，用力压向胸部同时吸气，然后两手放松，两腿略上抬同时呼气，反复5次。此式可治腰痛。

第九式：静立，双腿、双膝反复由内向前、向外、向后绕圈；胯部放松同时轻轻绕动，伴随缓呼吸5次。此式能治各种疲劳。

第十式：面朝东盘膝而坐，散开头发，双手握拳屏息片刻；再将两臂侧平举同时两掌外推，缓缓呼吸5次；然后两掌掩耳，并以十指轻揉颈脉。使人眼睛明亮，头发乌黑不白，治疗头风。

十式已毕放松静卧，意守丹田片刻即可收功。

304 张仲景怎样养生？

张仲景在总结了前人的养生经验后，提出了"内养正气，外慎邪气"的养生思想。

所谓内养正气，是养生之根本，所有养生方法的最终目的就是保养正气。而保养正气，也就是保养人体的精、气、神。保存了人体中的正气，自然能精神振奋，人体脏腑气血顺畅，也就能达到"五脏元真通畅，人即安和"的状态。

张仲景内养正气的方法主要是通过调养精神，采用修身养性与立志修德相结合，使自己的精神安静、平和、乐观、愉快，又能对自己的生活充满信心、希望和乐趣，促使真气存内防病益寿。所以张仲景提倡做吐纳导引。此外，张仲景也发现餐后漱口与按摩腹部，对健康大有裨益。

所谓"邪气"，是指外界致病的各类因素。张仲景认为，邪气刚侵入人体的外表层，还未扩散时应即时治疗，要防止病源随着人体的器官而进入内脏，否则病邪就会由表入里，病势也会变重而损害正气。这也非常符合中医中"治未病之病"的原则。

305 嵇康怎样养生？

嵇康在其《养生论》中指出：那些自以为是的人，不能节制饮食，结果发生各种疾病，沉迷于女色而不知疲倦，结果导致精力衰竭；风寒邪气侵袭，各种毒气侵犯人体，中途死亡，居然混混沌沌地不明起因。即便有所醒悟，也总在得病时悔恨叹息，却不知在病患出现征兆前小心防范。病害在刚现微兆时已经形成，却在其愿着时方才去救治，因此导致治疗变得功效全无；所以不懂养生的常人只能达到一般的寿限。而养生的道理精微深奥，能够从事实上推知它，却不能用眼睛来识别它。如今世人以急于求成之心来养生，意图速成结果只能是收效缓慢，渴求近利，所以不能坚持到底。

善于养生的人就不是这样，心地清静，心态平和，戒除杂念，绝少食欲。懂得名利欲望伤害精神，所以忽略不求，不在思想上贪求，而是在行动中克制，知道肥甘滑腻危害生命，所以弃置不顾，并不是内心贪恋然而抑制自己。各种厚味因为能使心受害，所以就不留存于心，情志心神保持恬静素朴。胸怀坦荡而没有忧愁，心地宁静没有思虑。顺应天时地利以保养身心，从而也就顺应了自然规律。然后服用灵芝类的药草陶冶情志，饮用甘美的泉水滋润脏腑，沐浴朝阳来强健机体，弹琴作曲来愉悦心灵；清静无为，所以怡然自得，身体轻健，心境开阔，忘掉欢乐而达到最大的欢乐反而可使长寿。这样坚持下去，就可益寿延年。

306 白居易怎样养生？

白居易在54岁时患上了白内障，这在当时是不能够根治的，后来又由于坠马伤到了足和腰，所以，白居易58岁时辞掉官职，退隐到香山寺。而正是这位身患痼疾的白居易却活到了75岁，不仅在唐代诗人里，就算是在唐朝也堪称算是一个寿星了。那么，白居易的养生秘籍是什么呢？首先是豁达乐观的生活态度，"寡欲身少病，乐天心不忧"（《求崇里观居》）就是他对自己心境的一个准确总结；"夜昏乍似灯将灭，朝暗长疑镜未磨，千药万药治不得，唯应闭目学头陀"一诗就是描述了他乐天知命的生活态度；《旧唐书》本传说他"常以忘怀处顺为事，都不以迁谪为意"。正因为他能够积极地调整生活方式，探求心理的恬静和安乐，所以正像他说的，"寡欲身少病，乐天心不忧""无忧乐性物，寡欲清心源"，所以他能保持健康心态，从而也得以健康长寿。

白居易长寿的另一个秘籍则是坐禅。坐禅是通过调身、调心的方法进行静坐，要求人集中精神、排除杂想欲念使身心安静，实质就是一种"静养"。这种方式还使坐禅者享受到脱离烦扰、心灵归于恬静的愉悦。对于坐禅打坐，白居易身体力行，潜心钻研，蕴蓄精力，不仅从身体上保证了他诗歌的多产，也使他最终成为古代养生的大家之一。

307 欧阳修怎样养生？

"劳其形""任其自然"被欧阳修认为是最好的养生方法，他极力倡导自然之道。他还把古代两位鼎鼎有名的历史人物——夏禹和颜回作了一番对比。他言道："禹走天下，乘四载，治百川，可谓劳其形矣，而寿百年；颜子萧然，卧于陋巷，箪食瓢饮，外不诱于他，内不动于心，可谓至乐矣，而年不过三十。"欧阳修通过对比告诉世人，为防治洪水，夏禹疏通河道，四处奔波，常年跋涉，身体受到了劳累，却获得了长寿；然而孔子的学生颜回，身居家中，大门不出二门不迈，过着"箪食瓢饮"的生活，既不为名利而奔波，也不为"养内"而费神，表面上看起来是安乐度日，但是却不到三十岁就离开人世了。欧阳修从这两个人的分析对比中总结出了"劳其形者长寿，安其乐者短命"的养生观。因此他提倡"以自然之道，养自然之生""唯不自戕贼，而各尽其天年"，他告诉世人养生就要顺其自然，大可不必专门去"茹草木，服金石，吸日月之精光"。那些对身体有益的"养内之术"，如"炼精气，勤吐纳，专于内守"等，他也是不反对，他认为这些都可达到"全形而祛疾"的养身之益。

欧阳修的书法也堪称大家，书法本身也是很好的养生之道。练习书法身心得到熏陶，从而达到健身健体的目的。欧阳修就身体力行了"学书为乐""学书消日"的养生之道。单日学草书，双日学楷书的习惯，他坚持了多年。

308　苏东坡怎样养生？

苏东坡的养生观可以概括为以下几点：

一是无事以当贵。就是说保持潇洒大度，随遇而安的心态，不要太在意荣辱得失。努力做到"不以物喜，不以己悲"，时刻保持一颗平常心。

二是早寝以当富。这一点是说生活起居方面，意思是说早睡早起比任何财富都要宝贵。

三是安步以当车。通过这一条，苏东坡是要告诉世人不要过于讲求安逸，要适当地劳动形体。

四是晚食以当肉。苏东坡的观点是"人应已饥方食未饱"。就是说人要到饥饿了以后再进食，这样即使是粗茶淡饭，也会胜过山珍海味；吃饭时不能吃太饱，假如吃饱后继续进食，不仅影响食欲，还会损害肠胃。

苏东坡实际上是概括了情志、睡眠、运动、饮食四个方面对养生长寿的重要性，这种观点即使在今天仍然值得借鉴。

309　康熙怎样养生？

在位61载，享年69岁的清朝康熙皇帝，在中国古代的皇帝里，也算是一个寿星了。他之所以能如此长寿，完全归因于他平常注重自身医疗保健，熟谙养生之道。

作为皇帝，康熙的膳食肯定要比一般人丰富很多，然而康熙皇帝却崇尚简单饮食。他曾说："朕每日进膳两次，此外不食别物，烟酒及槟榔等物皆属无用。"他还特别告诫臣子"所好之物不可多食""各人所不宜物知之即当戒""高年人饮食宜清淡，每兼蔬菜食之则少病，于身有益"。这些论述，与现代医家的膳食理论不谋而合，现代医学认为，康熙的这种饮食方法对于控制高血压、消化系统疾病以及冠状动脉硬化都是大有裨益的。他还说："诸样可食果品，必待其成熟之时始食之，此亦养身之要也。"

康熙还提倡饭后要营造一种愉快和谐的氛围。"朕用膳后必谈好事，或寓目于所作珍玩器皿。如是则饮食易消，于身有益也。"这番话从生理学的角度讲，也是很有道理。另外，康熙还非常注意饮水的卫生，曾说："人生养身饮食为要，故所用之水最切。"

此外，康熙对好逸恶劳的思想是深恶痛绝的，他说："世人皆好逸而恶劳。朕心则所谓人恒劳而知逸。若安于逸则惟不知逸，而遇劳即不能堪矣。圣人以劳为福，以逸为祸也。"康熙对这一点绝对是以身作则，他绝对称得上是个勤奋的皇帝，对汉文化的学习，满族马上武艺的精通，带兵之道等都勤勉为之。

310 乾隆怎样养生？

中国历代的皇帝虽然自命为天子，被臣子百姓称为万岁，但是实际上，长寿者不多，短命者不少，大概只有一半活到了五十岁。乾隆皇帝是清朝第6代君主，在位60年，活了89岁，是历代皇帝中寿命最长的。他经历了康熙、雍正、乾隆、嘉庆四个王朝，更是享受了七代同堂的天伦之乐。

是什么原因使乾隆皇帝能独享高龄呢？原来他有一套养生的秘诀。乾隆根据自己的切身体会，总结出了他的养生四诀，即"吐纳肺腑，活动筋骨，十常四勿，适时进补"。其中"十常"是齿常叩，津常咽，耳常掸，鼻常揉，睛常转，面常搓，足常摩，腹常运，肢常伸，肛常提。

"四勿"是：食勿言，卧勿语，饮勿醉，色勿迷。乾隆自幼习骑射，当上皇帝后，更以骑射为乐。甚至到80岁高龄时，他还去狩猎。活动量很大的骑马射箭无疑是一种锻炼身体的好办法，对乾隆的长寿起到了不可低估的作用。"乾隆下江南"的故事在中国可谓是家喻户晓。旅游既能锻炼身体，又能陶冶性情，实在是一种很好的保健方法，所以，游览山水对乾隆的长寿也起着至关重要的作用。

乾隆好读书，善诗文。留给后世的诗作数量，在古代皇帝里可谓是无人能及，据说他一生作文1300多篇，写诗4万余首，虽然其中很多是由他的臣下草拟的，但是乾隆善于行文写诗却是不争的事实。而且乾隆还喜欢习练书法，写得一手好字。这些爱好对乾隆的健脑、强身、养性无疑是大有裨益。

311 曾国藩怎样养生？

曾国藩作为清代的一名儒将，在养生上也有着他自己的一套准则。他认为，养生家之法，最好的就是"惩忿、窒欲、少食、少动"八字。在养生方面，他还主张要以"少恼怒为本"，因为众所周知愤怒对人体是非常有危害的。此外，曾国藩还曾多次讲到自己的养生经验：首先是"后辈则夜饭不荤，专食蔬而不用肉汤，亦养生之宜，且崇俭之道也"；其次是"每日饭后走数千步，是养生家第一秘诀"；第三点是"心常用则活，不用则窒；常用则细，不用则粗"；第四点是"劳动精神者，于日入之后，上灯之前小睡片刻，则夜间治事，精神百倍"；其五是"清心寡欲以养其内，散步习射以劳其外"。他在同治十年八月二十五日的一封家书中写道："养生无甚可恃之法，其确有益者，曰每夜洗脚，曰饭后千步，曰黎明吃白饭一碗，不沾点菜，曰射有常时，曰静坐有常时。"

在养心方面，曾国藩处事达观，不为外部牵累。他曾用"清虚静泰，少私寡欲"来概括。他说："凡人我之际，须看得平；功名之际，须看得淡；庶几胸怀日阔，认为如此忧虚患才不致忧人心神，而达到冲淡平和之境。"他在《致爱弟》中，写道："自古圣贤豪杰，文人才士，其志事不同，而起豁达光明之胸，大略相同。又以诗言之，必先有豁达光明之知，而后又怡淡冲融之趣；如李白、韩退之、杜牧则豁达处多，陶渊明、孟浩然、白香山则冲淡处多。杜、苏二公，无美不备。"

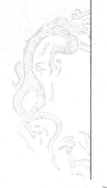

第7章

养生专著

　　本章主要介绍中国历史上最重要的两本养生专著：《老老恒言》和《遵生八笺》。《老老恒言》为清代养生家曹廷栋所著，分别从饮食起居、精神调养、运动导引、服药防病等方面，介绍老人养生的方法。而《遵生八笺》为明代养生家高濂所著，分为《清修妙论笺》《四时调摄笺》《却病延年笺》《起居安乐笺》《饮馔服食笺》《灵秘丹药笺》《燕闲清赏笺》《尘外遐举笺》等八笺。内容广博而方便实用，是我国古代养生学的主要文献之一。

《老老恒言》

312 老人应该怎样才能安睡？

　　养生家们都说，老人睡觉时应该先睡心，后睡目。睡觉有操纵二法：操者，如贯想头顶，默数鼻息，返观丹田之类，使心有所着，乃不纷驰，庶可获寐；纵者，任其心游思于杳渺无朕之区，亦可渐入朦胧之境。最忌者，心欲求寐，则寐愈难，盖醒与寐交界关头，断非意想所及，惟忘乎寐，则心之或操或纵，皆通睡乡之路。所谓操法，就是存想头顶，把心念积聚在头顶，然后默默数呼吸，接下来反观腹部丹田，把心念移到丹田位置，让心有所想，最好默想，不要让心念肆意驰骋，也就通过收摄心神，神气合一，聚精会神，心不外驰而进入睡眠。所谓纵法，则是任心念随意驰骋于无边无际之所，存想自己进入朦朦胧胧的境界，慢慢进入睡眠。

　　古书云，寝不尸，意思是老人睡觉时最好不要仰卧。相传希夷的安睡诀是：左侧卧则屈左足，屈左臂，以手上承头，伸右足，以右手置右股间；右侧卧换做屈右足，屈右臂，以手上承头，伸左足。

从经脉运行规律与脉搏来诊察五脏精气

正常情况下，经脉气血周行于人体，一昼夜五十次，以营运五脏的精气。所以，正常的脉搏为 50 次而无止歇。

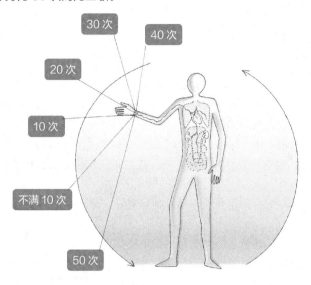

30次
40次
20次
10次
不满10次
50次

脉搏跳动50次而无歇止，说明五脏皆健全
脉搏跳动40次而有一次歇止的，说明其中一脏精气衰败
脉搏跳动30次而有一次歇止的，说明其中二脏精气衰败
脉搏跳动20次而有一次歇止的，说明其中三脏精气衰败
脉搏跳动10次而有一次歇止的，说明其中四脏精气衰败
脉搏跳动不满10次而有一次歇止的，说明五脏精气俱衰，病者死期将近

如果睡得不安宁，应当多多反侧，如果睡着后醒来，最好先翻个身或挪动一下，使络脉流通后再睡，否则就会造成半身板重，或腰肋痛，或肢节酸痛。头为诸阳之首，冬天即使再冷也不要用被子盖着头睡觉，冬天应当适当地冻头。腹为五脏之总领，所以腹部是喜暖的，老人下元虚弱，更应该注意保暖腹部，睡觉时一定不能让腹部着凉。

313 早睡早起也适合老人吗？

就一年四季而言，春谓发陈，夏谓蕃秀，秋谓容平，冬谓闭藏，人的起居生活必须顺应春生、夏长、秋收、冬藏的自然规律，人体的生理活动才能保持正常，老人的睡眠更是如此。春三月是生发的季节，天地俱生，万物以荣，为顺应"生"，老人在春天就适宜晚睡早起，以应春天之气，如果违背的话则会伤害肝脏；夏三月是蕃茂的季节，天地气交，万物华实，为了顺应"长"，所以在夏天老人应当晚睡早起，使气得泄，否则就会使老人心脏受到损害；

秋天是荣平的季节，为了顺应"收"，老人在秋天应当早睡早起，以应秋天之气，如果违背的话就会伤害肺；冬三月是闭藏的时节，为了顺应"藏"，老人在冬天时应当早睡晚起，以应冬天之气，否则肾脏就会受到损害。

314 什么是长寿12点？

数量少一点：相比年轻的时候，进食量要减少10%～15%，但不能超过20%。

质量好一点：老人的一天的饮食应满足蛋白质特别是优质蛋白质的需要。优质蛋白质以鱼类、禽类、蛋类、牛奶、大豆为佳。

蔬菜多一点：多吃蔬菜有利于保护心血管和防癌，每天的蔬菜应不少于250克。

菜要淡一点：过食盐会加重心、肾负担，一天食盐量应控制在6克以内，同时酱肉和其他咸食也应减少食用。

品种杂一点：要粗细搭配，荤素兼顾，品种越杂越好。每天食用的主副食品的品种应多于10个。

饭菜香一点：老年人味觉减退，食欲较差，所以应适当往菜里多加些葱、姜、醋等调料，尽量做得香一些。

饭菜烂一点：食物应尽量做得较烂、较细、较软，这样才有助于老人消化；粗粮要细做，才能让老人消化和吸收。

饮食热一点：中老年人的饮食不能生冷，应稍热一些，在严冬更是要注意，但也不宜过热。

饭要稀一点：把饭做成粥，最利于老人食用，不仅有益消化，而且能补充老年人必需的水分。

吃得慢一点：细嚼慢咽有利于食物的消化，让人吃得更香，也容易产生饱胀感，避免吃得过多。

早餐好一点：早餐应占全天摄入热量的30%～40%，质量及营养价值要更高、更精，便于提供充足的能量。

晚餐早一点："饱食即卧，乃生百病"，所以晚餐不仅要吃少，还要吃早。饭后应稍微活动一下，便于促进饮食消化。

315 老年男性应怎样正确排尿？

定时排尿：多久排尿一次并没有一定之规，通常有尿意了就应如厕。老年男性每隔1～2小时就应排尿一次，可以减少膀胱疾病的发病率。

排除余尿：男性在小便后，应用手指在阴囊与肛门之间的会阴部位挤压一下。

勤做提肛动作：凝神、用力收缩肛门，持续1～2秒后放松，然后再做一次，有节律地坚持5～10分钟，每天早晚各一次，长期坚持，能增强会阴部肌肉和尿道肌肉的收缩力，促使残余尿尽快排出。

蹲着排尿：有尿频、尿急、肾功能失调的男性，不妨采用下蹲排尿的方式。蹲位排尿可增加腹压，加速废物清除，降低患病风险。

房事前后都要排尿：房事前最好排尿一次，降低身体兴奋性；房事后也尽力排尿一次。这样既可以预防性交时可能产生的尿路感染，又可以维护括约肌和逼尿肌的功能。

316 老人在睡眠时应采用怎样的姿势？

东晋养生家葛洪在其所著的《抱朴子》中，把伸、屈、俯、仰功应用于睡眠，创抱朴子睡眠功。

侧卧功：向左侧卧或向右侧卧的睡眠功。因为比较像长寿动物鹿，又叫"鹿眠"。借助于侧卧，可以行细呼吸，在睡眠中运通督脉。向左侧卧时半屈左臂，左手放枕上，伸左腿，蜷右腿。向右侧卧时半屈右臂，右手放枕上，伸右腿，蜷左腿（左、右侧卧，两种姿势均可，但以现代科学来讲，向右侧卧，优于向左侧卧，因为右侧卧，心脏在上，不致受压）侧卧功的最大好处是能使身体安适舒展，腹背不受压，气血舒畅，长期坚持有利于气通督脉。可用来防治失眠，老人尤为相宜。

屈卧功：双腿蜷曲，双手抱膝，仿若仙鹤蜷腿抱翅，头藏于内，在睡眠中运通任脉，古代养生家谓之"鹤眠"。屈卧姿势，如果配合缩腹，即一吸气，小腹同时内缩，呼气再放松小腹。长期坚持，可温暖丹田、坚固下元、预防遗精。

俯卧功：俯卧于平板床上，铺上厚褥，缩颈、仰颈各三次，动作要缓慢，然后静听鼻息，呼吸时气息要细、长、匀，类似龟眠，古人称之为"龟息"。长期坚持，可使督脉旺盛，气行通畅。

仰卧功：即仰俯在床上的睡眠功。展开双臂伸直两足，类似一条龙，古人称之曰"龙眠"。仰卧功使四肢舒畅，呼吸顺利，长期坚持，可温暖丹田，有利于任脉及脏腑气血运行。

第一项侧卧功和第四项仰卧功，练习纯熟后可用于睡眠。第二项屈卧功和第三项俯卧功，老人操作时如有勉强，可作睡前的锻炼功，长期坚持，效果同样很好。

317 老人在睡眠方向上应注意什么？

睡眠方向是指睡眠时头和脚的方向。据古代养生家的看法，睡眠的方位与健康也紧密相关。根据天人相应、五行相生，古代养生家对寝卧方向提出了一些主张。《老老恒言》引《保生心鉴》："凡卧，春夏首宜向东，秋冬首宜向西。"即认为春夏属阳，头宜朝东卧；秋冬属阴，头宜朝西卧。这完全符合"春夏养阳，秋冬养阴"的原则。《老老恒言》中还说："寝恒东首，谓顺生气而卧也。"意思是说头为人体阳气的总会之所，人体的最上方，是气血升发的方向，而东方又被中医认为是能够升发万物之气的方向，所以头向东卧，可升清降浊，使人气血调畅，头清目明。

　　《老老恒言·安寝》中指出："首勿北卧，谓避阴气。"古代养生家在这一点上的看法基本一致。大家基本上都认为北方属水，属于阴中之阴位，为主冬主寒，头向北卧时，阴寒之气直接伤人体的元阳。然而现代科学认为，头东脚西睡时，人体的方向和地球磁力线垂直。地球磁场就会影响人体生物电流，人体就会消耗大量热能来提高代谢能力，以达到新的平衡状态，如此一来睡眠自然就会受到干扰。所以要头北脚南。

地理位置影响人的发病

　　　生活在不同地区的人，由于地理环境不同、气候不同，饮食习惯不同，所产生的疾病也不一样，治疗方法也有别。

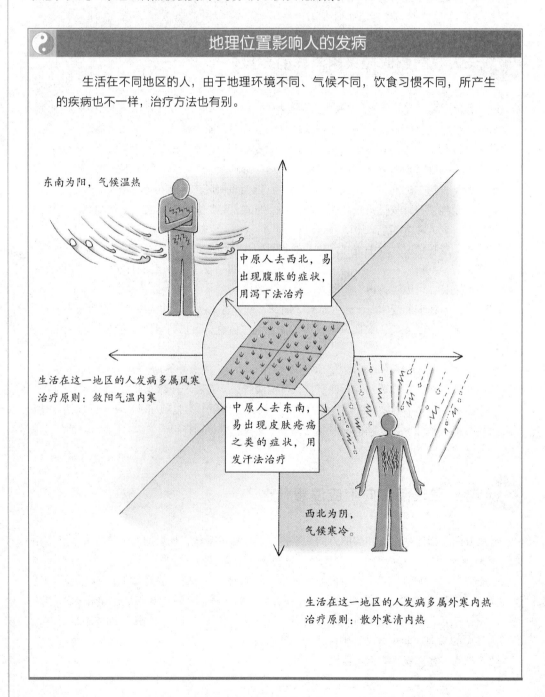

东南为阳，气候温热

中原人去西北，易出现腹胀的症状，用泻下法治疗

生活在这一地区的人发病多属风寒
治疗原则：敛阳气温内寒

中原人去东南，易出现皮肤疮疡之类的症状，用发汗法治疗

西北为阴，气候寒冷。

生活在这一地区的人发病多属外寒内热
治疗原则：散外寒清内热

318　老人适宜选什么样的床？

《老老恒言》说："床低则卧起俱便。"意思就是说，低床对上下床都是很方便的。床铺的高度一般以40～50厘米比较合适，即略高过就寝者的膝盖为佳，下床时伸腿就够得到鞋，上床也不费力。若床太高，睡眠时可能会有一种紧张感，担心睡时摔下来，从而使睡眠不踏实，尤其对腿脚不利的老年人而言更是不方便。如果床铺过低，被褥不宜通风，容易受潮，睡眠者容易出现关节痛或肌肉痛的症状。此外空气中的二氧化碳密度较氧气大，容易沉积在较低的位置，床过低也使睡眠者不易于呼吸到新鲜的空气。

319　老人"十反"是什么？

清代的梁章钜在《浪迹三谈》中曾记载老人的"十反"，即"十拗"："不记近事偏记得远事；不能近视而远视转清；哭无泪而笑反有泪；夜多不睡而日中每耽睡；不肯久坐而多好行；不爱食软而喜嚼硬；暖不出、寒即出；少饮酒、多饮茶；儿子不惜而惜孙子；大事不问而问絮碎事。""十反"中"喜嚼硬"与"少饮酒"两条倒并不是老年人的共性，因为有些老人因为牙齿脱落和血脉不畅的原因，他们倒往往是喜嚼软和爱饮酒的，所以后米梁章钜建议换成"夜雨稀闻闻耳语，春花微见见空花"（宋·周必大诗），这样一改，这"十反"倒是颇具普遍意义了。

"十反"的意思大概是说，世上大多老人，记不得最近的事，对年代久远的事情反而记得很清楚；看不清近处的东西而能看清远处的；哭时没有眼泪而笑时反而流泪；晚上总是睡不着，白天又打盹嗜睡；不愿久坐，喜爱多行；不爱吃软的，偏爱嚼硬的；天暖不出门，天寒就想远行；饮酒少了，喝茶多了；不疼爱儿子了，而比较疼爱孙子；大事不会过问，而常常絮叨琐碎小事。

320　老人应怎样行卧功？

老年人早晨醒来以后，不要急着起床，应先在床上耐一耐，先做一下卧功活动一下筋骨气血，可防止发生中风，有助于润肠通便。

仰卧，伸两足，竖足趾，伸两臂，伸十指，俱着力向下，左右连身牵动数遍。

仰卧，伸左足，以右足屈向前，两手用力攀至左，及胁；攀左足同，轮流行。

仰卧，竖两膝，膝头相并，两足向外，以左右手各攀左右足，着力向外数遍。

仰卧，伸左足，竖右膝，两手兜住右足底，用力向上，膝头至胸；兜左足同，轮流行。

仰卧，伸两足，两手握大拇指，首着枕，两肘着席，微举腰摇动数遍。

人体舌息图

中医认为，心开窍于舌，即"舌为心之苗"，心和舌之间有着密切的关系。了解舌不同部位和脏腑的对应关系，可以更好地掌握自身的健康状况。

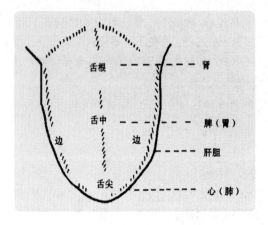

老年人要常做舌操

老年人常做舌操，可以预防舌麻和舌体不灵活。另一方面，通过做舌操可促进心脑的血液循环，使冠心病、脑供血不足等病情得到一定的缓解。具体做法是：

1. 先闭目调息，全身放松；
2. 把舌头伸出又缩回，反复做三十次；
3. 把舌头向左右口角来回摆动三十次，再把舌头向口腔顶部做上翘、伸平三十次，再做几次顺、逆时针搅拌。

321 老人应怎样行立功？

立功：可使人消除疲劳，精力倍增。

正立，两手叉向后，举左足空掉数遍；掉右足同，轮流行。

正立，仰面昂胸，伸直两臂，向前，开掌相并，抬起，如抬重物，高及首，数遍。

正立，横伸两臂，左右托开，手握大拇指，宛转顺逆摇动，不计遍。

正立，两臂垂向前，近腹，手握大拇指，如提百钧重物，左右肩俱耸动，数遍。

正立，开掌，一臂挺直向上，如托重物，一臂挺直向下，如压重物，左右手轮流行。

322 老人应怎样行坐功？

坐功：夜晚睡觉之前1个小时操练，有助于安眠，并能提高睡眠质量。

趺坐（即盘腿而坐），擦热两掌，作洗面状，眼眶、鼻梁、耳根，各处周到，面觉微热为度。

趺坐，伸腰，两臂用力，作挽硬弓势，左右臂轮流互行之。

趺坐，伸腰，两手仰掌，挺肘用力，齐向上，如托百钧重物，数遍。

趺坐，伸腰，两手握大拇指作拳，向前用力，作捶物状，数遍。

趺坐，两手握大拇指向后托实坐处，微举臀，以腰摇摆数遍。

地势高低对人寿命的影响

地势的高低影响了万物生化的快慢，影响着气候的冷暖。过于安逸的环境，过于舒适的气候，反而对人的寿命不利。

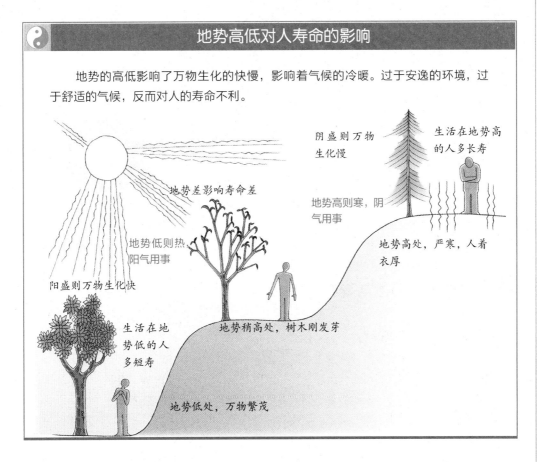

跌坐，伸腰，两手置膝，以腰前扭后扭，复左侧右侧，全身着力，互行之，不计遍。

跌坐，伸腰，两手开掌，十指相叉，两肘拱起，掌按胸前，反掌推出，正掌挽来，数遍。

跌坐，两手握大拇指作拳，反后捶背及腰，又向前左右交捶背及腿，取快而止。

跌坐，两手按膝，左右肩，前后交扭，如转辘轳，令骨节俱响，背觉微热为度。

323 适合老人的上品粥有哪些？

莲肉粥：补中强志，兼养神益脾固精，除百疾。

藕粥：渴止泄，开胃消食，散留血。

芡实粥：益精强志，聪耳明目。兼治腰脊膝痛，小便不禁，遗精白浊。

薏苡粥：治久风湿，补脾益胃，理脚气，消水肿。

姜粥：温中，辟恶气，治反胃，散风寒，通神明，取效甚多。

香稻叶粥：能利水，香能开胃。

丝瓜叶粥：丝瓜性清寒，除热利肠，凉血解毒。

桑芽粥：止渴明目，利五脏，通关节，治劳热，止汗。

胡桃粥：治阳虚腰痛，润肌肤，黑须发，利小便，止寒嗽，温肺润肠。

杏仁粥：治五痔下血，兼治风热咳嗽，润燥。

胡麻粥：养肺耐饥耐渴。坚盘骨，明耳目，止心惊，治百病。

松仁粥：润心肺，调大肠，治骨节风，散水气寒气，肥五藏，温肠胃。

菊苗粥：清头目，除胸中烦热，去风眩，安肠胃。

菊花粥：养肝血，悦颜色，清风眩，除热解渴明目。

百合粥：润肺调中，治热咳、脚气。

枸杞叶粥：治五劳七伤，治上焦客热，明目安神。

花椒粥：治口疮、下痢腰腹冷。兼温中暖肾，除湿，止腹痛。

栗粥：补肾气，益腰脚，兼开胃、活血。

绿豆粥：治消渴饮水、解热毒，兼利小便，厚肠胃，清暑下气，皮寒肉平。

324 适合老人的中品粥有哪些？

山药粥：治久泄，兼补肾精，固肠胃。

白茯苓粥：治心虚、梦泄、白浊，主清上实下，治欲睡不得睡。

赤小豆粥：消水肿，利小便，治脚气，辟邪厉，兼治消渴，止泻痢、腹胀、吐逆。

面粥：治寒痢、白泻，麦面炒黄，同米煮。兼强气力，补不足，助五藏。

龙眼肉粥：开胃悦脾，养心益智，通神明，安五藏，其效甚大。

大枣粥：养脾气，平胃气，润肺止嗽，补五藏，和百药。

柿饼粥：治秋痢，治鼻窒不通。兼健脾涩肠，止血止嗽，疗痔。

枸杞粥：补精血，益肾气，兼解渴除风，明目安神。谚云"去家千里，勿食枸杞"。谓能强盛阳气也。

小麦粥：治消渴。兼利小便，养肝气，养心气，止汗。

淡竹叶粥：除烦热，利小便，清心。

贝母粥：化痰、止嗽、止血，研入粥。

淡菜粥：止泄泻，补肾。治劳伤，精血衰少，吐血、肠鸣、腰痛。与萝卜或紫苏冬瓜，入米同煮，最益老人。

鸡汁粥：治狂疾，用白雄鸡。兼补虚养血。

鸭汁粥：补虚除热，利水道，止热痢。

海参粥：治痿，温下元。滋肾补阴。

325 适合老人的下品粥有哪些？

枣仁粥：治心烦，安五藏，补中益肝气。

车前子粥：治老人淋病，除湿，利小便明目，亦疗赤痛，去暑湿，止泻痢。

肉苁蓉粥：治劳伤、精败、面黑，先煮烂，加羊肉汁和米煮。兼壮阳，润五藏，暖腰膝。

牛蒡根粥：治中风口目不动，心烦闷。兼除五藏恶气，通十二经脉。

郁李仁粥：治脚气肿，心腹满，二便不通，气喘急。兼治肠中结气，泄五藏膀胱急痛。

大麻仁粥：治大便不通。治风水腹大，腰脐重痛，五淋涩痛。

榆皮粥：治身体暴肿，同米煮食，小便利立愈。兼利关节，疗邪热，治不眠。

桑白皮粥：治消渴，兼治咳嗽吐血，调中下气。

麦门冬粥：治劳气欲绝，治嗽及反胃。兼治客热、口干、心烦。

地黄粥：利血生精，候粥热再加栈蜜。兼凉血生血，补肾真阴。

吴茱萸粥：治寒冷、心痛、腹胀。兼除湿逐风止痢。

常山粥：治老年久疟，兼治水肿，胸中痰结。

葱白粥：治发热头痛，连须和米煮，加醋少许，取汗愈。发汗解肌，加豉。兼安中，开骨节，杀百药毒，用胡葱良；不可同蜜食，壅气害人。

莱菔粥：治消渴，生捣汁煮粥。宽中下气。兼消食、去痰、止咳、治痢，制面毒。

菠菜粥：和中润燥。兼解酒毒，下气止渴。

羊肉粥：治骨蒸久冷，山药蒸熟，研如泥，同肉下米作粥。兼补中益气，开胃健脾，壮阳滋肾，疗寒疝。

326 老人应怎样盥洗？

盥就是洗手。沐是洗发，浴是洗身，洗是统称。养生家说头发应该多梳理，不宜多洗，如果当着风洗头，还会受风，患上头痛。到了老年，头发逐渐稀落，便可以少洗几次。晨起先洗面，一天中可以常常用两手擦面。

洗脸水可以热一点，热则能行血气，冷则气滞，令人面无光泽。即使在夏天也不要用太凉的水，否则可能引起抽筋。

澡后身体的毛孔张开，如果经常这样，令人损耗真气。谚语说：多梳头，少洗浴，就是这个道理。即使在盛夏要隔三四日方可洗浴，浴后阳气上腾，一定要洗面以宣畅其气；进饮食，睡片刻后起来。洗浴时易冒风邪，必于密室。

327 老人饮食应注意什么？

《礼记·内则》上说，"大凡调配饮食，要春天多酸，夏天多苦，秋天多辣，冬天多咸"。酸苦辛咸与木火金水是相对应的。所以饮食就根据四时来变化才能养生。药王孙思邈又说："春季少吃酸多甜食，夏天少吃苦多辛食，秋季少吃辛多酸食，冬天少甜食多吃苦，不过一年四季要少吃甜食多吃咸。"《礼记·内则》在于使健壮的身体更加强壮，而孙思邈是调养扶助

四时之气的运行

气到来的早、晚、高、低等与季节的变化，地势的高低有关。下图所示为四时之气的运行规律：

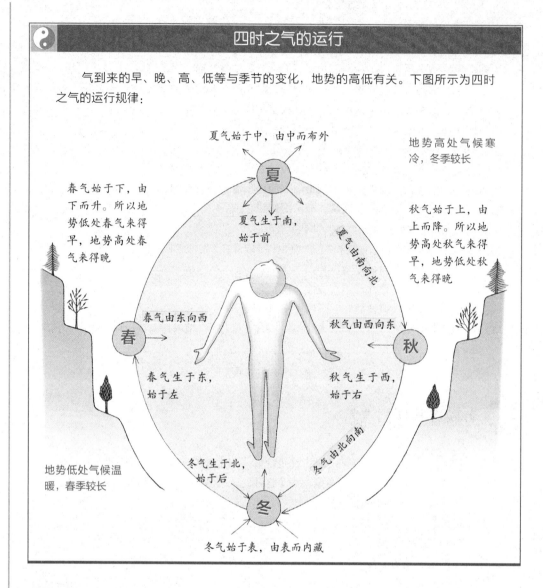

夏气始于中，由中而布外

地势高处气候寒冷，冬季较长

春气始于下，由下而升。所以地势低处春气来得早，地势高处春气来得晚

秋气始于上，由上而降。所以地势高处秋气来得早，地势低处秋气来得晚

夏气生于南，始于前

夏气由南向北

春气由东向西

秋气由西向东

春气生于东，始于左

秋气生于西，始于右

地势低处气候温暖，春季较长

冬气生于北，始于后

冬气由北向南

冬气始于表，由表而内藏

身体虚弱的人。无论是参照《礼记·内则》还是药王，老人四季养生最重要的是，饮食要论味，但五味不可偏多。《抱朴子》上记载，"酸多伤脾，苦多伤肺，辛多伤肝，咸多伤心，甘多伤肾"。

328 散步对老人有什么好处？

坐久容易使络脉不畅，在家闲着无事时，应该在室内不时地走动走动，盘旋数十遭，使筋骨活动开，络脉才能流通。练习一段时间后，再慢慢地增至走上百上千步，这样可以慢慢地加强脚力。散步主要是锻炼筋骨，常常散步能使筋骨舒展而四肢强健；懒于散步可能使筋骨痉挛，筋骨痉挛身体就会变得更为懒散。偶尔动动身体，气管便会不适而气喘吁吁，这就是久坐伤肉的弊病。要散步时先起立，整好衣服镇定气息，先把四肢活动开，然后从容展步，则精神足力，倍加爽健。

饭后食物停留在胃中，这时缓行数百步，使谷疏气传输到脾，是谁谷精微更快地被消化。《蠡海集》上说："脾与胃都属土，经常耕犁土地才能生殖，不动就会成为荒土，所以散步就是使脾胃运作起来！"

之所以叫散步，"散"的意思就是不拘于形式。或行或立，走走站站，得到一种闲暇自如的心态即可。偶尔想远行一点，当根据自己脚力的实际情况量力而为，不要逞强。回来后，卧床休息片刻，还可以喝点汤进补真气。

329 老人应该用什么样的枕头？

《老老恒言·枕》说："凡枕坚实不用。"一方面，睡过硬的枕头时，头与枕的接触面积小，人颈部的肌肉就会有意识地收缩来保证头部不会侧偏，颈肌在睡觉的时候就得不到正常的休息，容易因为过度疲劳而导致颈部酸痛，也容易产生落枕。另一方面，人在睡眠时也不宜睡过软的枕头，因为太软的枕头会增大头和枕头的接触面积，进而压迫头部四周的血管，这样容易因头部血流不畅而导致睡眠轻，容易惊醒，影响睡眠质量。

同时，《老老恒言·枕》里还指出："高下尺寸，令侧卧恰与肩平，即仰卧亦觉安舒。"就是说侧睡的时候，枕头的高度要保持使头躺下去后与肩同高，这样高度的枕头能使脊柱在水平面上成一条直线，不会导致脊柱的侧弯，而且平躺在这种高度的枕头上，身体也最容易放松。

330 春季老年人如何注意衣食住行？

衣：春天天气冷热不定，老人抵抗力差，要按照天气变化及本人身体情况增减衣服。

食："药补不如食补"。老人在春天应多吃些瘦肉、禽蛋、鱼类、豆类等含优质蛋白的食品，避免吃肥肉或过量饮酒。天冷时应喝姜枣汤来暖身驱寒，天气转暖时就多吃萝卜、香蕉之类的清热水果或蔬菜。

住：卧室宜干勿潮，被褥勤晒太阳。睡前用热水洗脚，并用双手按摩双脚尤其是涌泉穴，可以使全身暖和、舒适，睡得更安稳。

行："久行伤筋"。老人要适当运动，但要避免过度疲劳。避免在清晨的寒雾中运动，以免吸入过多寒气而引发旧疾。

六气的阴阳

　　六气指的是风、寒、暑、湿、燥、热，它们又被称为自然界的六淫。这六气因其所产生的位置不同，又有阴阳之别。

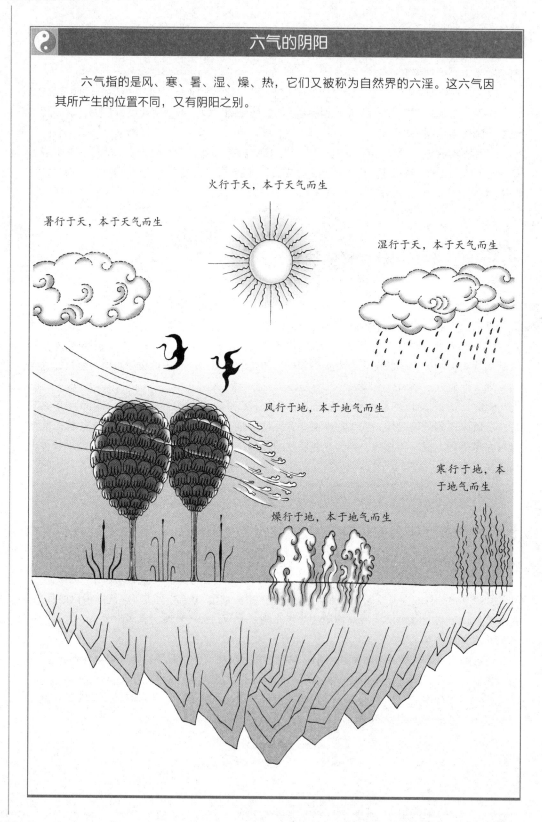

331 老人粥膳如何选米？

熬给老人喝的粥，最重要的是选择米，首选是用粳米，以香稻为最好，晚稻性软，也可以用，早稻次之，陈米则欠腻滑。新打的秋天的谷，香气足；如果已经很久了，就会有陈腐味。就必须把谷放在通风处，随用随取。或者用炒白米，或用焦锅巴，腻滑不足，香燥之气，能去湿开胃。《本草纲目》上说："粳米、籼米、粟米、粱米粥，利小便、止烦渴、养脾胃；糯米、黍米、秫米粥，益气，治虚寒泻痢吐逆。"就像药书上所载的各种药方，药与米同煮为粥后，粥能对药性加以调整，使药的作用得到更充分的发挥。

332 老年人春寒怎样预防肺炎？

肺为"娇脏"，而春季气候变化无常，忽冷忽热、时阴时雨的，肺脏极易受寒邪侵袭，导致肺虚，引发肺炎。如果出现无来由的精神萎靡，不思饮食或卧床不起；或是短期内眼眶下陷，脉搏细数，手足发冷；或是神疲力乏，表情淡漠，嗜睡；或是感冒后迁延不愈，呼吸加快，面色潮红等都是肺病的征兆，应警惕。

老年人肺病主要在预防，应适当多吃些梨、百合、木耳、芝麻、萝卜等滋阴润肺的食物。老年人居室应经常保持清洁，空气新鲜，阳光充足，温、湿度适宜。注意防病、防风保暖以防寒邪侵袭。

333 老年人夏季怎样进补？

夏天暑湿当令，脾虚的老人应选食化除湿邪、性质平和、补而不腻的食品。赤豆、薏苡仁等，将其煮烂后加糖，是较好的滋补食品。并且可以常饮冬瓜汤、百合汤、红枣汤、绿豆汤等，这些汤有利于解暑止渴、生津凉血。

夏季气温高，人体喜凉。此季节应以清补为宜。清补，是以寒凉食物为主。这类食物有绿豆、黄瓜、菠菜、芹菜、白菜、竹笋、萝卜、茄子、百合、荸荠、大麦、小麦、兔肉、鸭肉、羊肝、牛乳、鸡蛋及新鲜水果等。这些食物可以帮助人体清热解暑、健脾利湿。

在夏季虽然宜用清补，饮食方面要清凉素洁，但老人仍不要过食生冷，以免损伤脾胃。在食物选择上，也要避免食用燥热之品，如羊肉、狗肉等，而选择清淡滋阴的食品，以消暑强身，增进食欲。

在夏季老人也可选用有药用功能的食物。夏季鲜白扁豆煮粥食，可治疗老人消化不良、慢性腹泻、中暑发热等症；用白木耳煮粥，常食不仅能解热清暑，还具有抗衰老功效；常食百合粥，可以润肺养胃；常饮西瓜汁，可治疗中暑发热、肾炎水肿；老人夏季牙痛者，可用南瓜煮食，每日2次，每次适量。

334 中老年人秋季怎样养生？

对于胃脏虚弱的老人，早晨喝粥有利于益骨生津。此外老人在秋季的饮食要注重"滋阴润肺"，还应"少辛增酸"。就是说多食芝麻、核桃、糯米、蜂蜜、甘蔗等；少吃葱、姜、蒜、辣椒等辛辣之品；多吃广柑、山楂、新鲜蔬菜、酸味食品。

秋天空气中的湿度较小，风力较大，汗液蒸发得很快，易使人皮肤干裂。所以必须注意保持室内具备一定的湿度，并适当补充体内的水分。古人云："早卧早起，与鸡俱兴。"意思是，在秋天要早点睡觉，早点起床。初秋季节正午虽热，但早晚都会偏凉，因此老人在初秋要注意加衣，防止"凉气"侵体。

但也不用穿得太多，捂得过严，防止一穿一脱受凉感冒。

根据秋季的气候特点，老人可适当服用一些宣肺化痰、滋阴益气的中药进行保健，如西洋参、川贝、百合、麦冬、沙参、杏仁、胖大海等。阴虚体质的人可用中成药六味地黄丸、大补阴丸等来进补。

观察六气，判断病位

六气的变化与发病规律有一定对应关系，所以，人体的发病是有规律可循的。
下图所示为通过观察六气判断病位的方法。

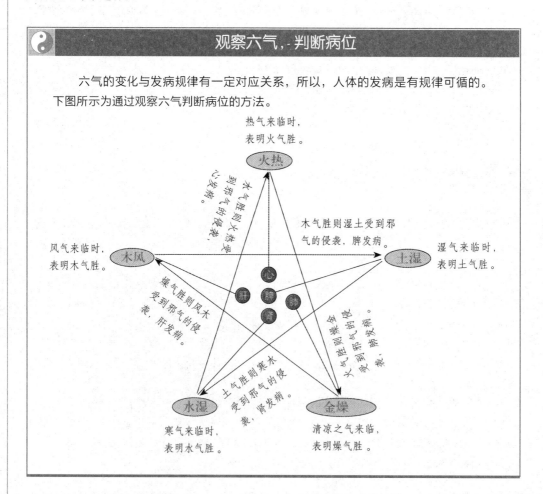

热气来临时，表明火气胜。

风气来临时，表明木气胜。

木气胜则湿土受到邪气的侵袭，脾发病。

湿气来临时，表明土气胜。

水气胜则火海受邪气的侵袭，心发病。

燥气胜则风木受到邪气的侵袭，肝发病。

火气胜则寒水受到邪气的侵袭，肾发病。

土气胜则寒水受到邪气的侵袭，肾发病。

寒气来临时，表明水气胜。

清凉之气来临，表明燥气胜。

335　老年人秋季怎样食补？

秋季天气比较干燥，人体会出现不同程度的口、鼻、皮肤等部位的干燥感，因此生津养阴滋润多汁的食品在这个季节应该多吃，而辛辣、煎炸食品则应少吃。

百合：中医用百合作为止血、活血、滋阴清热、理脾健胃的补药。将百合洗净，煮熟，放糖后食用，既可清热润肺，又能滋补益中。

大枣：大枣性味甘平，入脾胃，补气益血、健脾益气。大枣常被用来治疗脾胃虚弱、气血不足、失眠等症。不过大枣虽然味甘、无毒，但性偏湿热，所以不能多食，尤其体质湿热的老人，多食后可能会出现寒热口渴、胃胀等不良症状。

枸杞：枸杞具有解热、止咳化痰的疗效。枸杞茶常被用来治疗体质虚寒、肝肾疾病、便秘、眼疾、脱发等病症。不过因为枸杞性温热所以性情急躁之人最好不要食用。相反，若是体质虚弱的人可以常常食用。

《遵生八笺》

336　春季怎样养生？

春三月，是发陈的时节，天地生发，万物欣欣向荣。这个时节应该晚睡早起，散开头发，宽解衣带，使形体舒缓，放宽步子，在庭院中漫步，使精神愉快，胸怀开畅，保持万物的生机。不要滥行杀伐，多施与，少敛夺，多奖励，少惩罚，这是适应春季的时令，保养生发之气的方法。违逆就会伤肝。肝在五行属木，在五味上对应酸，木能胜土，土属脾主甘，当春之时，所吃食物应该减少酸味，增益甘味，以养脾气。春阳初生，万物发萌，正二月间，乍寒乍热，高年之人，多有旧疾，春气所攻，则精神昏倦，宿病发动。再加上冬天刚刚过去，烤火熏衣，过多地吃了煎烤烹炸的东西，积攒到春天，就势发泄，导致发热头昏，壅隔涎嗽，四肢倦怠，腰脚无力，这些都是冬所蓄之疾。应该经常体验诊察，如果稍微觉得有所发动，不可以立即使用疏散利泄的药剂，恐怕损伤五脏六腑，另外生出别的病。唯有用消风、和气、凉膈、化痰的药剂，或选吃治方中性质稍微凉利的药剂，并调节饮食来治疗，自然就会通畅了。如果没有什么症状，不必吃药。最好用消风和气，凉膈化痰之的药剂，或者用食疗加以调补，自然通畅。若无疾病的症状不要随便服药。饮酒不可过多，米面团饼之类不要多吃，多伤脾胃，不宜消化，老人切不可以饥腹多食，以快一时之口，致生不测。天气寒冷不定时，不要马上脱去棉衣。老人气弱，骨疏体怯，风冷易伤腠理，要时常备衣，遇暖脱去。一件一件地减衣，不可暴去。

《千金方》说："春天要少酸增甘，以养脾气。"《金匮要略》说："春不可食肝。为肝旺时，以死气入肝会伤魂。"

《养生论》说："春三月，每天早上梳头一两百下。到晚上要睡时，往热水里放一小撮盐，洗膝下至足，然后再上床睡觉，可以泄风毒脚气，防止产生壅塞。"

《云笈七签》说："春天的正月和二月，适宜晚睡早起，三月宜早卧早起。"又说："春三月，睡时宜头向东方，以乘生气。"

《千金翼方》说："春三二月，勿食小蒜、百草心芽。肝病宜食麻子。"

337 春天为什么应该养肝？

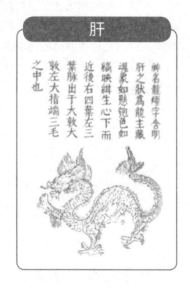

肝脏在五行中属木，为五天帝中属于青帝所管，在八卦中属震卦，肝神为青龙，肝形状如悬着的葫芦。所谓肝，即主干，状如枝干，在胸腔下部，接近心脏。肝左边有三叶，右边有四叶，颜色像缟素裹着绀紫。肝是心的母亲，是肾的儿子。肝脏中有三个神灵，名叫爽灵、胎光、幽精。晚上睡前及早上，叩齿三十六下，呼肝神名字，能使人神清气爽。肝开窍于目。甲乙属木，肝也是属木，因此左眼是甲，右眼是乙。男子六十肝气衰，肝叶薄，胆渐减，两眼变得昏花。肝主筋，肝的经络与木相合，是魂神所藏，在人身五液中与肝相应的是泪。肾邪侵肝，所以多流泪。在六腑之中，胆为肝的腑，肝与胆相通，因而肝气通，就能分辨五色。

肝邪盛实，则为血有余，眼睛赤黄。肝合于筋脉，手脚指甲健康有光泽，则是肝与脉血气通畅。筋脉不畅是肝先坏死了。左右目分别为甲与乙，在十二时辰中对应的是寅时、卯时，在五音属角，五味属酸，五臭属臊。皮肤干枯是肝受邪热，肌肉上有斑点是肝受风邪。人体呈青色是肝邪气盛。人好吃酸是肝气不足。头发干枯是肝脏受损。手脚多汗是肝脏无病。肺邪入肝则多哭。治疗肝病，当用缓缓吐气来宣泄，深呼吸来补益。要晚睡早起，以合乎养生之道。如果违背，则毛发会出现不健康光泽。金木相克制，那么各种病就会发生。

338 疾病在肝会出现哪些症状？

得肝热病的人，左脸呈红色。肝有病眼睛就会失去光彩，两胁下疼痛，牵动小腹，好发脾气。肝气亏损就易生恐惧，像是有人追捕。肝实则好发脾气；肝虚则容易发冷，发冷时阴气盛，会梦见山林。肝气逆行，会发生头痛、耳聋、脸肿。若要疏散肝邪，可用辛辣来疏散，用酸味来补益。应该避开风，因为肝怕风。肝病了肚脐左边有气，用手紧紧按压，疼痛仿佛四肢胀满。小便频，大便难，易抽筋。肝有病，容易嗜睡，眼中生膜，视物不清，像有苍蝇在眼前飞。流冷眼泪，眼角赤痒，应该服用升麻散之类的药剂。

339 春天怎样调养肝？

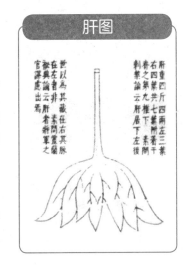

肝图

春三月，每天清晨面东方平坐，叩齿三次，闭气九息，冥想自己吸引东方震宫的青气入口，和着口中的唾液吞入引至丹田。每叩齿三通，闭气一息，咽津一次，如此共咽九次。此法可以补养肝虚受损，使自己享受到肝神青龙所赐的生机与繁荣。

养肝坐功：正坐，两手按于大腿下，慢慢扭转身体，左右各十五次；双手交叉拉拽，在胸前双手翻覆十五次，期间闭气，闭目，三咽液三叩齿后结束。此法可以消除肝脏积聚的风邪毒气。

340 如何用六气法养肝？

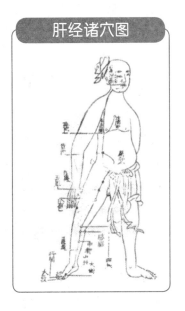

肝经诸穴图

《秘诀》是："嘘以治肝，要两目睁开为之，口吐鼻取，不使耳闻。"

治肝脏之病用"嘘"法，首先用鼻子吸一口气，然后用口徐徐呼出，呼气的时候同时发"嘘"音（只是意念发声）。肝有病者大嘘三十遍。呼气的时候，睁大眼睛，可以去除肝的邪气和邪热，也可以去除四肢发热、眼昏、胁内、赤红、风痒等症。数次"嘘"之，绵绵数次，到病愈为止。但也不可过度为之，否则也会损伤肝气。病好后防止"嘘"之过度可在吸气的时候发"嘘"字音，这样使肝脏免于虚损。同时还防止使其他脏腑的邪气侵入。大凡六字诀都不可太过，恐损真气。一个人如果能使心志内守，不为怒动，保持达观心态，那么肝病就不会发生。所以春三月木旺之时，天地之气生发，万物繁荣昌茂，如果要使神志安宁，必须戒除一切杀伤的行为，这样才合乎太清，顺应天地的生发之气。每天晚睡早起，以合养生之道。

341 正月如何养生？

正月为孟春，春令虽至，其气未臻，冬残未尽，春寒极易伤害人体。善养生的人仍须固密，不要泄了真气。冬气已衰，肾脏失时，所以容易受病。

正月肾气受病，肺脏气微。宜减咸酸增辛味，助肾补肺，安养胃气。勿冒冰冻，勿极温暖，早起夜卧，以缓形神。勿食生葱，损人津血。勿食生蓼，必生癥瘕，面起游风。勿食盐藏之物，减折人寿。勿食虎豹狸肉，令人神魂不安。此月四日，宜拔白发，七日宜静念思真，斋戒增福，八日宜沐浴，其日忌远行。

342 二月如何养生？

二月为仲春，仲春气正，宜节酒保全真性。善于养生的人当和其志，平其心，勿极寒，勿太热，安静神气。二月肾气微，肝当正旺。饮食上应减酸增辛，助肾补肝，宜静膈去痰水，小泄皮肤微汗，以散玄冬蕴伏之气。不要吃黄花菜、陈醋、蒁发痼疾。不要吃大小蒜，令人气壅，关膈不通。不要吃葵及鸡子，滞人血气。不要吃兔及狐貉肉，令人神魂不安。此月八日，宜拔白发，九日忌食一切鱼。十四日不宜远行。

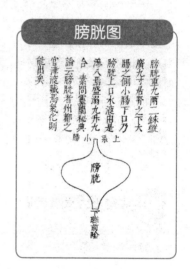

343 三月如何养生？

三月为暮春，清明三月节，谷雨三月中。其气候特点是生气方盛，阳气发泄，此时，宜早卧早起，以养肝气，生气在寅，坐卧皆宜面向东方。三月肾气已息，心气渐临，木气正旺。宜减甘增辛，补精益气，慎避西风，散体缓形，便性安泰。勿专杀伐，以顺天道。勿吃黄花菜、陈醋、蒁发癥瘕，起瘟疫。勿食生葵，令人气胀，化为水疾。勿食诸脾，脾神当旺。勿食鸡子，令人终身昏乱。此月三日，忌食五脏及百草心，食之天地遗殃。六日宜沐浴，十二日宜拔白发，二十七日忌远行，宜斋戒，念静思真。

344 夏季怎样养生？

夏三月五行属火，在五位与南方相应，主长养。心气火旺，五味属苦。火能克金，金属肺，肺主辛，所以当夏饮食宜减苦增辛以养肺。心气当"呵"疏之，嘘以顺之。三伏天，腹中常冷，特忌下利，恐泄阴气，所以不宜针灸，比较适宜发汗。夏至后，夜半一阴生，宜服热物，兼服补肾汤药。夏季心旺肾衰，即使再热也不宜吃冰雪蜜水、凉粉、冷粥之类，饱腹受寒，必起霍乱。不要吃瓜茄生菜，原腹中久受阴气，食此凝滞之物，多为癥块。若患冷气痰火之人，切宜忌之，老人尤其要注意。平居檐下、过廊、巷堂、破窗都不可纳凉，这些地方虽凉，贼风伤人最厉。最好在虚堂净室，水亭木阴，洁净空敞之处，自然清凉。更好的是调息净心，常如冰雪在心，炎热感自然减弱。饮食温暖，不要让自己太饱，不宜过食肥腻。不要在夜里露宿于外，在睡着后使人扇风取凉也不可取，虽然一时痛快，风入腠里，给人的伤害最深。为了凉快浑身是汗时当风而睡，多患风痹，手脚麻木，语言謇涩，四肢瘫痪。头为诸阳之总，尤不可风，卧处宜密防小隙微孔，以伤头脑。夏三月，每日梳头一两百下，不得梳着头皮，当在无风处梳，自然能去风明目。

345 夏季为什么要养心？

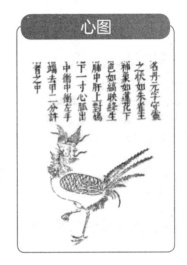

心图

心属南方火，神为赤帝，形如朱雀，形状像倒悬的莲蕊。心是纤细的，身体所纳纤微，都贯注于此，并变水为血。重十二两，在肺的下方肝的上方，对鸠尾下一寸。颜色如缟素映绛色，中有七孔、三毛。心为肝子，为脾母。舌为心宫，心开窍于耳。左耳为丙，右耳为丁。人体五液对应的是汗，肾邪入心则汗溢，其味苦。小肠是心之腑，与心通合。五声属徵，五臭属焦，所以人有不畅事，心即焦躁。心气通则知五味，心病则舌焦卷而短，不知五味。人年过六十，心气就会衰弱，话多而且容易说错话还健忘。心脉出于中冲，生命之本，人元神所在。心合于筋脉，色面容有光泽，如果血脉虚少，不能供脏腑运行，是因为心已经先死了。心在十二时辰中对应的是巳时和午时。故心染风邪，舌缩不能言。产生血壅就是因为心惊；舌尝不出五味，就是因为心脏虚损；善忘，是因为心神分离；多言而语无伦次是因为心神扰乱；容易悲伤是因为心神损伤；好食苦是因为心气不足；面色青黑，是因为心气冷；容色鲜好，红活有光，是心脏无病的表现。肺邪入心则多言。心通微，心有疾，当用"呵"，因为"呵"气能去除心中邪气。所以夏三月，想安定心神的人，就应当行忠履孝，辅义安仁，定息心火，澄和心神，外绝声色，内薄滋味，可以居高朗，远眺望，早睡早起，才能顺于正阳，以消暑气。如果违逆则肾心相争，水火相克，火病就会由此而生。

346 疾病在心会出现哪些症状？

得心热病的人，脸色发赤而脉溢，口中生疮，腐烂作臭，胸、膈肩、背、两胁、两臂皆痛。得心虚病的人，则心腹相引而痛，梦见刀杖火焰、赤衣红色等物，火炉冶炼等事，以恍怖人。心病了就需要濡养，应马上吃些有咸味的食物以濡养心脏，苦味的食物可以补养心脏，甘味的食物可以帮助心脏泻去火气。心病了，人应首先保持所穿衣服的干燥，忌穿湿衣，食物尽可能冷了再吃，忌吃热食，因为心脏厌热嫌水。如果心有病，肚脐上方仿佛有一条血脉闯动，按上去像有硬块且有病痛感，而且苦于烦躁，手足心热，口干舌强，咽喉痛，咽不下，健忘，宜服五参丸。

347 夏季怎样调养心？

在四月、五月两个月的三十、初一、初七、初八、二十三、二十四日的清晨，面向南方端坐，叩齿九通，咽津三次，静静地想象自己吸南方离宫赤气入口，和着口中的津液吞入引至丹田。每叩齿九通，吞津三次，闭气三十息，如此可以补养因呵气对心脏造成的损害。养心坐功：正坐，两手握拳，用力向两侧虚击，各六遍。将一手按在另一只手的腕上，上面的手向上拓空如推重石；再两手交叉，躬身用左右脚分别踏手中三十次，期间闭气，闭目，三咽液三叩齿后结束，能除去心胸众多风邪等疾病。

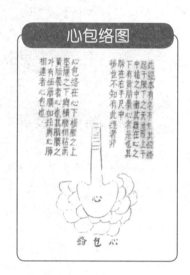

心包络图

348 如何用六气法养心？

治心脏之病用"呵"法，先用鼻子长长地吸一口气，然后用口徐徐地"呵"出，也就是发"呵"音。反复地鼻吸口呵，但不可让自己双耳听到"吸""呵"的声音，只是意念发音而已。如果心脏有病，应大呵三十遍，呵气的时候，两手交叉按在头顶，可除去心脏劳热、一切烦闷、赤红风痒等，病愈后就要停止做这个动作，否则反而对心有损，如怕"呵"字之音吸引旺气来补养。

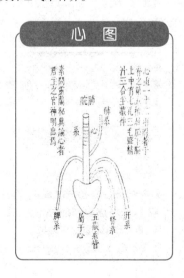

心图

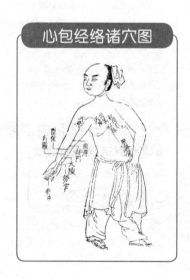

心包经络诸穴图

349 疾病在胆会有哪些症状？

胆腑有病的人就会感觉到嘴里常有苦味，并且还吐酸水，心中常惊恐不安，总是感觉有人要追杀自己。如果胆气太实，就会导致精神不集中，起卧失去规律；如果胆腑虚弱，寒气就容易侵害人体，于是人便会出现恐惧情绪，导致头昏眼花，身体虚弱，毛发和手脚显得干枯没有光泽，两眼流泪，膀胱连腰与小腹处常常疼痛不已，胆腑与肝脏属于同一个系统，如果发现胆腑有病，治疗方法与治肝脏大致相同。

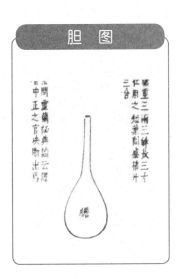
胆图

350 什么导引法可以养胆？

正坐，合拢两脚掌，昂起头，两手将脚挽起，向左右两方分别摇摆十五次。双腿盘坐，双手按地，上身挺直，将力气运用到腰际，反复十五次。此法可以使胆腑里的风毒邪气散发掉。

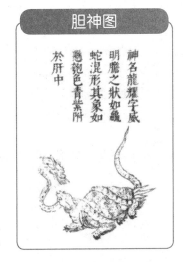
胆神图

351 如何用六气养胆？

胆病以嘻出、以嘻补之法，应当侧卧，用鼻慢慢引长气嘻之，就是以嘻字作微声，同呼气一起发出。能消除胆病，除阴脏一切阴干盗汗，面无颜色，小肠膨胀，脐下冷痛，口干舌涩，做嘻法数天，可愈。

修养胆腑，应在冬天的三个月里进行。冬天里，选择一个清静的环境，安心静气，面朝北方，想象自己吸引玄宫的黑气入口，和着自己的津液吞入丹田，每次吞三下，如此可以补养"嘻"气时所带来的损害。

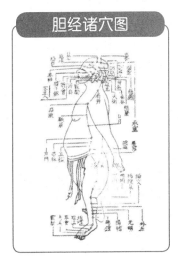
胆经诸穴图

352 为什么四季都要养脾？

脾脏在五行中属土，旺于四季，为黄帝所管，脾神为肖凤形，在八卦中属于坤。脾就是裨，裨助胃气。位于心下

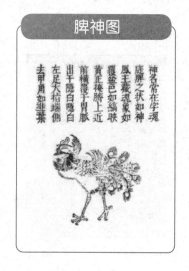

脾神图

三寸，重一斤二两，宽三寸，长五寸。脾为心子，为肺母，外通眉阙，能制谋意辨的都是脾。脾开窍于口，其神多嫉。脾为五脏之中枢，开窍于口，在形为颊。谷气进入脾，在五液中对应的是涎，肾邪入脾就会多涎。六腑中，胃为脾之腑，合起来是五谷之腑。口为脾之官，气通则口知五味，脾病则口不知味。脾合于肉，其荣色反映在唇，肌肉消瘦就是因为脾先死了。为中央，为季夏，在天对应戊己，在辰对应丑辰未戌，五行对应土。五声中对应宫，五色对应黄，五味对应甘。脾为消化水谷的脏腑，就像转磨一样，把食物转化为熟烂。脾不转，食就不消，就会消化不良。所以脾神好乐，乐能使脾动荡。所以诸脏不调就会伤脾，脾脏不调就会伤害形体，形质心神都受到损伤，那么人很快就会生病了。所以人吃硬物时要慎重，老人更是如此。没有食欲，是因为脾中有不化之食。贪吃的人，是因为脾实；没有宿食而不爱吃饭的人，是因为脾虚；多惑的人，是因为脾不安，脸色憔悴的人是因为脾受了损伤；爱吃甜的人是因为脾气不足；肌肉鲜白而滑腻的人才是脾没有病症的表现。懂得养生的人，应当四季的月后十八日，少思屏虑，屈己济人，不为利争，不与物竞，不以自强，恬和清虚，顺坤之德才能保养生命。违逆就会使脾肾受邪，土木相克，则会生病。

353 疾病在脾有哪些症状？

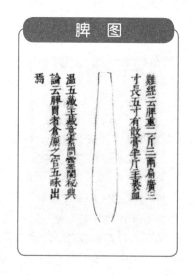

脾图

脾热会鼻赤黄；脾虚会产生腹胀、肠鸣、腹泻、食不消化。脾受风邪，就会多汗怕风，身体上游风习习，四肢无力，懒动懈怠，不思饮食，足不能行，脚下胀痛。脾畏恶湿邪，应多食苦味来润燥。或者要使脾病缓和，应食甜来温补，用苦味来泻。脾有病，当脐下有动气，按它有结点，硬块或痛点，苦逆气，小肠急痛下泄，足重胫寒，两胁胀满，时作呕吐，气满充心，四肢浮肿，宜服诃梨勒丸：干地黄一钱、牡丹皮一钱、薯蓣八分、泽泻八分、茯苓八分、川芎八分、山茱萸九分、干姜三分、诃梨勒皮十分、荜茇三分制成末，炼蜜为丸，像桐子那么大。空心，地黄汤下二十丸。

354 用什么导引法可以养脾？

养脾坐功：平坐，伸一只脚，屈一只脚，用两手向后反拉各十五次；再跪坐，双手撑地，回头用力虎视，各十五次，期间闭气，闭目，三咽液三叩齿后结束。此法能除风邪，增食欲。

355　怎样用六气法养脾？

治脾脏吐纳用呼法，用鼻慢慢引长气然后呼出。病脾大呼三十遍，细呼十遍。呼时须撮口呼出，不可开口。能去冷气、壮热、霍乱，宿食不化，偏风麻痹，腹肉结块。坚持这种呼法，到疾病消退即要停止，过度则对身体有损。身体因过度用呼法而受损，则应用吸法补养，操作方法同前所讲的吸法相同。

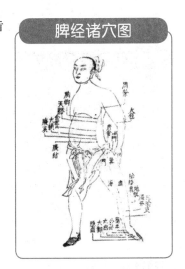

脾经诸穴图

356　四月如何养生？

四月为孟夏，春季已过，木气已衰，肝气已微，心阳日上。养生之法，宜晚卧早起，无大怒大泄，以养心火。四月生气在卯，坐卧宜向东方。四月肝脏已病，心脏渐壮。宜增酸减苦，补肾助肝，调胃气。勿暴露星宿，避西北二方风。勿食大蒜，伤神魂，损胆气。勿食生薤，令人多涕唾，发痰水。勿食鸡雉肉，令人生痈疽，逆元气，勿食鳝鱼，害人。此月四日，宜沐浴，拔白发。七日宜安心静虑，斋戒，心有福庆。其日忌远行。

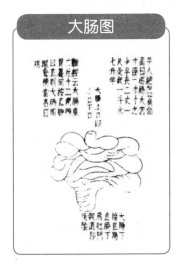

大肠图

357　五月如何养生？

五月为仲夏，芒种五月节，夏至五月中。生气在辰，宜坐卧向东南方。五月养生，居处宜清凉，但勿太过；节嗜欲，定心气，减酸增辛，以补肾气，要注意精神调养，勿生燥热。仲夏之月，万物以成，天地化生，勿以极热，勿大汗，勿暴露星宿，皆成恶疾。……是月肝脏已病，神气不行，火气渐壮，水力衰竭，宜补肾助肺，调理胃气，以顺其时。

五月肝脏气休，心正旺。宜减酸增苦，益肝补肾，固密精气，卧起俱早。每发泄，勿露体星宿下，慎避北风。勿处湿地，以招邪气。勿食薤韭，以为癥痼，伤神损气。勿食马肉及獐鹿肉，令人神气不安。此月五日，宜斋戒，清静。此日忌见一切生血，勿食一切菜。十六日切忌嗜欲，犯之夭寿，伤神。其日忌远行。二十七日宜沐浴，拔白发。

358 六月如何养生？

六月为季夏，小暑六月节，大暑六月中。这个月土润溽暑，大雨时行，属于长夏，五行属土，运气配太阴湿气。所以六月养生以避暑湿为原则。此月肝气微弱而脾气旺盛。宜减苦增咸，节约肥浓，补肝助肾，益筋骨，慎东风，犯之令人手足瘫痪。此时阴气内服，暑毒外蒸，注意当风食冷，便多有暴泄疾患。须饮食温软，不要太饱，时常饮粟米温汤、豆熟水，最妙。勿用冷水浸手足。勿食葵，必成水癖。勿食茱萸，令人气壅。此月六日，宜斋戒、沐浴。二十四日宜拔白发，其日忌远行。二十七日宜沐浴，念静思真。

359 秋季怎样养生？

秋天三个月，草木枯黄，出现一番肃杀景象。秋季肺气旺盛，在五味中对应辛辣。金能克木，木属于肝，肝于五味中主酸。因此秋季的饮食宜减辛增酸，以养肝气。肺中邪气盛实就用咽来宣泄。过了立秋，稍稍地以和缓平稳的办法保养。但是，此季也正是旧病复发之时，所以必须注意休息调养。秋闲之时，不宜呕吐和发汗，会使人患消渴之症，使脏腑不安定。只适宜用针灸来治疗，下痢后进汤散来助养阳气。如果患了积劳、五痔、消渴等病，不宜吃干饭和烧烤爆炸的肉食，以及死牛肉、生鱼片、鸡肉、猪肉、浊酒，还有陈臭咸醋等不宜消化之物，生菜、瓜果、酱之类也应少吃。如果患了风气、冷病、腹中鼓胀等病，也不应吃这些东西。男子泻后两三天，用薤白煮稀饭，加羊肾一起煮，空腹服下，远远胜过补药。清晨闭目叩齿二十一下，咽下唾液。把两手搓热，熨眼睛，秋三月坚持这样做能够使眼睛明亮。秋季虽是从容平和的季节，但是风气劲切，因此应早睡早起，鸡鸣就起床，这样才能让你的意志安然宁静，来缓和秋天肃杀之气，使神气收敛。不要心志外务，这样才适应秋的"收"。违逆了就伤肺，到了冬天，容易变成渗泄的病，承受的"藏"气就会变少。秋气干燥，宜食芝麻来润其燥，禁止冷饮寒食，禁止穿寒湿内衣。

《金匮要略》说："三秋不可食肺。"

《云笈七签》说："秋宜冻足冻脑，卧以头向西，有所利益。"

《养生论》说："秋初夏末，热气酷甚，不可脱衣裸体，贪取风凉。五脏俞穴皆聚于背，让人扇风，或者夜露手足，这些都会引起中风。"

《养生书》说："秋谷初成，不宜与老人食之，会让旧病复发。"

360 秋季为什么要养肺？

肺在方位上属于西方，五行中属金，为白帝所掌管，神的形象为白虎。肺的形状像悬磬，颜色如素绢映衬鲜红。位于五脏的上部，就像覆盖了胸部，所以是华盖。肺，是气盛之意，说其中的气郁结蕴积。重三斤三两，六叶两耳，总共八叶。肺是脾子，是肾母。晚上睡觉和早上天亮时，叩齿三十六下，呼唤肺神与七魄的名字，就可以安定五脏。开窍于鼻，左鼻孔为庚，右鼻孔为辛，气喘时表现为咳嗽，五液表现中为涕，主皮肤汗毛。向上通气可达后脑勺，往下通气可达脾脏，因此所有的气息都属肺。所以肺脏是呼吸的根源，是传送的宫殿。肺的经脉出于少商穴，又是魄门，久卧会伤肺气，肾脏风邪进入肺脏就会多鼻涕。大肠是肺的腑脏，大肠与肺相合，主传泻行导。肺开窍于鼻，肺气通，鼻子就能闻气味。肺主皮毛，毛发脱落，就是肺先坏死了。在天对应庚辛，在时辰对应的是申酉，在五音中对应商，在五色中对应白，在五味中对应辛辣，在五臭中对应腥。

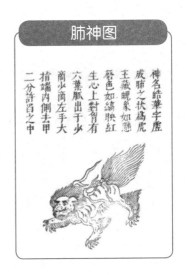

肺神图

神名皓華字虚成
状如白虎
主藏魄象如懸
發色如鎬映紅
生心上對肾有
六葉兩耳少
商少商左手大
指端內側去甲
二分許陷之中

在秋天的壬日，心存想太白的精气，引入肺脏来帮助肺神。肺有风气，鼻子就塞住了。脸色枯槁的，是肺燥；鼻子发痒是肺脏有虫；常恐惧是七魄离开肺脏；身体黧黑是肺气微弱；常发脾气是邪气壅塞于肺脏；怕冷是肺脏劳累，肺劳累则多睡；好吃辛辣是肺气不足；肠鸣是肺气阻塞了；肺中自进邪气，就多笑。所以，人的容颜光洁如玉白的，说明肺脏没有病。秋天三个月，金旺，主肃杀，万物枯萎消损。想要安定魂魄保全身体的，应怀仁爱以养万物，施舍恩惠，严肃容颜，男女分居，万物凋零收藏，鸟雀歇息时睡觉，公鸡啼鸣时起床，砍伐草木，来顺应秋天肃杀之气，以增长肺脏刚气，这样就能做到邪气不侵；如果违背了就会五脏不和，各种病就会接连发生了。

361 疾病在肺会出现哪些症状？

肺热病，右脸颊就会呈现出红色，脸色发白而毛发枯槁没有光泽。咳喘气逆，胸背四肢都感到烦闷疼痛。或者梦见与女人交合，或者梦见花旗、衣甲、日月、云鹤及贵人来临的情状。肺虚就气短而不能调节呼吸，肺燥热就会喉咙干枯，邪风在肺就会多汗害怕风吹，咳嗽气喘的症状，早上缓和，晚上加剧，气病上逆，急食苦味来宣泄。应食酸来收敛，食辛辣来补益，食苦来排泄。禁食寒冷食物，因为肺怕寒冷。肺有疾病，鼻子就闻不出香臭。

362 秋季怎样调养肺？

在秋三月的初一、十五的早晨，向西平坐，两手掩耳，即以第二指压中指上，用第二指弹脑后两骨做响声，做七次，吞咽津液三次，然后瞑目正心，心里暗想吸兑宫白气入口，七

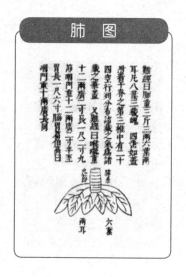

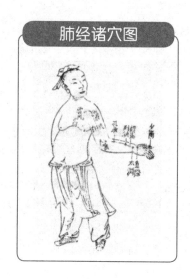

次吞咽，闭气七十息。这就是调补神气、安息灵魂的要诀也，应当多做。

应多做养肺坐功：正坐，双手撑地，缩身曲背，向上抬背三次，可驱除肺脏风邪积劳。再反转拳头捶打背脊，左右各十五次，期间闭气闭目，三咽液三叩齿后结束。这种方法可除去胸臆间风毒。

363 如何用六气法养肺？

六气治肺法：治肺用呬，以鼻渐渐引长气，以口呬之，不使耳闻。治肺劳热，气壅咳嗽，皮肤燥痒，疥癣恶疮，四肢劳烦，鼻塞，胸背疼痛。肺病者大呬 30 遍，细呬 30 遍。依此法呬之，疾病消去即要停止，如果呬之过度就会损伤人体。呬时可以用双手擎天，来导肺经。

364 七月如何养生？

七月的天地之气表现为阳气转衰，阴气日上，阴阳未交。善养生者，应该早睡早起，以旺生气，收敛神气，以避杀气。饮食上要增加咸味，减少辛辣，来助养肝气。七月秋之初，生气在午，坐卧宜向南方，对人有益。七月肝、心少气，肺脏独旺。所以应该心神安宁，助气补筋，以养脾胃。不要冲犯极热，也不要恣意犯凉冷，不要让身体发大汗。不要吃茱萸，损人神气。这个月勿思不好的事。五日宜沐浴。七日宜绝虑，斋戒。二十八日宜拔白发。二十九日忌远行。

365　八月如何养生？

八月阳气渐衰寒气渐起，燥气当令，水始涸。此月心脏气微，肺金用事。所以八月养生，须谨防秋燥，宜早卧早起，振奋精神，收敛神气，以避肃杀之气。饮食宜减苦增辛，助筋补血，抑肺保肝。八月生气在未，未在南偏西，坐卧宜向未方，于身有益。晨起外出，宜在食后，暖其服。不要吃太多，免生壅塞。无犯邪风，令人骨肉生疮。勿食小蒜，伤人神气，使人魂魄不安。勿食猪肚，到冬天就会发生咳嗽。勿食鸡雉肉，损人神气。此月十八日宜斋戒，思念吉事，天人兴福之时。二十一日宜拔白发，宜沐浴，忌远行。

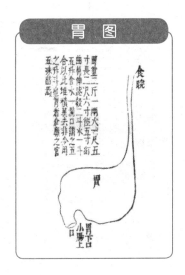

胃　图

366　九月如何养生？

九月阴气更盛于前月，露水受冻凝结成霜，霜降则植物凋零。此时，切忌触冒寒邪，起居宜较前月略晚为宜，避开霜冷寒气。内有痰饮宿疾之人，容易在此月复发，预防之法，除谨避虚邪贼风外，还不能恣意饮酒喝醉，也不要过食生冷。秋季脾气已衰，肺金尚旺阳气已衰，阴气大盛，暴风数起，切忌贼邪之风。宜减苦增咸，补肝益肾，助脾资胃。勿冒风霜，无恣醉饱。勿食莼菜，有虫不见。勿食姜蒜，损人神气。勿食经霜生菜及瓜，令人心痛。勿食葵，化为水病。勿食犬肉，减算夭寿。此月九日，宜斋戒。十六日宜沐浴，拔白发。

367　冬季怎样养生？

冬天三个月，天寒地冻，阳气潜伏。早睡晚起，等待太阳升起，避寒就温，如果违犯了就会伤肾，到了第二年春天就会下肢无力，也难以承受春气。此时阳气潜伏，患了疾病宜用呕吐的办法。心膈之间多热，所忌讳的是发汗，因为会泄漏阳气。宜服用浸泡过补品的药酒，或山药酒一两杯，来迎接阳气。睡觉时稍宜虚歇，适宜于最冷的时候才加棉衣，逐渐加厚，不能一次就加很多，只要保持不冷就行了，也不能经常用大火烘烤，这尤其损伤人体。手足与心相连，所以不能用火烤手，会导致引火入心，使人烦躁。不要在火上烘烤食物。凉寒药剂不能治疗热极之症，温热药物不能治疗极阴寒之症，就如同水流靠近潮湿，火燃烧靠近干燥之物一样。饮食调味宜减咸增苦来补养心气。冬月肾水味咸，恐怕水克火，心脏会受到损害。所以冬天应注意护养心脏，住在密闭的屋子里，衣服被褥要温暖，调理好饮食，以适应冬天的气候。不可经受寒风，老人更是注意，防止寒邪侵犯而发生感冒，产生嗽逆、麻痹、晕眩等疾病。冬天阳气在内，阴气在外，老人多上热下冷，所以不宜经常洗澡。当阴气内蕴的时候，如果加上洗澡热气所逼，必定出大汗，老年人骨脆肉薄，容易外感风寒，所以不宜早出而冲犯严寒。早上起床后饮用醇酒一杯来抵御寒气，晚上服用消痰凉膈的药，以平和心气。不要让热气上涌，切忌房事，炙烤爆炸的肉、面食、馄饨之类的食物不可多吃。

368 冬季为什么要养肾？

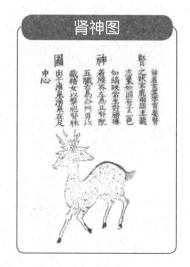

肾神图

肾脏属于北方，五行中属水，为黑帝所掌管。成对生附于腰脊，重一斤一两，颜色如素绢映衬紫色。主水气，灌注全身，如同树木的根须。左边的叫肾，右边的叫命门。肾脏是生命力元气的府库，是死气的墓庐。固守之则存，滥用之则亡。是肝脏的母亲，肺脏的儿子。开窍于耳。上天产生的生命，是流动的精气所变，叫作精液，精气往来是为精神，精神是肾脏，在五德中对应智。在十二时辰中对应子时、亥时，在五气中对应吹，在五液中对应唾涎，在形体主骨，因此久立伤骨骼，就是因为损害肾脏了。反应在牙齿，牙齿痛是肾脏受伤了。经行于上焦，荣养于中焦，固卫于下焦。肾有邪气则多涎痰唾液。膀胱是津液的府库，能光泽头发。在五音中对应羽，在五味中对应咸，在五臭中对应腐，心邪入肾就厌恶腐烂之气。男子到了六十岁，就会肾气衰弱，头发变白，牙齿松动；到了七十岁时就会形体困顿疲乏；到了九十岁时就会肾气枯竭。骨骼萎弱无力，不能起床的，是因为肾先坏死。肾有病就会发生耳聋、骨骼萎弱。

冬天的三个月，存想辰星中的黑气进入肾脏而得以保存。人骨痛是肾虚的表现；牙齿减损是肾衰弱；牙齿脱落是肾受风邪；耳朵痛是肾气壅塞；多打呵欠，是肾受邪气；腰不能伸，是肾疲乏；面色黑是肾衰弱；脸色紫而有光泽才是肾没有疾病的表现。肾虚就梦到黑暗的地方，看到妇女、和尚、尼姑、龟鳖、驼马、旗枪之类，自己带兵器，穿盔甲，或者行走于山林，或者坐船划行于溪水。冬天三个月，阴阳二气闭塞，万物隐伏闭藏，懂得养生之人应该小心谨慎，节制自己的嗜好欲念，停止声色娱乐，以待阴阳安定，不让阴阳相争，以此来保养生命，这才合乎天道。

369 疾病在肾会出现哪些症状？

肾受邪热病，下巴呈红色。肾有病，面色黑而牙齿枯槁，腹部肿胀，身体发沉，喘息且咳嗽，出汗怕风。肾亏虚，就会腰中疼痛。肾脏在冬天中风的症状是颈上多汗、怕风，吃入食物将要通过胸膈，有堵塞不通的感觉，肚子胀满，服食寒凉之物容易泄出。外形上黑而瘦。肾燥热，应服辛辣温润。肾气实盛，应用咸食来温补，用苦药来排泄。不要吃太热的东西，也不能穿得太暖和。肾有病，脐下就会有气窜动，手紧按时像有结点，有痛感，如果患上饮食不化，体重骨疼，两腰和两胯以及膀胱处冷痛，脚痛或者麻木，小便淋漓不尽，腹中有疝气或结硬块，就应该服用肾气丸。

370 冬季怎样调养肾？

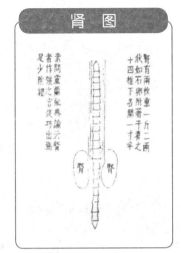

当以冬三月，面北向，平坐，吞咽津液三，心中暗想向北吸入玄宫之黑气进入体内，五次吞咽，来补吹之损。养肾坐功：须正坐，用两手指从耳旁上升牵引两肋三五次，可挽臂向空中抛射，左右相同，缓身三五次；再用脚前后跨十几次，期间闭气，闭目，三咽液三叩齿后结束。此法能消除腰肾膀胱间风邪积聚。

371 如何用六气法养肾？

六气治肾法：治肾脏吐纳用吹法，以口吹之。肾病，用大吹三十遍，细吹十遍，能除肾家一切冷气、腰疼、膝冷沉重，不能久立，阳道衰弱，耳内虫鸣及口内生疮。还有烦热，都能去除。坚持吹法到病痛消除即应停止，使用过多则会损伤人体。

372 十月如何养生？

十月心、肺气弱，肾气强盛。宜减少辛味而增加苦物，以养肾气，助筋力。不要损伤筋骨，不要发汗。不要妄自针灸，造成血涩，津液不行。十月为孟冬，时令至此，阳气已衰，阴气日积，纯阴用事。水始冻、地始冻、雪始起。当此之时，服、食宜温，劳作应少，宜去寒就温，以避风邪。但也不要过热，避免汗出泄气。应早睡早起，以应昼短夜长的时令。勿食生椒，损人血脉。勿食生薤，以增痰水。勿食熊、猪肉、莼菜，衰人颜色。此月一日，宜沐浴。四日、五日勿责罚。该月十日忌远行，十三日宜拔白发，十五日宜斋戒，静念思真。二十日，切忌远行。

373 十一月如何养生？

十一月为仲冬，天气更冷，阴寒板而阳复生。冬至日，日南至。其后，天阳渐长，人之阳亦渐兴于下。所以善于养生的人，必须静养生迎生气。迎早卧晚起。闭关静摄，或斋戒宁身，以迎初阳。十一月肾脏正旺，心、肺衰微。饮食上宜减咸增苦，补理肺胃及心火，以防肾水之横逆。不要针灸腹背，谨慎避开贼邪之风，犯之令人面肿，腰脊强痛。不要吃貉肉，伤人神魂。不要吃螺蚌蟹鳖，损人元气，长尸虫。不要吃经夏醋，发头风，成水病。不要吃生菜，令人心痛。此月三日，宜斋戒静念。十日宜拔白发，其日忌远行，不可出。

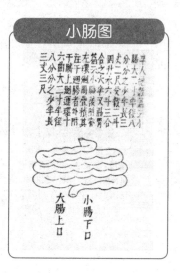

小肠图

374 腊月如何养生？

十二月是季冬，古称腊月。气候至此月，寒冽已极，阴气肆虐，阳气虽深藏于内，但已较子月为壮。因此善养生者，仍须顺阴气之闭藏，护骄阳于金城之内。这个月应谨避风寒，勿冒霜雪，饮食上要减咸增苦，宜减甘增苦，补心助肺，调理肾脏。十二月五行属土，土毛当旺，故又须减甘味之助脾胃，务使五脏宣平，可保无病。其月生气在亥，坐卧宜西北。导引吐纳，都应该以调理脾、肾、心三脏为宜。勿冒霜露，勿泄津液及汗。勿食葵，化为水病。勿食薤，多发痼疾。勿食鼋鳖。

下 篇

养生实践

在继上篇养生理论的介绍之后，下篇主要介绍养生的实践知识，以图解的形式主要论述了药补、食疗、药膳、手诊、面诊、经脉、针刺、拔罐、按摩、导引、房事、起居、纪年等养生知识，其中包括具体操作步骤和方法等，方便读者的查阅。

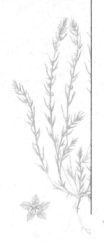

第1章 药补

药补，是针对人体已明显出现气、血、阴、阳方面的不足，施以甘平的补药，以平调阴阳，祛病健身。中药是中国传统文化中的瑰宝，国人使用中药的历史可以追溯到四五千年前的炎帝神农氏时期，在下面一章我们就将重点介绍各味草药的性味、功效主治及用药禁忌等内容。

375 甘草具有哪些养生价值？

甘草又名蜜甘、蜜草、美草、灵通、国老。甘草最为众药之主，经方中很少有不用的，就像香中的沉香一样。国老即黄帝老师的称呼，虽非君而为君所尊崇，是因为它能调和百药而解各种药毒的缘故。

甘草的枝叶像槐，高五六尺，但叶端微尖而粗涩，好似有白毛，结的果实与相思角相像，成熟时果实自然裂开，子像小扁豆，非常坚硬。现在的人只以粗大、结紧、断纹的为好，称为粉草。质轻、空虚、细小的，其功用都不如粉草。

甘草气薄味厚，能升能降，为阴中的阳药。阳不足者，用甘味药补益。甘温药能除大热，故生用则性平，补脾胃的不足并大泻心火；炙用则性温，补三焦元气并散表寒，除邪热，去咽痛，补正气，养阴血。

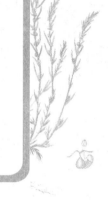

梢［主治］生用治胸中积热、祛阴茎中痛。

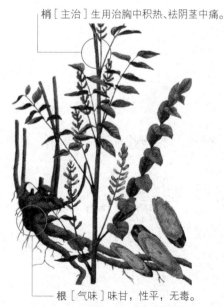

根［气味］味甘，性平，无毒。

［主治］治五脏六腑寒热邪气，长肌肉，倍气力。

凡是心火乘脾，腹中急痛、腹肌痉挛的患者，宜加倍使用甘草。甘草功能缓急止痛，又调和诸药，使方中各药不相冲突。所以，热药中加入甘草能缓和热性，寒药中加入甘草能缓和寒性，寒热药并用时加甘草，能协调寒热药的偏性。

甘草外红中黄，色兼坤离；味厚气薄，滋补脾土。调和众药，有元老的功德；能治各种病邪，有帮助天帝的力量而无人知晓，敛神仙的功力而不归于自己，可说是药中良相。但是，腹满呕吐及嗜酒者患病，不能用甘草；并与甘遂、大戟、芫花、海藻相反。

376　人参具有哪些养生价值？

人参又名黄参、血参、人衔、鬼盖、神草、土精、地精、海腴、皱面还丹。生长在上党山谷及辽东等地。在二、四、八月上旬采根，用竹刀刮去泥土，然后晒干，不能风吹。上党在冀州的西南部，那里出产的人参，细长色黄，形状如防风，大多润实而甘。通常用的是百济产的，形细坚实色白，气味薄于上党的参，其次用高丽产的，高丽地处辽东附近。那里的参形大虚软，不如百济、上党所出的。人参一茎直上，四五片叶子相对而生，开紫色的花。

人参性味甘温，能补肺中元气，肺气旺则四脏之气皆旺，精自生而形体自盛，这是因肺主气的缘故。张仲景说，病人汗后身热、亡血、脉沉迟的，或下痢身凉、脉微血虚的，都加用人参。古人治疗血脱用益气的方法，这是因为血不能自主，须得到生阳气的药乃生，阳生则阴长，血才旺。如果单用补血药，则血无处可生。《素问》上说：无阳则阴无以生，无阴则阳无以化。所以补气必须用人参，血虚的也须用。《本草十剂》载：补可去弱，如人参、羊肉等。人参补气，羊肉补形。

子 [性味] 味甘，性微寒，无毒。
[主治] 定魂魄，止惊悸。

叶 [性味] 味甘，性微寒，无毒。
[主治] 除邪气，明目益智。

根 [性味] 味甘，性微寒，无毒。
[主治] 补五脏，安精神。

377 知母具有哪些养生价值？

知母又名蚳母、连母、蝭母、货母、地参、苦心、儿草、儿踵草、女雷、女理、鹿列、韭逢、东根、野蓼、昌支。老根旁边初生的子根，形状像蚳虻，所以叫蚳母，讹为知母、蝭母。生长在河内川谷，四月开青色的花，如韭花，八月结实。二月、八月采根晒干用。彭城产的知母，形似菖蒲而柔润，极易成活，掘出随生，要根须枯燥才不生长。

知母入足阳明、手太阴经，其功效有四：一泻无根之肾火；二疗有汗的骨蒸；三退虚劳发热；四滋肾阴。肾苦燥，宜食辛味药以滋润，肺苦气逆，宜用苦味药以泻下，知母辛苦寒凉，下润肾燥而滋阴，上清肺金而泻火，为二经气分药。黄檗是肾经血分药，所以二药必须相配用。

知母根，味苦，性寒，无毒。李时珍说拣肥润里白的使用为好，去毛切片。如需引经上行，则用酒浸焙干，引经下行则用盐水润焙。知母根治消渴热中，能消除肢体浮肿，利水，补不足，益气；疗伤寒久疟烦热、胁下邪气、膈中恶，及恶风汗出、内疸；治心烦燥闷、骨蒸潮热、产后发热、

花 [性味] 味苦，性寒，无毒。
[主治] 清心除热，治阳明火热。

叶 [性味] 味苦，性寒，无毒。
[主治] 治消渴热中，除邪气。

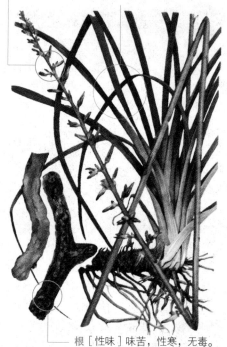

根 [性味] 味苦，性寒，无毒。
[主治] 利水，补不足，益气。

肾气劳，憎寒虚烦；知母根还能清心除热，治阳明火热，泻膀胱、肾经之火，疗热厥头痛，下痢腰痛，喉中腥臭；泻肺火，滋肾水，治命门相火有余；治各种热劳，凡病人体虚而口干的，需加用知母。

378 肉苁蓉具有哪些养生价值？

肉苁蓉又名肉松容、黑司命。此物补而不峻猛，所以有从容之号。肉苁蓉味甘，性微温，无毒。产于河西山阴地，呈丛生状，二至八月采挖。生时像肉，用来做羊肉羹补虚乏非常好，也可以生吃。河南有很多，现在以陇西生长的为最好，形扁柔润，多花而味甘；其次是北方

生长的，形短而少花；巴东、建平一带也有，但不好。

　　使用肉苁蓉，须先用清酒浸一夜，到天明的时候用棕刷去沙土浮甲，从中心劈开，去掉一重像竹丝草样的白膜后，放入甑中从午时蒸至酉时，取出又用酥炙就好了。

　　肉苁蓉主五劳七伤，补中，除阴茎寒热痛，养五脏，强阴益精气，增强生育能力；除膀胱邪气及腰痛，止痢；能益髓，使面色红润，延年益寿。大补有壮阳之功，并疗女子血崩；治男子阳衰不育；女子阴衰不孕。能滋五脏，生肌肉，暖腰膝。疗男子遗精遗尿，女子带下阴痛。命门相火不足的人，用肉苁蓉补之，因其为肾经血分药。凡是服用肉苁蓉来治肾，必妨心。

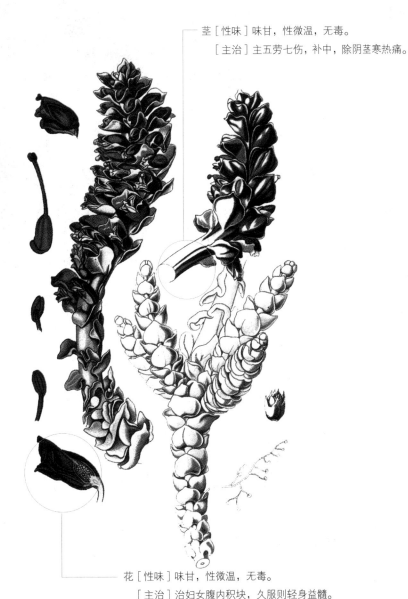

茎［性味］味甘，性微温，无毒。

　　［主治］主五劳七伤，补中，除阴茎寒热痛。

花［性味］味甘，性微温，无毒。

　　［主治］治妇女腹内积块，久服则轻身益髓。

379 术具有哪些养生价值？

术又名山蓟、杨枹、枹蓟、马蓟、山姜、山连、吃力伽。术字是篆文，像其根干枝叶的形状。《吴普本草》中称术为山芥、天蓟，是因它的叶形像蓟，而味像姜、芥的缘故。西域人叫它吃力伽，所以《外台秘要》有吃力伽散。扬州多种植白术，其形如枹，所以有杨枹、枹蓟的名字，也就是今人所说的吴术。枹是鼓槌的名称。古方中二术通用，后来才有苍术、白术的区分。

苍术也就是山蓟，各处山中都有生长。苗高二三尺，叶抱茎生长，枝梢间的叶似棠梨叶，离地面近的叶，有三五个杈，都有锯齿样的小刺，根像老姜色苍黑，肉白有油脂。白术也就是枹蓟，产于吴越一带。人们大都挖它的根来种植，一年就长得很稠密了。嫩苗可以吃，叶稍大有毛，根如手指大，形状像鼓槌，也有大如拳头的。当地人剖开晒干后叫削术，也叫片术。陈自良介绍说白而肥的是浙术；瘦而黄的是幕阜山所产，药效劣。以前的人用术不分赤、白。自宋以后才开始认为苍术味苦辛，性躁烈，白术味苦甘，性和缓，各自分用。不论苍术、白术，都以秋季采的为佳，春季采的虚软易坏。

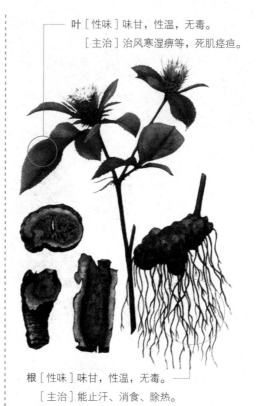

叶［性味］味甘，性温，无毒。

［主治］治风寒湿痹等，死肌痉疸。

根［性味］味甘，性温，无毒。

［主治］能止汗、消食、除热。

380 淫羊藿具有哪些养生价值？

淫羊藿又名仙灵脾、放杖草、弃杖草、千两金、干鸡筋、黄连祖、三枝九叶草、刚前。豆叶叫藿，淫羊藿的叶像豆叶，所以也叫藿。仙灵脾、千两金、放杖、刚前都是说它的功效。鸡筋、黄连祖，是因它的根形而得名。服后使人性欲旺盛。西川北部有淫羊这种动物，一日交合百遍，因食此草所致，所以叫淫羊藿。

它的茎像粟秆，叶青像杏，叶上有刺，根为紫色、有须。四月开白花，也有开紫色花的。五月采叶晒干。湖湘生长的，叶像小豆，枝茎紧细，经冬不凋，根像黄连。一根多茎，茎粗像线，高一二尺。一茎上有三个分枝，一个分枝上有三片叶，叶长二三寸，像杏叶和豆藿，表面光滑背面色淡，很薄而有细齿，有小刺。淫羊藿味甘气香，性温不寒，能益精气，为手足阳明、三焦、命门的药物，肾阳不足的人尤适宜。

　　淫羊藿治阳痿绝伤，阴茎疼痛。能利小便，益气力，强志。坚筋骨。消瘰疬赤痈，外洗杀虫疗阴部溃烂。男子久服，有子。治男子亡阳不育，女子亡阴不孕，老人昏耄，中年健忘，一切冷风劳气，筋骨挛急，四肢麻木。能补腰膝，强心力。

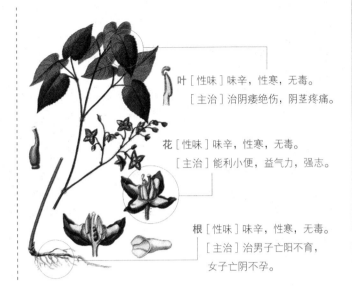

叶［性味］味辛，性寒，无毒。
　［主治］治阴痿绝伤，阴茎疼痛。

花［性味］味辛，性寒，无毒。
　［主治］能利小便，益气力，强志。

根［性味］味辛，性寒，无毒。
　［主治］治男子亡阳不育，女子亡阴不孕。

381 白头翁具有哪些养生价值?

　　白头翁又名野丈人、胡王使者、奈何草。白头翁生长在高山山谷及田野，正月生苗，四月采摘。丛生，状似白薇而更柔细，也更长些。白头翁的叶生于茎头，像杏叶，上有细白毛而不光滑。近根处有白色的茸毛，根为紫色，深如蔓菁。它的近根部有白色茸毛，形状像白头老翁，故名。野丈人、胡王使者、奈何草，这些名字都是说此草形状像老翁的意思。

　　白头翁可治温疟、癫狂寒热，癥瘕积聚瘿气，能活血止痛，疗金疮；止鼻出血；止毒痢；治赤痢腹痛，齿痛，全身骨节疼痛，项下瘰疬瘿瘤；主一切风气，能暖腰膝，明目消赘。

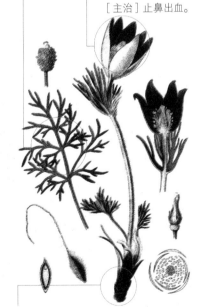

叶［性味］味苦，性温，无毒。
　［主治］主一切风气，能暖腰膝，明目消赘。

花［性味］味苦，性温，无毒。
　［主治］止鼻出血。

根［性味］味苦，性温，无毒。
［主治］治温疟、癫狂寒热，癥瘕积聚、瘿气。

382 黄连具有哪些养生价值？

黄连又名王连、支连。黄连性味苦寒，气味俱厚。可升能降，是阴中之阳药，入手少阴心经。它的功效有六：一是泻心脏之火；二是祛中焦湿热；三是治各种疮痈；四是去风湿；五是能治目赤；六是能止中部出血。张仲景治疗九种心下痞满的五种泻心汤中都有使用黄连。

古方以黄连为治痢之最。治疗痢疾宜用味辛苦，性寒凉的药物，因辛能发散开通郁结，苦能燥湿，寒能胜热，使气平和。各种苦寒药多能导泄，只有黄连、黄檗性寒而燥，能降火祛湿止泻痢，所以治痢疾以黄连为君药。

黄连是治疗目疾、痢疾的要药。古方治疗痢疾：香连丸，用黄连、木香；姜连散，用干姜、黄连；变通丸，用黄连、吴茱萸；姜黄散，用黄连、生姜。治消渴，用酒蒸黄连；治伏暑，用酒煮黄连；治下血，用黄连、大蒜；治肝火，用黄连、吴茱萸；治口疮，用黄连、细辛。以上配伍使用，均是一寒一热，一阴一阳，寒因热用，热因寒用，君臣相佐，阴阳相济，最得制方之妙，所以有效又无偏胜之害。

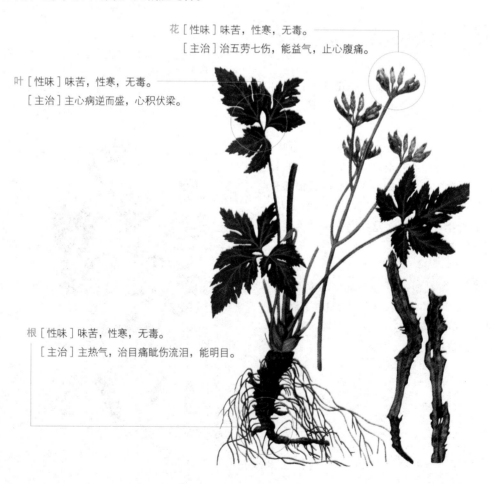

花 [性味] 味苦，性寒，无毒。
[主治] 治五劳七伤，能益气，止心腹痛。

叶 [性味] 味苦，性寒，无毒。
[主治] 主心病逆而盛，心积伏梁。

根 [性味] 味苦，性寒，无毒。
[主治] 主热气，治目痛眦伤流泪，能明目。

383 柴胡具有哪些养生价值？

柴胡又名地熏、芸蒿、山菜、茹草。"茈"字有柴、紫两种读音，茈姜、茈草的茈读作紫，茈胡的茈读作柴。茈胡生长在山中，嫩时可食，老的则采来当柴，所以苗有芸蒿、山菜、茹草等名称，而根名叫作柴胡。

茈胡叶名芸蒿，辛香可以食用，生长在弘农川谷及冤句一带，二月、八月采根晒干。

银州那里产的柴胡长一尺多，色微白且柔软，不易得到。北方所产的，也像前胡而柔软，也就是现在人们称的北柴胡，入药也很好。南方所产的，不像前胡，却像蒿根，强硬不能入药。柴胡的苗像韭叶或者像竹叶，以像竹叶的为好。其中似斜蒿的最次，可以食用，也属于柴胡一类，入药用效果不好，所以苏敬认为不是柴胡。现在还有一种，根像桔梗、沙参，色白而大，药商用它来冒充银柴胡，只是无气味，不可不分辨。

柴胡主升，是阴中之阳药，为手、足少阳厥阴四经的引经药。它在脏主血，在经主气。如果想要药力上升，则用柴胡根，以酒浸；如果想要药力在中及下降，则用柴胡梢。张仲景治伤寒，有大、小柴胡及柴胡加龙骨、柴胡加芒硝等汤，所以后来的人治疗寒热，柴胡是最重要的药物。

叶［性味］味苦，性平，无毒。
　　［主治］润心肺，添精髓，治健忘。

根［性味］味苦，性平，无毒。
　　［主治］主心腹疾病，祛胃肠中结气，及饮食积聚。

384 防风具有哪些养生价值？

防风又名铜芸、茴芸、茴草、屏风、百枝、百蜚。防，御的意思。它的作用以治风为要，所以叫防风。屏风是防风的隐语。称芸、茴、茴，是因为它的花像茴香，气味像芸蒿、兰。它的茎叶为青绿色，茎色深而叶色淡，像青蒿但短小些。防风初春时呈嫩紫红色，江东人采来当菜吃，很爽口。它五月开细白花，中心攒聚成大房，像莳萝花；果实像胡荽子但大些；

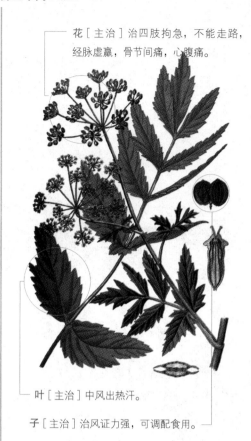

花［主治］治四肢拘急，不能走路，经脉虚羸，骨节间痛，心腹痛。

叶［主治］中风出热汗。

子［主治］治风证力强，可调配食用。

根为土黄色，与蜀葵根相似，二月、十月采挖。关中所产的防风在三月、六月采挖，但质轻空虚不如齐州所产的好。又有石防风，出自河中府，根像蒿根而色黄，叶青花白，五月开花，六月采根晒干，能治头痛眩晕。

防风与葱白同用，能行全身气血；与泽泻、藁本同用，能治风病；与当归、芍药、阳起石、禹余粮同用，能治疗妇人子宫虚冷。防风畏萆薢，能解附子毒，恶藜芦、白敛、干姜、芫花。

防风治周身疼痛，药效较弱，随配伍引经药而至病所，是治风药中的润剂。如果补脾胃，非防风引用不可。凡项背强痛，腰痛不能转身，为手足太阳证，正应当用防风。凡疮在胸膈以上，虽然没有手足太阳证，也应当用防风。因防风能散结，祛上部风邪。病人身体拘挛者，属风邪所致，各种疮痛见此证也须用防风。钱仲阳泻黄散中重用防风，意在土中泻木。

385 独活具有哪些养生价值？

独活又名羌活、羌青、独摇草、护羌使者、胡王使者、长生草。因为其一茎直上，不随风摇动，所以叫作独活。独活以羌中所产的为好，所以有羌活、胡王使者等名称。它们是同一种植物的两个品种，正如川芎、抚芎；苍术、白术之义，只是入药使用时稍有不同，后人便以为它们是两种植物。它们春天生苗叶如青麻；六月开花成丛，有黄有紫。结实时叶黄的，是夹石上所生；叶青的，是土脉中所生。《神农本草经》上说二者属同一类，现在的人以紫色而节密的为羌活，黄色而成块的是独活。大抵此物有两种，产自西蜀的，黄色，香如蜜；产自陇西的，紫色，秦陇人叫作山前独活。

风能胜湿，所以羌活能治水湿。独活与细辛同用，治少阴头痛。头晕目眩者，非此不能除。羌活与川芎同用，治太阳、少阴头痛，能利关节，治督脉疾病，脊强而厥。羌活是足太阳、厥阴、少阴经的药物，与独活不分作两种。后人因羌活气雄，独活气细，所以雄者治足太阳风湿相搏。头痛、肢节痛、一身尽痛者，非此不能除。细者治足少阴伏风。头痛、两足湿痹、不能动止者，非此不能治，而不治太阳之证。

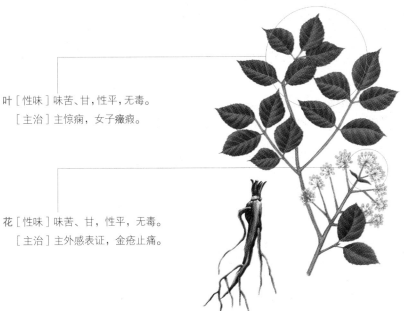

叶［性味］味苦、甘，性平，无毒。
　　［主治］主惊痫，女子瘕癓。

花［性味］味苦、甘，性平，无毒。
　　［主治］主外感表证，金疮止痛。

羌、独活都能祛风湿，利关节，但二者气味有浓淡的差别。《素问》中说，从下而上者，引而去之。羌活、独活两药味苦辛，性温，为阴中之阳药，所以能引气上升，通达周身而散风胜湿。

花［性味］味苦、涩，性大寒，无毒。
　　［主治］治小儿壮热骨热，时疾热黄，痈肿口疮。

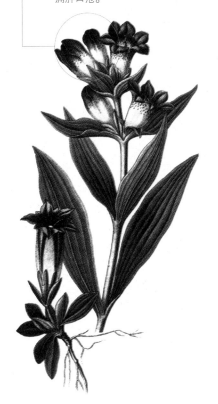

386　龙胆具有哪些养生价值？

龙胆又名陵游。本品叶如龙葵，味苦似胆，所以叫龙胆。龙胆生长在齐朐山谷及冤句，二月、八月、十一月、十二月采根阴干。龙胆的老根是黄白色，地下可抽根十余条，像牛膝而短。其直上生苗，高一尺多；四月生叶如嫩蒜，细茎如小竹枝；七月开花，如牵牛花，呈铃铎状，为青碧色；冬后结子，苗便枯萎，俗称草龙胆。还有一种山龙胆，味苦涩，其叶经霜雪不凋。民间用它来治四肢疼痛。这是与龙胆同类的另一品种，采摘无时。

龙胆根能除胃中伏热，时气温热，治热泄下痢，去肠中小虫，能益肝胆气，止惊悸。久服益智不忘，轻身耐老。能治小儿壮热骨热，惊痫入心，时疾热黄，痈肿口疮。主客忤疳气，热病狂语，明目止烦，治疮疥。去目中黄及目赤肿胀疼痛，淤肉高起，痛不可忍。退肝经邪热，除下焦湿热之肿，泻膀胱火。疗咽喉痛，风热盗汗。

龙胆味苦性寒，气味俱厚，沉而降，属阴，为足厥阴、少阳经气分药。它的功用有四：一是除下部风湿；二是除下部湿热；三是止脐下至足肿痛；四是治寒湿脚气。龙胆下行的作用与防己相同；如用酒浸过则能上行；外行以柴胡为主，龙胆为使。龙胆是治眼疾必用的药物。

相火寄在肝胆，有泻无补，所以龙胆之益肝胆气，正是因其能泻肝胆的邪热。但是，龙胆大苦大寒，过多服用恐伤胃中生发之气，反而会助火邪，这和长期服用黄连反而从火化的道理一样。《名医别录》中久服龙胆轻身的说法，恐怕不足信。

387 细辛具有哪些养生价值？

细辛又名小辛、少辛。华州产的真细辛，根细而味极辛，所以称之为细辛。生于华阴山谷，二月、八月采根阴干。

按沈括《梦溪笔谈》所说，细辛出自华山，极细而直，柔韧，深紫取消，味极辛，嚼之习习如椒而更甚于椒。《博物志》上说杜衡乱细辛，自古已然。大抵能乱细辛的，不止杜衡，应从根苗、色味几方面来仔细辨别。叶像小葵，柔茎细根，直而色紫，味极辛的是细辛。叶像马蹄，茎微粗，根弯曲而呈黄白色，味也辛的是杜衡。杜衡干则作团，又叫作马蹄香。一茎直上，茎端生叶如伞形，根像细辛，微粗直而呈黄白色，味辛微苦的是鬼督邮。像鬼督邮而色黑的是及己。叶像小桑，根像细辛，微粗长而呈黄色，味辛而有臊气的是徐长卿。叶像柳而根像细辛，粗长呈黄白色而味苦的是白薇。像白微而白直，味甘的是白前。

细辛性温，味大辛，气厚于味，属阳，主升，入足厥阴、少阴经血分，是手少阴引经之药。气厚者能发热，为阳中之阳。辛温能散，所以各种风寒、风湿、头痛、痰饮、胸中滞气、惊痫者，适宜使用。口疮、喉痹、齿痛等病用细辛，取其能散浮热，

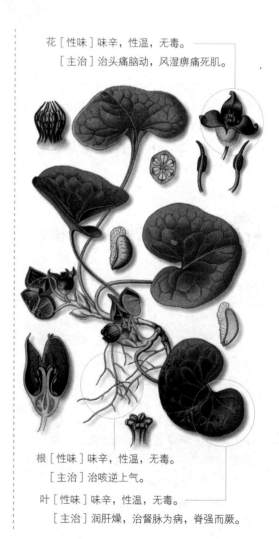

花 [性味] 味辛，性温，无毒。
[主治] 治头痛脑动，风湿痹痛死肌。

根 [性味] 味辛，性温，无毒。
[主治] 治咳逆上气。

叶 [性味] 味辛，性温，无毒。
[主治] 润肝燥，治督脉为病，脊强而厥。

则火郁亦能发之。辛能泄肺，所以风寒咳嗽上气者，也能用。辛能补肝，所以胆气不足，惊痫眼目等疾病，宜用。辛能润燥，所以能通少阴经及耳窍，便涩的人宜用。

细辛根与曾青、枣根相使。与当归、芍药、白芷、川芎、丹皮、藁本、甘草同用，治妇科疾病；与决明子、鲤鱼胆、青羊肝同用，治目痛。细辛恶黄芪、狼毒、山茱萸。忌生菜、狸肉。畏消石、滑石。反藜芦。能温中下气，破痰利水道，开胸中滞结，除喉痹、鼻息肉，治鼻不闻香臭，风痫癫疾，下乳结，治汗不出，血不行，能安五脏，益肝胆，通精气。添胆气，治咳嗽，去皮风湿痒，治疗见风流泪，除齿痛，血闭，妇人血沥腰痛。含之，能去口臭。润肝燥，治督脉为病，脊强而厥。

388 当归具有哪些养生价值？

当归又名干归、山蕲、白蕲、文无。（"蕲"为古"芹"字。）当归本非芹类，因其花叶像芹，所以得芹名。古人娶妻是为了延续子嗣，当归调血，为女人要药，有思念丈夫的意思，所以有当归一名。另外一种说法是，当归善治妊妇产后恶血上冲，很有效。气血逆乱的人，服用当归即定。当归能使气血各有所归，恐怕当归的名字由此而来。

当归春天生苗，绿叶有三瓣。七八月份开浅紫色花，花像蒔萝，根呈黑黄色，以肉厚而不干枯的为好。二月、八月采根阴干用。

当归头止血，归尾破血，归身和血，全用则一破一止。先用水将当归洗净。治上用酒浸，治外用酒洗过，用火焙干或晒干。治上部疾患宜用当归头；疗中部疾患宜用当归身；治下部病症主选当归尾；通治一身疾病就用全当归。当归晒干趁热用纸封好，密闭收藏在瓮中，可防虫蛀。所以，当归作用有三：一为心经本药，二能和血，三治各种疾病夜晚加重的。凡是血分有病，必须用。血壅不流则痛，当归之甘温能和血，辛温能散内寒，苦温能助心散寒，使气血各有所归。

花 [性味] 味甘，性温，无毒。

　　[主治] 主妇人漏下、不孕不育。

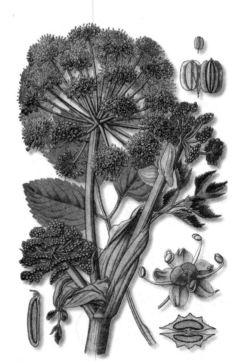

茎 [性味] 味甘，性温，无毒。

　　[主治] 主咳逆上气、温疟寒热。

389 旋覆花具有哪些养生价值？

旋覆花又名金沸草、金钱花、滴滴金、盗庚、夏菊、戴椹。花缘繁茂，圆而覆下，所以叫旋覆。此草的各种名称都是因其花的形状而命名。《尔雅》上说，庚为金，旋覆花在夏天开黄花，盗窃金气，所以叫盗庚。

旋覆的叶像水苏，花黄如菊，六月至九月采花。此草的花像金钱菊。生长在水泽边的，花小瓣单；人们栽种的，花大蕊簇，这大概是土壤的贫瘠与肥沃造成的。它的根细白。

旋覆是手太阴肺、手阳明大肠经之药。它所治的各种病，功用不外乎行水下气，通血脉。李卫公说闻其花能损目。花能消胸上痰结，唾如胶漆，心胁痰水；膀胱留饮，风气湿痹，皮间死肉，利大肠，通血脉，益色泽。行痰水，去头目风。消坚软痞，治噫气。

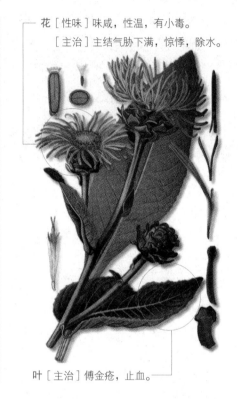

花 [性味] 味咸，性温，有小毒。
[主治] 主结气胁下满，惊悸，除水。

叶 [主治] 傅金疮，止血。

390 藿香具有哪些养生价值？

藿香又名兜娄婆香。豆叶叫作藿，因此草的叶像豆叶，故名藿香。《楞严经》上说，坛前用兜娄婆香煎水洗浴，指的就是藿香。《法华经》中称它为多摩罗跋香，《金光明经》谓之钵怛罗香，都是"兜娄"二字梵语的说法。

藿香出自海边诸国，形如白芷，叶像水苏，可放于衣物中。它在二月生苗，茎梗甚密，成丛，茎方有节中空，叶像桑叶小而薄，六月、七月采摘，须黄色的才可采收。

藿香枝、叶味辛，性微温，无毒。李杲说：可升可降，属阳，入手、足太阴经。能去恶气，止霍乱心腹疼痛。为治脾胃吐逆的要药。有助胃气、开胃及增进食欲的作用。能温中顺气，治肺虚有寒、上焦壅热之证，煎汤漱口可除酒后口臭。此外藿香是手、足太阴之药，所以入顺气乌药散，则补肺；入黄芪四君子汤，则补脾。

391 兰草具有哪些养生价值？

　　兰草又名木香、香水兰、女兰、香草、燕尾香、大泽兰、兰泽草、煎泽草、省头草、都梁香、孩儿菊、千金草。此草的叶像马兰，故名兰草。它的叶上有分枝，俗称燕尾香。当地人用它煮水洗浴，以御风邪，故又名香水兰。兰草生长在湖泽河畔，妇人用它调油来抹头，故称兰泽。盛弘《荆州记》上记载：都梁有山，山下有水清浅，水中生长着兰草，所以名都梁香。

　　兰草、泽兰为一类植物的两个品种。两者都生长在水边低湿处，二月老根发芽生苗成丛，紫茎素枝，赤节绿叶，叶子对节生，有细齿。但以茎圆节长，叶片光滑有分权的是兰草；茎微方，节短而叶上有毛的是泽兰。它们鲜嫩时都可摘来佩戴，八九月后渐渐长老，高的有三四尺，开花成穗状，像鸡苏花，呈红白色，中间有细子。

　　兰草与泽兰属同类。古时的香草，花叶都有香味且燥湿不变，所以可以佩戴。现在所说的兰蕙，只是花有香味而叶并没有气味，质弱易萎，不能采来佩戴。

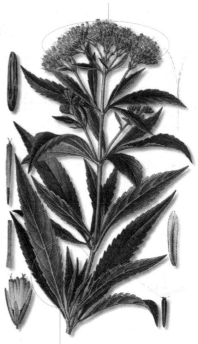

花［性味］味辛，性平，无毒。
［主治］能生血，调气。

叶［性味］味辛，性平，无毒。
［主治］能利水道，杀蛊毒，辟秽邪。

　　兰草叶味辛，性平，无毒。能利水道，杀蛊毒，辟秽邪。可除胸中痰饮。能生血，调气，养营。兰草气味清香，能生津止渴，滋润肌肤，治疗消渴、黄疸。煎水用来洗浴，可疗风病。能消痈肿，调月经，水煎服可解中牛、马肉中毒。其气芳香润泽，可作膏剂用来涂抹头发。

392 白芷具有哪些养生价值？

　　白芷又名芳香、泽芬、苻蓠、莞。叶名蒿麻。白芷色白味辛，行手阳明庚金；性温气厚，行足阳明戊土；芳香上达，入手太阴肺经。肺为庚之弟，戊之子，所以白芷主治的疾病不离肺、胃、大肠三经。如头目眉齿诸病，为三经风热所致；崩漏带下、痈疽诸病为三经湿热所致。风热者用辛散之，湿热者用温除之，所以都能用白芷治疗。白芷为阳明经主药，所以又能治血病胎病，而排脓生肌止痛。

白芷各地都有，它的根长一尺多，粗细不等，为白色。枝干离地五寸以上。春天生叶，相对婆娑，呈紫色，有三指宽。花为白色微黄。白芷进入三伏后结子，立秋过后苗枯。二月、八月采根晒干，以黄色有光泽的为好。

白芷根性温，味苦、大辛，气味俱轻，属阳，是手阳明引经本药。与升麻同用则通行手、足阳明经，也入手太阴经。与当归相使，恶旋覆花，制雄黄、硫黄。治疗风邪，久渴呕吐，两胁气满，风痛头眩，目痒。还可作膏药使用。治鼻渊鼻衄，齿痛，眉棱骨痛，便秘，小便带血，妇女血虚眩晕，翻胃呕吐。能解砒石毒，治蛇虫咬伤、刀箭伤。

393 夏枯草具有哪些养生价值？

夏枯草又名夕句、乃东、燕面、铁色草。朱震亨说：此草过了夏至即枯萎。因它秉承纯阳之气，遇阴气便会枯萎，故得名夏枯草。夏枯草在冬至过后开始生长，叶子像旋覆。三四月开花抽穗，为紫白色，像丹参花，结子也成穗。它到了五月就枯萎，故在四月采收。

夏枯草在原野间有很多。它的苗高一二尺，茎微呈方形，叶子对节生，像旋覆叶但更长更大些，边缘有细齿，背面色白而多纹。茎端抽穗，长一两寸，穗中开淡紫色小花，一穗有细子四粒。将撇苗煮后，浸去苦味，可用油盐拌来吃。

茎、叶味辛、苦，性寒，无毒。治寒热淋巴结核、鼠瘘头疮，破腹部结块，散瘿结气，消脚肿湿痹。本草著作中说夏枯草善治瘰疬，散结气。它还有补养厥阴血脉的功效，这点书中没有提及。用夏枯草退寒热，体虚的可以用；如果用于实证，佐以行散之药，外用艾灸，也能渐渐取效。

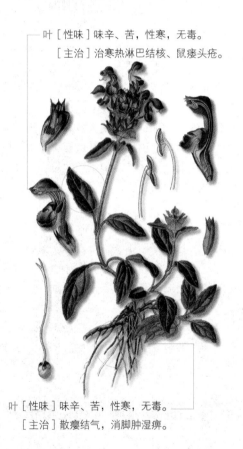

叶 [性味] 味辛、苦，性寒，无毒。
[主治] 治寒热淋巴结核、鼠瘘头疮。

叶 [性味] 味辛、苦，性寒，无毒。
[主治] 散瘿结气，消脚肿湿痹。

394 地黄具有哪些养生价值？

地黄又名苄、芑、地髓。生地黄可以用水浸的方法来检验，浮在水面的名天黄，半浮半沉的名人黄，沉的名地黄。入药用以沉的为佳，半沉的次之，浮的不堪用。原产在咸阳的山川及沼泽地带，以长在黄土地上的为佳，二、八月采根阴干。

种植地黄很容易，将根栽入土中即生长。以前说种地黄宜黄土，现在则不这么认为。它适宜在肥沃疏松的土壤里生长，就会根大且汁多。种植法：用苇席围如车轮，直径一丈多，将土壤填充在苇席中，成为坛。坛上又用苇席围住，也用土壤填充，比底下的坛直径少一尺，如此数级如宝塔，将地黄根节多的断成一寸长，种植在坛上，层层种满，每日浇水使它生长茂盛。到春分、秋分时，自上层而取，根都又长又大不会折断，这是由于没有被砍伤的缘故。得到根后晒干。产自同州的地黄光润甘美。

用生地黄一百斤，选择肥大的六十斤，洗净后晒至微皱。将剩下的地黄洗净，在木臼中捣烂绞干，然后加酒再捣。取捣出

花 [性味] 味苦，性寒，无毒。
[主治] 肾虚腰脊疼痛。

叶 [性味]] 味苦，性寒，无毒。
[主治] 主恶疮似癞。

实 [性味] 味苦，性寒，无毒。
[主治] 主元气受伤，驱逐血痹，填骨髓。

的汁拌前面选出的地黄，晒干，或用火焙干后使用。治男子各种劳伤、妇女中气不足、胞漏下血，破恶血溺血，利大小肠，去除胃中饮食积滞，补五脏内伤后引起的虚弱，通血脉，益气力，利耳目。补助心、胆气，强筋壮骨，益志安神。治惊悸劳伤，心肺受损，吐血鼻出血，妇女崩漏下血所致眩晕。治产后血虚腹痛。地黄凉血生血，补肾阴，治皮肤干燥，祛除各种湿热。

熟地黄可以填骨髓，长肌肉，生精补血，补益五脏内伤虚损不足，通血脉，利耳目，黑须发，治男子五劳七伤，女子伤中气、子宫出血、月经不调、产前产后百病。

总之，生地黄性大寒而凉血，用于血热的人；熟地黄性微温而补肾，用于血衰的人。另外脐下疼痛属肾经，非熟地黄不能除，是通肾的良药。

395 牛膝具有哪些养生价值？

　　牛膝又名牛茎、百倍、山苋菜、对节菜。其茎有节，似牛膝，故名。它在春天生苗，茎高二三尺，为青紫色，茎上有节像鹤膝及牛膝的形状。其叶尖圆如匙，两两相对。节上开花成穗，秋季结很细的果实。其中以根长大达三尺而柔润的牛膝最好。茎叶也可单用。到处都有牛膝，称为土牛膝，作用差，不能服用。只有北方和巴蜀地方栽种的为好。秋天收种子，到春天种植。它的苗为方茎，节粗大，叶都是对生的，很像苋叶但长且尖。秋天开花，长穗结子，像小老鼠背着虫，有涩毛，都贴茎倒生。九月末挖根。嫩苗可作蔬菜。

　　牛膝味苦、酸，性平，无毒，是足厥阴、少阴经的药。它主治的病症，一般酒制则能补肝肾，生用则能祛恶血。用酒浸泡后入药。取它下行则生用，滋补则焙干用，或者用酒拌后蒸用。主治寒湿痿痹，四肢拘挛、膝痛不能屈伸，可逐血气，疗伤热火烂，能堕胎。

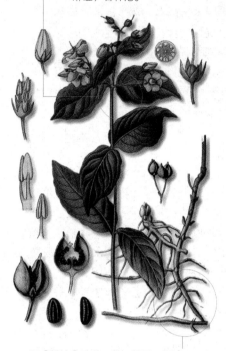

茎、叶［主治］寒湿痿痹，久疟，小便淋涩，各种疮。

根［性味］味苦、酸，性平，无毒。

［主治］寒湿痿痹，四肢拘挛、膝痛不能屈伸。

可治疗伤中气虚、男子生殖器萎缩、老年人小便失禁。牛膝还能补中续绝，益精利阴气，填骨髓，止头发变白，除头痛和腰脊痛，治妇女月经不通，血结。治阳痿，补肾，助十二经脉，逐恶血。

　　牛膝能引诸药下行，筋骨痛风在下的，宜加量使用。凡是用土牛膝，春夏季节用叶，秋冬季节用根，唯叶、根药效快。

396 芭蕉具有哪些养生价值？

　　芭蕉又名巴蕉、天苴、芭苴。芭蕉不落叶，一叶舒展时，则有一叶焦枯，故名焦。俗谓干物为巴，巴也就是蕉的意思。蜀人称它为天苴。曹叔雅《异物志》载，芭蕉结实，皮红艳如火，肉甘甜如蜜，四五枚即可使人吃饱，而滋味常常余留在齿间，故名甘蕉。甘蕉出自岭南的，子大味甘；出自北方的，只有花没有果实。甘蔗属草类。看去如树株，大的有一围多大。叶长一丈多，宽一二尺。其茎虚软如芋，都是重叠的皮互相包裹着。根像芋头，为青色，大的如车轮中轴。花长在茎的末端，大如酒杯，形状和颜色像莲花。子各有一个花房，随着花生长。每朵花都完整地闭合着，各有六子，先后有序，但果子并非都能成熟，花也不是全都凋落。甘蔗未成熟时都苦涩，成熟时甜而脆，味如葡萄，可以疗饥。蕉子有一种大如拇指，长六七寸，果子前端锐利得像羊角，两两相抱的，名羊角蕉，剥去皮呈黄白色，味道最甜美。一种果子大如鸡蛋，味道有点像牛乳的，名牛乳蕉，味道稍逊。还有一种果子大如莲子，长四五寸，成正方形的，味道最差。三种都可用蜜制成果品。

生吃，止咳润肺。蒸熟晒裂，舂出果仁吃，可通血脉，填骨髓。生吃还能破血，促进金疮愈合，解酒毒。晒干的甘蔗，可解肌热烦渴。除此之外还能除小儿咳嗽，发热、口渴、舌红、便秘等症，压丹石毒。

甘蔗根捣烂后敷在肿处，可去热毒。把根捣烂后服汁，治产后出血、下腹胀闷。还治天行热狂，消渴烦闷，患痈疽热毒并金石发动，燥热口干，都把根绞烂服汁。又治游风头痛。

397 麦门冬具有哪些养生价值？

麦门冬又名禹韭、禹余粮、忍冬、忍凌、不死药、阶前草、羊韭、爱韭、马韭、羊耆。此草根似麦而有须，其叶如韭，冬季不凋，故名。麦门冬叶像韭叶，冬夏均生长。叶青似莎草，长及尺余，四季不凋。根黄白色有须，根如连珠形。四月开淡红花，如红蓼花。实碧而圆如珠。生于山谷及堤坡肥土石间久废处。二月、三月、八月、十月采根，阴干使用。

李时珍说：古时只有野生的，现多用栽种的，在四月初采根，种于肥沃的黑沙地，每年的六、九、十一月上三次肥、耕耘，于夏至前一天挖根，洗净晒干后收藏。种子也能种，只是生长期长。浙江所产的叶片像韭叶有纵纹且坚韧的甚好。

麦门冬根凡入汤液中使用，以滚水润湿，少顷抽去心，或以瓦焙软，乘热去心。如入丸散剂使用，须用瓦焙热后，立即于风中吹冷，如此三四次，即易燥，且不损药效。也可以用汤浸后捣成膏和药。用来滋补，则用酒浸后擂之。与地黄、车前相使。

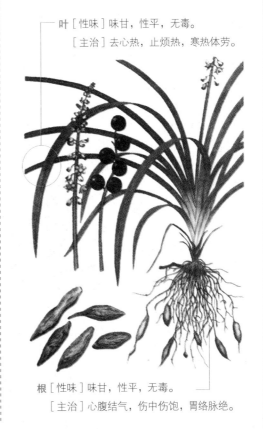

叶 [性味] 味甘，性平，无毒。

　　[主治] 去心热，止烦热，寒热体劳。

根 [性味] 味甘，性平，无毒。

[主治] 心腹结气，伤中伤饱，胃络脉绝。

恶款冬、苦瓠。畏苦参、青囊、木耳。伏石钟乳。主治身重目黄，胃脘部胀满，虚劳客热，口干燥渴，止呕吐，愈痿蹶。强阴益精，助消化，调养脾胃，安神，定肺气，安五脏，令人肥健、美颜色、有子。长期服用轻身明目。与车前、地黄为丸服用，能去温瘴，使面部白润，夜视物清晰。

398 决明具有哪些养生价值？

李时珍说决明，以明目的功效而命名。还有草决明、石决明，功效都相同。草决明即青葙子，也就是陶弘景所说的萋蒿。

决明有两种，一种是马蹄决明，茎高三四尺，叶比苜蓿叶大而叶柄小，叶尖开叉，白天张开，夜晚合拢，两两相贴。它在秋天开淡黄色的花，花有五瓣。结的角像初生的细豇豆，长五六寸。角中有子数十颗，不均匀相连接，形状像马蹄，青绿色，是治眼疾的最佳药物。另一种是茳芒决明，即《救荒本草》中的山扁豆。它的苗和茎都像马蹄决明，但叶柄小，末端尖，像槐叶，夜晚不合拢。秋天开深黄色的花，花为五瓣，结的角大小如小手指，长二寸左右。角中子排成列，像黄葵子而扁，褐色，味甘滑。这两种的苗叶都可以作酒曲，俗称独占缸。但茳芒的嫩苗及花、角子，都可食用或泡茶饮，而马蹄决明的苗和角都苦、硬，不能吃。

决明子味咸，性平，无毒。与蓍实相使，恶大麻子。治视物不清，眼睛混浊，结膜炎，白内障，眼睛发红、疼痛、流泪。助肝气，益精。用水调末外涂，消肿毒。熏太阳穴，可治头痛。贴印堂，止鼻洪。作枕头，可治头风且有明目的作用，效果比黑豆好。叶当蔬菜食用，利五脏，明目效果好。

花［性味］味咸，性平，无毒。
［主治］结膜炎，白内障。

子［性味］味甘，性平，无毒。
［主治］去心热，止烦热，寒热体劳。

399 王不留行具有哪些养生价值？

王不留行又名禁宫花、剪金花、金盏银台。李时珍说此药性走而不止，即使有王命也不能留其行，所以叫王不留行。王不留行多生长在麦地中。苗高的有一二尺。三四月开小花，像铎铃（形如钟的古代乐器），红白色。结实像灯笼草子，壳有五棱，壳内包一实，大小如豆。实内有细子，像菘子，生白熟黑，正圆如细珠可爱。其叶像菘蓝；花为红白色；子壳像酸浆，子壳中的果实圆黑像松子，大如黍粟。三月收苗，五月收子，根、苗、花、子都通用。

王不留行能走血分，是阳明冲任的药物。民间有"穿山甲、王不留，妇人服了乳长流"的说法，可见其性行而不住。用来催乳引导，则是取其利血脉的作用。苗和子味苦，性平，无毒。可以治风毒，通血脉。疗游风风疹，妇人月经先后不定期，颈背部长疮。

鼻血不止时可把剪金花连茎叶阴干，煎成浓汁温服，很快见效。

妇人气郁乳少，可用涌泉散，具体制法是，王不留行、穿山甲（炮）、龙骨、瞿麦穗、麦门冬等分，同研末。每次用热酒调服一钱，服药后再吃猪蹄汤，并用木梳梳乳，助乳汁流出，一日三次。

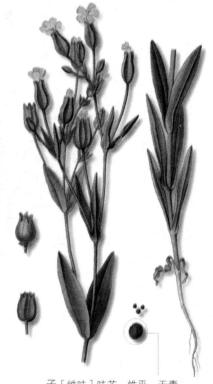

子［性味］味苦，性平，无毒。

［主治］主逐痛出刺，除风痹内寒。

400 地肤具有哪些养生价值？

地肤又名地葵、地麦、落帚、独帚、王蕂、王帚、扫帚、益明、涎衣草、白地草、鸭舌草、千心妓女。称地肤、地麦，是因其子的形状。称地葵，是因其苗的味像葵。称鸭舌，是因它的形状像鸭舌。称妓女，是因它的枝繁而头多。称益明，是因其子有明目的作用。此草子落则老，茎可以用来做扫帚，所以有帚、蕂等名称。

四川、关中一带到处都有地肤。它初生时贴地，长五六寸，根的形状像蒿，茎赤叶青，

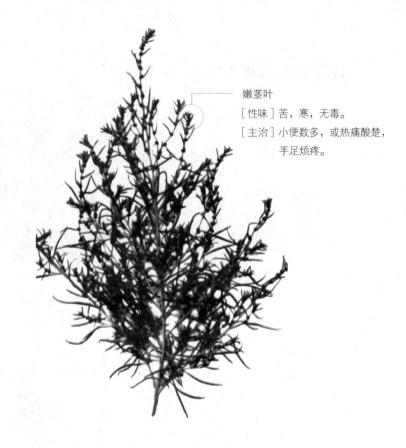

嫩茎叶

[性味] 苦，寒，无毒。

[主治] 小便数多，或热痛酸楚，
手足烦疼。

大小像荆芥。地肤三月开黄白色花，结青白色的子，八九月采实。李时珍说地肤的嫩苗可以作蔬菜食用，一颗数十枝，攒簇团团直上，性最柔弱，老时可做成扫帚，耐用。

地肤子主膀胱热，能利小便，补中益精气。长期服用，令人耳聪目明，轻身，不易衰老。能去皮肤中热气，使人肌肤润泽。可散恶疮、疝瘕，能滋阴。治阴卵诸疾，去热风，可煮水用来洗浴。与阳起石一同服用，治男子阳痿，能补气益力。可治邪热丹毒肿胀。

地肤苗、叶味苦，性寒，无毒。捣汁服用，治赤白痢疾，烧灰也可以。煎汤洗眼睛，可除眼热、涩痛、视物不清。主大肠泄泻，有和气，涩肠胃，解恶疮毒的作用。煎水每天服用，治手足烦疼，利小便和各种淋证。

401 车前具有哪些养生价值？

车前又名当道、芣苢（音浮以）、马舄（音昔）、牛遗、牛舌草、车轮菜、地衣、蛤蟆衣。陆玑《诗义疏》上说，此草爱长在路旁及牛马足迹中，所以有车前、当道、马舄、牛遗的名称。幽州人称它为牛舌草。因蛤蟆喜藏伏在此草的下面，所以江东称其为蛤蟆衣。

车前草初春长出幼苗，叶子布地像匙面，连年生长的长一尺多。此草从中间抽出数茎，结长穗像鼠尾。穗上的花很细密，色青微红。它结的果实像葶苈，为红黑色。如今人们在五

子[性味]味甘，性寒，无毒。

[主治]能利小便，除湿痹。

根[性味]味甘，性寒，无毒。

[主治]能止烦下气。

叶[性味]味甘，性寒，无毒。

[主治]主金疮出血，鼻出血，淤血。

月采苗，七八月采实，也有在园圃里种植的。蜀中一带多种植，采其嫩苗当菜吃。

车前子味甘，性寒，无毒。能利小便而不走气，与茯苓作用相同。凡用须以水淘去泥沙，晒干。入汤液，炒过用；入丸散，则用酒浸泡一夜，蒸熟研烂，做成饼晒干，焙后研末。主下腹至阴囊胀痛、小便不畅或尿后疼痛，能利小便，除湿痹。主男子伤中，女子小便淋漓不尽、食欲不振，能养肺强阴益精，明目，疗目赤肿痛。去风毒，肝中风热，毒风冲眼，赤痛障翳，头痛，流泪。能压丹石毒，除心胸烦热。清小肠热，止暑湿气伤脾所致的痢疾。

车前草根味甘，性寒，无毒主金疮出血，鼻出血，淤血，血块，便血，小便红赤，能止烦下气，除小虫。车前草叶主泄精，治尿血，能明目，利小便，通五淋。

402 连翘具有哪些养生价值？

连翘又名连、异翘、旱莲子、兰华、三廉。根名连轺、折根。按《尔雅》所说，连，异翘，即本名连，又名异翘，故合称为连翘。

连翘有大、小两种。大翘生长在下湿地或山冈上，青叶狭长，像榆叶、水苏一类，茎赤色，高三四尺，独茎，梢间开黄色花，秋天结实像莲，内作房瓣，根黄像蒿根，八月采房。小翘生长在山冈平原上，花、叶、果实都似大翘而细。生长在南方的，叶狭而小，茎短，才高一二尺，花也是黄色，实房为黄黑色，内含黑子如粟粒，也叫旱莲，南方人把它的花叶入药。

张元素说，连翘功用有三，一泻心经客热；二去上焦诸热；三为疮家圣药。连

叶[性味]味甘，性平，有小毒。

[主治]下热气，益阴精。

花[性味]味甘，性寒，有小毒。

[主治]令人面色好，能明目。

翘形状像人心，两片合成，里面有仁很香，是少阴心经、厥阴心包络气分主药。各种疼痛、痒疾、疮疡都属心火，所以连翘为十二经疮家圣药，兼治手足少阳手阳经气分之热。主寒热鼠瘘瘰疬，痈肿恶疮瘿瘤，结热蛊毒。驱白虫。通利五淋，治小便不通，除心经邪热。通小肠，排脓，治疮疖，能止痛，通月经。散各经血结气聚，消肿。泻心火，除脾胃湿热，治中部血证，为使药。治耳聋、听音不清。连翘茎、叶主心肺积热。

403 蓼具有哪些养生价值？

蓼类皆高扬，故字从翏，高飞的样子。蓼的种类很多，有青蓼、香蓼、水蓼、马蓼、紫蓼、赤蓼、木蓼七种。紫蓼、赤蓼，叶小、狭窄而厚；青蓼、香蓼，叶都相似而薄；马蓼、水蓼，叶都宽大，叶上有黑点；木蓼又名天蓼，蔓生，叶像柘叶。六种蓼的花都是红白色，种子都如胡麻大小，赤黑而尖扁，只有木蓼的花是黄白色，子皮青色而滑。各种蓼在冬天都枯死，唯有香蓼的宿根能重生，可以当鲜菜。常用的蓼有三种。一是青蓼，人们常食用，叶子有圆有尖，以圆的为好，食用的就是这种。二是紫蓼，与青蓼相似，但为紫色。三是香蓼，与前两种相似，但有香气，微有辛味，人们比较爱吃。

蓼实味辛，性温，无毒。蓼实归鼻，主明目温中，耐风寒，下水气，除面目浮肿、痈疡；能除肾气，去瘅疡，止霍乱，治小儿头疮。

食蓼过多，有毒，会令人发心痛。与生鱼一起吃，令人脱气。扁鹊也说长期食用，令人寒热，会损髓减气少精。

女子经期吃蓼、蒜，多发淋。与大麦面相宜。用干蓼苗叶酿酒，主风冷，效果很好。做菜生吃，能入腰脚。用它煮汤浸洗脚，可治霍乱引起的抽筋。煮汁每天饮用，治腹部或肋部癖块。捣烂，可外敷接触性皮炎。

苗叶 [性味] 味辛，性温，无毒。
[主治] 归舌，除大小肠邪气，利中益志。

果实 [性味] 味辛，性温，无毒。
[主治] 主明目温中，耐风寒，除面目浮肿、痈疡。

404 马鞭草具有哪些养生价值？

又名龙牙草、凤颈草。此草的穗像鞭鞘，故名马鞭。李时珍说龙牙、凤颈，都是因其穗而得名。马鞭草的苗像狼牙及芜蔚，抽三四穗，开紫色花，像车前，穗像鞭鞘，并不像蓬蒿。它春天生苗，方茎，叶像益母，对生，夏秋季开细紫花，作穗如车前穗。其子像蓬蒿子而细，根白而小。

马鞭草苗叶味苦，性微寒，无毒。主下部阴疮。治腹部肿块、血块、久疟，有破血杀虫的功效。捣烂煎取汁，熬浓如饴，每次空腹用酒服一匕。治妇人血气肚胀，月经不调，通月经。治金疮，行血活血。捣烂外涂，治痈肿、蠼螋尿疮、男子阴肿。

取马鞭草根、苗五斤，锉细，加水五斗，煎成一斗，去渣，熬成膏，每服半匙，饭前温酒化下，一天二次，可治妇女经闭。马鞭草捣汁五合，加酒二合，分两次服，可治疟疾寒热。治疗乳痈肿痛，可用马鞭草一把、酒一碗、生姜一块，擂汁内服，以渣敷患处。

405 常山具有哪些养生价值？

常山又名恒山、互草、鸡屎草、鸭屎草。蜀漆是常山苗，功用相同，今并为一。常山生长在益州川谷及汉中。二月、八月采根，阴干。又载：蜀漆生长在江林山谷及蜀汉中，是常山的苗。五月采叶，阴干。常山茎圆有节，高的不过三四尺。叶像茗而狭长，两两相当。三月开白花，萼为青色。五月结实青圆，三子为房。其草晒干后色青白，可用。如果阴干，则黑烂郁坏。

常山味苦，性寒，有毒。忌葱菜及菘菜。主伤寒寒热，热发温疟鬼毒，胸中痰结吐逆；疗鬼蛊往来，水胀，洒洒恶寒，鼠瘘；治诸疟，吐痰涎，治项下瘤瘿。

蜀漆味辛，性平，有毒。徐之才说：与栝楼相使，恶贯众。主疟及咳逆寒热，腹中癥坚痞结，积聚邪气，蛊毒鬼疰；疗胸中邪结气，致吐去疾；治瘴、鬼疟长时间不愈，温疟寒热，下肥气；能破血。洗去腥，与苦酸同用，导胆邪。

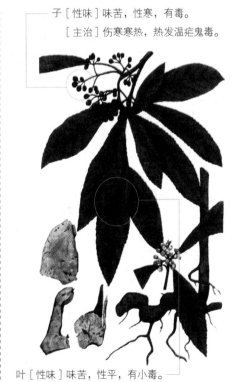

子 [性味] 味苦，性寒，有毒。
　　[主治] 伤寒寒热，热发温疟鬼毒。

叶 [性味] 味苦，性平，有小毒。
　　[主治] 主疟及咳逆寒热，腹中癥坚痞结。

常山、蜀漆有劫痰截疟的作用，但须在发散表邪及提出阳分之后。用法得宜，效果神奇；用法不对，真气必伤。疟疾有六经疟、五脏疟、痰湿食积瘴疫鬼邪诸疟，必须分清阴阳虚实，不能一概而论。常山、蜀漆生用则上行必致呕吐，酒蒸炒熟用则气稍缓，少用不会导致呕吐。其得甘草则吐，得大黄则利，得乌梅、鲮鲤甲则入肝，得小麦、竹叶则入心，得秫米、麻黄则入肺，得龙骨、附子则入肾，得草果、槟榔则入脾。

406 乌头具有哪些养生价值？

乌头又名乌喙、两头尖、草乌头、土附子、奚毒、即子、耿子、毒公、千秋、果负、金鸦。苗名为茛、芨、堇、独自草、鸳鸯菊。汁煎名为射罔。野生的乌头，俗称草乌头，也叫竹节乌头。出江北的叫淮乌头，也就是日华子所说的土附子。乌喙即偶生两歧的，现俗称两头尖，实际上是同一物。附子、天雄之偶生两歧的，也叫乌喙，功效也与天雄相同，并不是此乌头。草乌头取汁，晒为毒药，用来射禽兽，所以有射罔之名。

取生土附子，去皮捣，滤汁澄清，晒干取膏，名为射罔，用来作毒箭，毒性很烈。

草乌头到处都有，根、苗、花、实都与川乌头相同，但这是野生的。

草乌头或生用，或炮用，或以乌大豆同煮熟，去其毒用。

乌头味辛，性温，有大毒。与莽草、远志相使。反半夏、栝楼、贝母、白敛、白及。恶藜芦。伏丹砂、砒石。忌豉汁。畏饴糖、黑豆、冷水，能解其毒。主治中风恶风，能除寒湿痹，咳逆上气，破积聚寒热。其汁煎之名射罔，可杀禽兽；消胸上痰冷、食不下、心腹冷疾、脐间痛、肩

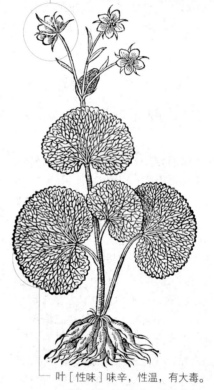

花 [性味] 味辛，性温，有大毒。
[主治] 中风恶风，能除寒湿痹。

叶 [性味] 味辛，性温，有大毒。
[主治] 头风喉痹，痈肿疔毒。

胛痛、不可俯仰、目中痛、不可久视；可堕胎；主恶风憎寒，冷痰包心，肠腹痛，疝瘕气块，齿痛，能益阳事，强志；治头风喉痹，痈肿疔毒。

乌喙一名两头尖。味辛，性微温，有大毒。主治风湿，男子肾湿阴囊痒，寒热历节，掣引腰痛，不能行步，痈肿脓结，又堕胎。治疗男子肾气衰弱，阴汗，瘰疬岁月不消；主大风顽痹。

407 附子具有哪些养生价值？

附子其母名乌头。初种为乌头，像乌鸦的头。附乌头而生的为附子，如子附母。乌头像芋魁，附子像芋子，是同一物。另外有草乌头、白附子，故俗称此为黑附子、川乌头以区别。乌头有两种。出彰明者即附子之母，现在人叫它川乌头。它在春末生子，所以说春天采的是乌头。冬天已经生子，所以说冬天采的是附子。天雄、乌喙、侧子，都是生子多的，因象命名。出自江左、山南等地的，是现在人所说的草乌头。其汁煎为射罔。此草在十一月播种，春天生苗。它的茎像野艾而润泽，叶像地麻而厚，花是紫瓣黄蕤，苞长而圆。四月采的，蜷缩而小，还没长好，九月采的才好。此物有七种，初种的是乌头，附乌头而旁生的是附子，左右附而偶生的是鬲子，附而长的是天雄，附而尖的是天锥，附而上出的是侧子，附而散生的是漏篮子，都有脉络相连，如子附母。附子的外形，以蹲坐正节角少的为好，有节多鼠乳的次之，形不正而伤缺风皱的为下。附子的颜色，以花白的为好，铁色的次之，青绿色的为下。天雄、乌头、天锥，都以丰实盈握的为好。

花 [性味] 味苦，性温，有毒。
[主治] 寒湿痿痹，拘挛膝痛。

叶 [性味] 味苦，性温，有毒。
[主治] 腰脊风寒，脚疼冷弱，心腹冷痛。

附子味辛，性温，有大毒。入手少阳三焦命门，其性走而不守，不像干姜止而不行。附子大辛大热，气厚味薄，可升可降，为阳中之阴，浮中沉，无所不至，是各经的引经药。与地胆相使。恶蜈蚣。畏防风、黑豆、甘草、人参、黄芪。

主治风寒咳逆邪气，能温中，治寒湿痿痹，拘挛膝痛，不能走路，可破癥硬积聚血瘕，疗金疮；治腰脊风寒，脚疼冷弱，心腹冷痛，霍乱转筋，赤白痢疾，能强阴，坚肌骨，堕胎；温暖脾胃，除脾湿肾寒，补下焦阳虚；除脏腑沉寒，三阳厥逆，湿淫腹痛，胃寒蛔动，治闭经，补虚散壅；治三阴伤寒，阴毒寒疝，中寒中风，痰厥气厥，癫痫，小儿慢惊，风湿麻痹，肿满脚气，头风，肾厥头痛，暴泻脱阳，久痢脾泄，寒疟瘴气，久病呕哕，反胃噎膈，痈疽不敛，久漏冷疮。合葱涕，塞耳治聋。

408 半夏具有哪些养生价值？

半夏又名守田、水玉、地文、和姑。五月半夏生。正值夏天过半，故名。守田是会意，水玉是因外形而得名。苏颂说：半夏各地都有，二月生苗一茎，茎端长三叶，浅绿色，很像竹叶，而生长在江南的像芍药叶。根下相重，上大下小，皮黄肉白。五月、八月采根，以灰裹二日，汤洗晒干，以肉白的为好，不论陈久。

将半夏洗去皮垢，用汤泡浸七日，每天换汤，晾干切片，用姜汁拌焙入药。或研为末，以姜汁入汤浸澄三日，沥去涎水，晒干用，称半夏粉。或研末以姜汁和成饼，晒干用，叫作半夏饼。

半夏根味辛，性平，有毒。半夏辛厚苦轻，为阳中之阴。入足阳明、太阴、少阳三经。与射干相使。恶皂荚。畏雄黄、生姜、干姜、秦皮、龟甲。反乌头。热痰佐以黄芩同用；风痰佐以南星同用；寒痰佐以干姜同用；痰痞佐以陈皮、白术同用。

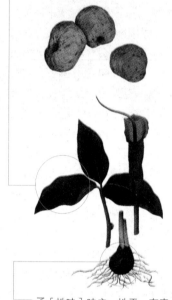

叶 [性味]味辛，性平，有毒。
[主治]消痰，下肺气，开胃健脾，止呕吐。

子 [性味]味辛，性平，有毒。
[主治]伤寒寒热，心下坚，胸胀咳逆。

半夏多用则泻脾胃。各种血证及口渴者禁用，因其燥津液。孕妇不能用，用生姜则无害。

脾无留湿不生痰，故脾为生痰之源，肺为贮痰之器。半夏能主痰饮及腹胀，是因为其体滑而味辛性温。涎滑能润，辛温能散亦能润，所以行湿而通大便，利窍而泄小便。

主治伤寒寒热，心下坚，胸胀咳逆，头眩，咽喉肿痛，肠鸣，能下气止汗；消心腹胸膈痰热满结，咳嗽上气，心下急痛坚痞，时气呕逆，消痈肿，疗痿黄，悦泽面目，堕胎；消痰，下肺气，开胃健脾，止呕吐，去胸中痰满。生半夏摩痈肿，除瘤瘿气；治吐食反胃，霍乱转筋，肠腹冷，痰疟；治寒痰，及形寒饮冷伤肺而咳，消胸中痞，膈上痰，除胸寒，和胃气，燥脾湿，治痰厥头痛，消肿散结；治眉棱骨痛；补肝风虚；除腹胀，疗目不得瞑，白浊梦遗带下。

409 虎掌（天南星）具有哪些养生价值？

虎掌又名虎膏、鬼蒟蒻。天南星也就是本草中的虎掌，小的叫由跋。古方多用虎掌，没有说到天南星。南星的名字最近的出自唐代人治中风痰毒的方中，后人采用后，别出此名。

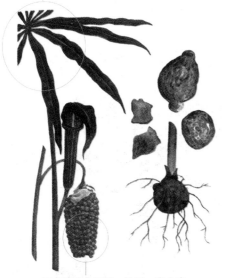

叶 [性味] 味苦，性温，有大毒。
[主治] 中风麻痹，能除痰下气。

子 [性味] 味苦，性温，有大毒。
[主治] 心痛，寒热结气。

称虎掌，是因叶的形状像虎掌，并不是根像。南星因根圆白，形如老人星，故名南星，即虎掌。

天南星味苦，性温，有大毒。畏附子、干姜、生姜。用一两以上的为好。可以治风痰，有生用的，须用温汤洗净，以白矾汤，或皂角汁，浸三天三夜，天天换水，晒干用。若熟用，须在黄土地上掘一小坑，深五六寸，用炭火烧赤，以好酒浇。然后将南星放在里面，用瓦盆盖好，灰泥封回一夜取出用。虎掌、天南星，是手、足太阴脾肺的药物。味辛而麻，所以能治风散血；性温而燥，所以能胜湿除涎；性紧而毒，所以能攻积拔肿而治口歪舌糜。杨士瀛《直指方》中说，诸风口噤，宜用南星，以人参、石菖蒲相佐使用。

虎掌得防风则不麻，得牛胆则不燥，得火炮则不毒。生能伏雄黄、丹砂、焰消。

治心痛，寒热结气，积聚伏梁，伤筋痿拘缓，能利水道；除阴部湿，止风眩。主疝气肿块、肠痛，伤寒时疾，能强阴。主中风麻痹，能除痰下气，利胸膈，攻坚积，消痈肿，散血堕胎；取南星捣烂敷可治刀枪伤、跌打损伤瘀血；治蛇虫咬伤，疥癣恶疮。治惊痫，口眼歪斜，喉痹，口舌疮糜，结核，解颅。

410 射干具有哪些养生价值？

射干又名乌扇、乌翣、乌吹、乌蒲、凤翼、鬼扇、扁竹、仙人掌、紫金牛、野萱花、草姜、黄远。其叶丛生，横铺一百，像乌翅及扇的样子，所以有乌扇、乌翣、凤翼、鬼扇、仙人掌诸名。俗呼扁竹，形容它的叶扁生而根像竹。根叶又像蛮姜，所以叫草姜。

现在的人所种的射干，大多是紫花的，叫作紫蝴蝶。它的花在三四月开，有六瓣，大如萱花，结的房像拇指般大小，很像泡桐子。一房四隔，一隔有十余子。子大如胡椒而色紫，非常硬，咬不破。七月才枯。鸢尾、射干本是一类，只是花色不同，大抵作药用，两者功效也相差不远。

射干根味苦，性平，有毒。主治咳逆上气，喉痹咽痛，呼吸困难，能散结气，腹中邪逆，食饮大热；疗心脾间积血，咳唾，言语气臭，能散胸中热气；用苦酒摩涂，可治毒肿；可消淤血，通经；消痰，破肿结，胸膈满腹胀，气喘疝癖，能开胃下食，镇肝明目；去胃中痈疮；利积痰疝毒，消结核；降实火，利大肠，治疟母。

411 蚤休具有哪些养生价值？

蚤休又名蚩休、螫休、紫河车、重台、重楼金线、三层草、七叶一枝花、草甘遂、白甘遂。虫蛇之毒，得此治即休，故有蚤休、螫休诸名。重台、三层，是因其叶的形状而得名。金线重楼，是因其花而得名。草甘遂，是因其根的样子像甘遂。紫河车，是说它的功用。

重楼金线到处都有，生长在深山阴湿的地方。一茎独上，茎当叶心。叶绿色似芍药，凡二三层，每一层七叶。茎头夏月开花，一花七瓣，有金丝蕊，长三四寸。根像鬼臼、苍术，外紫中白，有梗、糯两种。入药洗切焙用。有俗谚说，七叶一枝花，深山是我家。痈疽如遇者，一似手拈拿。

蚤休根味苦，性微寒，有毒。主治惊痫，摇头弄舌，热气在腹中，癫疾，痈疮阴蚀，能下三虫，去蛇毒；治胎风手足搐，能吐泻瘰疬；去疟疾寒热。

叶［性味］味苦，性微寒，有毒。

［主治］惊痫，摇头弄舌，热气在腹中。

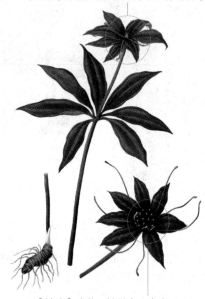

花［性味］味苦，性微寒，有毒。

［主治］胎风手足搐，能吐泻瘰疬。

412 曼陀罗花具有哪些养生价值？

曼陀罗花又名风茄儿、山茄子。《法华经》载，佛说法的时候，天上降下曼陀罗花。又道家北斗有陀罗星使者，手执此花。所以，后人以此为花名。曼陀罗，梵语指杂色。茄是因其叶形像茄而得名。

曼陀罗生长在北方，普通人家也有栽种。它春生夏长，独茎直上，高四五尺，没有旁生和侧生的枝，绿茎碧叶，叶如茄叶。八月开白花，六瓣，状如牵牛花而大。花瓣聚生，中间裂开，花萼小叶外托着花瓣，早上开花，晚上闭合。果实圆而有丁拐，中有小子。八月采花，九月采实。

曼陀罗花、子味辛，性温，有毒。煎汤洗，治诸风及寒湿脚气。又主惊痫及脱肛，还可入麻醉药。

脸上生疮时，把曼陀罗花晒干，研为末，取少许敷贴疮上。

大肠脱肛时，取曼陀罗子连壳一对、橡斗十六个，同剉细，加水煎开三五次，再加入朴硝少许洗患处。

413 芫花具有哪些养生价值？

芫花又名杜芫、赤芫、去水、毒鱼、头痛花、儿草、败华。根名黄大戟、蜀桑。称去水，是说它的功用；毒鱼，是说它的药性；大戟，言其形似。人们因其气味不好闻，称为头痛花。芫花各处都有。宿根旧枝茎紫，长一二尺。根入土深三五寸，为白色，像榆根。春天生苗叶，小而尖，像杨柳枝叶。二月开紫花，很像紫荆而作穗，又像藤花而细。芫花二月生，叶青色，加厚则黑。花有紫、赤、白的。三月实落尽，才生叶。三月采花，五月采叶，八、九月有采根，阴干。

芫花以留数年陈久的为好。用的时候以好醋煮沸十数次，去醋，以水浸一夜，晒干用，则毒灭。或用醋炒，较前者为次。

破癖须用芫花，行水后便养胃。芫花味辛，性温，有小毒。与决明相使。反甘草。主治咳逆上气，喉鸣喘，咽肿短气，蛊毒鬼疟，疝瘕痈肿。杀虫鱼；消胸

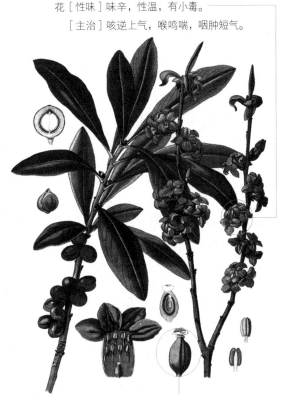

花 [性味] 味辛，性温，有小毒。
[主治] 咳逆上气，喉鸣喘，咽肿短气。

子 [性味] 味辛，性温，有小毒。
[主治] 心腹胀满，水气寒痰。

中痰水，喜唾，水肿，五水在五脏皮肤及腰痛，下寒毒肉毒；治心腹胀满，去水气寒痰，涕唾如胶，通利血脉，治恶疮风痹湿，一切毒风，四肢挛急，不能行步；疗咳嗽瘴疟；治水饮痰癖，胁下痛。

治疗咳嗽有痰，用芫花（炒）一两，加水一升，煮沸四次，去渣，再加入白糖半斤。每服约一个枣子大的分量。忌食酸咸物；治疗干呕胁痛，伤寒有时头痛，心下痞满，痛引两胁，干呕短气，汗出而不恶寒，用十枣汤，具体做法是，芫花（熬过）、甘遂、大戟等分，研为末。以大枣十枚、水一升半，煮成八合后，去渣纳药。体壮者服一钱，弱者服半钱，清晨服下，能下泻则病除，否则次晨再服药。

414 菟丝子具有哪些养生价值？

菟丝子又名菟缕、菟累、菟芦、菟丘、赤网、玉女、唐蒙、火焰草、野狐丝、金线草。菟丝子生长在朝鲜的川泽田野，蔓延于草木之上。九月采实，晒干。色黄而细的为赤网，色浅而大的为菟丝，功用相同。现在附近路边也有菟丝子，以出自冤句的为好。夏天生苗，初如细丝，遍地生长但不能独立向上。攀缘于其他草梗则缠绕而生，其根渐渐离开地面而寄生于其他植物上。

菟丝子味辛、甘，性平，无毒，为阳草，多生长在荒园古道。其子入地，初生有根，攀附到其他草木上时，其根自断。它没有叶但有花，白色微红，香气袭人。结的果实像秕豆而细，色黄，生于梗上的尤佳，唯怀孟林中多有，入药更良。

菟丝子得酒良，与薯蓣、松脂相使。续绝伤，补不足，益气力。养肌强阴，坚筋骨，主茎中寒，滑精，小便余沥不尽，口苦燥渴，血寒淤积；治男女虚冷，能添精益髓，去腰疼膝冷，消渴热中。久服去面斑，悦颜色；补五劳七伤，治鬼交泄精，尿血，润心肺；补肝脏风虚。

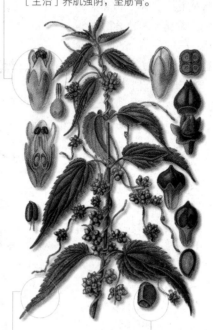

花［性味］味辛、甘，性平，无毒。
［主治］养肌强阴，坚筋骨。

子［性味］味辛、甘，性平，无毒。
［主治］续绝伤，补不足，益气力。

叶［性味］味辛、甘，性平，无毒。
［主治］补肝脏风虚。

415 何首乌具有哪些养生价值？

何首乌又名交藤、夜合、地精、陈知白、马肝石、桃柳藤、九真藤、赤葛、疮帚、红内消。称其为何首乌，是因为何首乌这个人看到此草夜间藤交结在一起，便采来食用，发现有很好的功用，所以便以其人名来命名。汉武帝时，有马肝石能黑须发，故后人隐此名，也叫它马肝石。赤的能消肿毒，外科称其为疮帚、红内消。

何首乌春天生苗，蔓延在竹木墙壁间。它的茎为紫色，叶相对像薯蓣，但没有光泽。夏秋季节开黄白色的花，像葛勒花。结的子有棱，像荞麦但要细小些，只有粟米那般大。秋冬采根，大的如拳头，各有五个棱瓣，像小甜瓜，有赤、白色两种颜色，赤的为雄，白的为雌。此草本名叫交藤，因何首乌服用才得此名。

李时珍说：凡是各名山、深山所出的，既大且好。

何首乌为足厥阴、少阴经的药物。白的入气分，赤的入血分。肾主闭藏，肝主疏泄。此物性温，味苦涩。苦补肾，温补肝，涩能收敛精气。所以能养血益肝，固精益肾，健筋骨，乌髭发，是滋补的良药。其性不寒不燥，功效在地黄、天门冬各药之上。

何首乌根制作之法是，取何首乌赤、白各一斤，用竹刀刮去粗皮，放淘米水中浸一夜，切成片。取黑豆三斗，每次用三升三合三勺，以水泡过，在砂锅内铺一层豆，一层首乌，层层铺尽，蒸至豆熟后，取出，将何首乌晒干，再用豆如前面的方法蒸。如经九蒸九晒，使用才佳。

何首乌根味苦、涩，性微温，无毒。主瘰病，消痈肿，疗头面风疮，治五痔，止心痛，益血气，黑髭发，悦颜色；久服长筋骨，益精髓，延年不老，也治妇人产后及带下各种疾病；久用令人有子，治腹脏一切宿疾，冷气肠风；泻肝风。

416 牵牛子具有哪些养生价值？

牵牛子又名黑丑、草金铃、盆甑草、狗耳草。牵牛到处都有生长。三月生苗，作藤蔓绕篱墙，高的有二三丈。它的叶为青色，有三尖角。七月开花，微红带碧色，像鼓子花但大些。八月结实，外有白皮色裹成球状，每球内有子四五枚，大如荞麦，有三棱。牵牛子有黑白两种，九月后采收。

牵牛有黑白两种，黑的到处都有，多为野生。其藤蔓有白毛，折断后有白汁流出。叶子有三尖，像枫叶。花不作瓣，像旋花但较大些。其果实有蒂包裹着，生时青色，枯老时则泛白色。其核与棠棣子核一样，只是颜色为深黑色。白的多是人工种植。其藤蔓微红无毛，有柔刺，掐断有浓汁。叶子圆形，有斜尖，像山药的茎叶。其花比黑牵牛花小，色浅碧带红色。其果实蒂长约一寸，生时青色，干枯时呈白色。其核为白色，稍粗。人们也采摘嫩果实用

子 [性味] 苦、寒；有毒。

[主治] 水肿胀满，二便不通，痰饮积聚，气逆喘咳，虫积腹痛，蛔虫、绦虫病。

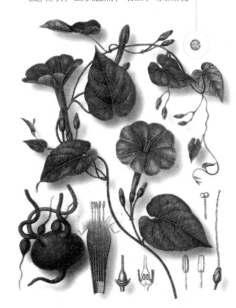

蜜糖煎制成果品食用，叫作天茄。那是因为它的蒂像茄子。

牵牛子味苦，性寒，有毒。主下气，疗脚满水肿，除风毒，利小便；治腹部肿块气结，利大小便，除虚肿，落胎；治腰痛，下寒性脓液，为泻蛊毒药，疗一切气壅滞；与山茱萸同服，去水病；除气分湿热，三焦壅结；能祛痰消饮，通大肠气秘风秘，杀虫，达命门。

治疗水肿尿涩时，用牵牛子研为末，每服一匙，以小便通利为度。

治疗湿气中满，足胫微肿，小便不利，气急咳嗽时，用黑牵牛子末一两，制厚朴半两，同研为末，每次用姜汤送服二钱。

417 栝楼具有哪些养生价值？

栝楼又名果蠃、瓜蒌、天瓜、黄瓜、地楼、泽姑。根名：白药、天花粉、瑞雪。栝楼根做成粉，洁白如雪，故名天花粉。栝楼根直下生，年久者长数尺。秋后挖的结实有粉，夏天挖的有筋无粉，不能用。它的果实圆长，青的时候像瓜，黄时如熟柿，山上人家小儿常食。果实内有扁子，大小如丝瓜子，壳色褐，仁色绿，多脂，有青气。炒干捣烂，水熬取油，可点灯。

栝楼实味苦，性寒，无毒。治胸痹，能使人皮肤悦泽，润肺燥，降火，治咳嗽，涤痰结，利咽喉，止消渴，利大肠，消痈肿疮毒；炒用，补虚劳口干，润心肺，治吐血，肠风泻血，赤白痢，手面皱。栝楼实治胸痹，以其味甘性润。甘能补肺，润能降气。胸中有痰者，乃肺受火逼，失其降下。今得栝楼实甘缓润下，则痰自降。所以它是治嗽要药。

果实 [性味] 味苦，性寒，无毒。

[主治] 胸痹，能使人皮肤悦泽。

栝楼根去皮切成寸许大，用水浸，逐日换水，四五天后取出。捣成泥状，用绢袋滤汁澄粉，晒干后药用。味苦，性寒，无毒。与枸杞相使，恶干姜，畏牛膝、干膝，反乌头。主消渴身热，烦满大汗，能补虚安中，续绝伤；除肠胃中痼热，八疸身面黄，唇干口燥短气，止小便利，通月经；治热狂时疾，通小肠，消肿毒，乳痈发背，痔瘘疮疖，排脓生肌长肉，跌打损伤淤血。

418 泽泻具有哪些养生价值？

　　泽泻又名水泻、鹄泻、及泻、芒芋、禹孙。除去水患叫泻，如泽水之泻。因禹能治水，所以称泽泻为禹孙。其余名义不详。泽泻生于汝南沼泽地，五月采叶，八月采根，九月采实，阴干。泽泻易坏、易遭虫蛀，必须密封保存。以汉中产的为佳。泽泻春天生苗，多生长在浅水中。叶像牛舌，独茎而长。秋天开白花，成一丛丛的像谷精羊。秋末采根，晒干。

　　泽泻根味甘，性寒，无毒。畏海蛤、文蛤。泽泻属阴中微阳，入足太阳、少阴经。泽泻是除湿的圣药，入肾经，治小便淋沥，去阴部潮湿。无此疾服之，令人目盲。主风寒湿痹，乳汁不通，能养五脏，益气力，使人肥健，可消水；补虚损五劳，除五脏痞满，起阴气，止泄精消渴淋漓，逐膀胱三焦停水；主肾虚遗精、滑精，治五淋，利膀胱热，能宣通水道；主头眩耳虚鸣，筋骨挛缩，通小肠，止尿血，主难产，补女人血海，令人有子；入肾经，去旧水，养新水，利小便，消肿胀，能渗泄止渴；渗湿热，行痰饮，止呕吐泻痢，疝痛脚气。

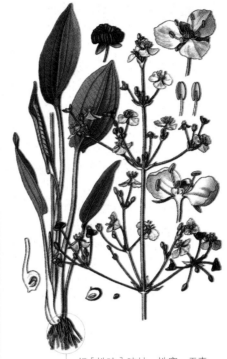

└ 根［性味］味甘，性寒，无毒。
　　［主治］风寒湿痹，乳汁不通，能养五脏，益气力。

419 菖蒲具有哪些养生价值？

　　菖蒲又名昌阳、尧韭、水剑草。菖蒲，是蒲类植物中生长昌盛的，所以叫菖蒲。又有《吕氏春秋》上说，冬至后五十七天，菖蒲开始生长，是百草中最先开始生长的，标志耕种的开始，则菖蒲、昌阳的意义在此。《典术》上说，尧帝时，天降精于庭为韭，感百阴之气为菖蒲，所以叫尧韭。方士隐称它为水剑，是因它叶子的形状。

　　菖蒲以生长在石涧中，坚小，一寸九节的为好。春天生青叶，长一二尺左右，其叶中心有脊，形状像剑。如今人们在五月初五收取。它的根盘屈有节，一根旁边引出三四根，旁根的节更密，也有一寸十二个节的。菖蒲刚采时虚软，晒干后才变得坚实。将其折断，中心呈微红色，嚼之辛香少滓。人们多将它种植在干燥的沙石中，腊月移栽更易成活，黔蜀蛮人常随身带着它，用来治突然心痛。菖蒲以生长在蛮谷中的尤其好。人们移栽的也能用，但干后辛香坚实比不上蛮谷中的。这都是医方中所用的石菖蒲。

菖蒲有五种，生长在池泽中，蒲叶肥，根长二三尺的是泥菖蒲，也叫白菖；生长在溪涧中，蒲叶瘦，根长二三尺的是水菖蒲，也叫溪荪；生长在水石之间，叶有剑脊，瘦根密节，根长一尺多的是石菖蒲；人们用沙石栽种一年的，到春于剪洗，越剪越细，高四五寸，叶如韭，根如匙柄粗的，也是石菖蒲；经多次剪洗，根长二三分，叶长一寸多的，称为钱蒲。服食入药用的只有上面所说的两种石菖蒲，其余的都不可用。此草新旧相代，四时常青。

叶 [性味] 味辛，性温，无毒。
[主治] 洗疥疮、大风疥。

根 [性味] 味辛，性温，无毒。
[主治] 风寒湿痹，咳逆上气，补五脏。

菖蒲根味辛，性温，无毒。与秦皮、秦艽相使，恶地胆、麻黄。能除风寒湿痹，咳逆上气，开心窍，补五脏，通九窍，明耳目，出声音。主耳聋、痈疮，能温肠胃，治尿频；四肢湿痹不能屈伸，小儿温疟身热不退，可用菖蒲煎汤洗浴；治耳鸣、头昏、泪下，杀诸虫，疗恶疮疥瘙；将菖蒲根作末炒，趁热外敷，能除风下气，疗男子肾病、女子血海冷败，治健忘，除烦闷，止心腹痛，霍乱转筋及耳痛。

420 蒲黄具有哪些养生价值？

蒲黄又名甘蒲、醮石。花上的黄粉名蒲黄。香蒲即甘蒲，可用来编织草垫子。它春天生苗，取白色鲜嫩的制成腌菜，也可以蒸来食用。山南人称其为香蒲，称菖蒲为臭蒲。蒲黄即香蒲的花粉。

香蒲到处都有生长，春初生嫩叶，没出水面时为红白色。取其中心白色根茎，大如匕柄的生吃，甜脆。又可醋浸，像吃笋那样，味美。《周礼》中称为蒲菹，现在很少有人吃了。到夏天从丛叶中抽出茎梗，花在茎的顶端，像棒杵，故民间称它为蒲槌，也叫蒲厘花。蒲黄也就是花中蕊屑，细如金粉。在花欲开时采集。蒲丛生于水边，似莞但狭小，有脊而柔软，二三月生苗。采其嫩根，煮后腌制，过一夜可食。也可以炸食、蒸食及晒干磨粉做成饼吃。八九月收叶制席，也可以制成扇子，软滑且温暖。

蒲蒻（又名蒲笋、蒲儿根）味甘，性平，无毒。除五脏心下邪气，口中烂臭。能固齿，明目聪耳；能去热燥，利小便；生吃，可止消渴；能补中益气，和血脉；捣成汁服，治孕妇劳热烦躁，胎动下血。

蒲黄味甘，性平，无毒。蒲黄是手足厥阴血分主药，所以能治血治痛。蒲黄生用则行血，熟用则能止血。它与五灵脂同用，能治一切心腹诸痛。破血消肿者，生用；补血止血者，炒用。主心腹膀胱寒热，能利小便，止血，消淤血；治痢血、鼻血、吐血、尿血等血证。能利水道，通经脉，止女子崩漏；治妇人带下，月经不调，血气心腹痛，孕妇流血或流产。能排脓，治疮疖游风肿毒，下乳汁，止泄精；能凉血活血，止心腹诸痛。

421　海藻具有哪些养生价值？

海藻又名落首、海萝。陶弘景说海藻生长在海中，黑色像乱发而大少许，与藻叶相似但大些。李时珍说海藻在近海诸地采收，也叫海菜，售往各地。

味苦、咸，性寒，无毒。主治甲状腺肿大，散颈部包块痈肿，腹部包块。消水肿；疗积聚，清湿热，利小便；治奔豚气脚气，水气浮肿，能消宿食，五膈痰壅。

常用的附方有：

海藻酒，治瘿气：用绢袋盛海藻一斤，放在二升清酒中浸泡，春夏季节浸二天，秋冬季节浸三天。每次服二合，一日三次。其药渣晒干，研为末，每次服方寸匕，一日三次。

瘿气初起：海藻一两，黄连二两，同研为末，时时含咽。

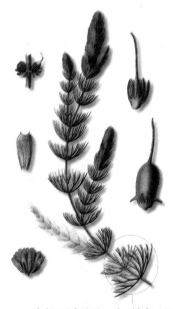

叶［性味］味苦、咸，性寒，无毒。
［主治］奔豚气脚气，水气浮肿。

422　巴戟天具有哪些养生价值？

巴戟天又名不凋草、三蔓草。长在巴郡以及下邳的山谷中，二月、八月采根阴干用。现在也用建平、宜都所产的，根形如牡丹而细，外红里黑，用时打去心。巴戟天的苗俗称三蔓草。叶似茗，冬天也不枯萎。根如连珠，老根为青色，嫩根为白紫色，一样使用，以连珠多肉厚的为好。

巴戟天根味辛、甘，性微温，无毒。与覆盆子相使，恶雷丸、丹参、朝生。其制法是，用酒浸泡一夜，锉碎焙干后入药。如果急用，只用温水浸软去心也可。凡是使用巴戟天，必须先用枸杞汤浸泡一夜，泡软后滤出，再用酒浸泡一伏时，滤出，同菊花熬至焦黄，去掉菊花，用布拭干用。

巴戟天，是肾经血分药。病人虚损，宜加量使用巴戟天。治麻风病、阳痿不举。能强筋骨，安五脏，补中增志益气；疗头面游风，小腹及阴部疼痛。能补五劳，益精，助阳利男子；治男子梦遗滑精，强阴下气；治一切风证，疗水肿。

423 石斛具有哪些养生价值？

石斛又名石蓫、金钗、禁生、林兰、杜兰。石斛名义不详。它的茎像金钗之股，所以古有金钗石斛的名字。生长在六安山谷水旁的石上。七八月采茎，阴干使用。

丛生于石上，根纠结在一起。干的色白柔软。它的茎叶生的时候为青色，干后变为黄色。石斛开红色的花，节上生根须。人们也将它折下，用沙石栽种，或用物盛装挂在屋下，频浇水，经年不死，所以叫千年润。石斛短而茎中实，木斛长而茎中虚，很容易分别。石斛到处都有，以四川产的为好。

将石斛去掉根头，用酒浸泡一夜，晒干，用酥拌蒸，从巳时至酉时，再徐徐焙干，用入补药非常有效。

石斛味甘，性平，无毒。与陆英相使，恶凝水石、巴豆，畏雷丸、僵蚕。主伤中，除痹降气，补五脏虚劳羸瘦，养阴益精。久服健肠胃；补虚损，平胃气，长肌肉，逐皮肤邪热痹气，疗脚膝疼痛、冷痹、软弱，定志除惊，轻身延年；益气除热，治男子腰脚软弱，健阳，逐皮肌风痹，骨中久冷，补肾益力；壮筋骨，暖肾脏，益智清气；治发热自汗，痈疽排脓内塞。

李时珍说石斛属阴中之阳，主降，是足太阴脾、足少阴右肾的药。男子阴囊潮湿精少，小便余沥的，宜加用石斛。一法：用石斛二钱，加生姜一片，水煎代茶饮，能清肺补脾。

424 石胡荽具有哪些养生价值？

石胡荽又名天胡荽、野园荽、鹅不食草、鸡肠草。生于石缝及阴湿处的小草，高二三寸。它冬天生苗，细茎小叶，外形像嫩胡荽。其气辛熏不堪食，鹅也不吃。夏天开黄色小花，结细子。石胡荽非常容易繁衍，遍地铺满。孙思邈《千金方》中说的，一种小草，生于近水渠中湿处，像胡荽，名天胡荽，也叫鸡肠草，就是指的这种草。它与繁缕的鸡肠，名字相同但物不同。

石斛味辛，性寒，无毒。通鼻气，利九窍，吐风痰，疗痔疮；解毒，明目，消目赤肿痛，散云翳，疗耳聋头痛脑酸，治痰疟，鼻塞不通，塞鼻中可便息肉脱落，又散疮肿。

李时珍说鹅不食草，性温而升，味辛而散，属阳，能通于天。头与肺都在上，所以能上达头脑，治头顶痛目病，通鼻气而落息肉；内达肺经，而治咳痰，散疮肿。它除翳膜的作用，尤显神妙。

常用附方有：

痰喘：用石胡荽研汁，和酒服。一切肿毒：取石胡荽一把、穿山甲（烧存性）七分、当归尾三钱，共捣烂，加酒一碗，绞汁服，并用渣外敷患处。

425 骨碎补具有哪些养生价值？

骨碎补又名猴姜、猢狲姜、石毛姜。骨碎补本名猴姜。开元皇帝以其主伤折，补骨碎，所以命名骨碎补。江西人叫它胡孙姜，是因为它的外形。现在淮、浙、陕西、夔珞州郡都有骨碎补。它生长在木或石上，多在背阴处，引根成条，上有黄赤毛及短叶附着。又抽大叶成枝。叶面是青绿色，有青黄点；叶背面是青白色，有赤紫点。骨碎补春天生叶，到冬天则干黄。它没有花实，采根入药。骨碎补的根扁长，略像姜。它的叶有桠缺，很像贯众叶。

骨碎补根用铜刀刮去黄赤毛，细切，用蜜拌润，入甑中蒸一日，晒干用。如急用只焙干，不蒸也可以。味苦，性温，无毒。破血止血，补伤折；主骨中毒气，风血疼痛，补五劳六极，疗足手不收，上热下冷；治恶疮，蚀烂肉，杀虫；研末，夹猪肾中煨，空腹食，治耳鸣，及肾虚久泄，牙疼。

骨碎补是入妇人血气的药。蜀人治跌打损伤，筋骨闪折，取其根捣后筛过，用来煮黄米粥，调和裹伤处有效。李时珍说骨碎补是足少阴药，所以能入骨，治牙痛及久泻痢。因肾主二便，久泄必肾虚，不能单从脾胃来治疗。

根茎［性味］性温，味苦。

［主治］肾虚腰痛、肾虚久泻、耳鸣耳聋、牙齿松动、跌扑闪挫、筋骨折伤；外治斑秃、白癜。

虚气攻牙，齿痛出血时，用骨碎补二两，用铜刀锉细，入瓦锅中慢火炒黑，研为末，常用来擦齿，吐出或咽下均可。

426 白及具有哪些养生价值？

白及又名连及草、甘根、白给。《吴普本草》作白根，其根有白，也通。《名医别录》"有名未用"条中有白给，也就是白及，它们的性味功用相同，是重复了，现将它们合并为一。白及生长在石山上。白及春天生苗，长一尺许。它的叶呈两指大，像初生的棕苗叶及藜芦叶，为青色。夏天开紫色花。二月、七月采根用。它的叶三四月抽出一茎，七月果实成熟，呈黄黑色。冬季凋谢。白及的根像菱草，有三角，为白色，角顶端发芽。

白及根味苦，性平，无毒。与紫石英相使，恶理石，畏李核、杏仁，反乌头。治痈肿恶疮败疽，伤阴死肌，胃中邪气，贼风鬼击，痱缓不收；除白癣疥虫；疗淤热不退，阴下痿，可治面部痤疮，令人皮肌光滑；止肺部出血；治惊悸血邪血痢，痫疾风痹，赤眼症结，温热疟疾，发背瘰疬，肠风痔瘘。还可治疗跌打损伤，刀箭疮，汤火疮，能生肌止痛。

鼻出血不止时用口水调白及末涂鼻梁上低处（名"山根"），再用水送服白及末一钱，效果很好。

治疗心气疼痛，取白及、石榴皮各二钱，研为末，炼蜜为丸如黄豆大，每次服三丸，用艾醋汤送下。

冬天手足皲裂用白及末用水调，涂裂口处。患处不能沾水。不久即可治愈。

烫伤烧伤时，用白及末用油调，外敷患处。

427 天麻具有哪些养生价值？

天麻又名赤箭芝、独摇芝、定风草、离母、合离草、神草、鬼督邮。赤箭春天长苗，刚长出的时候像芍药，独发一茎，高三四尺，像箭杆的形状，青赤色，所以叫赤箭。茎中空，在茎干上部，贴着茎秆长有少量的尖小叶。梢头长穗，开花结子如豆大，其子到了夏天也不脱落。其根形状如黄瓜，连生一二十枚。大的有半斤或五六两重，根皮黄白色，叫龙皮。根肉名天麻，在二月、三月、五月、八月里采。它四月开花，结的果实像苦楝子，核有五六个棱，里面有白面一样的肉，被太阳晒就会枯萎。其根皮肉汁，非常像天门冬，只不过茎是空的。根下五六寸的地方，有十几个子长在周围，就像芋一样，可以生吃。

在上品五芝以外，补益药物属赤箭为第一。世人被天麻的各种说法迷惑了，只知可用来治风病，实在是可惜。沈括的说法虽然正确，但天麻的根、茎都可入药用。天麻子从茎中落下，俗名还筒子。其根晒干后，肉白坚实，如羊角的颜色，叫作羊角天麻；蒸后发黄有皱纹如干瓜的，俗称酱瓜天麻，都可入药用。

天麻主治各种风湿麻痹，四肢拘挛，小儿风痫惊气，利腰膝，强筋骨。久服益气轻身长年；治寒湿痛痹，瘫痪不遂，语多恍惚，善惊失志；助阳气，补五劳七伤，通血脉，开窍；疗眩晕头痛，治风虚眩晕头痛。

肝虚不足的人，宜用天麻、川芎来补益。其功用有四：一治成人风热头痛，一疗小儿癫痫惊悸，三治各种风邪所致麻痹不仁，四治风热语言不遂。

428 丹参具有哪些养生价值？

丹参又名赤参、山参、郄蝉草、木羊乳、逐马、奔马草。

李时珍说：五参五色配五脏。故人参入脾名黄参，沙参入肺名白参，玄参入肾名黑参，牡蒙入肝名紫参，丹参入心名赤参，苦参为右肾命门之药。

丹参生于桐柏山川谷及泰山，五月采根晒干用。治风湿脚软，用药后可追奔跑的马，所以叫奔马草。

现在陕西、河东州郡及随州都有，二月生苗，高一尺多。茎方有棱，为青色。一枝上长五叶，它的叶不对生，如薄荷而有毛，三至九月开花成穗，花为紫红色，像苏花。小花成穗像蛾形，中间有细子。根红色，如手指般大，长一尺多，一苗多根。

丹参色赤味苦，性平而降，属阴中阳品，入手少阴、厥阴经，是心与心包络的血分药。按《妇人明理论》所说，四物汤治妇科疾病，不问胎前产后，月经多少，都可通用。只有一味丹参散，主治与它相同，是因丹参能破宿血，补新血，安生胎，堕死胎，止崩中带下，调经的作用大致与当归、地黄、川芎、芍药相似的缘故。

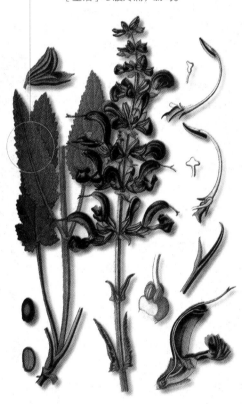

叶 [性味] 性微寒，无毒。

[主治] 心腹疼痛，肠鸣。

丹参根味苦，性微寒，无毒。畏咸水，反藜芦。治心腹疼痛，肠鸣，寒热积聚，能破癥除瘕，止烦满，益气；除心腹痼疾结气，能强腰脊治脚痹，除风邪留热。久服对人体有益；泡酒饮用，疗风痹脚软；养神定志，通利关节血脉，治冷热劳，骨节疼痛，四肢不遂，头痛赤眼，热温狂闷，破淤血，生新血，安生胎，堕死胎，止血崩带下。治妇人月经不调，血邪心烦，疗恶疮疥癣，瘿瘤肿毒丹毒，排脓止痛，生肌长肉。

429 地榆具有哪些养生价值？

地榆又名玉豉、酸赭。其叶像榆但要长些，初生时铺在地上，所以叫地榆。地榆的花和子是紫黑色的，像豉，所以又叫玉豉。据《外丹方言》说，地榆也酸赭，因它味酸，色如赭。现在蕲州当地人把地榆叫作酸赭，又讹传赭为枣，则地榆、酸赭为一种药物，主治功用也相同，所以将《名医别录》中"有名未用"类的酸赭合并。

地榆生长在桐柏及冤句的山谷中，二、八月采根晒干用。现在各处的平原川泽都有地榆。它的老根在三月里长苗，初生时铺在地面，独茎直上，高三四尺，叶子对分长出，像榆叶但窄而细长，呈锯齿状，青色。七月开花像椹子，为紫黑色。它的根外黑里红，像柳根。可用来酿酒。山里人在没有茶叶时，采它的叶泡水喝，也很好。叶还能炸着吃。把它的根烧成灰，能够烂石，故煮石方里古人经常使用它。

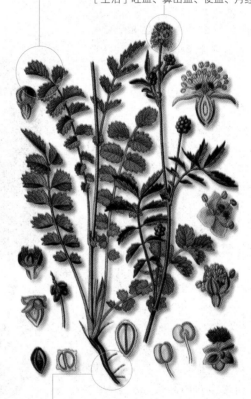

叶 [性味] 味苦，性微寒，无毒。
[主治] 作饮代茶，甚解热。

花 [性味] 味苦，性微寒，无毒。
[主治] 吐血、鼻出血、便血、月经不止。

根 [性味] 味苦，性微寒，无毒。
[主治] 产后腹部隐痛，恶肉，疗刀箭伤。

李时珍说，地榆除下焦血热，治大、小便出血。如果用来止血，取上半截切片炒用。它的末梢能行血，不可不知。杨士瀛曾说："治疗各种疮，疼痛的加用地榆，伴瘙痒的加黄芩。"地榆汁酿的酒，可治风痹，且能补脑。将地榆捣汁外涂，用于虎、犬、蛇虫咬伤。

地榆根味苦，性微寒，无毒。恶麦门冬，伏丹砂、雄黄、硫黄。主产后腹部隐痛，带下崩漏，能止痛止汗，除恶肉，疗刀箭伤；止脓血，治诸瘘恶疮热疮，补绝伤，疗产后内塞，可制成膏药用疗刀箭创伤；治冷热痢疾、疳积，有很好的效果；止吐血、鼻出血、便血、月经不止、崩漏及胎前产后各种血证，并治水泻。

430 远志具有哪些养生价值？

　　远志，苗名小草、细草、棘菀、葽绕。服用此草能益智强志，所以叫远志。远志生长在泰山及冤句的川谷中，四月采根、叶阴干使用。用的时候去心取皮，一斤只能得到三两。小草像麻黄而色青。远志有大叶、小叶两种。陶氏说的是小叶，马氏说的是大叶，大叶的开红花。

　　远志、小草与茯苓、冬葵子、龙骨配伍使用，效果好。畏珍珠、藜芦、蜚蠊、齐蛤。主咳逆伤中，补虚，除邪气，利九窍，益智慧，聪耳明目，增强记忆力。久服可以轻身延年；利丈夫，定心气，止惊悸，益精。去心下膈气，皮肤中热，面目黄；煎汁饮用，杀天雄、附子、乌头的毒；治健忘，安魂魄，使人头脑清醒，还可补肾壮阳；生肌，强筋骨，治妇人血淤所致口噤失音，小儿客忤；治肾积奔豚气；治一切痈疽。

　　李时珍说，远志入足少阴肾经，不是心经药。它的作用主要是安神定志益精，治健忘。精与志都是肾经所藏。肾精不足，则志气衰，不能上通于心，肾精不是则志气衰减，不能上通于心，所以迷惑健忘。

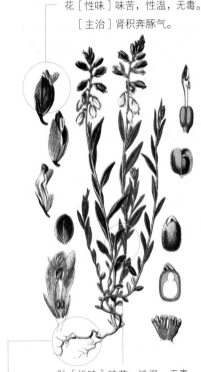

花 [性味] 味苦，性温，无毒。
　　[主治] 肾积奔豚气。

叶 [性味] 味苦，性温，无毒。
　　[主治] 能益精补阴气，止虚损梦泄。

根 [性味] 味苦，性温，无毒。
　　[主治] 咳逆伤中，补虚，除邪气。

431 白茅具有哪些养生价值？

　　白茅根名茹根、兰根、地筋。李时珍说，因其叶像矛，所以称为茅。茅根牵连，故谓之茹。茅有好几种，夏季开花的是茅，秋季开花的是菅。两者功效相近但名称不同。

　　茅根生长在楚地的山谷田野，六月采根。茅有白茅、菅茅、黄茅、香茅、芭茅数种，叶都相似。白茅短小，三四月开白花成穗状，结细小果实。它的根很长，白软如筋而有节，味甘，俗称丝茅，可用来苫盖东西及供祭祀时作蒲包用。《神农本草经》所用的茅根，即丝茅根。它的根晒干后，晚上看去有光，腐烂后变为萤火。菅茅只生长在山上，像白茅但更长些。菅茅入秋抽茎，开花成穗状，像荻花。结的果实为黑色，有尖，长一分多，粘在衣服上会刺人。

其根短硬像细竹根，无节而味微甘，也可入药，只是功效不及白茅。菅茅也就是《尔雅》所说的白华野菅。黄茅像菅茅，但在茎上长叶，茎下有白粉，根头有黄毛，根很短且细硬无节。它在深秋开花成穗，像菅茅，可以编成绳索，古时名黄菅。《名医别录》所用的菅根即菅茅。香茅又名菁茅、琼茅，生长在湖南及江淮一带，叶有三脊，气味芳香，可以用来做垫子及缩酒。芭茅丛生，叶大如蒲，长六七尺，有两种，即芒。

李时珍说，白茅根味甘，能除伏热，利小便，所以能止各种出血、哕逆、喘急及消渴。用来治疗黄疸、水肿，是很好的药物。白茅根味甘，性寒，无毒。治劳伤虚羸，能补中益气，除淤血血闭寒热，利小便；治五淋，除肠胃热邪，能止渴坚筋，疗妇人崩漏；主妇人月经不调，能通血脉，治淋沥；止吐血和各种出血，治伤寒哕逆，肺热喘急，水肿黄疸，解酒毒。

432 秦艽具有哪些养生价值？

秦艽又名秦爪。秦艽俗作秦胶，本名秦纠，与纠相同。秦艽产自秦中，以根呈螺纹交纠的质优，故名秦艽、秦纠。秦艽生长在飞乌山谷，二月、八月采根晒干。以根呈螺纹相交且长大、色黄白的为好。其中间多含土，使用时须破开，将泥去掉。

现在河陕郡州大多都有秦艽。它的根为土黄色而相互交纠，长一尺多，粗细不等。枝干高五六寸，叶婆娑，连茎梗均是青色，如莴苣叶。秦艽在六月中旬开紫色花，似葛花，当月结子。

秦艽是手、足阳明经主药，兼入肝胆二经，所以手足活动不利，黄疸烦渴之类的病症须用，取其祛阳明湿热的作用。阳明经有湿，则身体酸疼烦热；有热，则出现日晡潮热、骨蒸。所以《圣惠方》治疗急劳烦热，身体酸疼，用秦艽、柴胡各一两，甘草五钱，共研为末，每次用白开水调服三钱。治小儿骨蒸潮热，食少瘦弱，用秦艽、炙甘草各一两，每用一至二钱，水煎服。钱乙治此证时加薄荷叶五钱。

叶 [性味] 味苦，性平，无毒。
[主治] 治胃热虚劳发热。

花 [性味] 味苦，性平，无毒。
[主治] 泄热益胆气。

根 [性味] 味苦，性平，无毒。
[主治] 寒热邪气，寒湿风痹，关节疼痛。

秦艽根味苦，性平，无毒。主寒热邪气，寒湿风痹，关节疼痛，能逐水利小便；疗新久风邪，筋脉拘挛；治肺痨骨蒸、疳证及流行疾病；加牛奶冲服，利大小便，又可疗酒黄、黄疸，解酒毒，祛头风；除阳明风湿，及手足不遂，治口噤牙痛口疮，肠风泻血，能养血荣筋；泄热益胆气；治胃热虚劳发热。

433 白鲜具有哪些养生价值？

　　白鲜又名白膻、白羊鲜、地羊鲜、金雀儿椒。《名医别录》载白鲜皮生长在上谷川谷及冤句，四月、五月采根阴干。苏颂说，现在河中、江宁府、滁州、润州都有。白鲜苗高一尺多，茎为青色，叶稍白，像槐叶，也像茱萸。它四月开淡紫色的花，像小蜀葵花。其根像小蔓青，皮是黄白色，实心。当地人采它的嫩苗当菜吃。

　　白鲜皮性寒善行，味苦性燥，是足太阴、阳明经去湿热的药物，兼入手太阴、阳明经，是治疗各种黄疸病和风痹的重要药物。

　　白鲜根皮味苦，性寒，无毒。恶螵蛸、桔梗、茯苓、萆薢。主头风黄疸，咳逆淋沥。女子阴中肿痛，湿痹死肌，不能屈伸起止走路；疗四肢不安，时行腹中大热饮水，小儿惊痫，妇人产后余痛；治一切热毒风、恶风、风疮疥癣赤烂，眉发脱落易断，肤冷麻木，壮热恶寒。能解热黄、酒黄、急黄、谷黄、劳黄；通关节，利九窍及血脉，通小肠水气，治流行性疾病，头痛眼疼。白鲜花也有这些功效。

　　产后中风，但体虚不能服用其他药物的病人，将白鲜皮用新汲水三升，煮取一升，温服即可治愈。

叶 [性味] 味苦，性寒，无毒。
　　[主治] 一切热毒风、恶风。

花 [性味] 味苦，性寒，无毒。
　　[主治] 通关节，利九窍及血脉，通小肠水气。

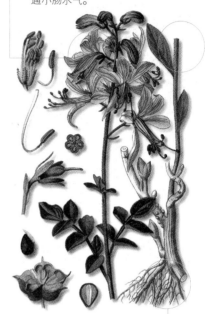

根 [性味] 味苦，性寒，无毒。
　　[主治] 头风黄疸，咳逆淋沥。

434 芍药具有哪些养生价值？

　　芍药又名将离、梨食、白术、余容、红药。白的叫金芍药，赤的叫木芍药。芍药有赤、白两种，其花也有赤、白两种颜色。芍药十月生芽，到春天才长，三月开花。其品种多达三十多种，有千叶、单叶、楼子等不同。入药宜用单叶的根，气味全厚。根的颜色与花的赤、白颜色相应。

　　芍药根味苦，性平，无毒。气薄味厚，属阴，主降，为手足太阴行经药，入肝脾血分。恶石斛、芒硝，畏消石、鳖甲、小蓟，反黎芦。与白术同用，补脾；与川芎同用，泻肝；与人参同用，补气；与当归同用，补血；用酒炒，补阴；与甘草同用，止腹痛；与黄连同用，

花［性味］味苦，性平，无毒。

［主治］可通利血脉，缓中，散恶血，逐贼血。

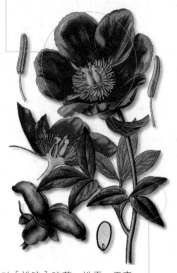

叶［性味］味苦，性平，无毒。

［主治］邪气腹痛，除血痹，破坚积。

止泻痢；与防风同用，发痘疹；与生姜、大枣同用，温经散湿。

赤芍利小便下气，白芍止痛散血。芍药用酒浸后，止中部腹痛；与姜同用，能温经散湿通塞，利腹中痛，胃气不通。白芍入脾经补中焦，是下利必用的药物。因泻利都属太阴病，所以不可缺少它。芍药得炙甘草相佐，治腹中痛，夏天用时加少量黄芩，如果恶寒则加肉桂，这是仲景神方。芍药的功用有六：一安脾经；二治腹痛；三收胃气；四止泻痢；五和血脉；六固腠理。

芍药可通利血脉，缓中，散恶血，逐贼血，去水气，利膀胱大小肠，消痈肿，治脏腑壅滞，能强五脏，补肾气，治时疾骨蒸潮热，妇人经闭，能蚀脓；主胎前产后诸疾，治风补劳，退热除烦益气，惊狂头痛，目赤明目，肠风泻血痔瘘，发背疮疥；能泻肝火，安脾肺，降胃气，止泻利，固腠理，和血脉，收阴气，敛逆气；理中气，治脾虚中满，心下痞，胁下痛，善噫，肺急胀逆喘咳，太阳鼻衄目涩，肝血不足，阳维病的寒热，带脉病的腹痛满，腰冷。

435 牡丹具有哪些养生价值？

牡丹又名姑、鹿韭、百两金、木芍药、花王。牡丹以色红者为上品，虽结子而根上长苗，所以称之为牡丹。唐人称它为木芍药，因其花像芍药而宿干似木。百花中以牡丹为第一，芍药为第二，故世谓牡丹为花王，芍药为花相。欧阳修《花谱》中记载牡丹品种有三十多个。

牡丹生长在巴郡山谷中及汉中，二月、八月采根阴干。牡丹只取红白单瓣的入药。那些千叶异品，都是人巧所致，气味不纯，不可入药用。《花谱》上载，丹州、延州以西及褒斜道中最多，与荆棘无异，当地人取来当作薪。它的根入药最好。凡栽种牡丹的人，都在根下入白敛末避虫，坑内点硫黄杀虫。

花［性味］味辛，性寒，无毒。

［主治］神志不足，无汗骨蒸，鼻出血、吐血。

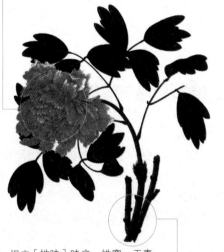

根皮［性味］味辛，性寒，无毒。

［主治］中风瘈疭，淤血留舍肠胃，能安五脏。

牡丹根皮味辛，性寒，无毒。阴中微阳，入手厥阴、足少阴经。畏贝母、大黄、菟丝子。忌蒜、胡荽、伏砒霜。主寒热，中风瘛疭，惊痫邪气，除癥坚、淤血留舍肠胃，能安五脏，疗痈疮；除时气头痛，邪热五劳，劳气头腰痛，风噤癫疾；久服可轻身长寿；治冷气，散各种痛证，疗女子经脉不通，月经淋漓腰痛；能利关节，通血脉，散扑损淤血，续筋骨，除风痹，落胎下胞，疗产后一切冷热血气。

436 茉莉具有哪些养生价值？

茉莉又名奈花。茉莉最早生长在波斯，后来移植到南海，现在滇、广两地的人，都栽种它。茉莉畏寒，不适宜在中原种植。它茎弱枝繁，绿叶团尖，初夏时开小白花，花瓣重叠而没有花蕊，到秋尽花谢，不结果实。茉莉有千叶的，有红色的，有蔓生的不同品种。它的花都在夜晚开出，芳香可爱，女人将它当作首饰佩戴，或者用来作面脂。茉莉也可以用来熏茶，或蒸取液汁来代替蔷薇水。还有像茉莉但花瓣更大，香味清绝的，叫作狗牙，也叫雪瓣，海南有种植。素馨和指甲花与它都属同类。

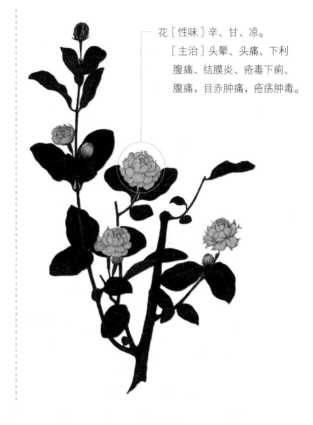

花［性味］辛、甘、凉。
［主治］头晕、头痛、下利腹痛、结膜炎、疮毒下痢、腹痛，目赤肿痛，疮疡肿毒。

茉莉花、叶和根都可药用。具有辛、甘、凉、清热解表、利湿作用。茉莉花味辛，性热，无毒。蒸油取液，作面脂和头油，能长发、润燥、香肌，也可加入茶中饮用。茉莉花所含的挥发油性物质，具有行气止痛、解郁散结的作用，可缓解胸腹胀痛，下痢里急后重等病状，为止痛之食疗佳品。治目赤肿痛，迎风流泪，用适量茉莉花煎水熏洗；或配金银花9克，菊花6克，煎水服。

治续筋接骨止痛，把茉莉根捣碎，酒炒，包患处。

治蛀齿，用茉莉根研末，熟鸡蛋黄调匀，塞蛀齿内。

437 补骨脂具有哪些养生价值？

补骨脂又名破故纸、婆固脂、胡韭子。称此物为补骨脂是说它的功能，胡人称为婆固脂，而人们误传为破故纸。胡韭子的名称，则是因其子的形状与韭子相似，并不是胡地所产的韭子。

补骨脂生长在岭南诸州及波斯国。如今岭外山地间多有，四川合州地区也有补骨脂。它茎高三四尺，叶小像薄荷，花为微紫色，结的实像麻子，圆扁而黑，九月采收。

补骨脂子味辛，性大温，无毒。恶甘草。忌芸薹及各种血，宜与胡桃、胡麻仁配用。主五劳七伤，风虚冷，骨髓伤败，肾虚滑精，及妇人血气堕胎；治男子腰疼，膝冷囊湿，逐诸冷顽痹，止小便，祛腹中寒气；兴阳事，明耳目；治肾泻，通命门，暖丹田，敛精神。

将破故纸与胡桃一起服用这种方法出自唐代郑相图。方法：破故纸十两，择净去皮，洗净后晒干，捣筛令细。胡桃瓢二十两，汤浸去皮，细研如泥。将胡桃泥与在破故纸末混合，用好蜜调和如饴糖，收好。每日早晨用暖酒二合，调药一匙服下，然后吃饭。如果不饮酒的人，则用热开水调服。

补骨脂丸，能壮筋骨，益元气，治元阳虚败，脚手沉重，夜多盗汗，具体做法是：补骨脂四两（炒香），菟丝子四两（酒蒸），胡桃肉一两（去皮），乳香、没药、沉香各二钱半，研末，加炼蜜做桐子大的丸子，每次空腹服二三十丸，用盐汤或温酒送下。从夏至起，服到冬至止，每天一次。

438 泽兰具有哪些养生价值？

泽兰又名水香、都梁香、虎兰、虎蒲、龙枣、孩儿菊、风药。根名：地笋。此草生长在池泽旁，故名泽兰。此草也可作香泽用，不单指其生长在池泽旁。齐安人称它为风药。《吴普本草》一名水香，陶氏说它也叫都梁香，现通称为孩儿菊。泽兰与兰草为同一类植物的两个品种。它的根可以食用，所以叫地笋。

《吴普本草》载，泽兰生长在低洼潮湿的水边，叶像兰草，二月生苗，赤节，四叶生长在枝节间。使用的时候须辨雌雄。大泽兰茎叶都是圆的，根为青黄色，能生血调气。它与小泽兰迥然有别。小泽兰叶上有斑，根头尖，能破血，通久积。

兰草、泽兰气香而性温，味辛而散，属阴中之阳，是足太阴、厥阴经主药。脾喜芳香，肝宜辛散。脾气舒，则三焦通利而正气和；肝郁散，则营卫流通而病邪解。兰草走气道，所以能利水道，除痰积，杀蛊辟恶，为消渴良药。泽兰走血分，所以能治水肿，涂痈毒，破淤血，消癥瘕，为妇科重要的药物。两药虽属同一类但功用有别，正如赤、白茯苓，赤、白芍药，有补泻的不同。

泽兰叶味苦，性微温，无毒。与防己相使。治哺乳妇女体内出血、中风后遗症、大腹水肿，身面四肢浮肿，骨节积水，刀箭伤及疮痈脓肿；治产后、外伤淤血证；治产后腹痛、生育过多所致气血不足成虚劳消瘦，妇人血淋腰痛；治产前产后各种病，能通九窍，利关节，养气血，破淤血，消癥瘕，通小肠，长肌肉，散跌打损伤淤血，止鼻出血、吐血，头风目痛，妇人劳瘦、男子面黄。

439 假苏具有哪些养生价值？

假苏又名姜芥、荆芥、鼠蓂。据《吴普本草》所说，假苏又名荆芥，叶细像落藜，蜀地人生食。之所以叫它作苏、姜、芥，都是因它的气味辛香，像苏、姜、芥。

假苏叶子像落藜而细，初长叶的假苏有辛香味，可以吃，人们取来生食。此药古方中很少用，近世的医家作为要药，取实成穗的，晒干后入药。

荆芥原是野生，因现在多为世人所用，所以栽种的较多。二月份播下种子，长出的苗茎方叶细，像扫帚叶而窄小，为淡黄绿色。八月开小花，作穗状花房，花房像紫苏房。花房里有细小的子，像葶苈子一样，色黄赤，连穗一同采收入药用。

荆芥入足厥阴经气分，善于祛风邪，散淤血，破结气，消疮毒。因厥阴属风木，主血，相火寄于肝，所以荆芥为风病、血病、疮病的要药。荆芥反鱼蟹河豚的说法，本草医方中并没有说到，然而在民间书中往往有记载。据李延飞《延寿书》中说，凡是吃一切没有鳞甲的鱼，忌吃荆芥。如果吃了黄鳝后再吃荆芥，会使人吐血，唯

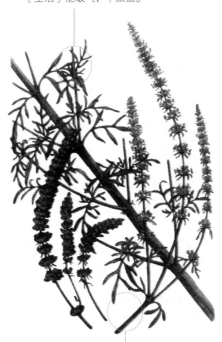

叶［性味］味辛，性温，无毒。
　　［主治］能破气，下淤血。

茎［性味］味辛，性温，无毒。
　　［主治］寒热鼠瘘，瘰疬生疮。

有地浆可以解。与蟹同吃，可以动风。时珍评价：荆芥是日常使用的药物，由于作用如此相反，所以详细描述，以示警诫。大抵养生者，宁可信其有毒而引以为戒。

假苏茎、穗味辛，性温，无毒，气味都薄，浮而升，为阳。当做菜长期食用，可引发消渴，熏扰五脏之神。反驴肉、无鳞鱼。主寒热鼠瘘，瘰疬生疮，并能破气，下淤血，除湿痹；祛邪，除劳渴出虚汗，将其煮汁服用。捣烂用醋调，外敷疗肿肿毒；治恶风贼风，口面歪斜，周身麻痹，心气虚健忘，能益力添精，辟邪毒气，通利血脉，补五脏不足之气助脾胃；主血劳，风气壅满，背脊烦疼，以及阴阳毒之伤寒头痛，头旋目眩，手足筋急；利五脏，消食下气，醒酒。做菜食用，生、熟都可，也可以煎汤代茶饮。用豉汁煎服，治突然患伤寒，能发汗；散风热，清头目，利咽喉，消疮肿，治项强，眼花以及疮肿，吐血衄血，下血血痢，崩中痔漏。

440 马兰具有哪些养生价值？

马兰又名紫菊。此草的叶子像兰而大，花像菊而为紫色，故名紫菊。俗称大的东西为马，所以得名马兰。

马兰，在湖泽低洼潮湿的地方有很多。它在二月生苗，赤茎白根，叶长，边缘有刻齿状，像泽兰但没有香味。南方人多采摘来晒干后当蔬菜或做菜馅食用。马兰到夏天高达二三尺，开紫色花，花凋谢后有细子。

马兰味辛，性平，能入阳明血分，所以治血分疾病与泽兰的功效相同。现在人们用它来治疗痔漏，据说有效。春夏季用新鲜马兰，秋冬季节用干品，不加盐醋，用白水煮来吃，并连汁一起饮用。同时用马兰煎水，放少许盐，天天熏洗患处。马兰根、叶味辛，性平，无毒。破淤血，养新血，止鼻出血、吐血，愈金疮，止止血痢，解饮酒过多引起的黄疸及各种菌毒、蛊毒。生捣外敷，治蛇咬伤；主各种疟疾和腹中急痛，痔疮。

治疗绞肠痧痛用马兰根、叶在口中细嚼，将汁咽下，可止痛。

治疗外伤出血用马兰同旱莲草、松香、皂子叶共研细，搽入伤口。冬季没有皂子叶，可用树皮代替。

治疗缠蛇丹毒用马兰、甘草，磨醋涂搽患处。

441 徐长卿具有哪些养生价值？

徐长卿又名鬼督邮、别仙踪。现在所用的徐长卿，根像细辛短小而扁，二者气味也相似。现在狗脊散中所用的鬼督邮，取其强筋骨治腰脚的功效。

徐长卿生长在泰山山谷及陇西，三月采。川泽中都有徐长卿。它的叶似柳，两叶相当，有光泽。根像细辛，微粗长，色黄而有臊气。

今俗以它来代鬼督邮，是不对的。鬼督邮自有本条。鬼督邮、及己与杜衡相混，它们的功效、苗形都不相同。徐长卿与鬼督邮相混，它们的根苗不同，功效相似。杜衡与细辛相混，它们的根苗、功效都相似，因二者极相近而非常混乱，不能不仔细分辨。

徐长卿根味辛，性温，无毒。小便不通，小便淋沥，用徐长卿汤，徐长卿（炙）半两，茅根三分，木通、冬葵子各一两，滑石二两，槟榔一分，瞿麦穗半两，每次五钱，水煎服，再加朴硝一钱，温服。每日二次。晕车晕船，头痛欲吐，取徐长卿、石长生、车前子、车下李根皮各等份，捣碎，用方囊装半合系在衣带及头上。

442 薄荷具有哪些养生价值？

薄荷到处都有生长。它的茎叶像荏而略尖长，经冬根不死，夏秋季节采其茎叶晒干备用。薄荷在古方中很少用，现在是治风寒的要药，所以人们多有种植。二月时，薄荷老根长出苗，清明前后可分植。它的茎是方的，为赤色，叶子对生，刚长出来时叶子长而头圆，长成后则变尖。吴、越、川、湖等地的人多用它来代替茶叶。苏州所产的，茎小而且气味芬芳，江西产的稍粗，川蜀产的更粗。入药用，以苏州所产的薄荷为好。

薄荷味辛凉，气味都薄，浮而升，属阳，所以能去人体上部、头部以及皮肤的风热。薄荷入手太阴、足厥阴经，辛能发散，凉能清利，专于消风散热，所以是治疗头痛、头风、眼目、咽喉、口齿诸病，小儿惊热及瘰疬疥疮的重要药物。适宜与薤同做成腌菜食用。病刚好的人不能吃，否则会令人虚汗不止。瘦弱的人长期食用，会引动消渴病。主贼风伤寒，恶气心腹胀满，霍乱，宿食不消，下气，煮汁内服，能发汗，解劳乏，也可以生吃；长期做菜吃，能却肾气，辟邪毒，除疲劳，使人口气香洁。煎汤洗，治漆疮；能通利关节，发毒汗，驱邪气，破血止痢；治因中风而失音、吐痰；榨汁服，可去心脏风热；清头目，除风热；利咽喉，疗口齿诸病。治淋巴结核疮疥，风瘾疹。

花 [性味] 辛，寒

[主治] 外感风热、头痛、目赤、咽喉肿痛、食滞气胀、口疮、牙痛

443 菊具有哪些养生价值？

菊又名节华、女节、女华、女茎、日精、更生、傅延年、治蔷、金蕊、阴成、周盈。按陆佃《埤雅》所说，菊本作蘜，从鞠。鞠，穷尽的意思。

菊，春天生长，夏天繁茂，秋天开花，冬天结实，备受四时之气，饱经霜露，叶枯而不落，花槁而不凋，味兼甘苦，性禀平和。过去人们说它能除风热，益肝补阴，殊不知菊得金水

花 [性味] 味苦，性平，无毒。

[主治] 诸风头眩肿痛。

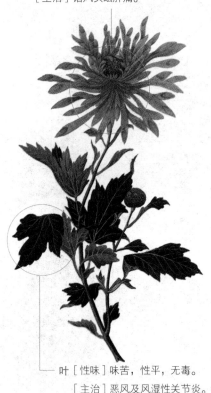

叶 [性味] 味苦，性平，无毒。

[主治] 恶风及风湿性关节炎。

的精华尤其多，能补肺肾二脏。补水能制火，益金能平木，木平则风息，火降则热除，用来治疗头目的各种风热，意义深奥微妙。黄菊入金水阴分，白菊入金水阳分，红菊行妇人血分，都可入药。它的苗可做蔬菜，叶可食用，花可做糕饼，根及种子可入药，装在布袋里可做枕头，蜜酿后可做饮品，自上而下，全身都是宝。古代圣贤将菊比作君子，《神农本草经》将它列为上品，隐士采摘它泡酒，文人墨客采食其花瓣。

菊花生长在雍州川泽及田野，正月采根，三月采叶，五月采茎，九月采花，十一月采实，都阴干备用。花大而香的，为甘菊；花小而黄的，为黄菊；花小而气味不好的，是野菊。菊的品种不下百种，宿根自生，茎、叶、花、色，各不相同。它的花细碎，品位不太高，花蕊像蜂巢，内有细小的子，也可将菊枝压在土中分植。菊的嫩叶和花可以炸着食用。白菊花稍大，味不很甜，也在秋季采收。菊中无子的，称为牡菊。

菊味苦、甘，性寒，可升可降，属阴中微阳。治诸风头眩肿痛，流泪，皮肤死肌，恶风及风湿性关节炎。长期服用利血气，抗衰老；治腰痛无常，除胸中烦热，安肠胃，利五脉，调四肢；治头目风热、晕眩倒地、脑颅疼痛，消身一切游风，利血脉；用菊做枕头可明目，菊叶也能明目，生熟都可食；养肝血，去翳膜；主肝气不足。

444 茺蔚子具有哪些养生价值？

茺蔚子又名益母、益明、贞蔚、萑（音推）、野天麻、猪麻、火枚、郁臭草、苦低草、夏枯草、土质汗。此草及子都充盛密蔚，故名茺蔚。它的功用对妇人有益，还能明目益精，所以有益母、益明的名称。其茎像方麻，所以叫它野天麻。因猪爱吃此草，所以它又有猪麻的俗名。茺蔚在夏至过后即枯萎，所以也有夏枯的名称。近代效方称它为土质汗。

茺蔚在近水湿处生长繁茂。初春生苗，像嫩蒿，到夏天长至三四尺高，茎是方的，像麻黄茎。它的叶子像艾叶，但叶背为青色，一梗有三叶，叶子有尖尖的分叉。此草一寸左右长一节，节节生穗，丛簇抱茎。四五月间，穗内开小花，花为红紫色，也有淡白色的。每个花萼内有细子四粒，大小像茼蒿子，有三棱，为褐色。其草生长期间有臭气，夏至后即枯萎，根为白色。

益母草的根、茎、花、叶、实，都可以入药，可同用。如治手、足厥阴血分风热，明目益精，调女人经脉，则单用茺蔚子为好。如果治肿毒疮疡，消水行血，妇人胎产诸病，则适宜一同使用。因其根茎花叶专于行，而子则行中有补的作用。

茺蔚子味甘微辛，性温，属阴中之阳，是手、足厥阴经的主药。茺蔚开白花的入气分，开紫花的入血分。治疗妇女经脉不调及胎产一切血气诸病。

茺蔚捣汁服用，治浮肿，能利水。捣碎外敷可治蛇虫毒；用来作驻颜的药，可令人容颜光泽，除粉刺；活血破血，调经解毒；治流产及难产，胎盘不下，产后大出血、血分湿热、血痛，非经期大出血或出血不断、尿血、泄血、疳痢痔疾，跌打后内伤淤血，大小便不通。

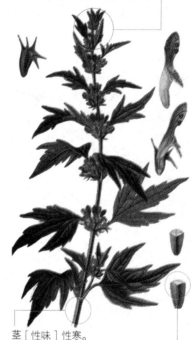

叶［性味］性寒。
　　［主治］荨麻疹，可作汤洗浴。

茎［性味］性寒。
　　［主治］荨麻疹，可作汤洗浴。

子［性味］味辛、甘，性微温，无毒。
　　［主治］明目益精，除水气，久服轻身。

445 青葙具有哪些养生价值？

青葙又名草蒿、萋蒿、昆仑草、野鸡冠、鸡冠苋。子名草决明。青葙生长在平谷道旁。三月采其茎叶，阴干用。五六月采其子。嫩苗像苋菜，可以食用。苗长高则有三四尺，苗、叶、花、实与鸡冠花没有什么差别。但鸡冠花穗有的大而扁，有的成团，青葙却在梢间长花穗，穗尖长四五寸，像兔尾，呈水红色，也有黄白色的。它的子在穗中，与鸡冠子和苋子一样难以辨认。

青葙茎叶味苦，性微寒，无毒。主邪气，皮肤中热，风瘙身痒异常，杀三虫；主治恶疮疥虱痔蚀、下部阴疮；捣汁内服，疗温病；止金疮出血。

青葙子味苦，性微寒，无毒。主唇口发青；治五脏邪气，益脑髓，镇肝，明耳目，坚筋骨，去风寒湿痹；治肝脏热毒冲眼，赤障青盲翳肿，恶疮疥疮；治眼，与决明子、苋实作用相同。

446 红蓝花具有哪些养生价值？

红蓝花又名红花、黄蓝。此草的花为红色，叶像蓝，故有蓝名。马志说，红蓝花即红花，生长在梁汉及西域。《博物志》上说，张骞从西域带回种子。现今魏地也有种植。冬季撒子，到春天开始生苗，夏天才开花。花下结球猬，多刺，花开在球上。种植的人乘着露水采花，采后又开花，直到开尽为止。球中结实，为白色像小豆大的颗粒。将它的花晒干，可以用来染红布，还可作胭脂。

红花在二月、八月、十二月都可以下种。在雨后播种，像种麻的方法一样。初生的嫩叶、苗都可以食用。它的叶像小蓟叶，在五月开花，像大蓟花，为红色。

红蓝花味辛，性温，无毒。血生于心包，藏于肝，属于冲任。红花汁与之同类，所以能行男子血脉，通女子经水。多用则行血，少用则养血。治产后失血过多饮食不进，腹内恶血不尽绞痛，胎死腹中，用红蓝花和酒煮服。也治蛊毒；多用破积血，少用养血；活血润燥，止痛散肿，通经。

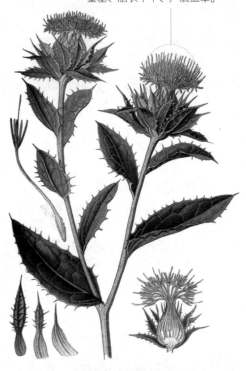

花［性味］辛、温、无毒。

［主治］风疾兼腹内血气痛、喉痹壅塞、胎衣不下、产后血晕。

治疗风疾兼腹内血气痛用红花一大两，分作四份。取一份，加酒一升，煎取一盏半，一次服下。如不止，再服。

治疗一切肿疾用红花熟捣取汁服。

治疗喉痹壅塞不通，将红花捣烂，取汁一小升服下，以病愈为度。如在冬天没有新鲜的花，可用干花浸湿绞汁煎服。

447 苎麻具有哪些养生价值？

苎麻也作纻，可以织粗布，故称为纻。凡用细麻织成的布叫纻，用粗麻织成的叫纻。闽、蜀、江、浙多有苎麻。剥其皮可以用来织布。它的苗高七八尺，叶像楮叶而无分叉，叶面青色，背面为白色，有短毛。夏秋间抽细穗开青花。其根黄白而轻虚，在二月、八月采割。按陆玑《草木疏》载，一棵苎麻有数十茎，旧根在土中，到春天便自己生长，不需栽种。园内种植的一年可收割两次，剥取其皮，用竹刀刮它的表皮，厚处自然脱落，得到里面如筋的部分，煮后搓捻成线用来织布。

苎，即家苎。另外还有山苎、野苎。紫苎，叶面为紫色；白苎，叶面青色而背面为白色。它们都可刮洗后煮食，用来救荒；味道甘美。其子茶褐色，九月收取，次年二月种植，老根也可自己生长。

苎麻根味甘，性寒，无毒。可安胎，外敷治丹毒热；治心膈发热，漏胎下血，产前产后心烦，流行热性疾病，大渴大狂，疗服金石药的人心热，治毒箭、蛇虫伤；苎麻根的功效在于破血。让产妇用苎麻做的枕头，可止血运。产后腹痛，用苎麻放在腹上，可止痛。

小便不通苎麻根、蛤粉各半两，同研末，每次服二钱，空腹用新汲水送下。

小便血淋用苎麻根煎汤频服。也治诸淋。

治疗脱肛不收，将苎麻根捣烂，煎汤熏洗。

448 续断具有哪些养生价值？

续断又名属折、接骨、龙豆、南草。续断、属折、接骨，都是以功效来命名。续断三月以后生苗，茎干有四棱，像苎麻，叶两两对生。四月开红白色花，像益母花。根像大蓟，为赤黄色。市面上卖的有好几种，很少人能辨好坏。医生以节节断、皮黄皱的为真口。

续断根味苦，性微温，无毒。与地黄相使，与雷丸相恶。主伤寒，补不足，治金疮痈疡、跌打损伤，能续筋骨，治妇人乳难，久服益气力；治妇人崩中漏血，金疮内出血，能止痛生肌肉，治踠伤恶血腰痛，关节缓急；能祛各种湿毒，宣通血脉；能益气，补五劳七伤，破癥结淤血，消肿毒，治肠风痔瘘、乳痈瘰疬，妇人产前产后一切病，胎漏、子宫冷，面黄虚肿，能缩小便，止遗精尿血。

治疗产后诸疾、血晕、心闷烦热、气接不上、心头硬、乍寒乍热等，用续断皮一把，加水三升，煎取二升，分三次服。

治疗跌打损伤用接骨草叶捣烂外敷。

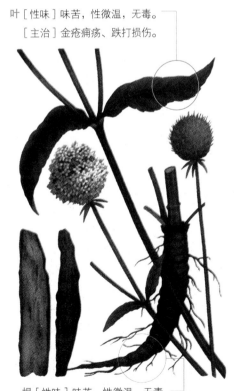

叶 [性味] 味苦，性微温，无毒。
[主治] 金疮痈疡、跌打损伤。

根 [性味] 味苦，性微温，无毒。
[主治] 伤寒，补不足。

449 大青具有哪些养生价值？

大青的茎叶都是深青色，所以叫作大青。现在江东州郡以及荆南、眉、蜀、濠、淄等州都有。春季生长，茎为青紫色，叶像石竹苗叶，花呈红紫色，像马蓼，也像芫花，根黄色。三四月采茎叶，阴干使用。

大青处处都有，高二三尺，茎圆；叶长三四寸，叶面青色，背面色淡，对节而生；八月开小花，红色成簇；结青色果实，大如椒粒，九月果实变为红色。

李时珍说，大青性寒，味微苦、咸，能解心、胃热毒，不仅只是用来治疗伤寒。朱肱《南阳活人书》中，治疗伤寒发斑、红赤、烦痛，有犀角大青汤、大青四物汤。所以李象先在《指掌赋》中说：阳毒则狂斑烦乱，用大青、升麻，能挽回重病。

大青茎叶味苦，性大寒，无毒。治时气头痛，大热口疮；除时行热毒；治瘟疫寒热；治热毒风，心中烦闷，口干口渴，小儿身热风疹以及金石药毒；外敷治肿毒；治热毒痢疾，黄疸、喉痹、丹毒。

治疗喉风喉痹，用大青叶捣汁灌服，取效即止。

治疗小儿口疮，用大青十八铢，黄连十二铢，加水三升，煮成一升服下。一天服二次，病愈为止。

治热病下痢严重者，用大青汤，取大青四两，甘草、赤石脂各三两，阿胶二两，豉八合，加水一斗，煮成三升，分三次服。

450 天名精具有哪些养生价值？

天名精又名天蔓菁、天门精、地菘、玉门精、麦句姜、蟾蜍兰、蛤蟆蓝、蚵蚾草、豕首、彘颅、活鹿草、皱面草、母猪芥。果实名：鹤虱。根名杜牛膝。地菘即天名精，其叶像菘，又像蔓菁，所以有这两个名称。鹤虱即天名精的果实。天名精的嫩苗是绿色，像皱叶菘芥，微有狐气，淘净后炸熟也可食用。长则抽茎，开小黄花，像小野菊花。它结的果实像蒿子，最粘人的衣服，狐气更重。但炒熟后则香，所以人们都说其味辛而香。它的根是白色，像短牛膝。

天名精，是指根和苗一起。地菘、垩松，都是指它的苗叶。鹤虱，是说它的子。它的功用只是吐痰止血杀虫解毒，所以擂汁服能止痰疟，用来漱口能止牙疼，外敷治蛇咬伤，也能治猪瘟病。

天名精叶、根味微辛、甘，有小毒。生汁使人呕吐。主淤血血瘕欲死，下血。能止血，利小便；除小虫，去痹，除胸中结热，止烦渴，消水肿；能破血生肌，止鼻出血，杀寄生虫，除各种毒肿、疔疮、瘘痔，刀枪内伤；身体瘙痒不止者，用它擦拭，立即止痒；解恶虫蛇螫毒，用它外敷；吐痰止疟，治牙痛口紧喉痹。

鹤虱（天门精实）味苦，性平，有小毒。杀蛔虫、蛲虫，将其研为末，用肥肉汁调服一方寸匕，也可以入丸散剂使用；虫心痛，用淡醋和半匕服，即刻有效；杀五脏虫，止疟，外敷治恶疮。

451 灯心草具有哪些养生价值？

灯心草又名虎须草、碧玉草。灯心草长于江南泽地，丛生，茎圆，细而长直，人们用来编席。蒸熟待干后，折取中心的白瓤来点灯的，为熟草。有不蒸的，生干剥取为生草。入药宜用生草。

此草属龙须一类，但龙须紧小而瓤实，此草稍粗而瓤虚白。吴人栽种，取瓤为灯炷，以草织席及蓑衣。服食丹药的人以它来伏硫黄、朱砂。

灯心草茎、根味甘，性寒，无毒。治五淋，生煮服用。如果用破席煮服，更良；泻肺，治阴窍阻涩不利，行水，除水肿癃闭；治急喉痹，烧灰吹之甚捷。烧灰涂乳上，饲小儿，能止小儿夜啼；降心火，止血通气，散肿止渴。烧灰入轻粉、麝香，治阴疳。

治疗伤口流血，用灯心草嚼烂敷患处。

治疗鼻血不止，用灯心草一两为末，加丹砂一钱。每次用米汤送服二钱。

治疗喉痹，用灯心草一把，瓦上烧存性，加炒盐一匙，每取少许吹入喉中，数次即愈。

茎 [性味] 甘、微寒
[主治] 水肿、小便不利、尿少涩痛、湿热黄疸、心烦不寐、小儿夜啼、喉痹、口舌生疮

治疗失眠，用灯心草煎水代茶喝。

治疗湿热黄疸，用灯心草根四两，加酒、水各半，入瓶内煮半日，露一夜，温服。

452 延胡索具有哪些养生价值？

延胡索又名玄胡索。此草名玄胡索，因避宋真宗讳，故改玄为延。延胡索生长在奚地，从安东道运来，根像半夏，色黄。奚也就是东北夷地。现在二茅山西上龙洞有栽种。每年

寒露后栽种，立春后生苗，叶如竹叶样，三月长三寸高，根丛生像芋卵，立夏后挖取。

玄胡索味苦、微辛，性温，入手足太阴、厥阴四经，能行血中气滞、气中血滞，所以专治一身上下诸痛，是活血行气第一品药。延胡索根味辛，性温，无毒。入手、足太阴经。能破血，疗妇人月经不调，腹中结块，崩漏，产后各种血病，血运，暴血冲上，因损下血。将其煮酒或用酒磨服。能除风治气，暖腰膝，止暴腰痛，破癥痕，治跌打损伤淤血，能落胎。治心气小腹痛，有神。散气，治肾气，通经络。能活血利气，止痛，通小便。

玄胡索一两，枯矾二钱半，共研为末。每次取二钱，用软糖一块和药含咽。可治老少咳嗽。

玄胡索去皮醋炒，当归酒浸炒各一两，橘红二两，共研为末，酒煮米糊和药做成丸子，如梧子大，每次空腹用艾醋汤送服一百丸，可治妇女气血淤滞的腹中刺痛、月经不调。凡产后血污不净，腹满，及产后血晕，心头硬，或寒热不禁，或心闷，手足烦热等病，都可将玄胡索炒后研末，每次用酒送服二钱，很有效。

冷气腰痛者可用延胡索、当归、桂心等分，研为末，每次用温酒送服三四钱。

坠落车马致筋骨疼痛不止用豆淋酒送服玄胡索末二钱，一日二次。

时发时止或久不愈，身热足寒，用玄胡索（去皮）、金铃子肉等份，共研为末，每次用温酒或白开水送服二钱。

453 败酱具有哪些养生价值？

败酱又名苦菜、苦蘵、泽败、鹿肠、鹿首、马草。败酱俗名苦菜，山里人采来食用，江东人常采来储藏。败酱初春生苗，深冬才凋谢。初生时，叶铺地而生，像菘菜叶而狭长，有锯齿，为绿色，叶面色深，背面色浅。夏秋季节茎高二三尺而柔弱，数寸一节，节间生叶，向四面散开如伞，顶端开成簇的白花，像芹花、蛇床子花。它结的果实小而成簇，很像柴胡。

败酱是手足阳明、厥阴经的药物，善排脓破血。败酱根味苦，性平，无毒。主暴热、火疮、热毒、疥癣、瘙痒、痈疽、痔疮、马鞍热气；除痈肿、水肿、热结、风痹、产后腹痛；治毒风侵袭所致的萎缩麻木，破多年淤血；能化脓为水，治产后各种疾病，止腹痛，余疹烦渴；治气滞血淤心腹痛，除腹内包块，催生落胎，止鼻出血、吐血，赤白带下，治红眼、翳膜、眼内息肉、聤耳，疮疖疥癣丹毒，能排脓补瘘。

治疗腹痛有脓，取薏苡仁十分、附子二分、

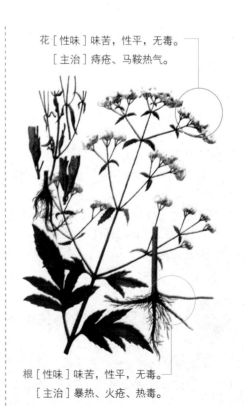

花［性味］味苦，性平，无毒。
［主治］痔疮、马鞍热气。

根［性味］味苦，性平，无毒。
［主治］暴热、火疮、热毒。

败酱五分，同捣末。每次取方寸匕，加水二升，煎成一升，一次服下。

治疗产后恶露，取败酱、当归各六分，续断、芍药各八分，芎䓖、竹茹各四分，生地黄（炒）十二分，加水二升，煮取八合，空腹服。

治疗产后腹痛如锥刺，取败酱草五两，加水四升，煮取二升，每次服二合，一天三次。

454　款冬花具有哪些养生价值？

款冬花又名款冻、颗冻、氐冬、钻冻、菟奚、橐吾、虎须。百草中只有它不顾冰雪，最先发芽，所以称它为破冰。款冬花虽在冰雪之下，到时间也照样生芽，春天人们采来代替蔬菜。如果入药用，须用微见花的为好。如果已经开花芬芳，则无药力。

款冬花的叶子像葵而大，丛生，花出根下。根是紫色，叶像萆薢，十二月开黄花，有青紫色的花蕚，离地一两寸，则长出来时像菊花蕚，通直而肥实无子。

款冬花味辛，性温，无毒。主咳嗽上气、哮喘，喉痹，及各种惊痫寒热邪气；治消渴，喘息呼吸；疗肺气心促急，热劳咳、咳声不断、涕唾稠黏，肺痿肺痈，吐脓血；润心肺，益五脏，除烦消痰，清肝明目，治中风等疾病。

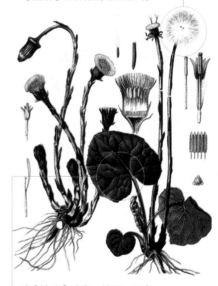

花［性味］味辛，性温，无毒。

　　［主治］各种惊痫寒热邪气。

叶［性味］味辛，性温，无毒。

　　［主治］咳嗽上气、哮喘，喉痹。

治疗咳嗽痰中带血，取款冬花、百合，蒸后焙，等分为末，加蜜做成龙眼大的丸子，每天临睡时嚼服一丸，姜汤送下。

455　木贼具有哪些养生价值？

木贼有节，表面粗糙而涩。治木骨者，用它磋擦则光净，称为木之贼。木贼出近水的地方。丛丛直上，长的二三尺，像凫茈苗以及粽心草，而中空有节，又像麻黄茎而稍精，没有枝叶。色青，经冬不凋。四月采。

木贼茎味甘、微苦，无毒。治目疾，退翳膜，消积块，益肝胆，疗肠风，止疾，及妇人月水不断，崩中赤白；解肌，止泪止血，去风湿，疝痛，大肠脱肛；木贼得麝香，治休息久痢。得禹余粮、当归、芎䓖，治崩中赤白。得槐蛾、桑耳，治肠风下血。得槐子、枳实，治痔疾出血。

木贼性温，味微甘苦，中空而轻，阳中之阴，主升，主浮。与麻黄同形同性，故亦能发汗解肌，升散火郁风湿，治眼目诸血疾。

治疗目昏多泪，用木贼（去节）、苍术（淘米水浸过）各一两，共研为末。每服二钱，茶水调下。或加蜜做成丸子吞服也可以。

治疗急喉痹塞，用木贼在牛粪火上烧存性，每服一钱，冷水送下，血出即安。

治疗肠痔下血，多年不止：用木贼、枳壳各二两，干姜一两，大黄二钱半，一起在锅内炒黑存性，研细。每次服二钱，用粟米汤送下，很有效。治疗大肠脱肛，将木贼烧存性，研为末，敷肛部，并把它托入体内。也可以往药中加龙骨。

治疗月经不净，用木贼（炒）三钱，加水一碗煎至七成，温服，每日一次。

456 葶苈具有哪些养生价值？

葶苈又名丁历、大室、大适、狗荠。葶苈生长在藁城平原沼泽及田野，初春生苗叶，高六七寸，像荠。它的根为白色，枝茎都为青色。三月开花，微黄，结角，种子扁小像黍粒，微长，呈黄色。立夏后采实，阴干。葶苈有甜、苦两种。狗荠味微甘，即甜葶苈。

葶苈甘苦二种，正如牵牛，黑白二色一样，急、缓不同；又像壶卢，甘、苦二味，良、毒也异。一般甜的下泄性缓，虽泄肺却不伤胃；苦的下泄性急，既泄肺也易伤胃，所以用大枣辅佐。然而肺中水气积满喘急者，非此不能除。只是水去则停药，不可过多服用。

葶苈大降气，与辛酸同用，以导肿气。《本草·十剂》载，泄可去闭，葶苈、大黄之属。此二味药都大苦寒，一泄血闭，一泄气闭。葶苈子味辛，性寒，无毒。葶苈子 子与榆皮相使，得酒良，恶白僵蚕、石龙芮。宜配大枣同用。主治腹部肿块、结气，饮食寒热，能破坚逐邪，通利水道；利膀胱水湿，伏留热气，皮间邪水上出，面目浮肿，身突然中风，热痱瘙痒，利小腹。久服令人虚弱；疗肺壅上气咳嗽，止喘促，除胸中痰饮；通月经。

花 [性味] 味辛，性寒，无毒。
[主治] 利膀胱水湿，伏留热气。

子 [性味] 味辛，性寒，无毒。
[主治] 腹部肿块、结气，饮食寒热。

457 瞿麦具有哪些养生价值？

瞿麦又名蘧麦、巨句麦、大菊、大兰、石竹、南天竺草。石竹叶像地肤叶而尖小，又像初生的小竹叶而细窄，其茎纤细有节，高一尺多，梢间开花。山中野生的，花大如钱，红紫色。人们栽种的，花稍小而妩媚，有红、白、粉红、紫红、斑斓等色，俗称洛阳花。它结的果实像燕麦，里面有小黑子。将它的嫩苗炸熟，用水淘过后可食用。

瞿麦穗味苦，性寒，无毒。与蘘草、牡丹相使，恶螵蛸，伏丹砂。主关格、各种癃闭，小便不通，能出刺，去痈肿，明目去翳，破胎堕子，下淤血；养肾气，逐膀胱邪气，止霍乱，长毛发；主治五淋；治月经不通，有破血块、排脓的作用。

瞿麦叶主痔瘘并泻血，做成汤粥食用。又治小儿蛔虫，以及丹石药发。眼睛肿痛及肿毒，将其捣烂外敷。可治浸淫疮和妇人阴疮。

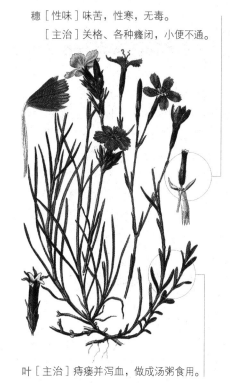

穗［性味］味苦，性寒，无毒。
　　［主治］关格、各种癃闭，小便不通。

叶［主治］痔瘘并泻血，做成汤粥食用。

458 龙葵具有哪些养生价值？

龙葵又名苦葵、苦菜、天茄子、水茄、天泡草、老鸦酸浆草、老鸦眼睛草。龙葵，是说其性滑如葵。称苦菜，是因其味苦；称茄是其叶的形状而命名；天泡、老鸦眼睛，都是以其子的形状命名。因它与酸浆相似，所以加老鸦以区别。五爪龙也叫老鸦眼睛草、败酱、苦苣都叫作苦菜，这是名同物不同。

龙葵、龙珠，为同一类的两个品种，到处都有。四月生苗，嫩时可以食用，性质柔滑，逐渐长高到二三尺，茎像筷子般粗，又像灯笼草但没有毛，叶像茄叶而小。它在五月以后开小白花，花蕊呈黄色，果实浑圆，大如五味子，果上长有小蒂，数颗同缀，味酸。果实里面有细子，也像茄子的子。果实生青熟黑的为龙葵，生青熟赤的是龙珠，性味也相差不多。

龙葵苗味苦、微甘，性滑、寒，无毒。能解除疲旁，减少睡眠，祛虚热，消浮肿；治风证，补益男子元气，妇人败血；消热散血，压丹石毒，适宜食用。

龙葵茎、叶、根捣烂加土和好，外敷疔肿、火丹疮，效果好。根与木通、胡荽煎汤内服，能通利小便。

治疗发背痈疽成疮，用龙葵一两研为末，加麝香一分，研匀外涂。

治疗火焰丹肿，取龙葵草加醋研为细末外敷。

治疗诸疮恶肿：取龙葵草捣烂，用酒送服。另以药渣敷患处。

459 迎春花具有哪些养生价值？

迎春花丛生，高的可长到二三尺，茎呈方形，叶厚。叶像初生的小椒叶，但没有齿，叶面色青背面淡。对节生小枝，每枝长三叶。正月初开小花，形状如瑞香花，花黄色，不结果实。

迎春花的叶味苦涩，性平，无毒。治肿毒恶疮，取叶阴干，研成末，用酒送服二三钱，服后出汗即愈。迎春花叶可以止血，止痛。主要用于跌打损伤，外伤出血，口腔炎，痈疖肿毒，外阴瘙痒。

迎春花甘，涩，平。有清热利尿，解毒的之功。主要用于发热头痛，小便热痛，下肢溃疡。取叶 2 ~ 3 钱，捣烂敷患处或煎水坐浴或取花 1 ~ 3 钱，外用研粉，调麻油搽敷患处。

460 蓖麻具有哪些养生价值？

蓖麻叶像大麻，子像牛蜱，故名。蓖也作蝗。蝗即牛虱。此草的种子有麻点，故名蓖麻。蓖麻的茎有赤有白，中空。叶大像瓟叶，每叶有五尖。夏秋季节桠里抽出花穗，累累呈黄色。每枝结实数十颗，上有刺，攒簇像猬毛而软。三四子合成一颗，枯时劈开，状如巴豆，壳内有子大如豆。壳有斑点，状如牛蝗。将斑壳去掉，中间有仁，娇白像续随子仁，有油可作印色及油纸。

取蓖麻油的方法是，取蓖麻仁五升捣烂，加水一斗煮，有沫捞起，待沫尽则止。将沫煎至点灯不炸，滴水不散为度。

蓖麻属阴，其性善收，能追脓取毒，是外科要药。能排出有形的积滞物，所以取胎产胞衣、剩骨胶血者用。蓖麻仁甘辛有毒热，气味与巴豆很相近，也能通利，故下水气。其性善走，能开通诸窍经络，

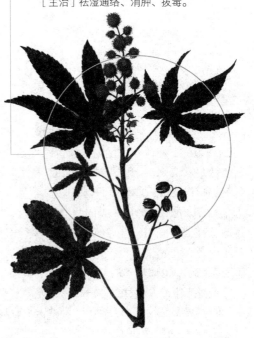

全草 [性味] 有毒。

[主治] 祛湿通络、消肿、拔毒。

所以能治偏风、失音口噤、口目歪斜、头风七窍诸病，不止是排出有形之物。

蓖麻子味甘、辛，性平，有小毒。主水积。又主风虚寒热，身体疮痒浮肿，毒邪恶气，取蓖麻子榨取油外涂；研敷疮、疥、癞。涂手足心，用来催产；治疗疬。取子炒熟去皮，每卧时嚼服二三枚，渐加至十数枚，有效；主偏风不遂，口眼歪斜，失音口噤，头风耳聋，舌胀喉痹，鼻喘脚气，毒肿丹瘤，烫伤，针刺入肉，女人胎衣不下，子宫脱出，开通关窍经络，能止诸痛，消肿追脓拔毒。

461 马兜铃具有哪些养生价值？

马兜铃又名都淋藤、独行根、土青木香、去南根、三百两银药。此草蔓生附木生长，叶脱落时果实还在，像马项上的铃铛，故名马兜铃。马兜铃的根会使人呕吐、腹泻，微有香气，故得名独行、木香。岭南人用它来治蛊，隐其名为三百两银药。

马兜铃果实味苦，性寒，无毒。主肺热咳嗽，痰结喘促，血痔瘘疮；治肺气上急，坐息不得，咳嗽连连不止；清肺气，补肺，去肺中湿热。

治疗水肿腹大喘急，用马兜铃煎汤。

治疗肺气喘急，取马兜铃二两，去壳及膜，加酥油半两，拌匀后用慢火炒干，再加炙甘草一两，同研成末。每次取一钱，加水一盏，煎至六成，温服，或噙口中咽服。

独行根（青木香）味辛、苦，性冷，有毒。不能多服，会使人呕吐、腹泻不止。治诸毒热肿，蛇毒，用水磨独行根成泥封患处，一天三四次。加水煮一二两，取汁服，吐蛊毒。将其捣为末，水调后用来涂疗肿，效果好；治血气，利大肠，治头风、瘙痒、秃疮。

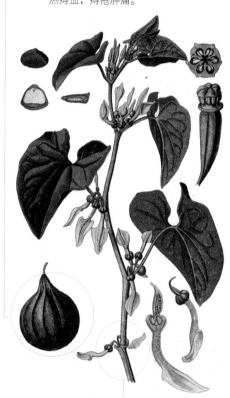

果实 [性味] 苦，微寒，有毒
[主治] 肺热喘咳，痰中带血，肠热痔血，痔疮肿痛。

茎（天仙藤）[性味] 有毒。
[主治] 祛风和血。

462 郁李仁具有哪些养生价值？

郁李也叫车下李、爵李、雀梅、常棣。生于高山川谷及丘陵上，五六月采根。山野到处都有。子熟赤色，可食。郁李子红熟可食，微涩，可蜜煎，陕西甚多。核仁酸，平，无毒。阴中之阳，性主降，能下气利水，乃脾经气分药。主大腹水肿，面目四肢浮肿，利小便水道。肠中结气，关格不通。通泄五脏膀胱急痛，宣腰胯冷脓，消宿食下气。破癖气，下四肢水。酒服四十九粒，可泻结气。破血润燥。专治大肠气滞，燥涩不通。研和龙脑，点赤眼。

叶 [性味] 平，无毒。
[主治] 大肠气滞，燥涩不通。

郁李根性味酸，凉，无毒。主治牙龈痛，龋齿。去白虫。还可治风虫牙痛，浓煎含漱。治小儿身热，作汤浴之。

花 [性味] 酸，平，无毒。
[主治] 破癖气，下四肢水。

治疗小儿惊热痰实，大小便不通，用大黄（酒浸后炒过）、郁李仁（去皮，研末）各一钱，滑石末一两，一起捣和成如黍米大的丸子。两岁小儿服三丸，其他儿童根据情况加减，开水送服。

治疗肿满气急，睡卧不得，用郁李仁一合，捣末，和面做饼吃，吃下即可通便，气泄出后即愈。

治疗心腹胀满，二便不通，气急喘息，脚气浮肿，取郁李仁十二分，捣烂，水磨取汁，薏苡三合，捣如粟大，一同煮粥吃。

463 胡椒具有哪些养生价值？

胡椒又名昧履支。因其辛辣似椒，所以得椒名，实际上并不是椒。

胡椒出自摩伽陀国，那儿称之为昧履支。它蔓生，依附在树上，或架棚引藤。胡椒叶像扁豆、山药。正月开黄白色的花，结椒累累，缠绕在藤蔓上，形状像梧桐子，也没有核，生的时候是青色，熟后变为红色，青的味更辣。胡椒四月成熟，五月采收，晒干后起皱。

现在人们的食品中大多都要用它，成为生活日用品。

辛热纯阳，走气助火，昏目发疮；多食损肺，令人吐血；主下气温中去痰，除脏腑中冷气；去胃口虚冷气，积食不消，霍乱气逆，心腹疼痛，冷气上冲；调五脏，壮肾气，治冷痢，杀一切鱼、肉、鳖、蕈毒；去胃寒吐水，大肠寒滑；暖肠胃，除寒湿，治反胃虚胀，冷积阴毒，牙齿浮热疼痛。

464　秦椒具有哪些养生价值？

秦椒又名大椒、花椒。它最早出自秦地，现在各地都可种植，很容易繁衍。它的叶是对生的，尖而有刺。四月开小花，五月结子，生时为青色，熟后变成红色，比蜀椒大，但其子实中的子粒不如蜀椒的黑亮。范子计说，蜀椒产自成都，红色的好；秦椒出自陕西天水，粒小的好。

秦椒能除风邪气，温中，去寒痹，坚齿发，明目；疗咽喉肿痛，吐逆疝瘕。散淤血，治产后腹痛。能发汗，利五脏；治上气咳嗽，久风湿痹；治恶风遍身，四肢麻痹，口齿浮肿摇动，闭经，产后恶血痢，慢性腹泻，疗腹中冷痛，生毛发，灭疤痕，消肿除湿。

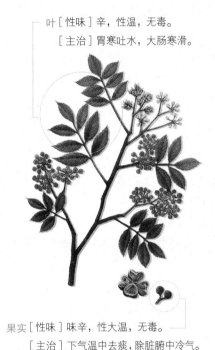

叶［性味］辛，性温，无毒。
　　［主治］胃寒吐水，大肠寒滑。

果实［性味］味辛，性大温，无毒。
　　［主治］下气温中去痰，除脏腑中冷气。

465　蒺藜具有哪些养生价值？

蒺藜又名茨、旁通、屈人、止行、豺羽、升推。蒺，疾的意思；藜，利的意思；茨即刺。它的刺伤人，很是快而利。叫它屈人、止行，都是因为蒺藜伤人。此草多生长在道路上及墙上，叶伏地，子有刺，形状像菱但小些。长安最多，人们行路多穿木履。

蒺藜布地蔓生，细叶，子有三角，绿叶细蔓，七月开黄紫色花，像豌豆花而略小些。九月结果实成荚，子便可采。它的果实味甜而微腥，褐绿色，与蚕种子有点像但差别大。又与马薸子非常像，但马薸子微大，不能入药，须仔细分辨。白蒺藜的子是补肾药，祛风只用刺蒺藜。蒺藜叶像初生的皂荚叶，整齐可爱。刺蒺藜像赤根菜子和细菱，三角四刺，果实有仁。白蒺藜结荚长一寸左右，里面的子大如芝麻，外形像羊肾而带绿色。

蒺藜子入药用，丸剂、散剂都可，炒去刺用。味苦，性温，无毒。与乌头相使。去恶血，破腹部肿块，治喉痹乳难。久服长肌肉，明目轻身；治身体风痒，头痛，咳逆伤肺肺痿，

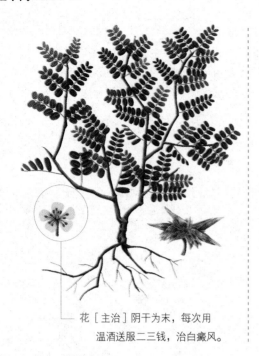

花［主治］阴干为末，每次用温酒送服二三钱，治白癜风。

止烦下气。小儿头疮，痈肿，阴溃，可做摩粉用；治各种风病、病疡，疗吐脓，去燥热；治奔豚肾气，肺气胸膈满，能催生堕胎，益精，疗肾冷，小便多，止小便淋沥、遗精、尿血肿痛；治痔漏，阴部潮湿，妇人乳房疮痛，带下；治风邪所致的大便秘结，及蛔虫心腹痛。

治疗大便风秘，蒺藜子（炒）一两、猪牙皂荚（去皮、酥炙）五钱，共研为末。每次用盐茶汤送服一钱。

治疗月经不通，杜蒺藜、当归等分，研为末。每次用米汤送服三钱。

治疗白癜风，用白蒺藜子六两，生捣为末。每次用白开水送服二钱，一日二次。一月后断根。服至半个月时，白处见红点，即预示有效。

466 大黄具有哪些养生价值？

大黄又名黄良、将军、火参、肤如。大黄，是因其颜色而得名。称它为将军，是说它的作用骏快。它推陈致新，就像平定祸乱致太平，所以得将军之名。大黄生长在蜀郡北部或陇西。二月叶子卷曲生长，黄赤色，叶片四四相当，茎高三尺多。它三月开黄色花，五月结实黑色，八月采根。根有黄汁，切片阴干。大黄的叶、子、茎都像羊蹄，但茎高达六七尺而且脆，味酸，叶粗长而厚。根细的像宿羊蹄，大的有碗大，长二尺。其性湿润而易蛀坏，烘干就好。用的时候应当区分，如果取深沉、能攻病的，可用蜀中像牛舌片坚硬的；如果取泻泄迅速、除积滞去热的，当用河西所产有锦纹的大黄。

大黄味苦性寒，气味俱厚，沉而降，烦属阴。用之须酒浸煨熟，是寒因热用。大黄酒浸入太阳经，酒洗入阳明经，其余

花［性味］味苦，性寒，无毒。
　　［主治］通利水谷，调中化食，安和五脏。

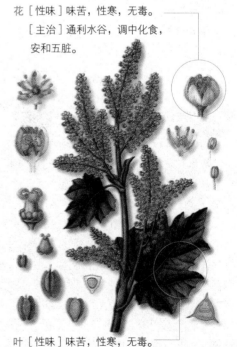

叶［性味］味苦，性寒，无毒。
［主治］能下淤血，除寒热，破肿块。

经不用酒。凡是病在气分以及胃寒血虚和妊娠产后，不要轻易使用。因大黄性苦寒，能伤元气、耗阴血。

大黄是足太阴、手足阳明、手中厥阴五经血分之药。凡病在五经血分者，适宜使用。如果病在气分而用大黄，是诛伐无过。泻心汤治疗心气不足、吐血、衄血，是真心之气不足，而手厥阴心包络、足厥阴肝、足太阴脾、足阳明胃之邪火有余。虽然说是泻心，实际是泻四经血中的伏火。

大黄能下淤血，除寒热，破肿块，去留饮宿食，荡涤畅胃，排出肠道积滞，通利水谷，调中化食，安和五脏；可平胃下气，除痰实，肠间积热，心腹胀满，女子寒血闭胀，小腹痛，各种陈久淤血凝结；通女子月经，利水肿，利大小肠，贴热肿毒，小儿寒热时疾，烦热蚀脓；泻各种实热不通，除下焦湿热，消宿食，泻心下痞满；主下痢赤白，里急腹痛，小便淋沥，实热燥结，潮热谵语，黄疸，各种火疮。

467 大戟具有哪些养生价值？

大戟又名邛巨、下马仙。此草的根辛苦，戟人咽喉，故名。当地人叫它下马仙，是说攻下很快。大戟苗像甘遂而高大，叶有白汁，花是黄色。它的根像细苦参，皮黄黑，肉黄白。五月采苗，二月、八月采根用。

大戟在平原沼泽上有很多。它直茎高二三尺，中空，折断有白浆。叶长窄像柳叶但不团，梢叶密攒向上。杭州紫大戟最好，江南土大戟次之。北方的绵大戟色白，根皮柔韧如绵，作用很是峻利，能伤人。体弱的人服用，甚至会吐血，不能不知道。

大戟根采来后，用浆水煮软，去除根基底的茎秆，晒干用。大戟根味苦，性寒，有小毒。反甘草，畏菖蒲、芦苇，与赤小豆相使，恶薯蓣。

大戟主蛊毒，水肿，腹满急痛积聚，中风皮肤疼痛，吐逆；治颈腋痈肿，头痛，能发汗，利大小便；泻毒药，除时疫黄病温疟，破肿结；能下恶血癖块，除腹内雷鸣，通经，堕胎；大戟根煮水，日日热淋，治隐疹风病，及风毒脚肿。牙痛时将大戟咬于痛处，止痛效果好。

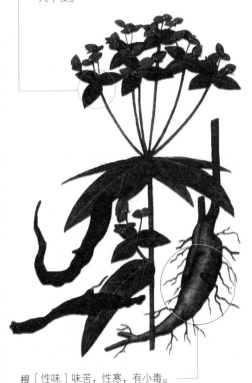

叶 [性味] 味苦，性寒，有小毒。
[主治] 颈腋痈肿，头痛，能发汗，利大小便。

根 [性味] 味苦，性寒，有小毒。
[主治] 蛊毒，水肿，腹满急痛积聚，吐逆。

468 卷柏具有哪些养生价值？

卷柏又名万岁、长生不死草、豹足、求股、交时。卷柏、豹足，像其形。万岁、长生，是说它耐久。卷柏生于常山山谷石间，春天生苗，没有花、子，细叶似柏，高三五寸，弯曲如鸡足，青黄色。五月、七月采摘，老根呈紫色，多须。阴干用。使用时，去掉下面近沙石的部位。

卷柏味辛，性温，无毒。祛五脏邪气，治女子阴中寒热痛、癥瘕、血闭不孕。久服轻身，令人容颜润泽；止咳逆，治脱肛，散淋结。治头中风眩，痿蹶，养阴益精，令人好容颜；通月经，治尸疰鬼疰腹痛，惊恐啼泣；镇心，除头风，暖肾脏。生用破血，炙用止血。

治疗大肠下血，取卷柏、侧柏、棕榈等分，烧存性为末。每次用酒送服三钱。也可用饭做成药丸服用。

治疗远年下血，取卷柏、地榆焙等分。每用一两，加水一碗，煎数十沸，通口服。

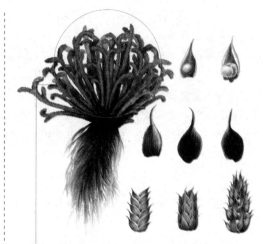

茎叶［性味］辛，平，无毒。
［主治］咳血吐血，风湿痛，经闭痛经，跌扑损伤。

宿存萼［功效］清凉、化痰、镇咳、利尿。

469 酸浆具有哪些养生价值？

酸浆又名醋浆、苦葴、苦耽、灯笼草、皮弁草、天泡草、王母珠、洛神珠。酸浆到处都有，苗像水茄而小，叶也能吃。结果实作房，房中有子如梅李大，都为黄赤色，小儿爱吃。酸浆、龙葵，是同一类的两种植物，苗、叶相似，但龙葵茎上光滑没有毛，从五月份到秋天开小白花，花蕊呈黄色，结的子没有壳，累累数颗同枝，子有蒂，生时青色，熟时则为紫黑色。酸浆也同时开黄白色小花，紫心白蕊，其花像杯子，不分瓣，但有五个尖，结铃壳，

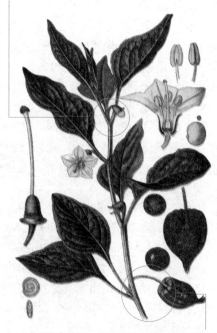

茎叶［主治］痛风，但有堕胎之弊，孕妇忌用。

壳有五棱，一枝一颗，像悬挂的灯笼，壳中有一子，像龙葵子，生青熟赤。这样就能将两者区分开来。

酸浆苗、叶、茎、根都可入药。味苦，性寒，无毒。治热烦满，定志益气，利水道，捣汁内服，治黄病效果较好；灯笼草治呼吸急促、咳嗽、风热，能明目，根、茎、花、实都适宜；治慢性传染病、高烧不退，腹内热结，目黄、食欲不振，大小便涩，骨热咳嗽，嗜睡、全身无力，呕吐痰壅，腹部痞块胀闷，小儿无名瘰疬，风火邪毒引起的寒热，腹肿大，杀寄生虫，落胎，去蛊毒，都可用酸浆煮汁饮用。也可生捣汁内服。将其研成膏，可敷治小儿闪癖。

酸浆子味酸，性平，无毒。主烦热，能定志益气，利水道。难产时服，立刻产下；能除热，治黄病，对小儿尤其有益；治阴虚内热及虚劳发热，体弱消瘦，胁痛热结。

治疗热咳咽痛可用清心丸，取灯笼草研为末，用开水送服。同时还以醋调药末敷喉外，治疗效果好。

470 五味子具有哪些养生价值?

五味子又名玄及、会及。五味子的皮肉甘、酸，核中辛、苦，都有咸味，五味俱全。五味子春初生苗，引赤蔓附于高木，长六七尺。叶尖圆像杏叶。三四月开黄白花，像莲花。七月结实，丛生于茎端，如豌豆样大，生时为青色，熟则变为红紫色，入药生晒不去子。五味子还有南北之分。南方产的五味子色红，北方产的色黑，入滋补药必用北方产的为好。也可以取根种植，当年即生长旺盛；如果是二月下种子，在第二年才生长旺盛，须搭架引蔓。

五味子与肉苁蓉相使。恶葳蕤。胜乌头。入补药熟用，入治嗽药则生用。李杲说，收肺气，补气不足，主升。酸以收逆气，肺寒气逆，宜用五味子与干姜同治。五味子收肺气，为火热必用之药，故治咳嗽以它为君药。但有外邪者不可立即使用，恐闭其邪气，必先发散然后再用为好。有痰者，与半夏相佐；气喘者，与阿胶相佐。

五味子酸咸入肝而补肾，辛苦入心而补肺，甘入中宫益脾胃。主治咳逆上气，劳伤羸瘦，补不足，强阴，益男子精；养五脏，除热，生阴中肌；治中下气，止呕逆，

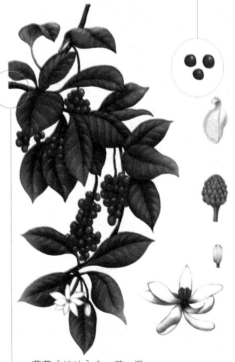

果实［性味］温；酸、甘；归肺、心、肾经。
　　［主治］久咳虚喘，遗尿尿频，久泻不止，盗汗，津伤口渴，心悸失眠。

藤茎［性味］辛、苦，温。
　　［主治］风湿骨痛，跌打损伤，胃痛，月经不调，肾炎。

补虚劳，令人体悦泽；明目，暖肾脏，壮筋骨，治风消食，疗反胃霍乱转筋，痃癖奔豚冷气，消水肿心腹气胀，止渴，除烦热，解酒毒；生津止渴，治泻痢，补元气不足，收耗散之气，瞳子散大；治喘咳燥嗽，壮水镇阳。

治疗久咳不止，用五味子五钱，甘草一钱半，五倍子、风化消各二钱，研末，干噙。

治疗阳事不起，取新五味子一斤，研为末，用酒送服方寸匕，一日三服。忌猪鱼蒜醋。

471 枳具有哪些养生价值？

枳子名枳实、枳壳。原长在商州川谷。现在洛西、江湖州郡等地皆有，以商州的为最好。树木像橘但稍小，高五七尺。叶如橙、多刺。春天开白花，秋天长成果实，在九、十月采摘的为枳壳。现在的人用汤泡去苦味后，蜜渍糖拌，当作果品。

枳实苦，寒，无毒。气厚味薄，浮而升（微降），阴中之阳。可以除寒热结，长肌肉，利五脏，止痢，益气轻身。除胸胁痰癖，逐停水，破结实，心下急痞痛逆气，胁风痛，安胃气，消胀满，止溏泄，明目。解伤寒结胸，主上气喘咳，肾内伤冷，阴痿而有气。消食，散败血，破积坚，祛胃中湿热。

枳壳苦、酸，微寒，无毒。主治风痒麻痹，通利关节，劳气咳嗽，背膊闷倦，散留结胸膈痰滞，逐水，消胀满大肠风，安胃，止风痛。遍身风疹，肌中如麻豆恶痒，肠风痔疾，心腹结气，两胁胀虚。健脾开胃，调五脏，下气，止呕逆，消痰，治反胃霍乱泻痢，消食，破癥结痞癖五膈气及肺气水肿，利大小肠，除风明目。

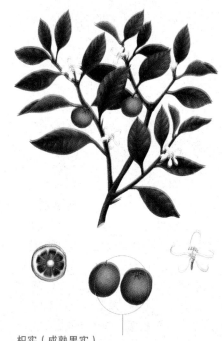

枳实（成熟果实）

[性味] 苦、辛、酸，温。归脾、胃、大肠经。

[主治] 胃肠积滞，湿热泻痢，气滞胸胁疼痛，产后腹痛。

治疗妇人阴肿、坚痛，用枳实半斤碎炒，棉裹熨。

治疗大便不通，取枳实、皂荚等份，研末，制饭丸，米汤送服。

如需消积顺气，可用枳壳三斤去穰，每个入巴豆仁一个，合定扎煮，慢火水煮一日。汤减再加热汤，勿用冷水。待时足汁尽，去巴豆，切片晒干研末，醋煮面糊做成如梧桐子大的丸子。每服三四十丸。

食 疗

食疗又称食治，就是用食物代替药物而使疾病得到治疗、使细胞恢复功能、使人体恢复健康。从古至今一直有"药补不如食疗"的说法，尽管可能没有药补的见效快，然而方便、无毒副作用则是大家对它推崇备至的重要原因。本章就重点介绍各种常见果蔬的营养元素及药效主治。

472 各类粥都有什么食疗价值？

赤小豆粥	利小便，消水肿脚气，能驱除邪气。
绿豆粥	解热毒，止烦渴。
御米粥（即罂粟做成的粥）	治反胃，利大肠。
薏苡仁粥	除湿热，利肠胃。
莲子粉粥	健脾胃，止泻痢。
芡实粉粥	固精气，明耳目。
菱实粉粥	益肠胃，解体内烦热。
栗子粥	补肾气，益腰脚。
薯蓣粥（即山药粥）	补肾气，固肠胃。
芋粥	宽肠胃，使人不觉得饿。
百合粉粥	润肺调中。
萝卜粥	消食利膈。

胡萝卜粥	宽中下气。
马齿苋粥	治痹消肿。
油菜粥	调中下气。
菠菜粥	和中润燥。
荠菜粥	明目利肝。
芹菜粥	去伏热，利大小肠。
芥菜粥	豁痰辟恶。
葵菜粥	润燥宽肠。
韭菜粥	温中暖下。
葱豉粥	发汗解肌。
茯苓粉粥	清上实下。
松子仁粥	润心肺，调大肠。
酸枣仁粥	治烦热，益胆气。
枸杞粥	补精血，益肾气。
薤白粥	治老人冷利。
生姜粥	温中辟恶。
花椒粥	辟瘴御寒。
茴香粥	和胃治疝。
胡椒粥、茱萸粥、辣米粥	治心腹疼痛。
麻子粥、胡麻粥、郁李仁粥	润肠胃，治痹。
苏子粥	下气，利膈。
竹叶汤粥	止渴清心。
猪肾粥、羊肾粥	补肾虚。
羊肝粥、鸡肝粥	补肝虚，明目。
鸭汁粥、鲤鱼汁粥	消水肿。
牛乳粥	补虚赢。
酥蜜粥	养心肺。
炒面加粥	止白痢。
烧盐加粥	止血痢。

473 菠菜具有什么食疗价值？

别　　名　菠棱、赤根菜、波斯草、鹦鹉菜
主　　治　防癌、动脉硬化、便秘、整肠、贫血、感冒、消除疲劳
功　　效　补血止血，止渴润肠，滋阴平肝，助消化
适宜人群　特别适合老、幼、病、弱者

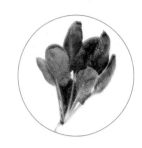

　　菠菜中含有的铁元素是所有蔬菜中最高的，可以用来预防贫血。但是，植物中所含的铁质被称为非血红素铁，与动物中所含的铁质（血红素铁）相比较，具有吸收率不高的缺点。因此，要促进铁元素的吸收就必须同时摄取蛋白质、柠檬酸、维生素C。而菠菜中含有能提升铁质吸收的维生素C，只要搭配蛋白质就可提高吸收率。菠菜中β-胡萝卜素的含量在所有蔬菜中排第二位。β-胡萝卜素具防癌效果。只要食用80克的菠菜，就可摄取到2330IU的维生素A，而我们一天所需的维元素A为800IU。这种β-胡萝卜素属于脂溶性维生素，因此要有效摄取到养分，就必须与油脂或含油脂的食品一起摄取。此外，它与维生素C&E组合成的营养组合，能击退活性氧，预防癌症和延缓衰老。

474 小油菜具有什么食疗价值？

别　　名　芸薹、寒菜、胡菜、苦菜、苔芥、青菜
主　　治　动脉硬化、贫血、强化骨骼与牙齿、消除疲劳、稳定精神
功　　效　活血化淤，解毒消肿，宽肠通便，强身健体
适宜人群　特别适宜口腔溃疡、牙龈出血、牙齿松动、淤血腹痛、癌症患者

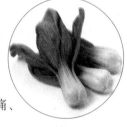

　　油菜属于油菜科植物，是从"青芜"改良为叶菜，由于当初只能在冬季采收，因此又称为冬菜或雪菜。油菜属于黄绿色蔬菜的代表，其营养特征为含有非常丰富的钙质，而且含量是菠菜的五倍。这种钙质以100克的小油菜量来计算的话，就可摄取到一天所需量的1/2左右钙质能强健骨骼或牙齿，而且还具有缓和压力的作用。此外，以100克油菜来计算β-胡萝卜素（促进体内维生素A的吸收），就可摄取到一天所需量的75%。β-胡萝卜素能强健皮肤与黏膜，维持免疫功能，抑制黏膜产生癌症，而且与维生素E组合的话，还能提升抑制癌症的能力。

475 茼蒿具有什么食疗价值？

别 名	蒿子秆、蓬蒿菜、蒿菜、菊花菜、茼莴菜、春菊、花冠菊
主 治	预防动脉硬化、高血压、便秘、整肠、感冒、美化肌肤、防癌
功 效	清血、养心、降压、润肺、清痰
性 味	味甘、辛，性平，无毒
适宜人群	高血压患者、脑力劳动人士、贫血及骨折患者

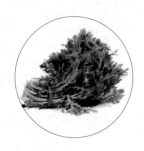

茼蒿的茎和叶可以同食，具特殊的香味、鲜香嫩脆，一般营养成分无所不备。它的形状类似菊花，所以又称为菊花菜。如果想要拥有美丽的肌肤，就要多食茼蒿，因为它能改善肌肤粗糙的问题。此外茼蒿具备了四种强化心脏的药效成分。其一就是含有许多会在体内发挥维生素 A 效力的 β- 胡萝卜素（含量紧接于菠菜之后，位于小油菜之上）；其二就是含有丰富的食物纤维；其三就是含有丰富的维生素 C；最后就是它的香味，这才是茼蒿特有的药效成分。因为香味可以对自律神经发挥作用，能促进肠胃的运动，尤其是对于因内脏功能降低而引起的肌肤粗糙问题最为有效。此外茼蒿含有新鲜且深绿色的色素、叶绿素，具有去除胆固醇的功效。而且茼蒿也含有丰富的钾，能将盐分运出体外，对于患高血压的人来说，可以说是最佳的食用蔬菜。

476 韭菜具有什么食疗价值？

别 名	壮阳草、起阳草、长生草
主 治	动脉硬化、健胃整肠、便秘、冰冷症
功 效	主归心，安五脏，除胃中烦热
性 味	味辛、甘，性温，无毒
适宜人群	便秘、产后乳汁不足女性以及寒性体质的人

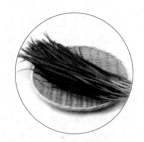

与大蒜同属百合科的韭菜，自古以来就被视为可增强体力的蔬菜。它含有丰富的维生素 A、B 族维生素、维生素 E，还含有臭气成分——蒜素，因此被称为"力蔬菜"。蒜素能提升促进糖类新陈代谢的维生素 B_1 在肠内的吸收利用率，而且还具有强烈的抗菌性、可以保温内脏，活化身体各种功能。

如果想要增强体力，食用韭菜最能发挥效果。维生素 B_1 与含丰富蛋白质的猪肉、内脏等副菜搭配食用后，能更好地发挥作用，防止夏热病的产生。此外，韭菜也含有丰富的维生素类。一束韭菜的 β－胡萝卜素刚好是一天所需的摄取量，不过维生素 C 则为一天所需摄取量的 1/3，维生素 E 含量也是 1/3，因此韭菜堪称极优秀的食品。这些营养成分会综合运作其功效，可以改善寒证，预防感冒、健胃、整肠，消除眼睛疲劳及身体疲劳，顾名思义"起阳草"的确是相当适合韭菜的名称。

477 胡萝卜具有什么食疗价值？

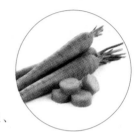

别　　名	红萝卜、甘荀
主　　治	癌症、动脉硬化、感冒、贫血、眼睛疲劳
功　　效	益肝明目，利膈宽肠
性　　味	味甘、辛，性微温，无毒
适宜人群	癌症、高血压、夜盲症、干眼症患者以及营养不良、食欲不振、皮肤粗糙者

胡萝卜之所以如此受欢迎，主要是因为其含有大量的胡萝卜素，而胡萝卜素能有效地防癌。胡萝卜素在体内会变化成维生素 A，从而提高身体的抵抗力，抑制导致细胞恶化的活性氧等。而且胡萝卜素也具有造血功能，因此能改善贫血。除此之外，胡萝卜还有补肝明目的作用，可治疗夜盲症，也可强健黏膜或皮肤，因此在美容方面也具有相当大的功效。胡萝卜含有丰富的钾，因此具有降血压的作用，特别适合高血压和冠心病患者食用。胡萝卜还含有丰富的食物纤维，吸水性强，在肠道中体积容易膨胀，可促进肠道的蠕动，能发挥整肠的功效。

478 南瓜具有什么食疗价值？

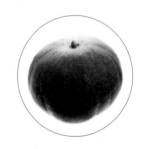

别　　名	麦瓜、番瓜、倭瓜、金瓜
主　　治	癌症、动脉硬化、高血压、健胃、感冒
功　　效	补中益气，解毒杀虫，降糖止渴
性　　味	味甘，性温
适宜人群	肥胖者、糖尿病患者以及中老年人

黄色的南瓜果肉含有丰富的 β－胡萝卜素，它能强健肌肤与黏膜，能提高身体的抵抗力，具有缓解眼睛疲劳的功效。而且 β－胡萝卜素能去除活性氧，具有防止癌细胞产生的抗氧化作用，可以提升免疫功能，并且当产生癌细胞时，能强化对抗癌细胞的大型噬菌体。南瓜中维生素 C 的含量是番茄的 2 倍。维生素 C 与 β－胡萝卜素可在体内合成为预防癌症的物质，同时对于感染也具有抵抗作用。如果从夏天起就充分食用南瓜，那么就不怕冬天感冒病毒的侵袭

了。此外，南瓜中维生素 E的含量也是所有蔬菜中较多的，而且还含有丰富的食物纤维。食物纤维能将肠内的致癌物质运出体外，以防止大肠癌。

479 青椒具有什么食疗价值？

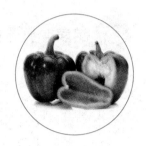

别　　名	青柿子椒、菜椒、甜椒、翠椒、海椒
主　　治	动脉硬化、高血压、便秘整肠、感冒、消除疲劳
功　　效	温中散寒，开胃消食
性　　味	味辛，性热
适宜人群	一般人群均可食用

　　青椒属于茄科蔬菜，与辣椒同属一族。越成熟的青椒含有越多的辣椒素，因而从绿色变成红色。不过因品种改良的关系，市面上已经出现了红、橙、黄等七种色彩的青椒。青椒中含有丰富的维生素，其中维生素 C 的含量为番茄的四倍。维生素 C 是生成骨胶原的材料，具有消除疲劳的重要功效。而且青椒中还含有能促进维生素 C 吸收的维生素 P，因此就算加热，维生素 C 也不易流失，可说是相当有效的成分。此外，维生素 P 还能强健毛细血管，预防动脉硬化与胃溃疡等疾病的发生。由于夏天容易出汗，维生素 C 的消耗量较大，因此我们可以经常吃青椒，以摄取充足的维生素 C。青椒还含有丰富的维生素 K，可以防治坏血病，对牙龈出血、贫血、血管脆弱有积极的治疗意义。青椒的绿色部分来自于叶绿素，叶绿素能防止肠内吸收多余的胆固醇，能积极地将胆固醇排出体外，从而达到净化血液的作用。

480 番茄具有什么食疗价值？

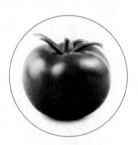

别　　名	番茄、小金瓜、番李子、金橘、洋柿子、番柿
主　　治	高血压、动脉硬化、健胃、强肝、宿醉、便秘整肠
功　　效	生津止渴，健胃消食，清热解毒，凉血平肝，补血养血
性　　味	味甘、酸，性微寒
适宜人群	发热、食欲不振、习惯性牙龈出血、贫血、头晕、心悸、高血压、急慢性肝炎、急慢性肾炎、夜盲症和近视眼患者

　　番茄并不只是一种美味的蔬菜，在欧洲有一句谚语："家庭中有番茄，就不会发生胃痛"，说明它还具有一定的药效。番茄的酸味能促进胃液分泌，帮助消化蛋白质等。此外，番茄含有丰富的维生素 C，一个番茄就可提供一天所需维生素 C 摄取量的40%。维生素 C 能结合细

胞之间的关系，制造出骨胶原，可以强健血管。番茄中的矿物质则以钾的含量最丰富，由于钾元素有助于排出血液中的盐分，因而具有降血压的功能。番茄中还含有极具魅力的维生素 B_6，要发挥其促进脂肪新陈代谢的功用，最好与肉类菜肴等油腻食品一起食用。此外，番茄中还含有能强化毛细血管的芦丁成分。值得一提的是，番茄红色部分含有的番茄红素，与 β – 胡萝卜素的类胡萝卜素系相同，也具有防癌的效果。

481 高丽菜具有什么食疗价值？

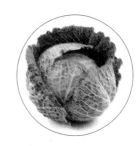

别　　名	球叶甘蓝、蓝菜、包心菜、洋白菜、卷心菜
主　　治	动脉硬化、胆结石
功　　效	强身壮体、健脑益智、延缓衰老
性　　味	味甘，性平、无毒
适宜人群	高胆固醇人群、正在发育的儿童和减肥的女士

高丽菜的主要效用是健胃、防止便秘、感冒、贫血，可以美肤、消除疲劳。

高丽菜在蔬菜中属于分布最广的蔬菜，而且是各种蔬菜的根本。茎上带圆形芽的就是高丽菜缨，茎部呈现圆形状的是球茎甘蓝，可食用花苞的改良品种就是花椰菜或菜花。原属花材的叶牡丹也是高丽菜族群。关于其他的营养特性方面，则含有丰富的维生素C。只要食用 1~2 片的高丽菜叶，就可摄取到一天所需维生素C的40%摄取量，此外，还含有鲜少在蔬菜中所发现的维生素 K（用来凝固血液，强化骨骼）。高丽菜与鱼贝类、冈类、大豆加上食品、牛乳、乳制品、植物油、核桃等种子类搭配高蛋白、低脂肪的健康食品，就可以创造出美丽肌肤。

482 白菜具有什么食疗价值？

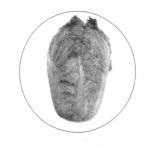

别　　名	结球白菜、黄矮菜、黄芽菜、菘
主　　治	高血压、便秘、整肠、感冒、消除疲劳、利尿
功　　效	清热除烦、解渴利尿、通利肠胃
性　　味	味甘，性平
适宜人群	特别适合肺热咳嗽、便秘、肾病患者以及女性

中国是白菜的原产地。白菜含有均衡的多种营养，主要营养为维生素C，丰富的含量仅次于菜花，不过相对于水果来说，却稍比柑橘类略逊一筹。白菜甘甜味较淡，热量也较低。白菜中丰富的维生素C能为身体增强抵抗力，具有预防感冒及消除疲劳的功效。除了维生素C之外，白菜还含有 β – 胡萝卜素、铁、镁（提升钙质吸收率的所需成分）以及对高血压患者有

益的钾（将盐分排出体外，具利尿作用）等，而且还含有丰富的食物纤维。由于经过炖煮后的白菜有助消化，因此最适合肠胃不佳或病患者食用。

483 莴苣具有什么食疗价值？

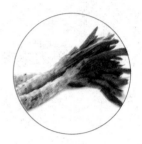

别　　名	莴笋、香笋、千金菜
主　　治	高血压、便秘
功　　效	消除疲劳、美肤、稳定精神、防止老化、净化体内
性　　味	性凉，味甘
适宜人群	一般人群都适用

　　莴苣含有95%的水分，虽然营养价值并不高，但是却含有β-胡萝卜素、维生素 B₁、维生素 C、维生素 E、铁、钾等。生食的话，可避免因加热而流失养分。在药效方面，具有镇静、稳定精神、净化体内毒素等作用。与"茎凹"族群的生菜相较之下，维生素类、钙，都比生菜来的高。莴苣具有清爽的香气，可做成能品尝到柔软纤维的生菜沙拉。因其丰富的食物纤维适合搭配含牛磺酸的贝类、乌贼、虾。

484 菜花具有什么食疗价值？

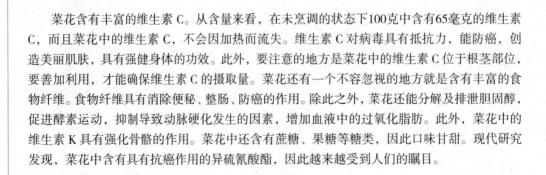

别　　名	花菜、花椰菜、椰花菜、花甘蓝、洋花菜、球花甘蓝
主　　治	癌症、动脉硬化、高血压、便秘、整肠、美肤
功　　效	补肾填精，健脑壮骨，补脾和胃
性　　味	性凉，味甘
适宜人群	食欲不振、消化不良、心脏病、中风患者以及生长发育期的儿童

　　菜花含有丰富的维生素 C。从含量来看，在未烹调的状态下100克中含有65毫克的维生素 C，而且菜花中的维生素 C，不会因加热而流失。维生素 C 对病毒具有抵抗力，能防癌，创造美丽肌肤，具有强健身体的功效。此外，要注意的地方是菜花中的维生素 C 位于根茎部位，要善加利用，才能确保维生素 C 的摄取量。菜花还有一个不容忽视的地方就是含有丰富的食物纤维。食物纤维具有消除便秘、整肠、防癌的作用。除此之外，菜花还能分解及排泄胆固醇，促进酵素运动，抑制导致动脉硬化发生的因素，增加血液中的过氧化脂肪。此外，菜花中的维生素 K 具有强化骨骼的作用。菜花中还含有蔗糖、果糖等糖类，因此口味甘甜。现代研究发现，菜花中含有具有抗癌作用的异硫氰酸酯，因此越来越受到人们的瞩目。

485 黄瓜具有什么食疗价值？

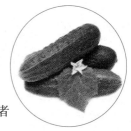

别　　名	胡瓜、刺瓜、王瓜
主　　治	健胃、利尿、浮肿、宿醉
功　　效	清热利水，解毒消肿，生津止渴
性　　味	味甘，性寒，有小毒
适宜人群	糖尿病、肥胖、高血压、高脂血症、水肿、热病患者

　　黄瓜是在完全酷热的环境中栽种而成，因此最符合夏季蔬菜的称号，自古以来在东方医疗上就被用来作为降低体温、改善夏季食欲不振的食疗佳蔬。黄瓜还具有极高的利尿效果，被视为"消暑蔬菜"而广被食用。这是因为黄瓜含有水分及钾，能发挥利尿作用与消解浮肿的作用。此外，钾还能将盐分排出体外，防止血压上升，促进肌肉运动。夏天容易排出大量的汗水，钾会随汗水一起流失，这是形成夏热病的主要因素，因此应积极摄取钾营养素，多吃黄瓜就可以及时补充身体所需的钾元素。黄瓜中还含有丰富的维生素 E，可起到延年益寿、抗衰老的作用。黄瓜中的黄瓜酶，有很强的生物活性，能有效地促进机体的新陈代谢。

486 洋葱具有什么食疗价值？

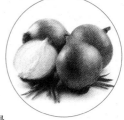

别　　名	球葱、圆葱、玉葱、葱头
主　　治	动脉硬化、高血压、食欲不振、消除疲劳、稳定精神、失眠
功　　效	理气和胃，发散风寒，散淤解毒
性　　味	味甘、微辛，性温
适宜人群	高血压、高脂血症、动脉硬化、糖尿病、癌症、急慢性肠炎、痢疾患者以及消化不良者

　　洋葱含有丰富的营养，其气味辛辣，具有祛风散寒的作用。洋葱辛辣的气味来自于洋葱鳞茎和叶子中所含的一种油脂性挥发物质，这种物质具有较强的杀菌能力，可以抗寒，抵御流感病毒。洋葱辛辣的气味还能刺激胃、肠及消化腺分泌，增进食欲，促进消化，而且洋葱不含脂肪，还可降低胆固醇，是一种良好的治疗消化不良、食欲不振的蔬菜。洋葱是目前所知唯一含前列腺素 A 的蔬菜。前列腺素 A 具有扩张血管、降低血液黏度的作用，可以降血压、预防血栓的形成，因此高血压、高脂血症和心脑血管病人都适宜吃洋葱。洋葱中含有很多微量元素，尤其是所含的钙质，能提高人体骨密度，有助于防治骨质疏松症，而硒元素则具有防癌、抗衰老的作用。

487 葱具有什么食疗价值？

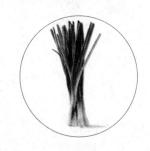

别　名	芤、和事草、菜伯、鹿胎、葱白、大葱、四季葱
主　治	感冒、健胃、食欲不振、消除疲劳、眼睛疲劳、镇静
功　效	发汗解表，散寒通阳，解毒散凝
性　味	味辛，性平，无毒
适宜人群	特别适合脑力劳动者

　　葱具有独特的刺激臭味，这种成分与大蒜或洋葱相同，均属于蒜素（烯丙基硫醚）的挥发性成分。蒜素可以抑制维生素 B_1 的分解酵素——硫胺素酶作用，因此能提高吸收率，可毫不浪费地利用肠胃里的维生素 B_1。而且，蒜素还能促进维生素 B_1 的糖类分解吸收，具有恢复体力、促进血液循环、保温身体、防止肩膀酸痛或堆积疲劳因子、稳定精神、调整身体状况等功效。葱白部分仅含维生素 C，不过茎叶部分却含有能保护黏膜健康的 β-胡萝卜素、具抗菌作用的维生素 C，以及黄绿色蔬菜中所含的钙质。葱的叶片可预防感冒，白色部分（淡色蔬菜）具有保温身体、发汗的作用。

488 白萝卜具有什么食疗价值？

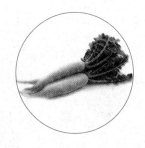

别　名	莱菔、荠根、萝欠、芦菔、萝白、紫菘、秦菘、紫花菜
主　治	癌症、动脉硬化、胃溃疡、便秘、整肠、浮肿、宿醉
功　效	消积滞，化痰清热，下气宽中，解毒
性　味	味辛、甘，性温，无毒
适宜人群	一般人群均可食用

　　萝卜是一种具有消化功能的蔬菜，因此又称为"自然消化剂"，它的根茎部位含有淀粉酶及各种消化酵素，能促进食物消化，解除胸闷，抑制胃酸过多，帮助肠胃蠕动，而且还可以解毒。萝卜可消除烤鱼的焦黑部分所含有的色氨酸等致癌物质。除此之外，萝卜也含有丰富的维生素 C 和食物纤维的木质素（吸着及排泄胆汁酸）等成分，能抑制癌细胞的产生，帮助肠胃蠕动。而且辛辣味成分的烯丙基芥子油，具有促进肠胃液分泌的作用，能让肠胃达到良好的状况。

489 莲藕具有什么食疗价值？

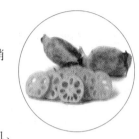

别　　名	莲菜、藕、菡萏、芙蕖
主　　治	动脉硬化、高血压、胃溃疡、便秘整肠、感冒、消除疲劳
功　　效	主热渴，散淤血，生肌肤
性　　味	味甘，性平，无毒
适宜人群	体弱多病、高血压、肝病、食欲不振、缺铁性贫血、营养不良患者

　　莲藕是我们较常食用的一种蔬菜，其主要成分为碳水化合物，蛋白质及矿物质含量较少，但富含维生素C。维生素C可以与蛋白质一起发挥效用，能结合各种细胞，促进骨胶原的生成，起到强健黏膜的作用。在莲藕中还发现了维生素 B_{12}，这种维生素能预防贫血、协助肝脏的运动。此外，莲藕中还含有丰富的食物纤维。如果把莲藕切开，过段时间切口处就会产生褐变，这是因为其含有单宁的缘故。单宁具有消炎和收敛的作用，可以改善肠胃疲劳。因此如果想要改善肠胃发炎或溃疡的症状时，在莲藕不加热的状态下直接榨汁生饮，就能获得很好的效果。莲藕还含有黏蛋白的一种糖类蛋白质，能促进蛋白质或脂肪的消化，因此可以减轻肠胃负担。

490 马铃薯具有什么食疗价值？

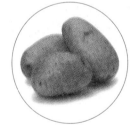

别　　名	土豆、洋芋、山药蛋、馍馍蛋
主　　治	癌症、高血压、健胃、便秘整肠、感冒、消除疲劳
功　　效	和胃健中，解毒消肿
性　　味	味甘，性平
适宜人群	脾胃气虚、营养不良、胃及十二指肠溃疡、癌症、高血压、动脉硬化、习惯性便秘患者

　　马铃薯原产于安第斯山脉，在1589年由荷兰人经过雅加达带入东亚地区。马铃薯是一种十分健康的蔬菜，在欧洲它被称为"大地的苹果"。马铃薯的主要成分为淀粉，同时还含有丰富的蛋白质、B族维生素、维生素C等，能很好地促进脾胃的消化功能。此外，它还含有大量膳食纤维，能帮助机体及时排泄，起到宽肠通便、预防肠道疾病的作用。马铃薯含大量有特殊保护作用的黏液蛋白，能使消化道、呼吸道以及关节腔保持润滑，因此可以预防心血管系统的脂肪沉积，保持血管的弹性，从而有利于预防动脉粥样硬化的发生。此外，马铃薯

富含钾元素，可以将盐分排出体外，降低血压，消除水肿。同时马铃薯还是一种碱性蔬菜，可以保持体内酸碱平衡，因此具有美容和抗衰老的作用。

491 甘薯具有什么食疗价值？

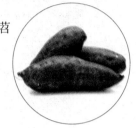

别　　名	红薯、山芋、红芋、番薯、红薯、白薯、地瓜、红苕
主　　治	动脉硬化、高血压、便秘、脾虚气弱、肾阴
功　　效	补脾益胃，生津止渴，通利大便，益气生津，润肺滑肠
性　　味	味甘、性平、微凉
适宜人群	脾胃气虚、癌症、高血压、习惯性便秘患者

　　甘薯的主要成分为碳水化合物，还富含蔗糖、果糖、葡萄糖等能源。除此之外，维生素C含量与柑橘并驾齐驱，100克中就含有30毫克的维生素C，在芋头类当中属于维生素C含量最高的种类。与马铃薯一样，维生素C都被淀粉所包裹起来，因此加热所流失的维生素C较少，能获得稳定的维生素。此外也含有具防癌效果的β–胡萝卜素(肉质呈现深黄色的品种)，维生素B_1、维生素B_2、维生素E。而且也含有丰富的食物纤维，食物纤维能清除肠内废物，能改善便秘，将胆固醇排出体外、预防大肠癌或动脉硬化。此外，甘薯另一个特征就是富含能促进通便的纤维素(从切口处渗透出来的乳汁)成分，能发挥预防便秘的功效，而且也富含有助于将盐分排出体外的钾，因此能改善高血压。甘薯与猪肉、牛肉、鸡肉、比目鱼、鲑鱼、鲭鱼、植物油、种子类、黄绿色蔬菜结合时抗癌的营养组合，有利于预防大肠癌。

492 芋头具有什么食疗价值？

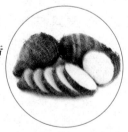

别　　名	青芋、芋艿
主　　治	高血压、强肝、胃溃疡、胃炎、便秘整肠、消除疲劳
功　　效	消疬散结，补中益气
性　　味	味甘辛，性平，有小毒
适宜人群	特别适合身体虚弱者食用

　　芋头中含有蛋白质、钙、磷、铁、钾、镁、钠、胡萝卜素、烟酸、维生素C、B族维生素、皂角苷等多种成分，营养价值丰富，能增强人体的免疫功能，对于癌症手术或术后放、化疗以及康复，有辅助治疗的作用。芋头所含的矿物质中，氟的含量较高，因此芋头具有洁齿防龋、保护牙齿的功效。而且芋头还含有一种黏液蛋白，在被人体吸收后能产生免疫球蛋白，可以提高身体的抵抗力，因此芋头可以解毒，对人体的癌毒有抑制消解作用，可用来防治肿瘤等

疾病。芋头为碱性食品，能中和体内过多的酸性物质，协调人体的酸碱平衡，达到美容养颜、乌黑头发的效果，还可用来防治胃酸过多。芋头还能增进食欲，帮助消化，故中医认为其具有补中益气的功效。

493 荸荠具有什么食疗价值？

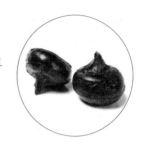

别　　名	马蹄、地栗
主　　治	咽喉肿痛、口腔炎、高血压、肺热咳嗽、痔疮出血
功　　效	消渴痹热，温中益气
性　　味	味甘，性微寒、滑，无毒
适宜人群	儿童和发烧病人最宜食用，咳嗽多痰、咽干喉痛、消化不良、大小便不利、癌症患者也可多食

荸荠在我国已有两千多年的栽培历史，而且很早就开始食用。因其味甜多汁、清脆可口，自古便有"地下雪梨"之称，我国北方更是美誉其为"江南人参"。荸荠中含有丰富的磷，其含量是根茎类蔬菜中最高的。磷能促进人体生长发育和维持生理功能，对牙齿骨骼的发育有很大好处。同时它还可促进体内的糖、脂肪、蛋白质三大营养素的代谢，调节身体的酸碱平衡。荸荠中含有一种独特的叫"荸荠英"的物质，它对黄金色葡萄球菌和大肠杆菌等病菌有抑制作用，对降低血压也有一定效果，而且还可防治癌肿。荸荠质嫩多汁，可治疗热病口渴之症，对糖尿病尿患者，有一定的辅助治疗作用。荸荠水煎汤汁能利尿排淋，对于小便不通有一定治疗作用。

494 百合具有什么食疗价值？

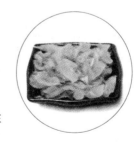

别　　名	韭番、中庭、摩罗、强瞿、强仇、中逢花
主　　治	咳嗽、失眠多梦、美容、抗癌、安神
功　　效	养阴清热，滋补精血
性　　味	味甘、微苦，性微寒
适宜人群	体虚肺弱、神经衰弱、睡眠不宁患者及更年期女性

在中国，食用百合具有悠久的历史。中医认为百合性微寒、平，具有清火、润肺、安神的功效，花与鳞状茎均可入药，是一种药食兼用的花卉。鲜百合根茎含黏液质，具有润燥清热的作用，可治疗肺燥或肺热咳嗽等症。而且鲜百合还富含多种维生素，可促进皮肤细胞新陈代谢，所以常食百合，会有美容的效果。百合还含多种生物碱，适合化疗及放射性治疗的人食用。百合可以促进和增强细胞系统的吞噬功能，提高机体的免疫力，有很好的防癌抗癌

作用。此外，百合具有宁心安神的功效，能清除烦躁，对失眠多梦、心情抑郁等症有一定的疗效。百合还可以清肺润燥、止咳，消除肺热。

495 芥菜具有什么食疗价值？

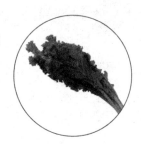

别　　名	芥、大芥、雪里红、皱叶芥、黄芥、霜不老、冲菜
主　　治	寒饮咳嗽；痰滞气逆；胸膈满闷；砂淋；石淋； 牙龈肿烂；乳痈；痔肿；冻疮；漆疮
功　　效	解毒消肿，开胃消食，温中利气，明目利膈
性　　味	味辛，性温
适宜人群	一般人群均可食用，特别是眼科患者的食疗佳品

　　芥菜中含丰富的维生素。一棵芥菜中维生素 C 的含量是每日建议摄取量的1.5倍。而维生素 E 的含量也超过每日建议摄取量的10%。维生素 C 是活性很强的还原物质，参与机体重要的氧化还原过程，能增加大脑中氧含量，激发大脑对氧的利用，有提神醒脑、解除疲劳的作用。这两种维生素都有增强人体免疫力的作用，因此，芥菜还有解毒消肿之功，同时能抗感染和预防疾病的发生，抑制细菌毒素的毒性，促进伤口愈合，可用来辅助治疗感染性疾病。此外，芥菜还富含维生素 A、B 族维生素、维生素 C 和维生素 D。在这些维生素的共同作用下，可止痛生肌，促进十二指肠溃疡的愈合。用鲜芥菜榨汁服用，对胃病有治疗作用。芥菜含有胡萝卜素，故有明目的作用，可作为眼科患者的食疗佳品。芥菜组织较粗硬，含有大量食用纤维素和水分，有宽肠通便的作用，可增加肠胃消化功能，促进肠蠕动，防治便秘，排除毒素。芥菜可在消化道上诱导出某种能消除致癌物质的代谢酶，它所含的微量元素钼能抑制硝酸铵的合成，因而具有一定的防癌抗癌作用。另外，芥菜腌制后有特殊鲜味和香味，能促进胃、肠消化功能，增进食欲，可用来开胃，帮助消化。

496 芦荟具有什么食疗价值？

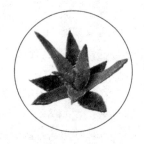

别　　名	卢会、讷会、象胆、奴会、劳伟
主　　治	热风烦闷，胸膈间热气、便秘、雀斑、痤疮
功　　效	清理肠胃、清热消火、排毒养颜
性　　味	味苦，性寒
适宜人群	一般人群均可食用，特别适合糖尿病者

　　芦荟含有多种碳水化合物以及氨基酸、维生素、矿物质等成分，营养价值比较高，人体食用后不但能补充微量元素，还能起到清热消火、排毒养颜的作用。芦荟中的芦荟多糖具有

免疫复活的作用，可提高身体的抗病能力。在治疗各种慢性病（如高血压、痛风、哮喘、癌症）的过程中，如配合使用芦荟，则可增强药效、加快身体康复。芦荟还有抗炎、修复黏膜和止痛的作用。它不仅利于胃炎、胃溃疡的治疗，是天然的健胃药物，而且对治疗烧伤、烫伤也有良好的抗感染、助愈合的功效。芦荟本身还有悬胰岛素的作用，能调整体内的血糖代谢，是糖尿病人的理想食物。芦荟含有一种特殊成分，其不但对紫外线具有吸收作用，而且对参与合成黑色素的酪胺酸酶具有抑制作用，可防止日晒损伤，阻止皮肤黑化过程。芦荟还可调整脂肪代谢，所以它是美容、减肥、防治便秘的佳品。

497　生菜具有什么食疗价值？

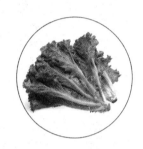

别　　名	莴苣
主　　治	镇痛、催眠、降低胆固醇、治疗神经衰弱、减肥
功　　效	清热爽神，清肝利胆
性　　味	味甘，性冷，无毒
适宜人群	一般人群均可食用

生菜是叶用莴苣的俗称，原产于欧洲，传入我国的历史较悠久，东南沿海，特别是大城市近郊、两广地区栽培较多，而台湾种植尤为普遍。生菜中含有丰富的膳食纤维和维生素 C，有消除多余脂肪的作用，故又叫减肥生菜。因其茎叶中含有莴苣素，故味微苦，具有镇痛催眠、降低胆固醇等功效，可辅助治疗神经衰弱等症。生菜中含有甘露醇等有效成分，有利尿和促进血液循环的作用。除此之外，生菜还含有一种"干扰素诱生剂"，可刺激人体正常细胞产生干扰素，从而产生一种"抗病毒蛋白"抑制病毒。

498　空心菜具有什么食疗价值？

别　　名	藤藤菜、蕹菜、蓊菜、通心菜、瓮菜、空筒菜、竹叶菜
主　　治	降脂减肥、便秘、防口臭
功　　效	清热解毒，利尿，止血
性　　味	味甘，清淡，性凉
适宜人群	适合便血、血尿患者以及糖尿病、高胆固醇、高脂血症脂、口臭患者食用

空心菜，学名蕹菜，又叫竹叶菜、通菜、藤菜，原产我国，主要分布在长江以南地区。空心菜是夏秋季节主要绿叶菜之一，富含维生素、烟酸、胡萝卜素、食物纤维和钙，这些物

389

质有助于增强体质，防病抗病。烟酸、维生素C共同作用能降低体内胆固醇、甘油三酯，因此空心菜具有降脂减肥的功效。空心菜中的食用纤维由纤维素、半纤维素、木质素、胶浆及果胶等组成，具有促进肠蠕动、通便解毒的作用。空心菜还含有钾、氯等调节体液平衡的元素，可降低肠道的酸度，预防肠道内的菌群失调，对防癌有益。此外，空心菜中的叶绿素有"绿色精灵"之称，可洁齿防龋，除口臭，健美皮肤。

499 茭白具有什么食疗价值？

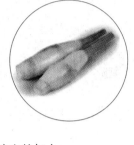

别　　名	茭笋、茭瓜	
主　　治	解酒、浮肿、黄疸、健壮机体	
功　　效	解热毒、除烦渴、利二便	
性　　味	味甘，性寒	
适宜人群	高血压、黄疸肝炎、酒精中毒的患者以及产后乳汁缺少的妇女	

　　茭白又称水笋、茭白笋、脚白笋、菰、菰菜，原产于中国，我国南北各省区及俄罗斯、日本均有种植，亚细亚热带及亚热带栽培普遍。茭白可食用部分是地下嫩茎，由于其质地鲜嫩，味道甘实，被视为蔬菜中的佳品，与荤共炒，其味更鲜。因此，茭白与莼菜、鲈鱼并称为"江南三大名菜"。茭白含较多的碳水化合物、蛋白质、脂肪等，能补充人体所需的营养物质，具有健壮机体的作用。茭白含有丰富的维生素，有解酒醉的功用。嫩茭白不仅味道鲜美，而且其所含的有机氮素以氨基酸状态存在，容易为人体所吸收，营养价值较高。茭白还含有多种矿物质。虽然茭白中含有大量钙，但由于也含有较多的草酸，因此其钙质并不容易被人体所吸收。

500 蒜薹具有什么食疗价值？

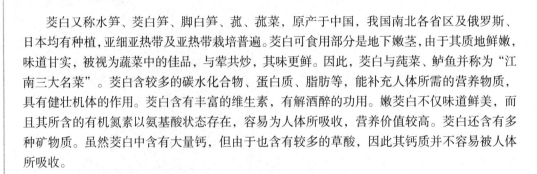

别　　名	蒜毫、青蒜	
主　　治	护肝、便秘、降血脂、动脉硬化、预防癌症	
功　　效	温中下气，补虚，调和脏腑	
性　　味	味辛，性温	
适宜人群	痢疾、便秘、痔疮、肺炎、冠心病、动脉硬化患者	

　　蒜薹外皮含有丰富的纤维素，可刺激大肠排便，调治便秘。多食用蒜薹，能预防痔疮的发生，降低痔疮的复发次数，并对轻中度痔疮有一定的治疗效果。蒜薹中所含的大蒜素、大蒜新素，可以抑制金黄色葡萄球菌、链球菌、痢疾杆菌、大肠杆菌、霍乱弧菌等细菌的生长繁殖，具有很好的抗菌、杀菌作用。

蒜薹的辣味主要来自于其含有的辣素。这种辣素不仅具有醒脾气、消积食的作用，而且有很强的杀菌能力，能有效杀死病原菌和寄生虫，因此能起到预防流感、防止伤口感染、治疗感染性疾病和驱虫的功效。蒜薹对心脑血管有一定的保护作用，它不仅有明显的降血脂作用，还能防止血栓和动脉硬化，并能预防冠心病。此外，它还能保护肝脏，预防癌症的发生。

501　金针菜具有什么食疗价值？

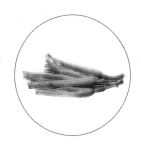

别　　名　　黄花菜、黄花草、七星菜、安神菜

主　　治　　健脑、抗衰老、降血压、抑制癌细胞、止血、安神

功　　效　　养血平肝，利尿消肿

性　　味　　性平，味甘，有小毒

适宜人群　　孕妇、中老年人、过度劳累者尤其适合食用

金针菜，学名萱草，又名安神菜、忘忧草等，是我国特有的植物。金针菜营养丰富，据现代科学分析，金针菜含有大量营养物质，其中蛋白质、糖类、钙、铁和硫胺素的含量在蔬菜中名列前茅，尤其维生素 A 的含量比胡萝卜还多2倍。金针菜含有丰富的卵磷脂，有很好的健脑作用和抗衰老功效，对注意力不集中、记忆力减退、脑动脉阻塞等症状有特殊疗效，故人们称之为"健脑菜"。金针菜还能显著降低血清胆固醇的含量，因此有利于高血压患者的康复，是高血压病人的保健蔬菜。此外，它还含有能抑制癌细胞生长的有效成分，丰富的粗纤维能促进大便的排泄，因此具有防治肠道癌的功效。

502　冬瓜具有什么食疗价值？

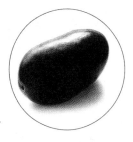

别　　名　　白瓜、水芝、地芝、枕瓜、濮瓜、白冬瓜、东瓜

主　　治　　降血糖、降血压、护肾、减肥、降脂

功　　效　　清热解毒，利水消痰，除烦止渴，祛湿解暑

性　　味　　味甘，性微寒，无毒

适宜人群　　肾病、水肿、肝硬化腹水、癌症、高血压、糖尿病、动脉硬化、冠心病、肥胖患者以及缺乏维生素 C 者

冬瓜果肉肥厚，疏松多汁，味淡，嫩瓜或老瓜均可食用。冬瓜营养丰富而且结构合理，是一种有益健康的优质食物。冬瓜不仅含有具抗癌等多种功能的硒，而且钾的含量远远高于钠的含量，是典型的高钾低钠型蔬菜，因此对于需进食低钠盐食物的肾脏病、高血压、浮肿病患者来说，冬瓜是最理想的蔬菜。冬瓜不含脂肪，膳食纤维含量却高达 0.8%。膳食纤维具有改善血糖水平，降低体内胆固醇，降血脂，防止动脉粥样硬化的作用。冬瓜中富含丙醇二酸，

能有效控制体内的糖类转化为脂肪，防止体内脂肪堆积，还能把多余的脂肪消耗掉，对防治高血压、减肥有良好的效果。具有防治癌症效果的维生素 B_1，在冬瓜子中含量相当丰富。另外，冬瓜中的粗纤维，还能刺激肠道蠕动，使肠道里积存的致癌物质尽快排出体外。冬瓜还有美容的作用，是比较受妇女喜欢的蔬菜之一。主要存在于冬瓜子中的油酸，可以抑制体内黑色素的沉积，具有良好的润肤美容功效。

503 丝瓜具有什么食疗价值？

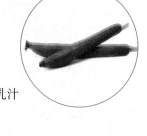

别　　名	天罗、绵瓜、布瓜、天络瓜
主　　治	抗坏血病、抗病毒、防过敏、健脑美容
功　　效	清热化痰，凉血解毒，解暑除烦，通经活络
性　　味	味甘，性平，无毒
适宜人群	身体疲乏、痰喘咳嗽的患者，月经不调以及产后乳汁不通的妇女

丝瓜含有丰富的营养物质，它所含的蛋白质、淀粉、钙、磷、铁、胡萝卜素、维生素 C 等在瓜类蔬菜中都是较高的。丝瓜可用于抗坏血病及预防各种维生素 C 缺乏症。丝瓜中含防止皮肤老化的 B 族维生素和增白皮肤的维生素 C 等，能保护皮肤、消除斑块，使皮肤洁白、细嫩，是不可多得的美容佳品。丝瓜藤和茎的汁液具有保持皮肤弹性的特殊功能，能美容去皱，因此丝瓜汁有"美人水"之称。丝瓜中的 B 族维生素除了可以防止皮肤老化外，还有利于小儿大脑发育及中老年人大脑健康。丝瓜提取物对乙型脑炎病毒有明显预防作用。在丝瓜中还有一种可以抗过敏的物质，具有很强的抗过敏作用。另外，女士多吃丝瓜还对调理月经有帮助。

504 苦瓜具有什么食疗价值？

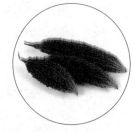

别　　名	凉瓜、癞瓜、锦荔枝、癞葡萄
主　　治	清凉解毒、利尿、促进饮食、防癌抗癌、降低血糖
功　　效	清热祛火，解毒明目，补气益精，止渴消暑
性　　味	味苦，性寒，无毒
适宜人群	糖尿病、癌症、痱子患者

苦瓜在我国约有600年的栽培历史，除供观赏外，还供菜用。苦瓜具有特殊的苦味，但仍然受到大众的喜爱，这不仅因为它风味独特，还因为它具有一般蔬菜无法比拟的神奇作用。苦瓜中含有各种营养物质，每100克苦瓜中含有84毫克维生素 C，仅次于辣椒，是瓜类蔬菜中含维生素 C 较高的一种。苦瓜中的苦瓜甙和苦味素能增进食欲，健脾开胃；苦瓜苷又具有

良好的降血糖作用，适合于糖尿病患者食用；所含的生物碱类物质奎宁，可利尿活血、消炎退热、清心明目。此外，苦瓜中大量的蛋白质及维生素 C 能加强免疫细胞杀灭癌细胞的作用，提高机体的免疫功能。而且苦瓜籽中含有的胰蛋白酶抑制剂，可以抑制癌细胞所分泌出来的蛋白酶，阻止恶性肿瘤生长，所以苦瓜是一种预防癌症的极佳蔬菜。

505 苋菜具有什么食疗价值？

别　　名	青香苋、米苋、野刺苋、赤苋、雁来红、荇菜、玉米菜
主　　治	便秘、贫血、减肥、促进骨骼生长
功　　效	清肝明目，凉血解毒，止痢
性　　味	味甘，性冷利，无毒
适宜人群	一般人都可食用，尤其适合老、幼、妇女、减肥者食用

苋菜的嫩苗和嫩茎叶皆可食用，而且富含多种人体需要的维生素和矿物质，都易被人体吸收。苋菜中富含蛋白质、脂肪、糖类及多种维生素和矿物质。而且维生素 C 含量高居绿色蔬菜第一位，铁、钙的含量比菠菜还高，为鲜蔬菜中的佼佼者。更重要的是，苋菜中不含草酸，所含钙、铁进入人体后很容易被吸收利用。钙可促进牙齿和骨骼的生长，并能维持正常的心肌活动，防止肌肉痉挛。铁和维生素 K（也含于苋菜中）可以促进凝血，增加血红蛋白含量，提高红细胞的携氧能力，并且可以提高人体的造血功能。因此，食用苋菜可增强体质，提高机体的免疫力，促进儿童生长发育，加快骨折愈合，还可减肥排毒，防止便秘，是少年儿童、贫血患者和临产孕妇的绝佳美食，有"长寿菜"之称。

506 芹菜具有什么食疗价值？

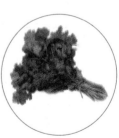

别　　名	药芹、水芹、旱芹、香芹
主　　治	高血压、头晕、黄疸、水肿、血管硬化、神经衰弱、头痛脑涨
功　　效	清热除烦，平肝，利水消肿，凉血止血
性　　味	性凉，味甘辛，无毒
适宜人群	高血压、动脉硬化、高血糖、缺铁性贫血患者及经期妇女

芹菜中含有酸性的降压成分，具有平肝降压的作用，临床对于原发性、妊娠性及更年期高血压均有疗效，是辅助治疗高血压病及其并发症的首选食物，而且对于血管硬化和神经衰弱患者也有辅助治疗的作用。此外，芹菜中铁含量较高，能补充妇女经血的损失，非常适宜

缺铁性贫血患者食用。芹菜还含有利尿的有效成分，能利尿消肿。芹菜浑身都是宝，叶、茎含有挥发性物质，别具芳香，可以增强人的食欲；芹菜汁具有降血糖的功效；芹菜子中有一种碱性成分，对人有安神的作用。春季气候干燥，人们容易感到口干舌燥、气喘心烦，经常吃芹菜有助于清热解毒，消除烦躁。尤其肝火过盛，皮肤粗糙及经常失眠、头疼的人可适当多吃些。同时芹菜还是高纤维食物，具有抗癌防癌的功效，经常食用还可以预防结肠癌。

507 香菜具有什么食疗价值？

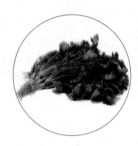

别　　名	香荽、胡菜、园荽、芫荽、胡荾
主　　治	感冒、减肥、利尿、健胃
功　　效	发表透疹，消食开胃，止痛解毒
性　　味	味辛，性温，微毒
适宜人群	风寒外感、脱肛及食欲不振患者以及出麻疹小儿尤其适合

　　现代研究发现，香菜之所以香，主要是因为它含有挥发油和挥发性香味物质。这些香味物质能祛除肉类的腥膻味，因此香菜常被用做菜肴的点缀、提味之品，是人们喜欢食用的蔬菜之一。香菜营养丰富，含有多种维生素和丰富的矿物质，其中维生素C含量比普通蔬菜高得多，一般人食用7～10克香菜叶就能满足人体对维生素C的需求量；维生素E含量大概是番茄的1.4倍；胡萝卜素含量为番茄的2.1倍，比黄瓜等蔬菜高出10倍多；矿物质含量更远胜于番茄，如铁为番茄的7.3倍，锌和硒为番茄的3.5倍等。由于香菜有刺激性气味，因此虫害少，一般不需要喷洒农药，非常适合生食、泡茶和做菜用。生食香菜可以帮助改善代谢，利于减肥美容。日本流行用香菜泡茶，并认为香菜茶的排油效果超过柠檬茶和薄荷茶。

508 蕨菜具有什么食疗价值？

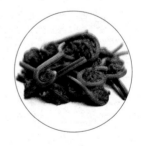

别　　名	龙头菜、如意菜
主　　治	高血压、头昏、关节炎、流感、抗癌
功　　效	清热降毒，利尿，止血降压
性　　味	味甘，性寒，滑，无毒
适宜人群	一般人群均可食用，但不宜多食

　　蕨菜营养丰富，含有多种维生素，既可当蔬菜，又可制饴糖、饼干、代藕粉或药品添加剂。蕨菜也有很高的药用价值。蕨菜素对细菌有一定的抑制作用，可用于发热不退、肠风热毒、

湿疹等病症，具有良好的清热解毒、杀菌消炎的功效。蕨菜含有的维生素 B₂、维生素 C 和皂甙等物质可以显著降低血压、血脂和胆固醇，能够扩张血管、改善心血管功能。蕨菜所含的粗纤维能促进胃肠蠕动，具有清肠排毒、下气通便的作用。蕨菜还有利尿的功效，民间常用蕨菜治疗小便淋漓不通。蕨菜可制成粉皮等代粮充饥，能补脾益气，强健机体，增强抗病能力。经常食用蕨菜可治疗高血压、头昏、子宫出血、关节炎等症，并对麻疹、流感有预防作用。

509 茄子具有什么食疗价值？

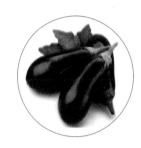

别　　名	落苏、酪酥、昆仑瓜、矮瓜
主　　治	癌症、动脉硬化、高血压、脑溢血、夏热病、头昏眼花
功　　效	散血止疼，解毒消肿，止血利尿
性　　味	味甘，性寒，无毒
适宜人群	容易长痱子、生疮疖的人

　　茄子是为数不多的紫色蔬菜之一，也是我们常吃的家常蔬菜。茄子中含有多种营养元素，其中紫皮中含有大量的维生素 P，这是其他蔬菜所不能比的。维生素 P 能增强人体细胞间的黏着力，增强毛细血管的弹性，防止微血管破裂出血，使心血管保持正常的功能，因此经常吃茄子能预防高血压、冠心病和动脉硬化等疾病的发生。此外，茄子还有防治坏血病及促进伤口愈合的功效。茄子含有龙葵碱，它能抑制消化系统肿瘤的病变，可以防治胃癌。而且，茄子还有清退癌热的作用。茄子还含有丰富的维生素 E，有防止出血和抗衰老的功能。经常食用茄子，可以帮助延缓衰老，留住青春。

510 蒜具有什么食疗价值？

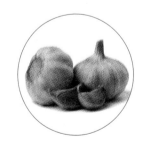

别　　名	葫、葫蒜
主　　治	高血压、高脂血症、动脉硬化、糖尿病
功　　效	杀菌消炎、健胃、杀菌、散寒、防癌抗癌
性　　味	性温、味辛
适宜人群	肺病患者

　　原产于亚洲中部地区的大蒜，早在5000年前的古埃及时代，就被认为具有强壮身体的作用而拿来食用。大蒜有一种独特的刺激性味道，这种味道来源于其所含的特有的蒜素，而蒜素就是大蒜发挥药用价值的主要功臣。蒜素具有强烈的杀菌能力，可以消灭侵入人体内的病菌，而且还能提升维生素 B₁ 的吸收，促进糖类的新陈代谢以提供能量、消除疲劳。除

此之外，大蒜中还含有甘露醇素的微量元素，能促进新陈代谢与血液循环，对治疗手足冰冷或心脏病效果明显。大蒜提升免疫力的作用也不可忽视。大蒜中所含的硒化铅具抗氧化作用，因此大蒜也被视为防癌的食物。此外，大蒜外用可以促进皮肤的血液循环，去除老化的角质层，软化皮肤并增强其弹性，还可防日晒，防止黑色素沉积，具有良好的美容功效。

511 姜具有什么食疗价值？

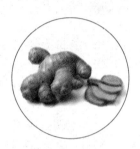

别　　名	生姜、黄姜、均姜
主　　治	预防高血压、高脂血症、感冒、增进食欲、解毒
功　　效	治嗽温中，治胀满，霍乱不止，腹痛，冷痢，血闭
性　　味	味辛，性微温，无毒
适宜人群	伤风感冒、寒性痛经、晕车晕船者

姜的原产地位于东南亚，虽然姜所含的营养成分不多，但其独特的辛辣味及香味却有较高的药用价值。姜具有解毒杀菌的作用，其所含的姜酮和姜油有着强烈的杀菌效果，所以日本人很久之前就把姜作为生鱼片的作料。生姜提取液具有显著抑制皮肤真菌的功效，能治疗各种痈肿疮毒。除此之外，姜还能增进食欲、促进新陈代谢、止吐和排汗解热。人体在进行正常新陈代谢生理功能时，会产生促使身体发生癌症和衰老的氧自由基。姜在进入人体后能产生一种抗氧化本酶，可以很好地抵抗氧自由基，从而发挥抗衰老和抗癌的作用，因此老年人常吃生姜可有效消除"老年斑"。现代研究表明，姜还具有降低胆固醇及降血压的功能，其所具有的药用价值已越来越受到人们的重视。

512 金针菇具有什么食疗价值？

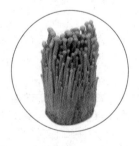

别　　名	朴菰、冻菌、金菇、毛柄金钱菌、智力菇
主　　治	肝病、胃肠道炎症、溃疡、防癌、益智
功　　效	补肝，益肠胃
性　　味	性寒，味甘咸
适宜人群	气血不足、营养不良的老人、儿童及癌症、肝脏病及胃肠道溃疡、心脑血管疾病患者

金针菇不仅味道鲜美，而且营养丰富，是拌凉菜和火锅食品的原料之一。金针菇含有丰富的人体必需的氨基酸，尤其赖氨酸和精氨酸含量较多。而且锌含量也比较高，锌元素对增强智力，尤其是对儿童的身高和智力发育有重要的作用。金针菇中含有一种叫朴菇素的物质，

可以增强机体对癌细胞的抵抗能力，因此常食金针菇可起到防癌、抗癌的作用。金针菇还具有抑制血脂升高、降低胆固醇的功效，可以防治心脑血管疾病。此外，金针菇能有效地增强机体的生物活性，促进身体的新陈代谢，有利于人体对食物中各种营养素的吸收和利用，因此对生长发育的帮助很大。而且经常食用金针菇可以缓解疲劳，抗菌消炎，清除体内的杂质。同时，还可以预防肝脏疾病和肠胃道溃疡，增强机体抗病能力，强健身体。

513　香菇具有什么食疗价值？

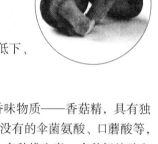

别　　名　　冬菇、香菌、爪菰、花菇、香蕈、香菰
主　　治　　食欲不振、身体虚弱、小便失禁、便秘、肥胖、肿瘤
功　　效　　益智安神，补肝益肾，健脾利胃，益气补血
性　　味　　味甘，性平、凉
适宜人群　　高血压、高脂血症、动脉硬化、贫血、抵抗力低下、
　　　　　　糖尿病、癌症患者

香菇是世界上著名的食用菌之一，因为它含有一种特有的香味物质——香菇精，具有独特的菇香，所以被称为"香菇"。而且香菇中含有其他蔬菜中所没有的伞菌氨酸、口蘑酸等，所以味道特别鲜美。香菇不但营养丰富，具有低脂肪、高蛋白、多种维生素、多种氨基酸和多糖的特点，同时还具有很高的药用价值。香菇中所含的多糖可以提高机体的免疫功能，而菌盖部分所含的核糖核酸又具有防癌抗癌的功效。而且香菇中还富含可以降血压、降胆固醇、降血脂的物质，因此对预防动脉硬化、肝硬化等疾病有一定的积极意义。此外，常食香菇还能治疗糖尿病、肺结核、传染性肝炎、神经炎等疾病，又可防治消化不良、便秘等。对于女性来说，香菇也是一种食疗佳品，因为香菇的水提取物具有延缓衰老的功效，是一种不可多得的美容佳蔬。

514　竹荪具有什么食疗价值？

别　　名　　竹参、竹笙、面纱菌、网纱菌、竹姑娘、竹菌
主　　治　　咳嗽、糖尿病、高血压、高脂血症、贫血
功　　效　　益气补脑，宁神健体
性　　味　　味甘，性冷、滑，无毒
适宜人群　　肥胖、脑力工作者，失眠、高血压、高脂血症、高胆
　　　　　　固醇、肿瘤患者以及免疫力低下者可以常食

竹荪因形状俊美、色彩鲜艳，被人们称为"雪裙仙子""菌中皇后"。竹荪营养丰富，

味道鲜美，但因为生长条件相当苛刻，不易收获，历来被认为是珍奇稀罕之物。竹荪是优质植物蛋白的营养源，并且含有多种氨基酸，其中8种为人体所必需，占氨基酸总量的1/3，而谷氨酸含量尤其丰富，是其他蔬菜和水果不能相比的。且竹荪所含的氨基酸大多以菌体蛋白的形态存在，不易丧失。竹荪还富含多种维生素和微量元素，其中核黄素含量比较高。竹荪中所含的半乳糖、葡萄糖、甘露糖和木糖等异多糖，在抗肿瘤、抗凝血、抗炎症、提高免疫力以及降血糖方面都有一定的作用，并且对艾滋病也有抵抗作用。

515 黑木耳具有什么食疗价值？

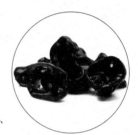

别　　名	黑木耳、云耳、桑耳、松耳、中国黑真菌
主　　治	动脉硬化、冠心病、贫血、清肠胃、防癌抗癌
功　　效	补气血，润肺，止血
性　　味	味甘，性平，有小毒
适宜人群	心脑血管、结石症患者，特别适合缺铁人士、矿工、冶金工人、纺织工及理发师

木耳味道鲜美，营养丰富，而且能养血驻颜，强健身体。现代营养学家把黑木耳称为"素中之荤"，盛赞其营养价值可与肉类食物相媲美。木耳中铁的含量极为丰富，因此常吃木耳能生血养颜，令人肌肤红润，并可防治缺铁性贫血。木耳还含有维生素K，可以减少血液凝块，预防血栓的发生，起到防治动脉粥样硬化和冠心病的作用。木耳最特别的作用是可以把残留在人体消化系统内的灰尘、杂质吸附集中起来排出体外，从而清理肠胃。这是因为木耳中含有一种特殊的胶质，这种胶质还能化解胆结石、肾结石等体内异物。此外，木耳还可以促进纤维类物质的分解，对无意中吃下的头发、谷壳、木渣、沙子、金属屑等不易消化的物质有溶解与消化作用。木耳也有抗肿瘤、增强机体免疫力的功效，经常食用可防癌抗癌。

516 银耳具有什么食疗价值？

别　　名	白木耳、雪耳、白耳子、银耳子
主　　治	胃炎、便秘、肺热咳嗽、肺燥干咳、妇女月经不调
功　　效	延年益寿，益胃和血，滋阴润肺
性　　味	味甘，性平
适宜人群	虚火旺、免疫力低下、体质虚弱、肺热咳嗽、妇女月经不调、胃炎、便秘及癌症患者

银耳是一种名贵的营养滋补佳品，又是扶正强壮的补药，被人们誉为"菌中之冠"。银

耳富含多种营养物质，其蛋白质中含有 17 种氨基酸，而且绝大多数是人体所必需的种类。银耳含有大量维生素 D，能防止钙流失，十分有益于儿童的生长发育。同时还富含硒等微量元素，可以有效地增强机体抗肿瘤的能力。此外，银耳也具有很高的医疗保健价值。银耳所含的多种多糖，对老年慢性支气管炎、肺源性心脏病有显著疗效，而且还能保护肝脏，促进蛋白质与核酸的合成以及抗癌、抗衰老。值得一提的是银耳中的纤维性多糖，可以滋养皮肤，祛除脸部黄褐斑和雀斑，有消除皱纹、紧致肌肤的功效，而肝糖则具有扶正强壮的作用。银耳中还含有膳食纤维，可促进胃肠蠕动，减少脂肪吸收，达到减肥的效果。

517 扁豆具有什么食疗价值？

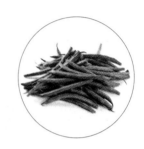

别　名	菜豆、四季豆、架豆、去豆
主　治	脾虚泄泻、暑湿吐泻
功　效	健脾益气，化湿消暑
性　味	味甘，性微温
适宜人群	消化不良、脾虚、暑热头痛者及癌症病人等

扁豆原产于中南美地区。白扁豆的族群有虎豆、花扁豆、金时豆、白花豆、紫花豆、大手豆等。扁豆的主要成分是碳水化合物和蛋白质，它的种皮上还含有丰富的食物纤维，食物纤维具有消除便秘、预防癌症的功效。此外，它还含有丰富的 B 族维生素、维生素 C，以及钙和铁等其他营养素。亚洲地区的人本可从谷类、豆类、海草、芋头等传统饮食中摄取丰富的食物纤维，但随着饮食生活日渐欧美化，含食物纤维的食物已经逐渐退出餐桌，患生活习惯病的人也因此而逐渐增加。而扁豆恰恰含有丰富的食物纤维，因此要积极让扁豆回到餐桌上。

518 豌豆具有什么食疗价值？

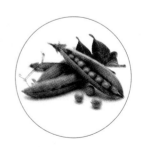

别　名	麦豌豆、寒豆、麦豆、毕豆、国豆、荷兰豆
主　治	消炎、抗癌、清肠、利尿
功　效	清凉解暑，利尿止泻
性　味	味甘，性平，无毒
适宜人群	一般人群均可食用

豌豆中含有人体所需的多种营养物质，尤其是含有丰富的蛋白质，可以提高机体的抗病能力和康复能力。在豌豆荚和豆苗的嫩叶中富含维生素 C 和能分解亚硝胺的酶，这种酶具有抗癌防癌的作用。豌豆中所含有的胡萝卜素，也可防止人体致癌物质的合成，从而减少癌细

胞的形成，预防癌症的发生。此外，豌豆还含有止权酸、赤霉素和植物凝素等物质，这些物质都具有抗菌消炎，增强新陈代谢的功效。而豌豆和豆苗中所含有的较为丰富的膳食纤维，可以促进胃肠蠕动，防止便秘，起到清肠的作用。

519 蚕豆具有什么食疗价值？

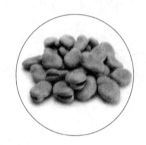

别　　名	胡豆、佛豆、川豆、倭豆、罗汉豆
主　　治	心血管疾病、癌症
功　　效	益脾健胃，通便消肿，祛湿
性　　味	味甘，性平
适宜人群	老人、脑力工作者、高胆固醇者、便秘者等

　　蚕豆又称胡豆、佛豆、川豆、倭豆、罗汉豆，属于豆科巢菜属，是一种一年生或越年生草本植物，可用作粮食、蔬菜、饲料和绿肥。蚕豆中的蛋白质含量丰富，仅次于大豆，并且氨基酸种类较为齐全，而且蚕豆不含胆固醇，因此可以预防心血管疾病。蚕豆中含有调节大脑和神经组织的重要成分钙、锌、锰、磷脂等，并含有丰富的胆石碱，有增强记忆力的健脑作用。蚕豆中含有丰富的钙，有利于骨骼对钙的吸收与钙化，能促进人体骨骼的生长发育。蚕豆中的维生素 C 可以延缓动脉硬化，而蚕豆皮中的膳食纤维有降低胆固醇、促进肠蠕动的作用。现代人还认为蚕豆也是抗癌食品之一，对预防肠癌有一定的功效。

520 红小豆具有什么食疗价值？

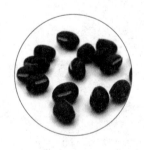

别　　名	赤豆、赤小豆、红豆
主　　治	心脏病、肾脏性水肿、肝硬化腹水、脚气病水肿、疮毒
功　　效	消肿，解毒排脓，清热去湿，健脾止泻
性　　味	味甘、酸，性平，无毒
适宜人群	高脂血症、高血压、便秘患者等

　　红小豆的原产地在东亚地区。红小豆的主要成分是糖类与蛋白质，此外，还富含维生素 B_1、钾和食物纤维。维生素 B_1 能促进糖类代谢，使脑部得到充分的能量供应，还具有消除疲劳、防治夏日病的功效。若维生素 B_1 不足时，身体容易疲劳，注意力会减退，也容易浮肿，或引发脚气等疾病。红小豆中的钾能将盐运出体外，因此能预防高血压，而食物纤维可改善生活习惯病或便秘。此外，红小豆外皮中含有皂草苷，它除了能消除浮肿之外，还能降低胆固醇和中性脂肪的含量。由于它还具强烈的解毒作用，因此可用来解除宿醉。

521 豇豆具有什么食疗价值?

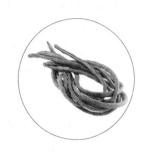

别　　名	角豆、姜平、带豆
主　　治	脾胃虚弱、泻痢、吐逆、消渴、遗精、白带、白浊、小便频数
功　　效	健脾肾，生津液
性　　味	性平，味甘咸
适宜人群	糖尿病患者、肾虚者、尿频者等

豇豆分为长豇豆和饭豇豆两种，长豇豆可作为蔬菜食用，而饭豇豆一般作为粮食。豇豆含蛋白质、B 族维生素较为丰富。由于豇豆具有易被消化吸收的优质植物蛋白质，所以有人称豇豆是"蔬菜中的肉食品"，因此它是食素者的食用佳品。豇豆所含的锰是抗氧化剂的一种，故经常食用豇豆，能够预防心脏病。不仅如此，豇豆中的磷脂还有促进胰岛素分泌、增加糖代谢的作用，是糖尿病人理想的食品。豇豆中胱氨酸较多，胱氨酸是一种对人体有用的氨基酸，不仅是一种抗衰老的营养素，还可保护人体免受有害重金属以及有害自由基的不良影响，在医疗上常用于保护人体免受 X 光和核辐射的伤害。此外，豇豆富含纤维素，可促进胃肠蠕动，能防治便秘。

522 芝麻具有什么食疗价值?

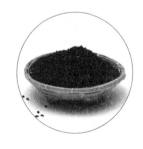

别　　名	胡麻、白麻
主　　治	身体虚弱、头晕耳鸣、高血压、头发早白、贫血、大便燥结、乳少、尿血
功　　效	补血明目，祛风润肠，生津通乳，益肝养发
性　　味	味甘，性平
适宜人群	头发早白、贫血、便秘、腹泻者等

芝麻的原产地是印度和埃及。芝麻中的植物性脂肪属于亚油酸或亚麻酸等不饱和脂肪酸，具有降低胆固醇的作用；蛋白质中则含有人体必需的各种氨基酸，能强健血管、恢复体力、消除脑细胞疲劳。芝麻中维生素 B_1 的含量最丰富，维生素 B_1 有助于糖类的新陈代谢。并且芝麻还含有丰富的钙质。人体中的钙质会随着年龄的增长而逐渐流失，因此，食用芝麻能强健骨骼。而所含的丰富矿物质能美化肌肤，预防白发，因此芝麻属于能保持年轻的食材。此外，在配酒小菜中搭配凉拌芝麻的小菜，能防止宿醉，因为芝麻所含的芝麻明能促进酒精分解，强化肝脏。

523 核桃具有什么食疗价值？

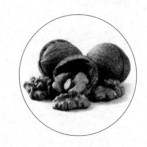

别　　名	山核桃、胡桃仁、羌桃、黑桃、胡桃肉、万岁子、长寿果
主　　治	动脉硬化、贫血、便秘、整肠、美肤、稳定精神、减缓衰老
功　　效	固精强腰，温肺定喘，润肠通便
性　　味	味甘，性温
适宜人群	肾虚、肺虚、神经衰弱、气血不足、癌症患者、脑力劳动者及青少年

　　核桃与扁桃、榛子、腰果并称为"世界四大干果"。核桃营养丰富，其主要成分为良质易吸收的脂肪与蛋白质，而且有将近七成的蛋白质都是亚油酸或亚麻酸等良质不饱和脂肪酸，能够去除附着于血管上的胆固醇，因此有减缓衰老、预防动脉硬化、美颜的功效。核桃的蛋白质内，含有许多色氨酸等良质氨基酸，其中许多能促进糖类的新陈代谢。核桃中还含有保护肝脏、提升记忆力的维生素 B_1。此外，核桃也富含维生素 E，具有防止动脉硬化的作用，还能促进血液循环，将氧气运送到体内各处，让身体保持年轻。

524 栗子具有什么食疗价值？

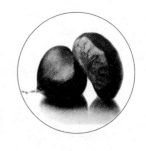

别　　名	板栗、大栗、栗果、毛栗、棋子
主　　治	高血压、消除疲劳、减缓衰老
功　　效	滋阴补肾，止泻
性　　味	性温，味甘平
适宜人群	中老年人肾虚、腰酸腰痛、腿脚无力、小便频多、气管炎咳喘、内寒泄泻者

　　栗子营养丰富，不仅含有大量淀粉，而且含有蛋白质、维生素等多种营养素，素有"干果之王"的美誉。栗子可当作粮食食用，与枣、柿子并称为"铁秆庄稼"、"木本粮食"，是一种价廉物美且极具营养的滋补佳品。栗子与其他种子类果实相同，都富含蛋白质与脂肪，不过它还含有在种子上极少发现的糖类物质。栗子中含有丰富的维生素 C，100克就含有22毫克维生素 C。和芋头相同，栗子中的维生素 C 也是被淀粉包裹起来的，因此即使加热也不易流失。栗子还富含能将糖类热化、可产生气力与体力的维生素 B_1，能帮助排出盐分的钾，因而成为相当优良的营养补充源。

525 花生具有什么食疗价值？

别　　名	落花生、落花参、番豆、长生果、地果、番果、地豆、成寿果
主　　治	动脉硬化、高血压、贫血、强肝、美肤、减缓衰老
功　　效	润肺，和胃，补脾
性　　味	性平，味甘
适宜人群	高血压、高脂血症、冠心病、动脉硬化、营养不良、食欲不振、咳嗽患者及儿童、青少年、老年人、妇女产后乳汁缺少者

花生属于豆科一年生植物，也被称为落花生或南京豆。花生的主要成分为脂肪（将近一半比例），而蛋白质含量却低于大豆，但含有助于肝脏运行的蛋氨酸，而且它还含有B族维生素、维生素E，以及能改善湿疹或口角炎的烟碱酸，因此是一种健康食品。花生的脂肪中含丰富的亚油酸（不饱和脂肪酸），能降低胆固醇、预防高血压和动脉硬化，也可促进血液循环，还能改善手脚冰冷、冻伤等。花生中含有属于B族维生素的可抗脂肪的胆碱，还含有能防止过氧化脂肪增加的皂草苷，及可预防老年痴呆症的卵磷脂，因此花生也是一种能强化肝脏功能、预防记忆力减退的优良食品。此外，花生中含有丰富的维生素E，它能使人延缓衰老，重返年轻，并且可以防止亚油酸发生氧化，让不均衡的荷尔蒙发挥正常功能。

526 绿豆具有什么食疗价值？

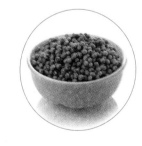

别　　名	青小豆
主　　治	暑热烦渴、疮毒痈肿、解毒
功　　效	清热解毒，消暑
性　　味	味甘，性寒
适宜人群	肥胖者、糖尿病患者、中暑者等

绿豆含有丰富的无机盐和维生素，在高温环境中以绿豆汤为饮料，可以及时补充丢失的营养物质，达到清热解暑的效果。绿豆淀粉中含有相当数量的低聚糖，所提供的能量值比其他谷物低，对于肥胖者和糖尿病患者有辅助治疗的作用。绿豆中的多糖成分能增强血清脂蛋白酶的活性，使脂蛋白中甘油三酯水解达到降血脂的疗效，从而可以防治冠心病、心绞痛。据临床实验报道，绿豆的有效成分具有抗过敏作用，可治疗荨麻疹等疾病。而且绿豆对葡萄球菌以及某些病毒有抑制作用，能清热解毒。除此之外，绿豆还含有丰富的胰蛋白酶抑制剂，可以保护肝脏，又可减少蛋白分解，从而保护肾脏。

527 燕麦具有什么食疗价值？

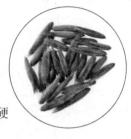

别　　名	雀麦、野麦、油麦、玉麦
主　　治	心脑血管疾病、脂肪肝、糖尿病、浮肿、便秘
功　　效	益肝和胃
性　　味	性平，味甘
适宜人群	便秘、糖尿病、脂肪肝、高血压、高脂血症、动脉硬化患者

　　燕麦在我国种植历史悠久，遍及各山区、高原和北部高寒冷凉地带。燕麦的医疗价值和保健作用，已被古今中外医学界所公认。燕麦可以有效地降低人体中的胆固醇，经常食用，即可对中老年人的主要威胁——心脑血管病起到一定的预防作用。裸燕麦能预防和治疗由高血脂引发的心脑血管疾病，对于因肝、肾病变，糖尿病、脂肪肝等引起的继发性高脂血症也有同样明显的疗效。长期食用燕麦片，有利于糖尿病和肥胖病的控制。燕麦还可以改善血液循环，缓解生活工作带来的压力。燕麦含有高黏稠度的可溶性纤维，能延缓胃的排空，增加饱腹感，控制食欲。由于维生素 E 对人体皮肤有益，而燕麦富含维生素 E，因此具有很好的美容功效。

528 莲子具有什么食疗价值？

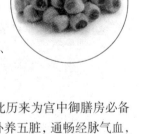

别　　名	莲宝、莲米、藕实、水芝、丹泽芝、莲蓬子、水笠子
主　　治	防癌、强心、补身、遗精
功　　效	补脾止泻，益肾涩清，养心安神
性　　味	性平，味甘、涩
适宜人群	体质虚弱、脾肾亏虚、心慌、慢性腹泻、失眠多梦、遗精者及癌症患者

　　莲子是一种常见的滋补佳品，古人认为经常服食可祛百病，因此历来为宫中御膳房必备食疗之品。莲子营养丰富，有很高的食疗价值。中医认为，莲子利于补养五脏，通畅经脉气血，从而有助于健康。据现代医学研究，莲子含有氧化黄心树宁碱，其对鼻咽癌有很好的抑制作用，因此莲子具有防癌抗癌的保健功效。莲子还含有一种生物碱，具有降血压的作用，而且莲子碱可平抑性欲，青年人多梦，遗精频繁或滑精者，食用莲子，可止遗涩精。莲子中所含的棉子糖，是老少皆宜的营养滋补品，对于久病、妇女产后或老年体虚者有极好的疗效。此外，莲子芯所含的生物碱具有显著的强心作用，可以辅助治疗心律不齐。

529 开心果具有什么食疗价值？

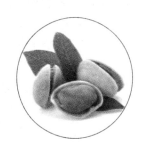

别　　名	必思答、绿仁果、无名子、阿月浑子
主　　治	抗衰老、润肠通便、神经衰弱、浮肿、贫血、营养不良
功　　效	补益肺肾，调中顺气，理气开郁
性　　味	性温，味辛、涩，无毒
适宜人群	一般人群均可食用

开心果主要产于叙利亚、伊拉克、伊朗、俄国和南欧，我国仅在新疆等边远地区有栽培，是现在人们生活中十分常见的高营养休闲干果。开心果富含纤维、维生素、矿物质和抗氧化元素，具有高纤维、低脂肪、低热量的特点，尤其是它含有丰富的维生素E，具有抗衰老的作用，并能增强体质。开心果的含油率非常高，因此有润肠通便的作用，可以帮助身体排毒。此外，开心果还具有很好的食疗作用，它可以温肾暖脾、理气开郁、调中顺气，因此能治疗神经衰弱、浮肿、贫血、营养不良、慢性泻痢等症。开心果中还含有大量的抗氧化叶黄素，具有保护眼睛健康的作用。

530 葵花子具有什么食疗价值？

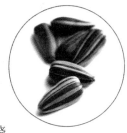

别　　名	向日葵子、天葵子、葵瓜子、西番菊、迎阳花
主　　治	心脑血管疾病、结肠癌、贫血、高血压、冠心病、动脉粥样硬化
功　　效	补虚损，降血脂，抗癌
性　　味	味甘，性平
适宜人群	高脂血症、动脉硬化、高血压、神经衰弱、癌症及蛲虫病患者

葵花子营养丰富，含有丰富的植物油脂、胡萝卜素、麻油酸等，并含有蛋白质、糖类、多种维生素及锌、铁、钾、镁等微量元素。葵花子脂肪含量可达50%左右，其中主要为不饱和脂肪酸，而且不含胆固醇。葵花子富含亚油酸，不仅有助于降低人体血液胆固醇水平，还有益于保护心血管健康。葵花子中维生E含量特别丰富，可安定情绪，对防止细胞衰老、预防成人疾病都有好处。葵花子还具有防止贫血、治疗失眠、增强记忆力的作用，对癌症、动脉粥样硬化、高血压、冠心病、神经衰弱都有一定预防功效。

531 草莓具有什么食疗价值？

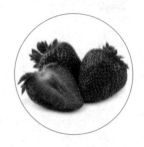

别　　名	洋莓、地莓、地果、红莓、士多啤梨
主　　治	癌症、动脉硬化、高血压、感冒
功　　效	润肺生津，健脾，消暑，解热，利尿，止渴
性　　味	味甘、酸，性凉，无毒
适宜人群	声音嘶哑、风热咳嗽、烦热口干、咽喉肿痛及癌症患者

草莓属于蔷薇科多年生草本植物，原产于南美智利。草莓富含大量的维生素 C，实验证明，只要吃 5 颗就能摄取到一天所需的维生素 C。维生素 C 具有非常重要的作用，它不仅可以产生组成皮肤或肌腱组织的骨胶原，而且可以帮助铁质的吸收，并抗菌、抑制致癌物质的产生。此外，它还可以预防感冒。对于女性来说，维生素 C 的功效就更重要了。它能促进肌肤的新陈代谢，是改善黑斑、雀斑、粉刺等肌肤问题的良药。而且它还能强健牙床，有预防牙床发炎的作用。由于维生素 C 富含水溶性食物纤维与果胶，因此能降低血液中的胆固醇，改善动脉硬化、冠心病等症。除上述功效之外，草莓对胃肠道和贫血也具有一定的滋补调理作用，同时还可预防坏血病。并且草莓中所含的天冬氨酸，可以自然平和地清除体内的重金属离子。

532 柿子具有什么食疗价值？

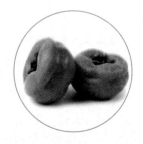

别　　名	米果、猴枣、镇头迦
主　　治	动脉硬化、高血压、感冒、疲劳、宿醉
功　　效	清热润肺，生津止渴，健脾化痰
性　　味	味甘、涩，性寒，无毒
适宜人群	高血压、甲状腺疾病患者及大便干结、长期饮酒者

柿子味美且药用价值很高，日本一直有这样的说法："柿子一旦红了，医生的脸就绿了。"可见，柿子是一种对身体相当有益的健康水果。柿子的主要成分是糖类，富含葡萄糖、果糖、蔗糖，它们都可立即转化为身体所需要的能源。柿子中维生素 C 的含量仅次于柑橘类，吃一个大柿子，就可摄取到一天所需的维生素 C。此外，柿子还含有丰富的维生素 B_1、维生素 B_2、β-胡萝卜素及多种矿物质等营养素。甜柿所带有的苦涩味来源于矢布脑和醇脱氢酶酵素，这两种物质具有分解酒精的功效。再加上柿子中含有可降血压的涩单宁和有利尿作用的钾，喝完酒后吃个柿子，更能防止宿醉。柿子叶的营养素也不输给果实。柿子叶被称为"天然的维生素 C 剂"，其维生素 C 的含量为柑橘的数十倍，因此使用柿子叶做成油炸食品等，可补充因吸烟或喝酒所流失的维生素 C。

533 西瓜具有什么食疗价值？

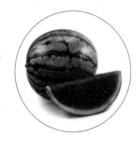

别　　名	寒瓜、夏瓜、水瓜
主　　治	高血压、动脉硬化、膀胱炎、肾脏病、浮肿、宿醉
功　　效	清热除烦，解暑生津，利尿
性　　味	味甘、淡，性寒，无毒
适宜人群	急慢性肾炎、高血压、胆囊炎患者及高热不退者

　　据说西瓜的原产地在非洲中部的沙漠地区，四五世纪时，由西域传入我国。因为这是由西方引进的瓜，所以便命名为"西瓜"。英语将西瓜称为"Water Melon"，顾名思义，它的成分中有90％是水，剩余的10％则是糖。西瓜汁内含有利尿作用的钾与瓜氨酸，由于西瓜有较强的利尿作用，因此被用于治疗多种疾病上。它除了能改善浮肿之外，还能将多余的盐分与尿一起排出，因此对高血压、动脉硬化、膀胱炎、肾炎具有良好的治疗效果。而且西瓜外皮的利尿作用比果瓤更强。此外，西瓜还具有美容养颜的功效，新鲜的西瓜汁和鲜嫩的瓜皮都可增加皮肤弹性，减少皱纹，为皮肤增加光泽。

534 梨具有什么食疗价值？

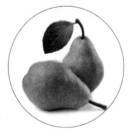

别　　名	快果、玉乳、果宗、蜜父、雪梨、香水梨、青梨
主　　治	促进消化、增强体力、解热、利尿、止咳
功　　效	润肺清心，消痰止咳，解毒疮
性　　味	味甘、微酸，性寒，无毒
适宜人群	咳嗽、咽喉痒痛、慢性支气管炎、肺结核、高血压、肝炎及醉酒者

　　梨因其鲜嫩多汁，酸甜适口，有"天然矿泉水"之称。梨的90％都是水，维生素和无机质的含量均不多，不过却含有能促进蛋白质消化的酶，因此可以帮助消化肉类，人们也经常在食用肉类菜肴后把梨当作甜点。而且梨中还含有天冬氨酸，这种物质能提升身体对疲劳的抵抗力，是增强体力的有效成分。此外，梨也是一种可以生津止渴、解热的水果。它的甜味来源于所含有的果糖、葡萄糖和蔗糖，并且它的酸味较少。恰到好处的甜味及丰富的果汁，使其特别适宜因患感冒或扁桃体炎而喉咙疼痛的人食用。梨还可以有效缓解中毒和宿醉，而且其性凉，能清热镇静，常食可降低血压，改善头晕目眩的症状。

535 猕猴桃具有什么食疗价值？

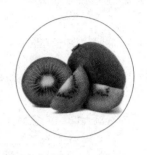

别　名	毛桃、藤梨、苌楚、羊桃、毛梨、连楚、奇异果
主　治	癌症、动脉硬化、便秘、感冒、整肠、消除疲劳
功　效	清热生津，健脾止泻，止渴利尿
性　味	味酸、甘，性寒，无毒
适宜人群	癌症、高血压、冠心病、心血管疾病、食欲不振、消化不良者

　　猕猴桃的果肉会随着果子的逐渐成熟而变软，还会散发出香气，由于其恰到好处的酸味及甜味，因此相当受大众的欢迎。猕猴桃富含维生素 C，食用一个猕猴桃，几乎可以摄取到一天所需维生素 C。维生素 C 不仅可以抗菌、抗压力，还能促进构成皮肤、肌腱和软骨组织的主要成分——骨胶原的形成，还可提高铁的吸收率，抑制致癌物质的产生，美白肌肤等。此外，猕猴桃中富含水溶性食物纤维及果胶，它们有防止动脉硬化、高血压、便秘等疾病的功效。猕猴桃中还含有钾，因此非常适合高血压患者食用。猕猴桃的外皮附近含有能分解蛋白质的酶——猕猴桃碱，所以在食用肉类或鱼类食物时，最适合用猕猴桃作为饭后甜点。

536 樱桃具有什么食疗价值？

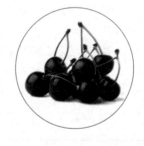

别　名	樱珠、朱樱、朱果、莺桃、含桃、荆桃
主　治	贫血、麻疹、杀虫、祛风、止痛、养颜
功　效	解表透疹，补中益气，健脾和胃，祛风除湿
性　味	性温，味甘、微酸
适宜人群	体质虚弱、消化不良者，瘫痪、风湿腰腿痛患者

　　樱桃因外形美丽、味道酸甜可口，且营养丰富，一直受到人们的青睐。樱桃的成熟期早于其他水果，因而有"百果第一枝"的美誉。樱桃含有丰富的铁元素，含铁量居各种水果之首。因此常食樱桃可补充铁元素，防治缺铁性贫血，并且还能增强体质，补益大脑。樱桃不仅营养丰富，还具有很高的药用价值。樱桃具有补中益气、健脾和胃、祛风湿的功效，因此食用樱桃可辅助治疗食欲不振、消化不良、风湿腰腿疼痛等症。而且樱桃还可以止痛，用来治疗烧伤、烫伤。樱桃树根有很好的驱虫、杀虫作用，能祛除体内的蛔虫、蛲虫等。此外，樱桃含有多种营养元素，经常食用樱桃还能美容养颜，使皮肤变得红润、光滑、嫩白。

537 梅子具有什么食疗价值？

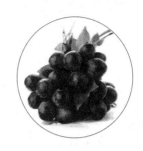

别　　名	梅、梅实、酸梅、青梅、乌梅
主　　治	健胃、食欲不振、便秘、整肠、消除疲劳、宿醉、减缓衰老
功　　效	止渴调中，去痰止吐，除热下痢
性　　味	味酸，性平，无毒
适宜人群	一般人群均可食用

　　自古以来，人们就认为梅子具有生津解渴、调气的作用，是一种宝贵的食疗佳品。梅子之所以具有强烈的酸味，主要是因为它含有丰富的柠檬酸与苹果酸。柠檬酸能促进肠胃蠕动，增进食欲，消化蛋白质。由于梅子属酸性，因此不可生食，但加工成咸梅等食品后，却能抑制肠内的不良细菌，具有整肠的作用。此外，柠檬酸还能使血液循环顺畅，具有消除疲劳与减缓衰老的功效，而且它可避免血液中囤积乳酸，因而也可防止肩膀酸痛、腰痛、肌肉疲劳或疼痛等症。柠檬酸与钙结合后，还能强化骨骼、促进铁的吸收和血液循环。由于梅子富含维生素，因此具有预防感冒与改善宿醉的功效。

538 菠萝具有什么食疗价值？

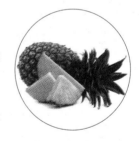

别　　名	番梨、露兜子、凤梨
主　　治	促进消化、消除疲劳、预防骨质疏松症、减缓衰老
功　　效	止渴解烦，健脾解渴，消肿祛湿，醒酒益气
性　　味	味甘、微酸，性平
适宜人群	消化不良、身热烦躁者，肾炎、高血压、支气管炎患者

　　菠萝原产于巴西，是热带和亚热带地区的著名水果。菠萝的主要成分为糖类，也富含蛋白质和钙，最适合用作主菜的甜点，此外还富含维生素 B_1、维生素 C 和食物纤维。肉类菜肴中经常会用到菠萝，这是因为菠萝中所含的菠萝蛋白酶能软化肉类。菠萝的酸味来源于其所含的丰富的柠檬酸，因此菠萝能促进胃液分泌，帮助消化，并促进营养吸收。但应注意的是，食用不成熟的菠萝反而会引起消化不良。除此之外，菠萝蛋白酶具有消炎、消肿和分解肠内腐败物质的作用，因此对治疗下痢或癌症等症相当有效。菠萝所含的维生素 B_1 能减缓衰老、消除疲劳。而且，菠萝还含有微量的矿物质——锰。锰能促进钙的吸收，预防骨质疏松症，还能治疗口渴及缓和不稳定的情绪。

539 桑葚具有什么食疗价值？

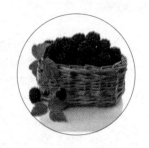

别　　名	桑果、桑枣、桑实、桑子
主　　治	护肝养肾、利水消肿、安神解酒、延缓衰老、防止血管硬化
功　　效	补血滋阴，生津润燥
性　　味	味甘、酸，性寒
适宜人群	女性、中老年人及过度用眼者

　　两千多年前，桑葚已是中国皇帝御用的补品，而且不论是传统医学还是现代医学都视其为防病保健之佳品。桑葚中的脂肪酸具有分解脂肪、降低血脂、防止血管硬化的作用。而且还含有丰富的天然抗氧化成分维生素 C、β - 胡萝卜素、硒、黄酮等，可有效清除自由基，抗脂质过氧化，改善免疫机能，起到延缓衰老及润肤美容的功效。另外，桑葚具有多种活性成分，具有调整机体免疫功能、促进造血细胞生长、降血糖、降血脂、降血压、护肝和抗艾滋病的作用。特别值得一说的是，桑葚中含有一种叫白黎芦醇的物质，能刺激人体内某些基因抑制癌细胞生长，并能阻止血液细胞中栓塞的形成，起到预防癌症和血栓性疾病的作用。

540 香蕉具有什么食疗价值？

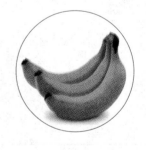

别　　名	甘蕉、芎蕉
主　　治	癌症、高血压、便秘、感冒、整肠、美肤、消除疲劳
功　　效	清热解毒，润肠通便，润肺止咳，降低血压
性　　味	味甘，性寒
适宜人群	高血压、冠心病、动脉硬化、咽干喉痛、大便干燥、痔疮患者

　　香蕉原产于东南亚热带地区，是一种营养十分丰富的热带水果。香蕉含有助消化的糖类、柠檬酸、蛋白质、维生素 B_2、钾以及丰富的食物纤维。香蕉中所含的维生素 B_2 与柠檬酸具有互补的效果，它们能分解形成疲劳因子的乳酸和丙酮酸，从而防止或消除身体疲劳。正是由于香蕉含有以上两种营养成分，才成为运动员经常食用的补充能量的来源。据研究，香蕉还含有大量的钾元素，一根香蕉中钾的含量相当于2～3颗钾锭。钾能排除体内多余的盐分，而且具有利尿作用，有助于水分的新陈代谢，因此可以治疗浮肿。香蕉的水溶性食物纤维中含有果胶质与欧力多寡糖，有润肠通便、整肠的作用。并且欧力多寡糖还能增加肠内乳酸杆菌的数量，促使肠胃蠕动，从而可有效改善便秘的症状。

541 葡萄具有什么食疗价值？

别　　名	蒲桃、草龙珠、山葫芦、李桃
主　　治	高血压、便秘、贫血、强化骨骼与牙齿、美肤、消除疲劳、整肠
功　　效	补气血，强筋骨，利小便
性　　味	味甘，性微寒，无毒
适宜人群	肺虚咳嗽、肾炎、高血压、贫血、水肿、神经衰弱患者，过度疲劳、体倦乏力者及儿童、孕妇

葡萄的原产地位于里海、高加索地区，自古埃及时代起，就已广为种植，而且还被酿制成酒，可以说是世界上最古老的水果之一。葡萄的主要成分是糖，而且几乎都是葡萄糖与果糖。葡萄糖特别容易被身体吸收，而且可以迅速转化为能量，而不需要糖类代谢所需的维生素 B_1，因此对消除大脑或身体疲劳具有立竿见影之效。虽然葡萄中其他营养素的含量较少，但也含有钙、钾等多种矿物质，因此特别适宜贫血患者经常食用。尤其是葡萄中所含的高浓度的铁元素，最适合需要恢复体力的病后、产后者和发育中的儿童食用。葡萄干是葡萄成熟后用自然曝晒或干燥机干燥所制成的食品。100克葡萄干中含有83克的糖，因此它属于高热量食品。

542 哈密瓜具有什么食疗价值？

别　　名	甜瓜、甘瓜、库洪
主　　治	感冒、咳嗽、强肝、美肤、消除眼睛疲劳、稳定精神
功　　效	利便，益气，清热止咳
性　　味	味甘，性寒
适宜人群	肾病、贫血、便秘、胃病和咳嗽痰喘患者

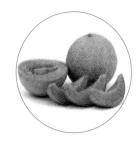

哈密瓜被人们称为"瓜中之王"，其形态各异，味道多样，有的带奶油味，有的具柠檬香，但都甘甜如蜜，香味袭人，因而备受人们喜爱。哈密瓜的主要成分是糖，包括果糖、葡萄糖和蔗糖，人体吸收这些糖的速度很快，食用后即可获得能量，活力四射。此外，哈密瓜还可止渴、增进食欲及消除夏日病。哈密瓜也含有具利尿作用的钾，钾能将多余的水分排出体外，可消除浮肿。另外，哈密瓜也有冷却身体的作用，手足容易冰冷者最好避免在夜晚食用。不过，也正因此哈密瓜可清凉消暑，解除烦热，是夏季解暑的佳品。哈密瓜还能促进人体的造血机能，可以用来作为贫血患者的食疗补品。

543 桃具有什么食疗价值?

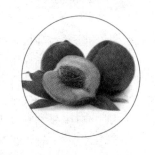

别　　名	桃实、桃子
主　　治	口渴、便秘、痛经、虚劳喘咳、疝气疼痛、自汗、盗汗
功　　效	补中益气，养阴生津，润肠通便
性　　味	味辛、酸、甘，性热，微毒
适宜人群	年老体虚、身体瘦弱、阳虚肾亏、肠燥便秘者

在我国的传统文化中，桃子一直作为福寿祥瑞的象征，被人们冠以"寿桃"和"仙桃"的美称。而在众多的水果中，桃以其外形美观，口味香甜被誉为"天下第一果"。桃不仅营养丰富，而且有很高的食疗作用。桃含有丰富的铁元素，是缺铁性贫血患者的理想食物。桃还含有大量钾元素，而含钠少，非常适合水肿病人食用。桃子可以补益气血、养阴生津，是大病后，气虚血亏、心悸气短者的营养佳果。此外，桃仁也具有很高的药用价值。它可以活血化淤、润肠通便，能辅助治疗闭经、跌打损伤等症。并且桃仁提取物有止咳、抗凝血的功效，同时还能降血压，用于辅助治疗高血压病。

544 苹果具有什么食疗价值?

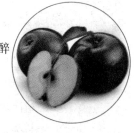

别　　名	滔婆、奈子、频婆、平波、超丸子、天然子
主　　治	动脉硬化、高血压、心脏病、便秘、整肠、消除宿醉
功　　效	生津润肺，开胃醒酒，止泻，除烦解暑
性　　味	味甘、酸，性凉
适宜人群	慢性胃炎、消化不良、便秘、慢性腹泻、高血压、高脂血症、贫血患者和肥胖、维生素缺乏者

苹果营养丰富，备受人们喜爱，欧洲有句谚语说："一天一个苹果，就可远离医生。"苹果含有丰富的具整肠作用的水溶性食物纤维果胶原，有助于肠胃蠕动，消除有害的肠内菌，也可防治便秘。需要注意的是，果胶原在苹果果皮中的含量多于果肉部分，而且香甜味也以果皮最为强烈，因此，食用苹果时尽可能连同外皮一起吃，或者薄薄地削去一层皮后食用，这样才能获得充分的营养。苹果的酸味来源于其所含的苹果酸、柠檬酸、酒石酸等有机酸，它们与为身体提供能量的果糖及葡萄糖互相合作，可消除疲劳、稳定精神。而且苹果中还含有多种微量元素，常食可使皮肤细腻、光滑、红润、有光泽。此外，苹果还含有具利尿作用的钾元素。据研究，在空气污染的环境中，多吃苹果可改善呼吸系统和肺功能，保护肺部免受污染和烟尘的侵害。

545 柠檬具有什么食疗价值？

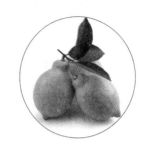

别　名	柠果、黎檬、洋柠檬、益母果
主　治	肾结石、动脉硬化、感冒、消除疲劳、美肤、稳定精神
功　效	化痰止咳，生津，健脾
性　味	味酸甘，性平
适宜人群	肾结石、高血压、心肌梗死患者，消化不良、维生素 C 缺乏者，胎动不安的孕妇

柠檬的果实汁多肉脆，具有芳香的气味，它含有丰富的柠檬酸，因此被誉为"柠檬酸仓库"。又因其味极酸，受到孕妇的喜爱，所以又称益母果或益母子。柠檬的强烈酸味源自于其所含的维生素 C 与柠檬酸，它们都具有美白肌肤的功效。据研究，100克柠檬中含有45毫克的维生素 C，因此食用1个柠檬就可摄取到一天所需维生素 C的1/2。维生素 C 可以促进皮肤的新陈代谢，预防黑斑或雀斑的生成。柠檬酸味的另一个来源就是柠檬酸，它不仅可以止血，还具有缓解肌肤疲劳的作用。因此，柠檬可说是最具功效的护肤水果。柠檬生食还具有安胎止呕的作用，所以柠檬是最适合女性的水果。此外，柠檬汁中含有大量的柠檬酸盐，可以防止肾结石的形成，甚至可以溶解已形成的结石，所以常食柠檬能防治肾结石。而且柠檬还可以防治心血管疾病，可预防和治疗高血压与心肌梗死。

546 杏具有什么食疗价值？

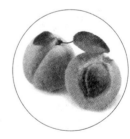

别　名	甜梅、叭达杏
主　治	心脏病、心肌梗死、止咳、通便、抗癌
功　效	止渴生津，清热去毒
性　味	味甘酸，性微温、冷利，有小毒
适宜人群	慢性气管炎、咳嗽、肺癌、鼻咽癌、乳腺癌患者及放化疗者

杏是我国北方常见的水果之一，其果实早熟、色泽鲜艳、果肉多汁、口味酸甜，深受人们的喜爱。杏是一种营养价值较高的水果，它含有多种有机成分和人体所必需的维生素及无机盐类。值得一提的是，杏仁的营养更丰富，其含有丰富的蛋白质、粗脂肪、糖类、多种维生素以及磷、铁、钾等多种微量元素，是一种滋补佳品。杏也具有很好的食疗作用。未熟的杏中含有很多类黄酮，此类物质可预防心脏病，并能降低心肌梗死的发病率。而且杏还含有丰富的维生素 B_{17}，而维生素 B_{17} 是极有效的抗癌物质，可以有效地杀灭癌细胞。此外，杏仁

的药用价值也是不容忽视的。其含有丰富的维生素 C 和多酚类成分，能显著降低心脏病和很多慢性病的发病概率，还能够降低人体内胆固醇的含量。并且杏仁具有止咳平喘、润肠通便的功效，可以治疗肺病、咳嗽等症。

547 李子具有什么食疗价值？

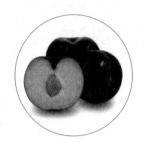

别　　名	麦李、脆李、金沙李、嘉庆子、李实、嘉应子
主　　治	护肝、腹水、小便不利、消渴、止咳、润喉
功　　效	清热解毒，利湿，止痛
性　　味	味苦、酸，性微温，无毒
适宜人群	发热、口渴、肝病腹水、慢性肝炎、肝硬化患者及喉咙沙哑或失音者

李子外形美观，饱满圆润，玲珑剔透，口味甘甜，是人们喜食的传统水果之一。它既可鲜食，又可以制成罐头、果脯，是夏季的主要水果之一。李子营养丰富，有很好的食疗作用。它能促进胃酸和胃消化酶的分泌，可以促进肠胃的蠕动，所以经常吃李子能促进消化，增强食欲，有助于治疗胃酸缺乏、食后饱胀、大便秘结等症。鲜李子中含有多种氨基酸，生食可以起到辅助治疗肝硬化腹水的作用。李子仁也是一种食疗佳品，它含有苦杏仁苷和大量的脂肪油，有利水降压的功效，并可加快肠道蠕动，改善便秘的问题。同时李子仁还具有止咳祛痰的作用。此外，根据《本草纲目》记载，李花和于面脂中，有很好的美容作用，可以"去粉滓黑黯""令人面泽"，对汗斑、黑斑等有很好的疗效。

548 柚子具有什么食疗价值？

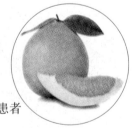

别　　名	文旦、香抛、霜柚、臭橙
主　　治	高血压、糖尿病、血管硬化、止咳、健胃、补血、利便
功　　效	健脾，止咳，解酒
性　　味	味甘酸，性寒，无毒
适宜人群	痰多、慢性支气管炎、咳嗽、气喘胃病、心脑肾病患者

柚子味道清香、酸甜，略带苦味，含有丰富的营养素和多种微量元素，是医学界公认的最具食疗效果的水果。柚子的果肉中含有非常丰富的维生素 C 以及类胰岛素等成分，具有降低血液中胆固醇、降血糖、降血脂、减肥、养颜等功效，因此经常食用，对高血压、糖尿病、血管硬化等疾病都有辅助治疗作用。此外，柚子还含有高血压患者所需的微量元素钾，而含有特别少量的钠，因此是患有心脑血管病及肾脏病患者最佳的食疗水果。柚子还具有增强体

质的功效，它能帮助身体吸收更多的钙及铁质。而且柚子所含的天然叶酸，可以预防贫血症的发生，并促进胎儿发育，因此特别适合孕妇食用。此外，常食柚子还可健胃、润肺、补血、清肠、利便，同时还能促进伤口愈合，对败血症等有良好的辅助治疗效果。而柚皮具有抗炎作用，也是不可忽视的食疗佳品。

549 荔枝具有什么食疗价值？

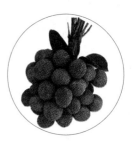

别　　名	丹荔、丽枝、香果、勒荔、离支
主　　治	失眠、健忘、止血、止痛、降血糖、美容祛斑
功　　效	补脾益肝，理气补血，温中止痛，补心安神
性　　味	味甘，性平，无毒
适宜人群	产妇、老人、贫血、胃寒、身体虚弱及病后调养者

　　荔枝营养丰富，果肉中含糖量高达20%，且每100毫升果汁中，维生素 C 含量最高可达70毫克，此外还含有蛋白质、脂肪、柠檬酸、果酸、磷、钙、铁等营养成分。荔枝所含的丰富糖分，具有补充能量、增加营养的作用。研究证明，荔枝对大脑有补养的作用，能够改善失眠、健忘、疲劳等症状。荔枝果肉所含的丰富的维生素 C 和蛋白质，有助于增强机体免疫力，提高抗病能力。荔枝还含有多种维生素，可促进血液循环，防止雀斑的产生，令皮肤光滑润泽。中医认为荔枝可止呃逆，治腹泻，是顽固性呃逆及五更泻患者的食疗佳果，同时还有消肿解毒、止血止痛、开胃益脾和促进食欲的功效。

550 龙眼具有什么食疗价值？

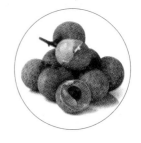

别　　名	桂圆、益智、骊珠、元肉
主　　治	增强记忆、补血、安胎、降血脂、补充营养
功　　效	壮阳益气，补益心脾，养血安神，润肤美容
性　　味	味甘，性平，无毒
适宜人群	记忆力低下、头晕失眠者，体质虚弱的老年人

　　龙眼俗称"桂圆"，是我国南亚热带著名的特产，历史上有南"桂圆"北"人参"的说法。龙眼果实营养丰富，被视为珍贵的补品，历来备受人们喜爱。李时珍曾有"资益以龙眼为良"的评价。因龙眼富含多种营养，因而有很高的食疗价值。它含有丰富的葡萄糖、蔗糖及蛋白质等，含铁量也较高，在提高热能、补充营养的同时，又能促进血红蛋白再生以补血。龙眼肉除对全身有补益作用外，还对脑细胞特别有益，能增强记忆力，消除疲劳。龙眼中还含有大量烟酸，可用于治疗因烟酸缺乏而引起的腹泻、痴呆、皮炎，甚至精神失常等症。此外龙

眼肉还可以安胎，并具有降血脂、增加冠状动脉血流量的作用。

551 芒果具有什么食疗价值？

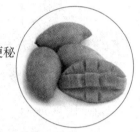

别　名	庵罗果、闷果、檬果、蜜望子、香盖
主　治	抗癌、清肠胃、美化肌肤、高血压、动脉硬化、便秘
功　效	益胃止呕，解渴利尿
性　味	性凉，味甘酸
适宜人群	一般人群均能食用

芒果原产于热带地区，其味道酸甜，有浓郁的香气，集热带水果精华于一身，有"热带水果之王"的美誉。芒果色、香、味俱佳，营养丰富，而且还具有益胃、解渴、利尿、清肠胃的功效，对于晕车、晕船有一定的止吐作用。芒果含有大量的维生素 A、芒果酮酸、异芒果醇酸等三醋酸和多酚类化合物，具有抗癌的作用。尤其是维生素 A 的含量，是其他水果所无法比的，具有很好的明目作用。此外，芒果含有多种营养素及维生素 C、矿物质等，对动脉硬化及高血压等症有很好的食疗作用。由于芒果中含有大量的维生素，因此常食芒果，可以滋润肌肤，美容养颜。除此之外，芒果汁也具有增加胃肠蠕动、排除体内垃圾的作用，因此常食芒果对防治结肠癌有很大益处。

552 山楂具有什么食疗价值？

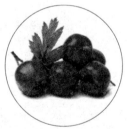

别　名	山果红、红果、胭脂果、酸梅子、山梨、酸查、赤枣子
主　治	心血管病、健胃消食、腹泻、高脂血症、高血压
功　效	消食健胃，活血化淤，驱虫
性　味	味酸，性冷，无毒
适宜人群	心血管疾病、癌症、肠炎患者及消化不良者

山楂营养丰富，其中钙的含量居水果之首，而胡萝卜素的含量仅次于枣和猕猴桃，特别适于小儿食用。自古以来，山楂就被认为是健脾开胃、消食化滞、活血化淤的良药。由于山楂含山楂酸等多种有机酸，并含解脂酶，食用后，可以促进肉食消化，且有助于胆固醇转化。山楂还含有丰富的糖类、蛋白质、脂肪、维生素 C、胡萝卜素、淀粉、苹果酸、枸橼酸等物质，因而具有降血脂、降血压、强心和抗心律不齐等作用。此外，山楂还含有槲皮苷，它具有扩张血管、祛痰平喘的功能，故山楂是防治心血管病的理想保健食品。而且山楂中果胶含量居所有水果之首，果胶具有防辐射的作用，可以带走体内的放射性元素；它还有吸附和抗菌性质，对治疗腹泻有很好的疗效。

553 椰子具有什么食疗价值？

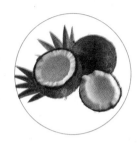

别　　名	胥椰、胥余、越子头、椰傈、越王头、椰糅
主　　治	浮肿、利尿、杀虫、美颜
功　　效	补虚强壮，益气祛风，消疳杀虫
性　　味	味甘，性平，无毒
适宜人群	一般人群均可食用

　　椰子是棕榈科植物椰子树的果实，在我国的种植历史已有2000多年。椰子营养丰富，几乎全身是宝。椰肉中含有蛋白质、碳水化合物；椰油中含有糖分、维生素 B_1、维生素 B_2、维生素 C 等；椰汁含有更多的营养成分，如果糖、葡萄糖、蔗糖、蛋白质、脂肪、维生素 B 族、维生素 C 以及钙、磷、铁等微量元素。我国中医认为，椰肉味甘，性平，具有补益脾胃、益气祛风、杀虫消疳的功效，经常食用能令人面部润泽，增强体质及耐受饥饿，而且还可以治疗小儿绦虫、姜片虫等病。椰汁则有生津、利水等功能，能治疗暑热、津液不足引起的口渴。椰子壳油还可治疗癣和杨梅疮，所以说椰子是一种药食兼用的食疗佳品。

554 木瓜具有什么食疗价值？

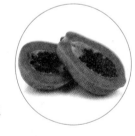

别　　名	乳瓜、木梨、文冠果
主　　治	肾炎、便秘、助消化、杀虫、通乳
功　　效	消食驱虫，清热祛风
性　　味	味酸，性温，无毒
适宜人群	慢性萎缩性胃炎、风湿筋骨痛、跌打扭挫伤、消化不良、肥胖患者及缺奶的产妇

　　木瓜果肉厚实、味道甜美、香气浓郁、营养丰富，有"百益之果""水果之皇""万寿瓜"的美称，是岭南四大名果之一。木瓜具有很高的食疗价值，它特有的木瓜酵素，能消化蛋白质，促进人体对食物的消化和吸收，所以有健脾消食、清心润肺的功效。而木瓜碱和木瓜蛋白酶具有抗结核杆菌及寄生虫的作用，因此可用于杀虫抗结核，同时木瓜碱还具有抗淋巴性白血病和缓解痉挛疼痛的功用。木瓜中含有大量的水分、碳水化合物、蛋白质、脂肪、维生素及多种人体所必需的氨基酸，能够有效补充人体的养分，增强身体的抗病能力。木瓜中还含有凝乳酶，具有通乳的作用。此外，木瓜也可防治肾炎、便秘，能促进人体的新陈代谢和抗衰老，同时还有护肤养颜的功效。椰子壳油还可治疗癣和杨梅疮，所以说椰子是一种药食兼用的食疗佳品。

555 杨梅具有什么食疗价值？

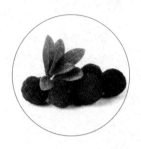

别　　名	树梅、珠红
主　　治	口干，食欲不振、口腔咽喉炎症、心胃气痛
功　　效	消食、除湿、解暑、生津止咳、助消化、御寒、止泻、利尿、防治霍乱
性　　味	味酸、甘，性平
适宜人群	清热、阴湿体质的人群

　　杨梅有很高的营养价值，据测定，优质杨梅果肉的含糖量为12%～13%，含酸量为0.5%～1.1%，富含纤维素、矿质元素、维生素和一定量的蛋白质、脂肪、果胶及8种对人体有益的氨基酸，其果实中钙、磷、铁含量要高出其他水果10多倍。杨梅有生津止渴、健脾开胃的功效，《本草纲目》记载，"杨梅可止渴、和五脏、能涤肠胃、除烦愦恶气。"杨梅果实、核、根、皮均可入药，性平和、无毒。果核可治脚气，根可止血理气，树皮泡酒可治跌打损伤，红肿疼痛等。盛夏时节，食用白酒浸泡的杨梅，会顿觉气舒神爽。腹泻时，取杨梅熬浓汤喝下即可止泻。杨梅具有消食、除湿、解暑、生津止咳、御寒、止泻、利尿、防治霍乱等多种功效，因此有"果中玛瑙"之誉。现代医学认为，杨梅的槲皮素具有抗氧化性，可消除体内自由基，被广泛应用于医药、食品、保健品和化妆品。杨梅的核仁中含有维生素 B_{17}，这是一种抗癌物质，还含粗蛋白32%、粗脂肪21%，被称为高蛋白、高植物油脂食品，可供炒食或榨油。

556 榴莲具有什么食疗价值？

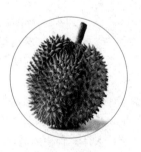

别　　名	韶子、麝香猫果、金枕头
主　　治	精血亏虚须发早白、风热、黄疸、皮肤瘙痒
功　　效	滋阴强壮、疏风清热、利胆退黄、杀虫止痒
性　　味	味辛、甘，性寒
适宜人群	一般健康人都可食用。病后及妇女产后可用之来补养虚寒性身体

　　注意：热气体质、喉痛咳嗽、患感冒、阴虚体质、气管敏感者吃榴莲会令病情恶化，对身体无益，不宜食用。

　　榴莲，又名韶子、麝香猫果。营养价值很高，含淀粉11%，糖分13%，蛋白质3%，还有多种维生素、脂肪、钙、铁和磷等。榴莲也有一定的保健作用。对身体有很好的补养作用，是良好的果品类营养来源。而且果肉中丰富的膳食纤维能促进肠蠕动。榴莲有特殊的气味，不同的人感受不同，有的人认为其臭如猫屎，有的人认为香气馥郁，这种气味有开胃、促进食欲之功效。榴莲最好配着山竹吃。因为榴莲性热而滞，吃得太多容易导致身体燥热，其丰富的营养还会因肠胃无法完全吸收而引起"上火"；山竹为中性水果，稍偏凉，具有降燥、清凉解热的作用，如果吃了榴莲再吃上几枚山竹，则正好可以寒热均衡，保护身体不受损害。榴莲和山竹同时吃能避免上火，但却有可能引起便秘。因为这两种水果都富含纤维素，在肠胃中会吸水膨胀，过多食用反而会阻塞肠道，引起便秘，所以不可多吃。此外，在吃完榴莲后多喝些水，或多吃些含水分比较多的水果，也能解除燥热，其中梨、西瓜就是很好的选择。

557 山竹具有什么食疗价值？

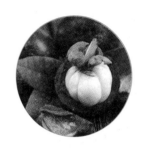

别　名	山竹子，凤果，倒捻子
主　治	脾虚腹泻，口渴口干
功　效	健脾生津，止泻、祛火、清凉解热、滋补身体
性　味	性平，味甘、微酸
适宜人群	一般人都可食用。体弱、病后的人更适合

注意：肥胖者宜少吃，糖尿病者更应忌食。因为含较高钾质，所以肾病及心脏病人应少吃。

山竹原名莽吉柿，一般种植10年才开始结果，对环境要求非常严格，因此是名副其实的绿色水果，非常名贵。其幽香气爽，滑润而不腻滞，与榴莲齐名，号称"果中皇后"。山竹营养丰富，果肉含可溶性固形物16.8%，柠檬酸0.63%，还含有维生素 B_1、维生素 B_2、维生素 C_4，膳食纤维、糖类及镁、钙、磷、钾等矿物元素，具有降燥、清凉解热的作用，因此，山竹不仅味美，而且还有降火的功效，能克榴莲之燥热。在泰国，人们将榴莲、山竹视为"夫妻果"。如果吃了过多榴莲上了火，吃上几个山竹就能缓解。山竹相对榴莲，性偏寒凉，有解热清凉的作用，可消脂，润肤降火，若皮肤生疮，年轻人长青春痘，可生食山竹，也可用山竹煲汤。一王一后，一热一凉，吃了大补的榴莲之后，再吃山竹有清热的功效。所以山竹也不宜和一些寒凉的食物同吃。山竹的果皮或外皮蕴涵丰富的吨酮，不但具备抗氧化能力，也有助增进免疫系统健康，令人身心舒畅。另外，山竹含有丰富的蛋白质和脂类，对身体有很好的补养作用，对体弱、营养不良、病后都有很好的调养作用。

558 石榴具有什么食疗价值？

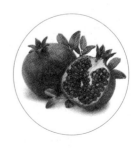

别　名	安石榴、若榴、丹若、金罂、金庞、涂林
主　治	冠心病、高血压、抗胃溃疡、软化血管、降血脂血糖、降低胆固醇

功　　效　　生津止渴，收敛固涩，止泻止血
性　　味　　味甘、酸、涩，性温，无毒
适宜人群　　口干舌燥、腹泻、扁桃体发炎者

石榴原产于西域，汉代时传入我国。石榴子红润晶莹如宝石，味道酸甜，令人回味无穷。石榴全身是宝，果皮、花、汁皆可入药。石榴果皮含有苹果酸、鞣质、生物碱等成分，具有显著的抑菌和收敛作用，能使肠黏膜收敛，并使其分泌物减少，所以能有效地治疗腹泻、痢疾等病症。石榴皮煎剂还能抑制流感病毒。另外，石榴果皮所含的碱性物质，具有驱虫的功效。石榴花也具有很好的药效，如果晒干研末，可用于止血，且石榴花泡水洗眼，还有明目的功效。石榴汁含有多种氨基酸和微量元素，能促进消化，可以抗胃溃疡、软化血管、降血脂和血糖，还可降低胆固醇，同时也可防治冠心病、高血压，具有健胃提神、增强食欲、益寿延年的功效。

559 杨桃具有什么食疗价值？

别　　名　　安石榴、若榴、丹若、金罂、金庞、涂林
主　　治　　咽痛口干，小便不利，痔疮出血，慢性头痛、
　　　　　　跌打伤肿痛
功　　效　　止渴生津，下气和中，开胃消食
性　　味　　味酸甘涩，性平，无毒
适宜人群　　用它来做甜品能护肤养颜，适合熬夜的人

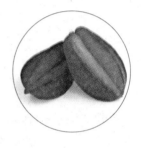

注意：杨桃鲜果，性稍寒，多食易使致脾胃湿寒，便溏泄泻，有碍食欲及消化吸收。若为食疗目的，无论食生果或饮汁，最好不要冰镇及加冰饮食。

杨桃是一种水分很多的水果，鲜果可溶性固性物为9%。每100克可食部分含碳水化合物6.2克，维生素C_7毫克，内含蔗糖、果糖、葡萄糖、苹果酸46.8克、草酸7.2克。还含有柠檬酸及维生素B_1、维生素B_2以及钙、钾、镁、微量脂肪和蛋白质等各种营养素，是一种营养成分较全面的水果。

杨桃的药用价值也很大，它对口疮、慢性头痛、跌打伤肿痛的治疗有很好的功效。它里面含有的纤维质及酸素能解内脏积热，清燥润肠，通大便，是肺、胃有热者最适宜食用的清热水果。另外杨桃还是医治咽痛的能手。杨桃的叶、花和根也有很好的药用作用：它的叶片利小便；它的花可治寒热；它的根能治关节痛。

杨桃除了对人体健康有益外，对女士的美容也有很好的疗效。杨桃里面含有特别多的果酸，能够抑制黑色素的沉淀，能有效去除或淡化黑斑，并且有保湿的作用，可以让肌肤变得滋润、有光泽，对改善干性或油性肌肤组织也有显著的功效。另外，杨桃对减肥有奇效。尽管杨桃的营养价值很高，但肾脏病患者还是应少吃。

560 橄榄具有什么食疗价值？

别　　名	青果、忠果、谏果	
主　　治	润喉、消炎、解毒、解酒	
功　　效	清热，利咽喉，解酒毒	
性　　味	味酸、甘，性温，无毒	
适宜人群	咽喉疼痛、烦热口渴、肺热咳嗽、咯血、流感、动脉硬化患者	

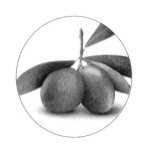

　　橄榄是南方特有的亚热带水果之一。橄榄鲜食味酸或甜，有的略带涩味，但回味甘甜，且有特殊的香气，深得人们喜爱。橄榄含有多种营养物质，其中维生素C的含量是苹果的10倍，梨、桃的5倍。而且钙含量也很高，易被人体吸收。儿童经常食用橄榄，有益于骨骼的发育。橄榄的食疗价值很高。橄榄中含有大量鞣酸、挥发油、香树脂醇等，具有润喉、消炎、抗肿的作用。橄榄味道甘酸，含有大量水分及营养物质，能有效地补充人体的体液及所需营养，具有生津止渴的功效。此外，橄榄所含有的大量碳水化合物、维生素、鞣酸、挥发油及微量元素等，能帮助解除酒毒，并安神定志，同时也可以解河豚、毒蕈中毒。

561 橙子具有什么食疗价值？

别　　名	金球、香橙、黄橙	
主　　治	动脉硬化、高血压、便溏、腹泻、止咳、降血脂	
功　　效	生津止渴，开胃下气	
性　　味	性微凉，味甘、酸	
适宜人群	胸膈满闷、恶心欲吐、饮酒过多及宿醉未醒者	

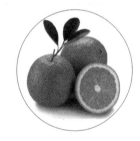

　　橙子含有丰富的维生素C、维生素P、钙、磷、β-胡萝卜素、柠檬酸、果胶以及醛、酮、烯类等物质，因而有"疗疾佳果"的美誉。橙子中丰富的维生素C和维生素P，不仅能增强机体抵抗力，增加毛细血管的弹性，还能将脂溶性有害物质排出体外，是名副其实的保健康抗氧化剂。此外，维生素C还可抑制胆结石的形成，因此常食橙子可降低胆结石的发病率。所含的果胶能帮助尽快排泄脂类及胆固醇，具有降低血脂的作用。另外，橙子中的黄酮类物质具有抗炎症、强化血管和抑制凝血的作用，与较强抗氧化性的类胡萝卜素，都可抑制多种癌症的发生。橙皮中除了含有果肉的成分外，还含有较多的胡萝卜素，有止咳化痰的功效，是治疗感冒咳嗽、食欲不振、胸腹胀痛的良药。橙皮中所含的橙皮油，对慢性支气管炎有治疗的作用。

562 大枣具有什么食疗价值？

别　　名	红枣、枣子、美枣、良枣
主　　治	心血管病、胆结石、贫血、高血压、抗癌
功　　效	润心肺，止咳，补五脏，治虚损，除肠胃癖气
性　　味	味甘，性平，无毒
适宜人群	中老年人、青少年、女性

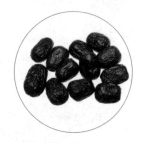

　　大枣自古以来就被列为"五果"（桃、李、梅、杏、枣）之一，有着悠久的历史。大枣最突出的特点是维生素含量高，因而被人们誉为"天然维生素丸"。所含的丰富维生素 C 和维生素 P，对于健全毛细血管、维持血管壁的弹性、抗动脉粥样硬化有很大益处。而且维生素 C 可使体内多余的胆固醇转变为胆汁酸，从而使胆结石形成的概率减小，故经常食用鲜枣可预防胆结石。大枣中富含钙和铁，它们对防治中老年人骨质疏松以及青少年和女性贫血都有很重要作用，其效果通常是药物所不能比的。大枣不但能补血，而且与蜂蜜搭配泡红茶又是很好的养胃饮品。此外，枣中丰富的糖类和维生素 C 以及环磷酸腺苷等，能减轻各化学药物对肝脏的损害，并有促进蛋白合成，增加血清总蛋白含量的功效，具有护肝作用，并可辅助治疗慢性肝炎和早期肝硬化。

563 无花果具有什么食疗价值？

别　　名	天生子、文仙果、蜜果、奶浆果、隐花果、映日果
主　　治	健胃整肠、消除便秘、喉咙疼痛、痔疮、黄疸、宿醉
功　　效	清热生津，健脾开胃，解毒消肿
性　　味	味甘，性平，无毒
适宜人群	高脂血症、高血压、冠心病、动脉硬化、癌症患者、消化不良、食欲不振、便秘者

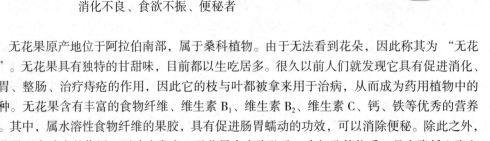

　　无花果原产地位于阿拉伯南部，属于桑科植物。由于无法看到花朵，因此称其为"无花果"。无花果具有独特的甘甜味，目前都以生吃居多。很久以前人们就发现它具有促进消化、健胃、整肠、治疗痔疮的作用，因此它的枝与叶都被拿来用于治病，从而成为药用植物中的一种。无花果含有丰富的食物纤维、维生素 B_1、维生素 B_2、维生素 C、钙、铁等优秀的营养素。其中，属水溶性食物纤维的果胶，具有促进肠胃蠕动的功效，可以消除便秘。除此之外，无花果还有消炎的作用，可治疗发炎。无花果含有脂肪酶、水解酶等物质，具有降低血脂和分解血脂的作用，可减少脂肪在血管内的沉积，从而能够降低血压、预防冠心病。此外，无花果还有抗癌、防癌的作用。

564　腰果具有什么食疗价值？

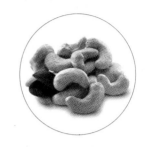

别　　名	鸡腰果、介寿果
主　　治	心血管病、高血脂症、冠心病、便秘、美容养颜
功　　效	补脑养血，补肾健脾，下逆气，止久渴
性　　味	味甘，性平
适宜人群	一般人群均可食用

　　腰果因形状像肾而得名，其与榛子、核桃、杏仁并称为"世界四大干果"。腰果味道香浓甘甜，清脆可口，是一种营养丰富的干果，既可当零食食用，又可制成美味佳肴。腰果也具有一定的食疗保健价值。腰果中所含的某些维生素和微量元素成分有很好的软化血管作用，可以保护血管、防治心血管疾病。而且腰果含有丰富的油脂，可以润肠通便、润肤美容及延缓衰老。腰果还含有大量的亚麻油酸和不饱和脂肪酸，这两种有益脂肪酸可以帮老年人预防动脉硬化、心血管疾病、脑中风和心脏病。此外，经常食用腰果可以提高身体的抗病能力，但会增加体重。

565　小麦具有什么食疗价值？

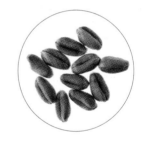

别　　名	麦子、浮小麦
主　　治	癌症、更年期综合征、便秘
功　　效	养心除烦，健脾益肾，除热止渴
性　　味	味甘，性微寒，无毒
适宜人群	失眠多梦、患有脚气者、多汗者

　　小麦的原产地为波斯（现在的伊朗），在公元前100世纪就开始栽种，是人类第一次栽培的农作物。小麦可直接做成酱油等，不过其主要作用还是制成面粉。虽然面粉的主要成分是糖类，不过其含有的蛋白质、钙和铁多于米。此外，面粉含有的维生素 B_1、维生素 B_2 和维生素 E 具有恢复体力、防止精神恍惚的作用。经常食用面粉能强健内脏与肠胃，非常适合容易下痢的人。小麦制粉时去除的胚芽和外皮被称为"麸皮"。麸皮在很久以前被用作饲料，不过最近得知麸皮内含有铁、锌、铜、锰等矿物质和丰富的食物纤维，是具有消除便秘和防止大肠癌功效的营养素来源，因而再度受到关注。

566 玉米具有什么食疗价值？

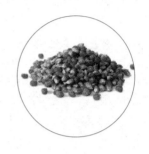

别　　名	苞谷、棒子、玉蜀黍
主　　治	水肿、小便淋沥、黄疸、胆囊炎、胆结石、高血压、糖尿病
功　　效	益肺宁心，健脾开胃
性　　味	性平，味甘、淡
适宜人群	肥胖症、脂肪肝、水肿、便秘、营养不良者等

　　玉米相当耐干旱，即使贫瘠的土地也可栽种，因此世界各地均视其为救荒的农作物而广为培育。玉米中富含蛋白质，虽然未含有蛋白质所必需的全部氨基酸，缺少了赖氨酸、色氨酸，但是蛋白质的含量却优于小麦和大米。因此，具有增强体力、强化肝脏功能的作用。玉米也含有微量的镁、锌和铁。镁是维持肌肉和神经正常运作所不可欠缺的营养素，铁能预防贫血，锌则能防治味觉障碍。玉米所拥有的特殊风味，来自于属于无机物的硅酸。硅酸能形成骨骼，降低胆固醇。而且，玉米中也富含B族维生素，具有消除疲劳，强化肝功能，预防便秘、胃溃疡、胆结石的功效。

　　一般人皆可食用，尤适宜脾胃气虚、气血不足、营养不良之人食用，更适宜习惯性便秘之人食用，还适宜慢性肾炎水肿者食用。需要注意的是，玉米忌和田螺同食，否则会中毒，还应尽量避免与牡蛎同食，否则会阻碍锌的吸收。

567 小米具有什么食疗价值？

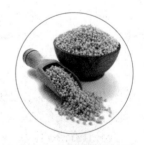

别　　名	粟谷、粟米、硬粟、灿粟、谷子
主　　治	寒热、利尿、胃热消渴、漆疮、筋骨挛急
功　　效	益肾，益气，除热，解毒
性　　味	性寒，无毒，味甘
适宜人群	体虚者、消化不良者、口角生疮者等

　　粟是一年生草本植物，属禾本科，我国北方通称谷子，去壳后叫小米，它性喜温暖，适应性强。小米粒小，颜色淡黄或深黄，质地较硬，制成品有甜香味。小米熬粥营养丰富，有"代参汤"之美称。我国北方许多妇女在生育后，都用小米加红糖来调养身体。因为小米具有滋阴养血的功能，可以使产妇虚寒的体质得到调养，帮助她们恢复体力。小米因富含维生素 B_1、维生素 B_{12} 等，具有防止消化不良及口角生疮的功效。小米还具有防止反胃、呕吐的作用。此外，小米还有美容的作用，具有减轻皱纹、色斑、色素沉着的功效。

　　小米营养丰富，一般人均可食用，是老人、病人、产妇宜用的滋补品，但气滞者应忌用，且身体虚寒，小便清长者要少食。此外，小米忌与杏仁同食。

一般小米呈鲜艳自然黄色，光泽圆润，用手轻捏时，手上不会染上黄色。若用姜黄或地板黄等色素染过的小米，在用手轻捏时会在手上染上黄色。也可把少量小米放入杯中加入少量水，摇晃后静置，若水变黄即可说明该小米染过色。

568 糯米具有什么食疗价值？

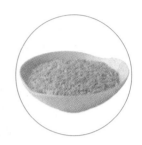

别　　名	粘稻、江米、术米、元米
主　　治	脾胃虚弱、气虚自汗、便泻、安胎、解毒疗疮
功　　效	益气止泻，补脾胃，益肺气
性　　味	性温，无毒，味甘
适宜人群	体质虚弱者、腹泻者、脾胃虚寒等

糯米为禾本科植物糯稻的种仁，其有补益中气、暖脾胃、止腹泻的作用，对脾胃气虚、便泻、体质虚弱者最为适宜，主要适用于脾胃虚寒所致的反胃、食欲降低、泄泻和气虚引起的汗虚、气短无力、妊娠腹坠胀等症。糯米富含B族维生素，能温暖脾胃、补益中气，对脾胃虚寒、食欲不佳、腹胀腹泻有一定缓解作用。除此之外，糯米还有收涩作用，对尿频、自汗有较好的食疗效果。

糯米制成的酒，可用于滋补健身和治病。民间流传用糯米、杜仲、黄芪、枸杞、当归等酿成"杜仲糯米酒"，饮用后有壮气提神、美容益寿、舒筋活血的功效。糯米不但可配药物酿酒，而且可以和果品同酿，如"刺梨糯米酒"，常饮能预防心血管疾病和癌症。

569 芡实具有什么食疗价值？

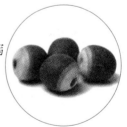

别　　名	鸡头实、鸡头米、鸡头莲、刺莲藕、鸡嘴莲、雁头
主　　治	腰膝痹痛、遗精、淋浊、带下、小便不禁、大便泄泻
功　　效	固肾涩精，补脾止泻
性　　味	性平，味甘、涩，无毒
适宜人群	体虚尿多的儿童、小便频繁的老人、遗精早泄者、慢性腹泻者等

芡实是一年生草本植物芡的种子，中国中部、南部各省均有种植，多生于池沼湖塘浅水中。芡实营养丰富，主要成分为淀粉、蛋白质、脂肪等，其可食用，也可作药用。芡实性味甘、涩、平，具有固肾涩精、补脾止泻的功效。芡实可补中益气，为滋养强壮性食物，和莲子有些相似，但芡实的收敛镇静作用比莲子强，适用于慢性泄泻和小便频数，梦遗滑精，妇女带下腰酸等症。在我国古代，芡实就已经被看作是永葆青春活力、抗衰老的食疗佳品。

第3章 药膳

药膳其实是食疗的一部分，但是因其独特而重要的地位，所以在此单列一章来介绍。药膳即药材与食材相配伍而做成的美食。它着眼于"寓医于食"，就是把药物做成食物，将食物赋予药用，二者相辅相成，相得益彰，既有较高的营养价值，又可防病治病、保健强身。以下一章中，以老百姓常见疾病为主线，介绍各类药膳的做法及功用。

570 治疗感冒的药膳有哪些？

❖ 豆浆蜜

材料：新鲜豆浆250毫升，蜂蜜15毫升

调味料：红枣6个，生姜15克，粳米100克，食盐、糖、味精各适量

功效：新鲜豆浆富含人体所需优质植物蛋白，八种必需的氨基酸，多种维生素及钙、铁等微量元素。豆浆的大豆营养对高血压、冠心病、糖尿病、骨质疏松有许多好处，可平补肝肾、防老抗癌、降脂降糖、增强免疫力。

做法：1.将鲜豆浆在锅中加热。

2.待豆浆冷却到60℃左右时，加入蜂蜜，搅拌即可。

❖ 双绿饮

材料：绿豆50克，绿茶5克

调味料：冰糖15克

功效：清热解毒，利尿止渴。

做法：1.绿豆洗净、捣碎，放入砂锅，加3碗水煮至1碗半。

2.再加入茶叶继续煮5分钟，加入冰糖搅拌即可。

◆ 冬瓜排骨粥

材料：冬瓜200克，排骨250克，粳米100克

调味料：盐适量

功效：生津止渴，去火解热。

做法：1.将冬瓜切成块状，排骨去血污，粳米洗净。

2.将所有材料放入锅内一起煮，直到熟透即可食用。

571 治疗哮喘的药膳有哪些？

◆ 肉丝炒菠菜

材料：猪瘦肉150克，菠菜300克，小虾15克

调味料：豆油50毫升，醋、味精、香油各适量

功效：益气健脾，止咳嗽。

做法：1.将菠菜去掉黄叶、老根，洗净后切成长段，用开水泡透后捞出，入冷开水中过凉后取出，沥干水分装盘。

2.猪瘦肉切丝，小虾用温水泡发，锅内放入豆油烧热，下入肉丝、菠菜、小虾煸炒，再加少许酱油、醋、味精、香油拌匀即可。

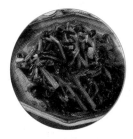

◆ 果仁粥

材料：白果10克，浙贝母10克，萝卜种子15克，粳米100克

调味料：盐、麻油各适量

功效：下气，平喘，止咳。

做法：1.白果、粳米洗净，与浙贝母、萝卜种子一起装入瓦煲内。

2.加入2000毫升清水，烧开后改为小火慢煮成粥样调味。

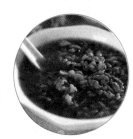

◆ 五味子爆羊腰

材料：杜仲15克，五味子6克，羊腰500克，清水1000毫升

做法：1.将杜仲、五味子洗净，放入锅中，加适量水，一同煎煮40分钟左右。再去掉浮渣，加热熬成稠液。

2.羊腰洗净，处理干净筋膜和臊线，切成小块的腰花，用芡汁裹匀。

3.烧热油锅，放入腰花爆炒，熟嫩后，再加入葱、姜等调味料即可。

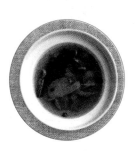

572 治疗急性支气管炎的药膳有哪些？

❖ 无花果糖水

材料：无花果30克，枸杞少许

调味料：冰糖适量

功效：去痰理气，润肺止咳。

做法：1.将无花果、枸杞洗净。

2.无花果与枸杞加水一起放入沙煲内，再加入冰糖煮沸即可。

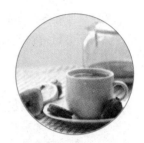

❖ 川贝梨

材料：川贝10克，梨子1个

调味料：冰糖适量

功效：止咳，平喘，清热。

做法：1.将川贝冲洗净；梨子去皮、核，切成块。

2.川贝、梨子下入锅中，加适量的水和冰糖，煮开后再煲10分钟即可。

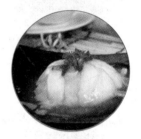

❖ 急支宁

材料：蜂蜜100毫升，白皮大萝卜1个

功效：润肺止咳。

做法：1.将白皮大萝卜洗净，挖空中心，倒入蜂蜜。

2.将萝卜置大碗内，隔水蒸熟服用。

用法：每日2次。

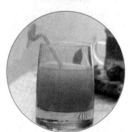

573 治疗肺结核的药膳有哪些？

❖ 鸡蛋银耳浆

材料：鸡蛋1个，银耳50克，豆浆500毫升

调味料：白糖适量

功效：润肺，止咳，健脾，和中。

做法：1.鸡蛋打在碗内搅拌，银耳泡开。

2.将银耳与豆浆入锅同煮。

3.煮好后冲入鸡蛋液，再加白糖即可。用法：每天1次，连服15天。

用法：每天1次，连服15天。

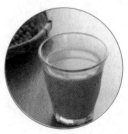

❖ 凤梨银耳汤

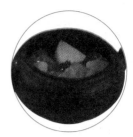

材料：菠萝1/4个，枸杞20粒，银耳2朵

调味料：冰糖适量

做法：1.将枸杞洗净，用温水泡发，菠萝去皮，挖去丁眼，洗净后切成小块,银耳用温水泡软，洗净后摘去根蒂，撕成小朵。

2.锅内倒入适量清水,放入银耳,用大火煮沸,改小火煮1小时，再放入菠萝块、枸杞煮10分钟，加冰糖，待冰糖煮化即可。

❖ 猪肺花生汤

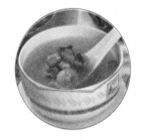

材料：猪肺1具，花生米100克

调味料：黄酒2匙，盐适量

功效：润肺，止血，止咳。

做法：1.猪肺洗净，切块，同花生米共入锅内，文火炖1小时。

2.去浮沫，加入盐、适量黄酒，再炖1小时即可。

574 治疗肺气肿的药膳有哪些？

❖ 贝母粥

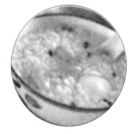

材料：贝母10克，北粳米50克

调味料：冰糖适量

功效：化痰止咳，清热散结。

做法：1.将贝母洗净，北粳米、冰糖加水煮粥，待米汤未稠时调入贝母。

2.改文火稍煮片刻，粥稠即可。

用法：每日早晚温服。

❖ 土茯苓煲瘦肉

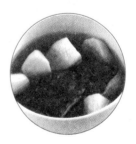

材料：猪瘦肉450克，山药30克，土茯苓20克

调味料：盐适量

功效：化痰止咳，清热散结。

做法：1.山药、土茯苓洗净,沥水备用,先将猪瘦肉滚烫,去血水，再切成小块，备用。

2.将2000毫升清水放入砂锅内，加入全部材料，待武火煮开后改用文火煲3小时，直到药材的药性全都侵入汤汁中，加盐调味起锅。

❖ 银耳红枣羹

材料：银耳15克，红枣20克

调味料：冰糖适量

功效：润肺，止咳，健脾，和中。

做法：1.银耳用冷水泡开，洗净，去蒂；红枣洗净，去核，共放入锅中。

2.加水400毫升，小火煮至熟，再下冰糖即可。

575 治疗肺心病的药膳有哪些？

❖ 萝卜炖猪肺

材料：猪肺1具，白萝卜300克，杏仁20克

调味料：姜、盐、味精、麻油各适量

功效：补肺纳气。

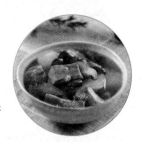

做法：1.猪肺挑除血丝气泡，洗净，切成小块；白萝卜洗净，切块；杏仁洗净，去皮。

2.将猪肺、白萝卜、杏仁一同放入砂锅中，注入清水600毫升，加入姜丝，烧开后，挑去浮沫，小火炖 1小时；下盐、味精，淋麻油调匀即可。

❖ 莲子排骨汤

材料：排骨500克，枸杞少许，莲子、百合各50克

调味料：米酒、盐、味精各适量

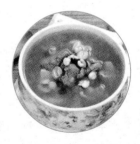

做法：1.将排骨洗净，斩块，放入沸水烫一下，去掉血水，捞出。

2.莲子和百合洗净，莲子去心，百合剥成块。

3.将所有的材料一同放入锅中炖煮至排骨完全熟烂，再加入调味料及枸杞即可。

❖ 多味百合蔬菜

材料：豌豆荚15克，新鲜香菇、银耳、青椒、红椒各10克，低钠盐0.5克，淀粉4克，百合30克

调味料：盐适量

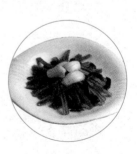

做法：1.将材料洗净，百合剥片，银耳泡软，入滚水滚烫，捞起沥干。香菇切条，入滚水滚烫捞起沥干备用。

2.起油锅，放百合炒至透明，加香菇、银耳拌炒，加盐、豌豆、红椒快炒，放淀粉水勾薄芡即可食用。

576 治疗肺炎的药膳有哪些?

❖ 复方菊花茶

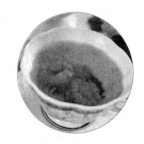

材料：金银花21克，菊花、桑叶各9克，杏仁6克，芦根30克

调味料：蜂蜜适量

功效：清肺热。

做法：1.将金银花、菊花、桑叶、杏仁、芦根用水略冲洗。

2.放入锅中用水煮，将汤盛出，待凉后再加入蜂蜜即可饮用。

❖ 无花果木耳汤

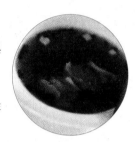

材料：无花果50克，荸荠100克，猪肠400克，猪瘦肉150克，黑木耳20克，红枣3颗，淀粉适量

调味料：盐适量

做法：1.无花果、黑木耳和荸荠洗净、前两者浸泡1小时，荸荠去皮;猪肠用花生油、淀粉反复搓搓,避腥味和黏液,冲洗干净,沸水。

2.将清水放入瓦煲内，煮沸后加入以上调料，煮沸后改用文火煲3小时，加盐调味即可。

❖ 复方鱼腥草粥

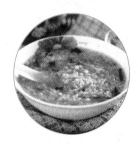

材料：鱼腥草、金银花、生石膏各30克，竹茹9克，粳米100克

调味料：冰糖30克

功效：清热养肺。

做法：1.将鱼腥草、金银花、生石膏、竹茹用水煎成汤。

2.下入粳米及适量水，共煮为粥，再加冰糖，稍煮即可。

577 治疗腹泻的药膳有哪些?

❖ 马齿苋蒜汁饮

材料：大蒜25克，马齿苋50克

调味料：红糖20克

功效：补脾止泻。

做法：1.将大蒜去皮，洗净。

2.将马齿苋放入锅中煎取1碗水，再加入大蒜、红糖调味即可。

用法：一日内分2次服完。

❖ 山药炒豌豆

材料：豌豆50克，竹荪、香菇、胡萝卜、辣椒各适量，山药250克，冬笋200克

调味料：盐半茶匙，水淀粉3汤匙

做法：1.香菇轻划十字，备用；豌豆、胡萝卜、辣椒斜切片，山药、冬笋切薄片，竹荪切段。

2.热油锅，放入香菇、辣椒稍微拌炒。

3.放入胡萝卜、山药等，同炒，再加4杯水。

4.煮滚下豌豆、竹荪，最后勾芡即可装盘。

❖ 蒜肚汤

材料：猪肚1000克

调味料：大蒜、生姜、盐各适量

功效：健脾止泻。

做法：1.将猪肚洗净，去脂膜，切块。

2.将大蒜、生姜、盐、猪肚放入锅内，加水煮2小时，至大蒜被煮烂、猪肚熟即可。

❖ 木耳猪肠汤

材料：猪大肠250克，木耳15克，海参120克

调味料：盐、味精、香油各适量

功效：滋阴养血，凉血止痢。

做法：1.将木耳泡水后，洗净；海参洗净，切丝；猪大肠用粗盐1汤匙擦洗净，放入开水中稍烫，再用冷水冲洗净，切段。

2.把全部材料放入锅内，加适量清水，武火煮沸后，文火1～2小时，调味即可。

578 治疗慢性胃炎的药膳有哪些？

❖ 生姜米醋炖木瓜

材料：生姜5克，木瓜100克

调味料：米醋少许

功效：补气益血，解郁调中，去风散寒，消积解毒。

做法：1.木瓜洗净，切块，生姜洗净，切片，一同放入砂锅。

2.加米醋和水，用文火炖至木瓜熟即可。

用法：喝汤吃木瓜，可随意饮用。

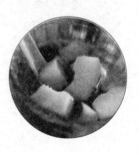

❖ 党参黄鳝汤

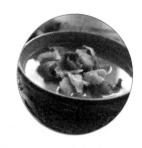

材料：黄鳝200克，党参20克，红枣10克，佛手5克

功效：温中健脾，行气止痛。

做法：1.将黄鳝去内脏，洗净切段；党参、红枣、佛手洗净。

2.把全部材料加适量清水，武火煮沸后，文火煮1小时，调味即可。

用法：饮汤食肉，可佐餐用。

❖ 猪肚汤

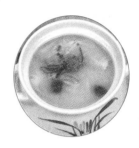

材料：胡椒9克，猪肚1个

功效：温中行气，健脾和胃。

做法：1.猪肚洗净。

2.猪肚与胡椒一起放入砂锅中，大火煮开，小火煲熟即可。

用法：可佐餐食用。

579 治疗急性肠胃炎的药膳有哪些？

❖ 山楂粥

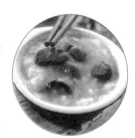

材料：山楂50克，神曲30克（健脾胃助消化的中药），鸡内金20克，粳米50克

调味料：盐适量

功效：补脾，消食，止泻。

做法：1.将鸡内金焙干，研成末;粳米洗净，和山楂、神曲一同放入锅内，加1000毫升清水。

2.烧开后，慢煮成粥样，再加入鸡内金，煮至粥成，加盐调味即可。

❖ 生姜花椒粥

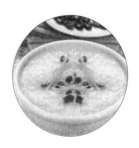

材料：粳米100克，花椒10克，生姜 2 片

调味料：盐适量

功效：温中止泻。

做法：1.将粳米洗净，加水800毫升，烧开。

2.将花椒和姜片一起放入，慢火煮成粥，下盐调味即可。

用法：分2次服用。

❖ 绿豆马齿苋汤

材料：绿豆60克，马齿苋30克

功效：清热解毒，利水消肿。

做法：1.马齿苋、绿豆洗净。

2.将材料放入锅内加适量的清水，用小火煮汤服用。

用法：每日早晚一次。

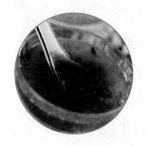

580 治疗十二指肠溃疡的药膳有哪些？

❖ 佛手元胡猪肝汤

材料：佛手9克，元胡9克，制香附6克，猪肝100克

功效：行气止痛。

做法：1.将佛手、元胡、制香附洗净后，放入锅内，加适量水煮沸，再用文火煮15分钟左右。

2.加入已洗净切好的猪肝片，放适量盐、姜丝、葱花，熟后即可食用。

用法：每天或隔天吃一次。

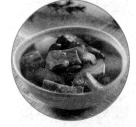

❖ 田三七炖鸡

材料：母鸡1000克，丹参20克，田三七10克

调味料：生姜、盐、味精各适量

功效：活血，止血，补中，开胃。

做法：1.将母鸡宰杀，洗净，斩切；丹参切片，田三七捣碎。

2.将丹参、田三七与鸡同放于砂锅中，加600毫升清水，烧开加入姜丝和盐，小火炖1小时，放味精即可。

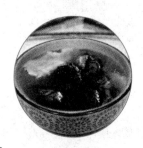

❖ 田七煮鸡蛋

材料：鸡蛋1个，田七10克

调味料：盐适量

做法：1.田七去除杂质，洗净；锅置火上，田七加水煮片刻，捞起沥干。

2.另起锅，倒入适量水，待烧开后，打入鸡蛋，煮至熟，再将备好的田七放入锅中，待再次煮沸后，加入盐等调味料即可熄火，盛入碗中。

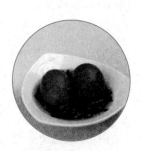

581 治疗胃下垂的药膳有哪些？

❖ 山楂肉丁汤

材料：山楂15克，陈皮、枳壳各10克，猪瘦肉100克

调味料：盐适量

功效：疏肝理气，健脾和中。

做法：1.先将猪瘦肉切丁腌渍。其他材料放入锅中煮半个小时。

2.下入猪瘦肉丁，煮至熟加入盐调味即可。

❖ 人参莲子汤

材料：人参片10克，红枣10克，莲子40克

调味料：冰糖10克

做法：1.红枣洗净，去籽，用水泡发30分钟，莲子洗净，泡发备用。

2.把材料放入锅里加水煮11分钟，移入蒸笼加冰糖蒸1半小时即可。

❖ 姜韭牛奶

材料：韭菜250克，鲜姜25克，牛奶250克

做法：1.将姜、韭菜洗净，切碎。

2.再将姜和韭菜以及牛奶一同放入锅内，直到牛奶等煮沸即可食用。

❖ 参芪炖牛肉

材料：牛肉250克，党参、黄芪各20克，升麻5克

调味料：姜片、黄酒、味精、麻油各适量

功效：大补元气，健脾开胃。

做法：1.将牛肉洗净，切块；党参、黄芪、升麻分别洗净，同放于纱布袋中，扎紧袋口。

2.药袋与牛肉同放入砂锅中，加入清水500毫升，烧开后，撇去浮沫，加入姜片和黄酒，炖至熟烂。

3.弃去药袋，最后下味精，淋上麻油即可。

582 治疗便秘的药膳有哪些？

❖ 核桃仁猪肝汤

材料：猪肝200克，核桃仁50克。

调味料：料酒、葱姜、胡椒粉、盐、猪油各适量

做法：1.将猪肝洗净，切片；核桃仁洗净。

2.炒锅上火烧热，放入猪油，油热后放入猪肝片、姜片把猪肝片用油煸炒，放入葱姜，烹入料酒，加盐继续煸炒。

3.注入适量清水，放入核桃仁，待煮至猪肝熟透，放入胡椒粉、盐调味即可食用。此药膳滋阴润燥、润肠通便。

❖ 五仁粥

材料：郁李仁、芝麻、火麻仁、决明子、柏子仁各10克，粳米100克

调味料：蜂蜜适量功效：润肠通便。

做法：1.将所有材料洗净。

2.加适量的水放入煲内煮至粥样，加入适量蜂蜜调味即可。

❖ 大黄通便茶

材料：大黄10克，番泻叶10克，蜂蜜20毫升

调味料：清热，泻火，通便。

做法：1.大黄用适量水煎煮半小时。

2.熄火加番泻叶、蜂蜜，加盖焖10分钟即可。

❖ 无花果煎鸡肝

材料：鸡肝3对，无花果干3粒

调味料：砂糖1大匙

做法：1.鸡肝洗净，入沸水中滚烫，捞起沥干。

2.将无花果洗净，切小片。平底锅加热，加1匙油，待油热，将鸡肝、无花果干一同爆炒，至鸡肝熟透，无花果飘香。

3.砂糖加1/3碗水，煮融化。待鸡肝煎熟盛起，淋上糖液调味。

583 治疗便血的药膳有哪些？

❖ 白及猪蹄汤

材料：猪蹄600克，白及10克，田三七10克

调味料：姜、葱、酒各适量

功效：凉血止血。

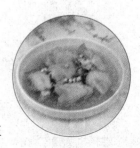

做法：1.将猪蹄洗净，斩切；田三七捣碎。

2.把白及、田三七、姜、料酒、猪蹄一同放入锅中，煮3小时至猪蹄烂熟为止，再加入葱、盐即可。

用法：每日1次。

❖ 猪肉槐花汤

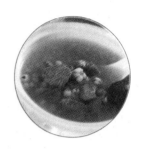

材料：猪肉500克，槐花15克

调味料：盐、生姜各适量

功效：清肠止血。

做法：1.猪肉洗净切块，与生姜、槐花放入锅中，先武火煮沸，再文火炖煮。

2.肉熟烂后停火，加盐等调味即可。

用法：空腹食用，每日1剂。

❖ 炒山药

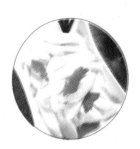

材料：胡萝卜20克，味精5克，山药35克，秋葵35克，红枣5克

做法：1.山药削皮洗净，切片；秋葵洗净、斜切；胡萝卜削皮、切片。

2.山药、胡萝卜、秋葵放入锅中煮熟，捞起。红枣洗净、去籽，放入滚水煮15分钟，捞起沥干。

3.起油锅，放入秋葵、胡萝卜，一块翻炒，再加山药片及红枣搅拌即可食用。

584 治疗胆结石的药膳有哪些？

❖ 荸荠海蜇汤

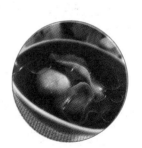

材料：荸荠30克，海蜇丝50克

功效：清热、化痰、消积。

做法：1.将荸荠洗净，去皮，切块；海蜇丝洗净。

2.将荸荠、海蜇丝一同放入砂锅中，加适量水，煎汤即可饮用。

用法：可随意饮用。

❖ 玉米须煲蚌肉

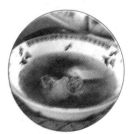

材料：玉米须50克，蚌肉150克

调味料：生姜15克

功效：清热利胆，止血降压。

做法：1.蚌肉洗净，生姜洗净切片。

2.蚌肉、生姜和玉米须一同放入砂锅，加水，文火炖煮1小时，

加调料即可，饮汤吃肉。

❖ 洋葱炖乳鸽

材料：乳鸽500克，洋葱250克，姜5克

调味料：白糖5克，酱油10毫升，胡椒粉、盐、味精各适量

功效：凉血止血。

做法：1.乳鸽洗净砍成小块，洋葱洗净切成角状；锅中加油烧热，洋葱片爆炒至出味。

2.下入乳鸽，加高汤用文火炖20分钟，放白糖等调料至入味后出锅。

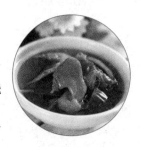

585 治疗肝硬化的药膳有哪些？

❖ 枸杞炖鳖

材料：鳖250克，枸杞30克，熟地黄30克，红枣10枚

调味料：盐、味精各适量

功效：滋阴养血，补益肝肾。

做法：1.鳖宰杀后洗净。

2.枸杞、熟地黄、红枣去核洗净。

3.将全部用料一齐放入煲内，加开水适量，文火炖2小时，调味即可。

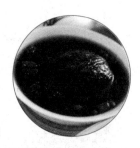

❖ 田七炖乌鸡

材料：田七6克，郁金9克，乌鸡500克，绍兴酒10毫升，姜5克，葱5克，盐5克，大蒜10克

做法：1.田七洗净，打碎；郁金洗净润透，切片；乌鸡肉洗净，切块。

2.乌鸡块放入蒸盆内，加入姜片、葱段、蒜片、绍酒、盐、田七和郁金，再加入300毫升清水。

3.把蒸盆置蒸笼内，用武火蒸50分钟即可。

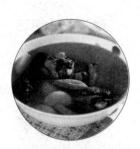

❖ 石斛花生

材料：石斛15克，花生200克

功效：养阴，生津，和胃。

做法：1.先用石斛煎水。

2.再加入花生同煮，至花生熟、水焖干为宜，装盘即可。

用法：平时嚼食花生。

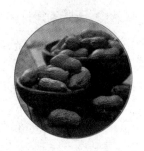

586 治疗肝炎的药膳有哪些？

❖ 女贞子蒸带鱼

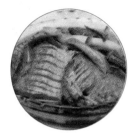

材料：带鱼1条，女贞子20克

调味料：姜10克

功效：凉血止血。

做法：1.将带鱼洗净，去内脏及头鳃，切成段，放入盘中，入蒸锅蒸熟；姜切丝备用。

2.下女贞子，加水再蒸20分钟，下入姜丝即可。

用法：可佐餐用。

❖ 灵芝瘦肉汤

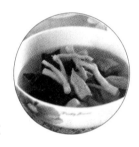

材料：瘦肉100克，黄芪15克，党参15克，灵芝30克

调味料：生姜、葱各适量

功效：健脾和胃。

做法：1.将黄芪、党参、灵芝洗净；猪肉洗净，切块。

2.黄芪、党参、灵芝与猪肉、生姜一起入锅中，加入适量水，文火炖至肉熟后，加入葱等调味即可食用。

❖ 香菇炖杏仁

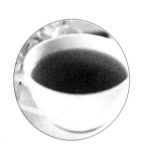

材料：水发香菇150克，杏仁50克，青豆30克

调味料：味精、酱油、白糖、湿淀粉、麻油、花生油各适量

做法：1.水发香菇去杂质洗净，沥干水分；杏仁洗净，下油锅中略炸。

2.炒锅烧热，放入花生油，投入香菇和杏仁、青豆略煸炒。

3.加白糖、高汤、酱油、味精，用旺火烧沸后改小火，炖至入味，再用湿淀粉勾芡，淋上麻油即可。

587 治疗呃逆的药膳有哪些？

❖ 麦冬竹茹茶

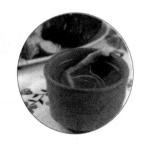

材料：绿茶3克，麦冬20克，竹茹10克

调味料：冰糖10克

功效：清热，降气，止呃。

做法：1.将麦冬、竹茹、绿茶一起放入砂锅，加400毫升清水，浸透。

2.煎至约250毫升，去渣取汁，再调入冰糖溶即可。

用法：代茶频服。

❖ 苁蓉炖羊肉

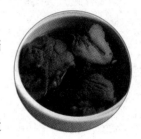

材料：核桃15克，黑枣6颗，羊肉250克，姜3片，米酒少许，当归2钱，肉苁蓉3钱，淮山5钱，桂枝1钱

调味料：盐适量

做法：1.先将羊肉洗净，在沸水中滚烫一下，去除掉血水和羊膻味。

2.所有药材入锅中，羊肉置于药材上方，加入少量米酒，以及适量水（水量盖过材料即可）。

3.用大火煮滚后，再转文火炖约40分钟即可。

❖ 鹌鹑柿蒂汤

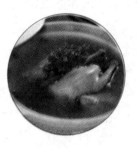

材料：鹌鹑1只，柿蒂10克，丁香3克

调味料：姜、味精、盐、麻油各适量

做法：1.柿蒂和丁香洗净，同放入砂锅中，煎2次，每次用水250毫升，煎半小时，将汁混合，去渣留汁于锅中。

2.再将鹌鹑宰净，斩切，和姜片、盐一起放入锅中，小火炖至熟烂，下味精、淋麻油即可。

588 治疗痔疮的药膳有哪些?

❖ 鱼肚甜汤

材料：鱼肚50克，白砂糖50克

功效：止血消肿。

做法：1.将鱼肚用清水洗干净。

2.鱼肚和白砂糖同放入砂锅内，加适量水，炖熟即可。

用法：每日1次，连续服用有效。

❖ 椰菜炒蛤蜊

材料：胡萝卜、白萝卜各1条，绿花椰菜半朵，蛤蜊500克，白茅根75克

调味料：水淀粉、葱丝各适量

做法：1.将白茅根加水煮15分钟后沥渣，蛤蜊蒸好挖出蛤肉备用，绿花椰菜烫熟。

2.胡萝卜、白萝卜切块，泡汤，捞起。

3.热油锅，加入胡萝卜和白萝卜以及白茅根水以小火煨煮至热软，再加入绿花椰菜及水淀粉勾芡，最后将蛤蜊肉淋上即可。

❖ 香蕉粥

材料：香蕉250克，大米50克

功效：清热，解毒，润肠。香蕉味甘性寒，清热润肠，促进肠胃蠕动，但脾虚泄泻者却不宜。

做法：1.将香蕉去皮，大米用清水洗净。

2.将香蕉和大米一同放入锅中，加入适量水，煮成粥即可食用。

❖ 大肠香蕉粥

材料：猪大肠250克，香蕉肉适量。

功效：清热疗痔，脾虚泄泻者不宜食用。

做法：将大肠、香蕉果肉洗净，切碎，同放入锅内煮汤，调味服食。

用法：每日1次，连服数日。

589 治疗直肠脱肛的药膳有哪些？

❖ 黄芪芡实煲大肠

材料：猪大肠150克，黄芪、芡实各30克

调味料：盐少许

功效：补气健脾，升提固摄。

做法：1.猪大肠用沸水略煮去味。

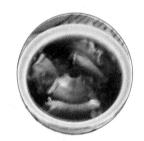

2.下入黄芪、芡实，加适量水以小火煲至肠烂熟，再调味即可。

用法：饮汤食肠。

❖ 黄芪牛肉汤

材料：牛肉600克，黄豆芽200克，胡萝卜1条，黄芪15克

调味料：盐适量

做法：1.牛肉洗净切块，滚烫后捞起。

2.胡萝卜削皮、洗净、切块；黄豆芽掐去根须、冲净。

3.将备好的材料和黄芪同以8碗水炖煮，大火煮沸后，转小火炖约50分钟，加盐调味即可。

❖ 黄芪煲黄鳝

材料：黄鳝200克，黄芪30克，红枣10个

调味料：盐少许

功效：补气养血，升提。

做法：1.将黄鳝宰杀后去内脏，切段。

2.将黄鳝与黄芪、红枣同入砂锅，加适量水和植物油，小火煲煮熟烂，再调味即可。

590 治疗呕吐的药膳有哪些？

❖ 豆豉鱼粥

材料：鲫鱼250克，淡豆豉15克，粳米100克。

调味料：葱、生姜、料酒各适量

功效：健脾和胃，理气消肿。

做法：1.先将鲫鱼去鳞、腮及内脏，洗净，放入锅内，加清水、料酒、葱、生姜，煮至熟烂。

2.加入淘洗干净的淡豆豉、粳米，加适量清水，改文火慢煮至米开花时，加入盐调味即可。

❖ 生姜乌梅饮

材料：乌梅肉、生姜各10克

调味料：红糖适量

功效：和胃止呕，生津止渴。

做法：1.将乌梅肉洗净，生姜切片。

2.加水200毫升煎汤，再加入红糖，取汁即可。

用法：每次100毫升，每日2次。

❖ 莲子茯苓猪心汤

材料：猪心1只，莲子200克，茯苓25克

调味料：葱2株，盐适量

做法：1.猪心滚烫去除血水，捞起，再放入清水中处理干净。

2.莲子（去心）、茯苓冲净，入锅，然后加4碗水熬汤，以大火煮开后，转小火煮20分钟。

3.猪心切片，放入煮好莲子和茯苓的锅内，煮滚后加葱段、盐即可起锅。

❖ 竹茹芦根饮

材料：竹茹、芦根各30克

调味料：生姜3片，冰糖适量

功效：清火降逆。

做法：1.将竹茹、芦根、生姜用清水洗净，放入锅内。

2.在锅中加清水300毫升，直到煎煮成100毫升，然后加适量冰糖调味即可食用。

用法：每日1剂，分2次服用。

591 治疗高血压的药膳有哪些?

❖ 山楂降压汤

材料: 山楂15克, 猪瘦肉200克

调味料: 食用油30毫升, 姜5克, 葱10克, 鸡汤1000毫升

功效: 滋阴潜阳, 化食消积, 降低血压。

做法: 1.把山楂洗净, 待用。

2.猪瘦肉洗净, 去血水, 切片; 姜拍松; 葱切段。

3.把锅置中火上烧热, 加入食用油, 烧至六成熟时, 下入姜、葱爆香, 加入鸡汤, 烧沸后下入猪肉、山楂、盐, 用文火炖50分钟即可。

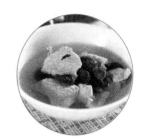

❖ 芹菜爆香菇

材料: 芹菜400克, 香菇(水发)50克

调味料: 醋、干淀粉、酱油、味精、菜油各适量

做法: 1.芹菜择去叶根, 洗净, 剖开切成约2厘米的长节, 用盐拌匀约10分钟, 再用清水清洗, 沥干待用; 香菇切片; 醋、味精、淀粉混合后装入碗里, 加水约50毫升兑成汁待用。

2.炒锅置武火上烧热后, 倒入菜油30毫升, 待油炼至无泡沫冒青烟时, 即可下入芹菜, 煸炒3分钟后, 投入香菇片迅速炒匀, 再加入酱油炒约1分钟后, 淋入芡汁速炒起锅即可。

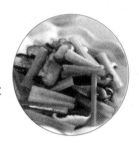

❖ 菊楂决明饮

材料: 菊花5克, 决明子15克, 生山楂15克

功效: 清热泻火, 凉肝明目, 降血压。

做法: 1.将所有材料加水煮5分钟。

2.将汤水装入杯中即可饮用。

用法: 可当茶服用。

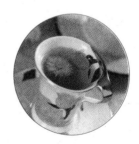

592 治疗低血压的药膳有哪些?

❖ 鲫鱼糯米粥

材料: 鲫鱼500克, 糯米100克

功效: 鲫鱼味甘性温, 可利水消肿, 益气健脾, 通脉下乳, 清

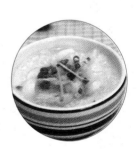

热解毒。若与赤小豆同煮，可治体虚浮肿、腹水等症；若是产妇乳少者，可取新鲜活鲫鱼一条，猪蹄2只，煮汤食之。此粥具有升提血压的功效。

做法：1.将鱼宰杀，去内脏，洗净。

2.鲫鱼与糯米同入锅内，加水煮粥至熟即可。

用法：每周2次。

❖ 木耳桂圆汤

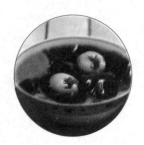

材料：木耳30克，糙米30克，红枣5粒，桂圆15克

调味料：白糖2小匙

做法：1.红枣洗净、切开去除枣核。

2.木耳、糙米洗净，分别泡发、待用。

3.木耳与糙米洗净后，与红枣、桂圆（即龙眼干），加水1000毫升，煮滚后，以小火再煮30分钟。用滤网滤出汤汁当茶饮，其余剩料可留待以后运用。

❖ 海鲜山药饼

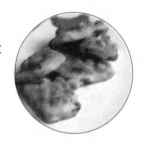

材料：虾仁35克，鲜干贝2颗，花枝50克，西蓝花1朵，玉米粒3大匙，玉米粉1/3匙，奶粉1大匙，山药粉2/3杯，黄精15克，枸杞10克

调味料：白糖2小匙，色拉油1大匙

做法：1.黄精洗净用水煮滚，熬出汤汁备用，虾仁洗净去肠泥，枸杞、干贝、花枝、西蓝花洗净后切小丁。

2.将药汤与备好的菜丁以及奶粉、色拉油等一起搅拌，做成面糊，煎成金黄色即可。

593 治疗动脉硬化的药膳有哪些？

❖ 丹参炒肉片

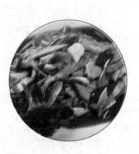

材料：茭白20克，猪瘦肉300克，丹参10克，鸡汤200毫升，鸡蛋1个

调味料：盐、绍酒、味精、胡椒粉、淀粉、麻油各适量

做法：1.猪瘦肉去筋膜后切成薄片；茭白洗净切片；鸡蛋去黄留清；肉片用蛋清、食盐、绍酒、味精、胡椒粉、淀粉调匀浆。

2.丹参洗净后和鸡汤一起放于锅中煮沸，再用文火煮10分钟，然后在汤中放盐、胡椒粉、湿淀粉、麻油。

3.取炒锅置武火上烧热，放豆油少许，烧至五成热时，投入肉片、姜、葱煸炒，倒入鸡汁，翻炒几下，接着将菊花入锅搅拌便能起锅装盘。

❖ 松仁玉米

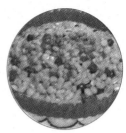

材料：玉米粒200克，青、红椒各15克，松仁20克，豌豆20克

调味料：盐5克，味精3克

做法：1.将青、红椒洗净，切成粒状。

2.锅上火烧热，下入松仁爆香后即可盛出。不可在锅内停滞太久。

3.原锅上火，加油烧热，下青、红椒稍炒后，下入玉米粒，炒至入味，加入爆香的松仁和调味料即可。

❖ 玉米红枣肉粥

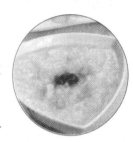

材料：玉米粒、瘦肉各150克，红枣10颗，糯米适量，枸杞30克

做法：1.红枣、枸杞各洗净、皆泡发30分钟。瘦肉洗净剁成肉末状，糯米可事先泡软，以便煮烂变稠。

2.起锅倒水，大火烧至水开，下糯米，烧沸后放肉和红枣。

3.再次沸腾后转入小火，倒入玉米粒和枸杞，待沸后煮半个小时即可。

594 治疗冠心病的药膳有哪些？

❖ 玉竹炖猪心

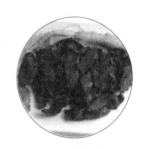

材料：玉竹50克，猪心500克

调味料：生姜、葱、花椒、食盐、白糖、味精、香油各适量

功效：安神宁心，养心生津。

做法：1.将玉竹洗净，切成段；猪心剖开，洗净血水，切块。

2.将玉竹、猪心、生姜、葱、花椒同置锅内煮40分钟。

3.下食盐、白糖、味精和香油于锅中即可。

用法：趁热空腹分2次食用。

❖ 山药白果粥

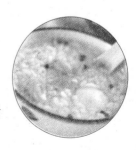

材料：山药300克，瘦肉30克，香菜5克，白果10克，红枣4粒

做法：1.山药去皮、切片，红枣泡发切碎，瘦肉剁蓉，白果、米淘洗净，姜切丝，葱切花，香菜切末备用。

2.砂锅中注水烧开，放入米煮成粥，放入白果、山药煮5分钟后加入红枣、瘦弱、姜丝煮烂，放适量盐和鸡精拌匀，即可收火。

❖ 丹参酒

材料：丹参30克，白酒500毫升

功效：补气活血。

做法：1.将丹参洗净，泡入白酒中。

2.约7天后即可服用。

用法：每次10克左右，饭前服。酌量饮用。

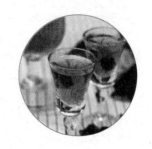

595 治疗牙周病的药膳有哪些？

❖ 紫甘蓝胡萝卜沙拉

材料：紫甘蓝100克，胡萝卜20克，香菜叶5克，扁豆芽10克

调味料：橄榄油8毫升，醋6毫升，食盐、白糖各适量

做法：1.紫甘蓝洗净，切好，备用；胡萝卜洗净，去皮，切片，然后打上花刀，备用；扁豆芽洗净，放入沸水锅中焯水；香菜叶均洗净，沥干水分，备用。

2.将上述食材摆入盘中。取一小碟，里面放入橄榄油、醋、食盐、白糖，拌匀，调成料汁。将调好的料汁淋在食材上即可。

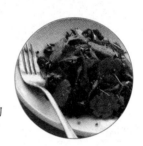

❖ 雪梨豌豆炒百合

材料：雪梨、豌豆（豌豆荚）各200克，南瓜150克，柠檬半颗，百合1个

调味料：盐、味精各3克，水淀粉少许，油50毫升

做法：1.雪梨削皮切块，豌豆、鲜百合掰开洗净，南瓜切薄片，柠檬挤汁。

2.雪梨、豌豆、百合、南瓜过沸水后捞出，锅中油烧热，放入材料、调料炒1～2秒。

3.用水淀粉勾芡出锅即可。

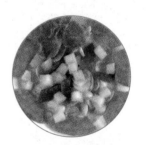

❖ 补骨脂红枣粥

材料：补骨脂20克，红枣6枚，糯米100克

调味料：温补脾肾。

做法：1.补骨脂用水煎15分钟。

2.糯米中加入药汁、红枣，煮成粥即可食用。

用法：趁热分2次服用。

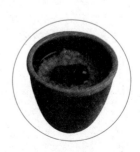

596 治疗口腔溃疡的药膳有哪些？

❖ 双耳山楂粥

材料：银耳、黑木耳、山楂各10克

功效：银耳具有滋阴清热、润肺止咳、养胃生津、益气和血、补肾强心、健脑提神、消除疲劳等功效，可用于治疗虚劳咳嗽、痰中带血、口腔溃疡、大便闭结、神经衰弱、心悸失眠、老年慢性支气管炎、肺源性心脏病等，对慢性肾炎、高血压病、血管硬化症，也有一定的疗效。

做法：1.将银耳、黑木耳、山楂洗净。

2.将所有材料加水煎汤即可。

❖ 莲子萝卜汤

材料：莲子30克，白萝卜250克

调味料：白糖适量

功效：宽中下气，清热，润肺，解毒。

做法：1.将莲子去心，洗净。白萝卜洗净，切片，备用。

2.锅内加适量水，放入莲子，大火烧沸，改用文火煮10分钟，下萝卜片，文火煮沸5分钟，加白糖即可。

❖ 冬瓜薏仁鸭

材料：鸭肉500克，冬瓜适量，薏仁20克，枸杞10克

调味料：盐适量

做法：1.将鸭肉、冬瓜洗净，切块。

2.薏仁、枸杞分别洗净，泡发。

3.在砂锅中倒油至热，将调味料和鸭肉一起翻炒，再放入米酒和高汤，翻炒至匀。

4.待煮开后，放入薏仁、枸杞，旺火煮1小时，放入冬瓜，煮开后转入文火稍微煮一下即可。

❖ 银耳番茄汤

材料：银耳30克，番茄120克

调味料：冰糖适量

功效：清热解毒，滋阴降火。

做法：1.将银耳用温水泡发，去杂质洗净，撕碎；番茄洗净，切块；冰糖捣碎，备用。

2.锅内加适量水，放入银耳、番茄块，大火烧沸，调入冰糖末，再煮8分钟即可。

用法：每日早晚各1剂，连服7天。

597 治疗青光眼的药膳有哪些？

❖ 钩藤白术饮

材料：钩藤50克，白术30克

调味料：冰糖20克

功效：凉肝息风，健脾化湿。

做法：1.白术加水300毫升，文火煎半小时，加入钩藤，再煎煮10分钟。

2.加入冰糖调匀后即可服用。

用法：每日1次，全部饮完。

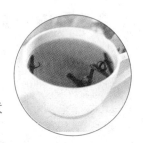

❖ 山药炖鸡汤

材料：胡萝卜1条，鸡腿1只，山药250克

调味料：盐适量

做法：1.山药、胡萝卜冲净切块；鸡腿剁块，放入沸水中滚烫，捞出冲净。

2.鸡肉、胡萝卜下锅，加水至盖过材料，大火煮开后转小火炖15分钟。

3.加入山药转大火煮沸，转小火续煮10分钟，加盐调味即可。

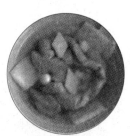

❖ 莲子薏仁汤

材料：猪小肠500克，芡实100克，茯苓50克，山药50克，干品莲子100克，薏仁100克

功效：盐2小匙，米酒30克

做法：1.将猪小肠洗净，处理干净，放入沸水中滚烫，捞出，剪成小段。

2.将芡实、茯苓等洗净，与备好的小肠一起放入锅中，加水至盖过材料。大火煮沸，再用文火炖煮约30分钟。快熟时加盐，淋上米酒即可。

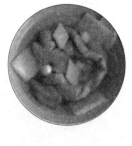

598 治疗白内障的药膳有哪些？

❖ 木耳炒鸡肝

材料：鸡肝150克，黑木耳80克

调味料：姜丝、黄酒、盐、味精各适量

功效：养肝，补血，明目。

做法：1.将鸡肝洗净，切片；黑木耳用温水泡发，洗净，切成丝。

2.旺火起锅下油，先放姜丝爆香，再放鸡肝片炒匀，随后放黑木耳丝、黄酒和精盐，翻炒5分钟。

3.加少许水，盖上锅盖，稍焖片刻，下味精调匀即可。

❖ 桑麻糖水

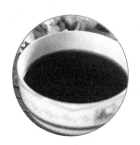

材料：黑芝麻240克，桑叶200克，蜂蜜适量

调味料：红糖适量

功效：养肝，清热，明目。

做法：1.桑叶洗净，烘干，磨为细末。

2.黑芝麻捣碎，和桑叶末加水煎40分钟，稍凉后加蜂蜜即可。

用法：每日2次。

❖ 枸杞猪肝粥

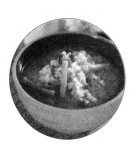

材料：党参20克，枸杞30克，猪肝50克，粳米60克

功效：滋补肾阴。

做法：1.猪肝洗净，切片；粳米洗净；党参切段；枸杞洗净，备用。

2.将各种材料加水同煮成粥即可。

用法：每日1~2次。

599 治疗夜盲症的药膳有哪些？

❖ 菠菜羊肝汤

材料：菠菜500克，羊肝1个，谷精草15克

功效：菠菜富含铁、蛋白质、维生素A、维生素C，其赤根中含有一般蔬果所缺乏的维生素K，有助于防治皮肤、内脏的出血倾向。

做法：1.将菠菜洗净，泡熟；羊肝泡水。

2.将菠菜、羊肝、谷精草一起放入锅内，加水煎煮熟即可食用。

用法：食肝饮汤，每日1剂，连服3~4剂。

❖ 参须枸杞炖鱼

材料：河鳗500克，参须15克，枸杞10克

调味料：盐适量

做法：1. 鳗鱼洗净，去鱼鳃、肠腹后切段，水烫去腥，捞出冲净，盛入炖锅。

2. 参须冲净，撒在鱼上，加水至盖过材料，移入电饭锅，外锅加2杯水。

3. 至开锅后跳起，揭开锅盖，撒进枸杞，再按一次开锅，直至跳起，随后加入2匙盐，调味即可。

❖ 虫草炖鳖

材料：鳖1只，料酒、鸡汤适量，冬虫夏草3钱，红枣10颗

调味料：盐、味精、姜片各适量

做法：1. 将鳖切成若干块，冬虫夏草洗净，红枣用开水浸泡，鳖放入砂锅中加水煮沸后捞出。

2. 将锅中放入鳖、冬虫夏草、红枣，然后加入料酒、盐、味精、蒜、鸡汤，炖2小时左右，取出即可。

❖ 豉鱼肝鸡蛋汤

材料：鸡蛋2个，豆豉20克，鱼肝1副

调味料：姜丝、盐、味精、麻油各适量

功效：利肝养胃。

做法：1. 鱼肝洗净，切片。

2. 锅中加300毫升水，烧开后，磕入鸡蛋，加入豆豉与姜丝，再烧开，然后将鱼肝片放入，煮熟，下精盐、味精，淋麻油。

用法：分2次趁热服用

600 治疗鼻炎的药膳有哪些？

❖ 丝瓜络煲猪瘦肉

材料：丝瓜络300克，猪瘦肉60克

调味料：盐4克

功效：清热消炎，解毒通窍

做法：1. 将丝瓜络洗净，猪瘦肉切块。

2. 同放入锅内煮汤，至熟加少许盐调味。

用法：饮汤吃肉，为1日量，分2次食用。5天为1个疗程，连用1～3个疗程。

❖ 黄花菜鱼头汤

材料：鳙鱼（又称胖头鱼）头100克，大枣15克，黄花菜15克，白芷8克，苍耳子6克，白术8克

调味料：生姜、盐各适量

做法：1. 鱼头洗净，锅内放油，烧热后把鱼头两面稍煎一下，盛出。

2. 将鱼头、大枣（去核）、黄花菜等放入砂锅中，加500毫升水，以文火炖煮2小时，再加调味料即可。

❖ 红枣鸡肉粥

材料：红枣10枚，葱白10克，鸡肉100克，粳米100克

调味料：香菜10克，生姜10克

功效：补中益气，通鼻渊。

做法：1. 将粳米、鸡肉、生姜、红枣放入锅内煮成粥。

2. 粥成，加入葱白、香菜调味即可。

❖ 辛夷花豆腐汤

材料：辛夷花15克，豆腐120克

调味料：盐5克，味精2克

功效：清热通窍。

做法：1. 将辛夷花用清水轻轻洗净；豆腐洗净，切成小块，备用。

2. 砂锅内加入适量水，放入辛夷花、豆腐块，大火烧沸，改用文火煮15分钟。

3. 去辛夷花，调入精盐、味精即可。

用法：每日1剂，连服15天。

601 治疗结膜炎的药膳有哪些？

❖ 黄花菜马齿苋汤

材料：黄花菜，马齿苋各50克

功效：黄花菜性味甘凉，有止血消炎、清热利湿、消食、明目安神等功效，对吐血、大便带血、小便不通、失眠、乳汁不下等有疗效，可作为病后或产后的调补品。黄花菜常与黑木耳等斋菜配搭同烹，也可与蛋、鸡、肉等做汤或炒食，营养丰富。

做法：1. 将黄花菜、马齿苋洗净。

2. 放入锅中，加适量水煮成汤即可。

❖ 通草丝瓜对虾汤

材料：对虾2只，丝瓜10克，通草6克

调味料：葱段、蒜、盐各适量

做法：1. 将通草、丝瓜、对虾分别洗干净，虾去泥肠，入锅加水煎汤。将葱切段，蒜拍裂，切成细末，丝瓜切条状，备用。

2. 倒入食用油，待锅热，下葱段、蒜末、盐，用中火煎，至将熟时，再放入食油，烧开即可。

❖ 枸杞叶猪肝汤

材料：猪肝100克，枸杞叶100克

调味料：姜丝、盐、味精、麻油各适量

功效：清肝明目。

做法：1.将猪肝洗净，切片，枸杞叶洗净。

2.锅置旺火上，注入清水300毫升，大火烧开后，先放猪肝、姜丝和食盐，煮至九成熟。

3.再放枸杞菜，下味精，淋麻油，煮至熟即可。

用法：可佐餐用。

❖ 清热苦瓜汤

材料：苦瓜400克

功效：清热解毒。

做法：1.苦瓜洗净、去籽。

2.锅中放水，放入苦瓜煮成汤即可。

用法：喝汤，吃苦瓜。

602 治疗眩晕症的药膳有哪些？

❖ 枸杞牛肝汤

材料：牛肝100克，枸杞15克

功效：牛肝性味甘平、无毒，具有滋阴养肝、养血、明目的功效，主治肝血虚所致的头晕眼花，夜盲，面色萎黄、肌肉消瘦，病后或产后血虚。

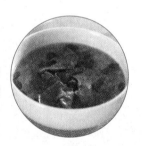

做法：1.牛肝洗净，切片，用开水泡过待用。

2.将枸杞放入砂锅内，加水煮开后，放入牛肝片煮沸，以牛肝烂熟为宜。

用法：佐餐食用。

❖ 首乌大枣粥

材料：何首乌30克，粳米100克，大枣3枚

调味料：冰糖适量

功效：益气补血。

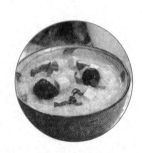

做法：1.何首乌入砂锅煎取浓汁后去渣。

2.将何首乌汁与淘洗净的粳米、大枣、冰糖同煮成粥即可。

用法：早、晚服食之。

❖ 板栗枸杞粥

材料：板栗200克，大米100克，枸杞100克

调味料：盐适量

做法：1.将大米用清水淘洗干净，板栗用水烫过、冲凉，剥壳。

2.砂锅中加入清水、板栗和大米，用大火煮沸转文火熬煮成粥。大约70分钟；快煮好时撒上枸杞，加入调味料，然后再煲煮入味即可。

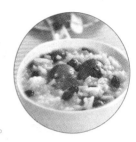

603 治疗五十肩的药膳有哪些？

❖ 川乌生姜粥

材料：川乌5克，粳米50克

调味料：姜少许，蜂蜜适量

功效：去散寒湿，通利关节，温经止痛。

做法：1.把川乌洗净备用。

2.粳米加水煮粥，粥快成时加入川乌，改用小火慢煎，待熟后加入生姜，待冷后加蜂蜜，搅拌即可。

用法：每日1剂，趁热服用。

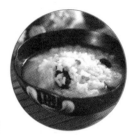

❖ 党参枸杞红枣汤

材料：红枣12克，党参20克，枸杞各12克

调味料：白糖适量（或盐，据个人口味调整）

做法：1.将党参洗净切成段。

2.将红枣、枸杞放入清水中浸泡5分钟后再捞出。

3.将所有的材料放入砂锅中，然后放入适量的清水，一起煮沸。

4.煮沸后改用文火再煲10分钟左右。

5.将党参挑出，喝汤，吃枸杞、红枣。

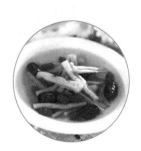

❖ 桑枝鸡汤

材料：桑枝60克，老母鸡1只

调味料：盐少许

功效：去风湿、通经络、补气血。

做法：1.将桑枝切成小段；鸡宰杀，洗净，斩切。

2.桑枝与鸡共煮至烂熟汤浓，加盐调味即可。

用法：可佐餐用。

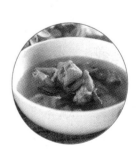

604 治疗骨折的药膳有哪些？

❖ 木瓜煲羊肉

材料：木瓜30克，伸筋草15克，羊肉250克

调味料：盐5克，味精2克，胡椒粉3克

功效：强健筋骨，活血通络。

做法：1.木瓜、伸筋草洗净，再加水与羊肉共煮。

2. 羊肉烂熟后，加食盐、味精、胡椒粉调味即可。

用法：可佐餐用，食肉喝汤。

❖ 鹿茸枸杞蒸虾

材料：大虾500克，米酒50毫升，鹿茸10克，枸杞10克

做法：1.大虾剪去须脚，在虾背上划开，挑去肠泥，用清水冲洗干净，备用。

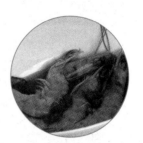

2. 鹿茸去除绒毛（也可用鹿茸切片代替），与枸杞一起用米酒泡20分钟左右。

3.大虾放入盘中，浇入鹿茸、枸杞和酒汁；将盘子放在沸水锅中，隔水蒸8分钟即可。

❖ 赤小豆竹笋汤

材料：赤小豆100克，绿豆100克，竹笋30克

功效：消肿活血，逐血利湿。

做法：1.将竹笋洗净切块，与赤小豆、绿豆置锅中，加清水500毫升。

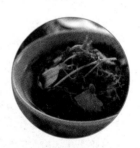

2.先用武火煮3分钟，再用文火煮20分钟即可。

用法：分2次空腹食用。

605 治疗冻疮的药膳有哪些？

❖ 花椒羊肉

材料：羊肉500克，花椒3克，生姜15克，当归30克

调味料：味精、盐、胡椒各适量

功效：暖中补虚，益肾壮阳

做法：1. 将羊肉洗净，切成块状。

2. 花椒、生姜、当归和羊肉一起放入砂锅中，加水煮沸，再用文火炖1小时，调味即可。

用法：可佐餐用。

❖ 当归山楂汤

材料：当归15克，红枣10克，山楂15克

功效：山楂有消食健胃、活血化淤、收敛止痢、滋阴益气、养肝补血的功效，为老年人的保健食品。山楂还可以利胆汁，促进胃液分泌。

做法：1. 红枣泡发洗净，山楂、当归洗净。

2. 红枣、当归、山楂同放入砂锅中加水煮沸，改文火煮1小时即可。

❖ 黑芝麻鸡蛋汤

材料：黑芝麻50克，鸡蛋2个

调味料：味精、精盐、香油、胡椒粉各适量

功效：温中散寒。

做法：1. 将黑芝麻用清水淘洗干净，用文火炒黄，研成细末；鸡蛋打入碗内，搅拌，备用。

2. 锅内加适量水，大火烧沸，兑入鸡蛋汁、黑芝麻末、胡椒粉，再煮6分钟。

3. 调入精盐、味精、香油即可。

用法：每日1剂，连服10天

❖ 山药芡实肉粥

材料：山药30克，芡实20克，羊肉100克，小米适量

功效：补中益气，补肾滋阴

做法：1. 将山楂、芡实捣碎，羊肉剁烂，小米洗净。

2. 全部材料入锅内，加水煲粥即可。

用法：分2次空腹食用。

606 治疗痤疮的药膳有哪些？

❖ 大蒜白及煮鲤鱼

材料：鲤鱼1条（约350克），大蒜10克，白及15克

功效：解毒消肿，止血生肌。

做法：1. 将鱼去鳞、腮及内脏，切成段。

2. 鲤鱼与大蒜、白及一同煮汤，鱼肉熟后即可食用。

用法：吃鱼喝汤，每日1剂，连服数天。

❖ 生大黄绿豆汤

材料：绿豆150克，水6碗，生大黄1钱，山楂6钱，车前子3钱，黄芪3钱

调味料：红糖适量

做法：1. 药材分别洗净，沥水，绿豆泡发。

2. 山楂、车前子、生大黄、黄芪加水煮开，再转入慢火熬20分钟，滤取药汁，去渣备用。

3. 药汁加泡好的绿豆放入锅内煮开，最后加适量红糖即可。

❖ 绿豆甜粥

材料：鲜荷叶1大张，鲜竹叶20片，绿豆100克，红糖适量

功效：清热解毒，生津止渴。

做法：1. 将鲜荷叶、鲜竹叶加水1200毫升，煎至800毫升，去渣留汁于锅中。

2. 将绿豆洗净放入，熬至豆瓣开裂时，加入红糖。

3. 最后继续熬至绿豆酥烂。

用法：分2次空腹服。

❖ 绿豆薏仁汤

材料：薏仁、绿豆各80克，蜂蜜10毫升。

功效：清热止渴，消软皮肤硬结。

做法：1. 绿豆、薏仁洗净。

2. 将绿豆、薏仁一同放入锅内，加适量水，用文火煮至熟烂，待稍凉后调入蜂蜜即可食用。

607 治疗湿疹的药膳有哪些？

❖ 苍耳子防风饮

材料：苍耳子60克，防风60克

调味料：红糖25克

功效：祛风解表，透疹止痒。

做法：1. 将苍耳子、防风加水煎熬。

2. 最后加红糖即可。

用法：每日4汤匙，开水冲服。

❖ 芡杞龟苓汤

材料：芡实50克，枸杞30克，龙眼肉50克，土茯苓60克，乌龟1只（约400克）

功效：滋阴清热，祛湿解毒，健脾益肾。

做法：1. 将芡实、枸杞、龙眼肉、土茯苓洗净；乌龟放入盆中，淋热水使其排尿、排粪

便，宰杀后洗净，去内脏、头、爪。

2.全部材料入锅内，加清水，大火煮沸后，小火煲3小时，调味即可。

❖ 枸杞菊花饮

材料：绿茶包1袋，枸杞10克，杭菊花5克

调味料：冰糖2小匙

做法：1.将枸杞洗净，盛入小碗内，用清水浸泡30分钟，沥干，将杭菊花洗净，备用。

2.砂锅洗净，倒入600毫升水，煮沸后加入杭菊花，以小火续煮10分钟，加入枸杞。

3.待菊花出味，加入冰糖，续煮5分钟，起锅后，放入绿茶包，加盖焖几分钟，即可饮用。

❖ 豆腐菊花羹

材料：豆腐100克，野菊花10克，蒲公英15克

调味料:淀粉适量，白糖适量

功效：清热解毒。

做法：1.野菊花、蒲公英加水煎煮，取汁约200毫升。

2.汁中加入豆腐、调味品煮沸，用适量水淀粉勾芡，搅拌即可。

用法：可佐餐用。

608 治疗水肿的药膳有哪些？

❖ 赤小豆炖鲫鱼

材料：鲫鱼1条（约350克），赤小豆500克

功效：鲫鱼味甘性温。功能为利水消肿，益气健脾，通脉下乳，清热解毒。与赤小豆同煮，可治体虚浮肿、腹水等。

做法：1.将鲫鱼宰杀，用清水洗净，赤小豆也洗净。

2.将鲫鱼和赤小豆一起放入锅内，加2000～3000毫升水进行清炖，炖至鱼熟豆烂即可（忌盐）食用。

用法：可佐餐用。

❖ 鲤鱼冬瓜汤

材料：鲤鱼1条（约400克），冬瓜500克

调味料：盐少许，葱白约20克

功效：行水消肿。

做法：1.鲤鱼去腮、鳞和内脏，冬瓜切成小块状，葱白洗净。

2.全部用材放入锅内，加适量水，煮至鱼烂汤稠，加少许盐，趁热食。

❖ 绿豆薏仁奶

材料：绿豆10克，低脂奶粉25克，薏仁10克

做法：1.先将绿豆与薏仁洗净、泡水，大约2小时即可泡发。

2.砂锅洗净，先将绿豆与薏仁加入水中滚煮，水煮开后转小火，再将绿豆煮至熟透，汤汁呈黏稠状。

3.滤出绿豆、薏仁中的水，加入低脂奶粉搅拌均匀后，再倒入绿豆牛奶中。

❖ 鸭肉粥

材料：青头雄鸭1只，粳米50克

调味料：料酒、葱白各适量

功效：补益脾胃，利水消肿，滋阴血。

做法：1.将青头鸭去毛及内脏，切细煮至极烂。

2.加粳米、葱白煮粥；或用鸭汤煮粥，不放盐，可加几滴料酒去腥。

用法：每日2次，空腹温热食，并且7天为1个疗程。

609 治疗丹毒的药膳有哪些？

❖ 桑杏菊花甜汤

材料：杏仁粉50克，果冻粉15克，桑叶10克，菊花10克，枸杞10克

调味料：细糖25克

做法：1.桑叶入锅中，加水，以小火加热至沸腾，约1分钟后关火，滤取药汁备用。

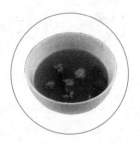

2.杏仁粉与果冻粉，倒入药汁中，以小火加热搅拌，沸腾后倒入盒中待凉，入冰箱冷藏。

3.菊花、枸杞放入锅中倒入清水，以小火煮沸，加入细糖搅拌溶化。将凝固的杏仁冻切块入药汁中即可。

❖ 丝瓜银花饮

材料：丝瓜500克，银花100克

功效：活血通络。

做法：1.丝瓜、银花洗净，丝瓜切块。

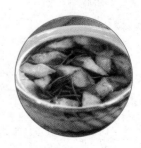

2.锅中下入丝瓜、银花，加水1000毫升，煮开即可。

用法：每次200毫升，每日3~5次。

❖ 赤小豆薏仁汤

材料：赤小豆100克，薏仁100克

功效：利水消肿，清热解毒。

做法：1.赤小豆、薏仁浸泡半天。

2.加水500毫升，用文火煮烂即可。

用法：每日3次。

610 治疗神经性皮炎的药膳有哪些？

❖ 六物药酒

材料：穿山甲、何首乌各30克，当归、熟地各20克，五加皮25克，黄酒3000毫升。

功效：温经活血，化淤止痒。

做法：1.将各种药材用布包住，扎紧口，放干净容器内盖严。

2.以黄酒浸7～10日即可。

用法：不拘时，酌量空腹饮用。

❖ 艾姜茶

材料：陈茶叶25克，艾叶25克，老姜50克，紫皮大蒜头2个

调味料：盐少许

功效：消炎杀菌。

做法：1.将大蒜捣碎，老姜切片。

2.将以上所有的材料加水共煎5分钟，加食盐少许即可。

❖ 蒲公英金银花茶

材料：清水1000毫升，蒲公英50克，金银花50克

做法：1.将蒲公英、金银花冲净、沥干，备用。

2.砂锅洗净，倒入1000毫升的清水；加水至盖满材料，以大火煮开转小火慢煮20分钟。

3.在熬的过程中，需定时搅拌，以免烟锅。

4.最后起锅前加少量白糖，拌匀，去渣取汁当茶饮。

❖ 山楂绿茶饮

材料：山楂片25克，绿茶2克

功效：抑菌化淤。

做法：1.山楂片洗净。

2.将绿茶、山楂片放入锅中，加水煮沸即可。

用法：分3次温饮，每日1剂。

611 治疗白斑病的药膳有哪些？

❖ 三味炖乌鸡

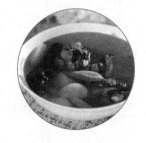

材料：乌鸡1只，何首乌15克，白蒺藜5克，旱莲草5克

功效：凉血息风，去风止痒。

做法：1.将乌鸡宰杀，去毛，去内脏，斩切；将三味中药洗净，备用。

2.锅内加适量水，放入乌鸡块和中药材，用慢火煮熟后即可。

用法：每日2次，食肉喝汤。

❖ 板蓝根西瓜汁

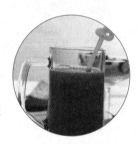

材料：红肉西瓜300克，板蓝根8克，山豆根8克，甘草5克

调味料：果糖2小匙

做法：1.将药材洗净，沥水，备用。

2.全部药材与清水置入锅中，以小火加热至沸腾，约1分钟后关火，滤取药汁降温。

3.西瓜去皮切块，放入果汁机，加药汁和果糖，搅拌，倒入杯中即可。

❖ 鲜百合粳米粥

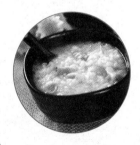

材料：粳米50克，鲜百合30~50克

调味料：冰糖适量

做法：1.先将粳米洗净、泡发，备用。

2.砂锅洗净，置于火上，将泡发的粳米倒入砂锅内，加适量的水，用武火烧沸后，改文火煮40分钟。

3.米粥快煮稠时，加百合稍煮片刻，在起锅前，可加入冰糖或在食用时，加冰糖调味也行。

612 治疗遗精的药膳有哪些？

❖ 三味鸡蛋汤

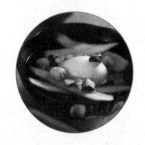

材料：鸡蛋1个，去心莲子、芡实、山药各9克

调味料：冰糖适量

功效：补脾，益肾，固精安神。

做法：1.将莲子、芡实、山药熬成药汤。

2.加入鸡蛋煮熟，汤内再加入冰糖即可。

用法：吃蛋喝汤，每日1次。

❖ 莲子百合煲肉

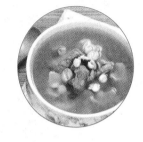

材料：莲子30克，百合30克，猪瘦肉250克

功效：固摄精气。

做法：1.将莲子去心；百合洗净；猪瘦肉洗净，切片。

2.将莲子、百合、猪瘦肉放入锅中，加适量水，置文火上煲熟即可。

用法：调味后服用。

❖ 银耳山药羹

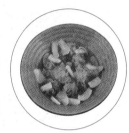

材料：砂糖15克，水淀粉1大匙，山药200克，银耳100克

做法：1.山药去皮、洗净，切小丁；银耳洗净，用水泡2小时至软，然后去硬蒂，切细末备用。

2.砂锅洗净，所有材料放入锅中，倒入3杯水煮开，转小火继续煮，大约用时15分钟至熟透，加入砂糖调味。

3.再加入水淀粉勾薄芡，搅拌均匀即可。

613 治疗早泄的药膳有哪些？

❖ 淮山桂圆炖鳖

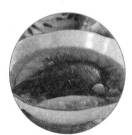

材料：淮山20克，桂圆肉20克，鳖500克

功效：鳖又称元鱼、甲鱼，俗称王八。肉、甲、头、血皆可入药。被视为滋补佳品，能滋阴补肾，还可滋阴潜阳，散结消癥，鳖甲胶有补血、退热、消淤的作用。

做法：1.先用开水烫鳖，使其排尿。

2.将鳖、山药、桂圆肉一起放入炖盅内，加适量水，隔水炖熟即可。

用法：喝汤吃肉，每星期炖服1次。

❖ 枸杞炖乳鸽

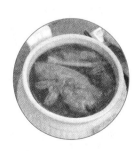

材料：北芪30克，枸杞30克，乳鸽200克

功效：补心益脾，固摄精气。

做法：1.先将乳鸽去毛及内脏，斩切，与北芪、枸杞同放炖盅内。

2.加适量水，隔水炖熟即可。

用法：饮汤吃肉，一般3天炖1次，3～5天为一疗程。

❖ 牛鞭汤

材料：牛鞭1副，姜1块

调味料：盐适量

功效：此汤具有改善心理性之性功能障碍的功效。

做法：1.牛鞭切段，放入沸水中滚烫，捞出洗净；姜洗净，切片。

2.将牛鞭、姜片放入锅中，加水至盖过材料，以大火煮开后转小火慢炖约30分钟；起锅前加盐调味即可。

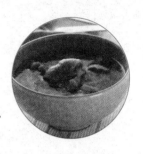

614 治疗男子不育症的药膳有哪些？

❖ 龟肉鱼鳔汤

材料：龟肉150克，鱼鳔30克

调味料：盐、味精各适量

功效：补益肾阳，滋阴。

做法：1.先将龟肉洗干净，切成小块；鱼鳔洗去腥味，切碎。

2.将龟肉、鱼鳔同入砂锅，加适量水，武火烧沸后，用文火慢炖，待肉熟后，加入盐、味精调味即可。

用法：可佐餐用。

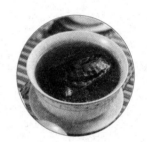

❖ 当归熟地烧肉

材料：肥羊肉500克，姜10克，当归、熟地各15克

调味料：盐、糖、黄酒、酱油各适量

做法：1.将羊肉用清水冲洗，洗去血水。切成块状，放入砂锅中。

2.放入当归、熟地、姜、酱油、盐、糖、黄酒、酱油等调味料。

3.加入适量清水，盖过材料。

4.开大火煮沸，再改用小火煮至熟烂即可。

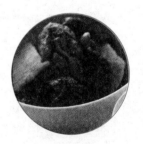

❖ 冬虫夏草鸡

材料：公鸡1只，冬虫夏草3钱

调味料：姜、葱、盐、味精各适量

做法：1.将公鸡烫洗，退毛，内脏去除干净，并剁成若干块，备用。

2.将鸡块泡水，可去除鸡肉上残留的血丝。然后，将泡好水的鸡块放在锅中，加适量水，用大火煮开。

3.加入冬虫夏草和各种调味料，再添少量水，用文火将鸡肉煮熟。

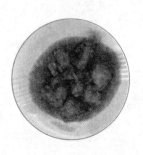

615 治疗月经失调的药膳有哪些?

❖ 鸡蛋马齿苋汤

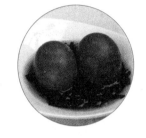

材料： 马齿苋250克，鸡蛋2个

调味料： 盐适量

功效： 清热解毒，利水去湿，散血消肿，除尘杀菌，消炎止痛，止血凉血，调经。

做法： 1.将马齿苋用清水洗净；鸡蛋煮熟后去掉壳。

2.将马齿苋、鸡蛋放入锅中一起煮5分钟即可。

用法： 每日1剂，分2次服食，食蛋饮汤。

❖ 豆豉羊肉汤

材料： 豆豉50克，羊肉100克，生姜15克

调味料： 盐适量

功效： 温经散寒，养血调经。

做法： 1.将羊肉用清水洗净，切成块。

2.豆豉、羊肉、生姜共置砂锅中煮至熟烂，加盐调味即可。

用法： 每次月经前1周开始服，连服1周。

❖ 当归羊肉汤

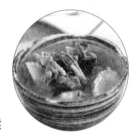

材料： 羊肉500克，当归15克

调味料： 姜、米酒、盐各适量

做法： 1.羊肉放入沸水滚烫去腥、捞起、冲净沥水。

2.生姜冲净、以刀背拍裂、切段，当归洗净。

3.将羊肉、姜、当归一道盛锅，加水至盖过材料，烧沸转小火续炖40分钟。

4.起锅前加盐、米酒调味即可食用。

616 治疗痛经的药膳有哪些?

❖ 田七佛手炖鸡

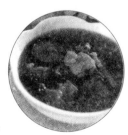

材料： 鸡肉150克，田七15克，佛手10克，红枣5颗，香菇20克

功效： 活血化淤，通经止痛。

做法： 1.选鲜嫩鸡肉，洗净，切块；田七、佛手洗净；红枣去核。

2.把全部用料放入炖盅内，加适量开水，炖盅加盖，隔水文火煲3小时，调味即可食用。

用法：可佐餐用。

❖ 肉桂甜粥

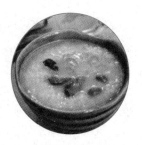

材料：肉桂3克，粳米100克，花生20克

调味料：红糖适量

功效：温中补阳，散寒止痛。

做法：1.将肉桂、花生用清水洗净，放到一边备用；粳米也用清水淘洗干净。

2.在粳米中加适量水，煮沸后，再加入花生、肉桂及红糖，一同煮为粥，即可食用。

❖ 人参红枣粥

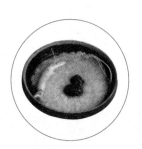

材料：粳米50克，人参5克，红枣10克

做法：1.将买来的所有材料洗净，粳米盛碗放水泡软，红枣同样泡发。

2.砂锅洗净，放入人参，再倒入适量清水，用大火煮沸，转入小火煎煮，滤去残渣，保留人参的汤汁。

3.随后加入粳米和红枣续煮，待汤汁变稠即可熄火。起锅前，加入适量白糖。

617 治疗白带异常的药膳有哪些？

❖ 车前草炖猪肚

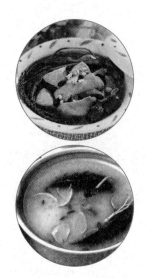

材料：车前草30克，猪肚30克

调味料：盐适量

功效：清热利湿，治带下。

做法：1.将猪肚切成小块，车前草洗净。

2.车前草、猪肚与水同放入锅中，加入盐，用小火炖半小时即可。

用法：分3次服用。

❖ 白果黄豆鲫鱼汤

材料：鲫鱼1条（约250克），白果12克，黄豆30克

功效：健脾去湿，收敛止带。

做法：1.白果去壳，洗净；黄豆洗净，用清水浸1小时；鲫鱼宰杀，去鳞、鳃、内脏，洗净。

2.把全部用料放入锅内，加适量清水，武火煮沸后，改文火煲2小时，调味即可。

❖ 莲子炖乌鸡

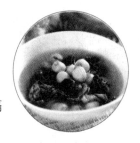

材料：莲子50克，乌鸡肉200克，仙茅10克

功效：温肾健脾，固涩止带。

做法：1.将莲子、仙茅洗净；乌鸡肉洗净，切小块。

2.把全部材料一起放入炖盅内，加适量开水，炖盅加盖，文火隔水炖3小时，调味即可。

用法：随意饮用。

618 治疗乳腺癌的药膳有哪些？

❖ 豆腐干炒蒜苗

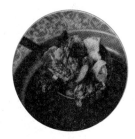

材料：青蒜苗250克，豆腐干200克

调味料：植物油、盐、味精各适量

功效：抗癌防癌。

做法：1.将豆腐干洗净，切成丝；青蒜苗去根和老叶，洗净，切段。

2.炒锅上火，下油，油热后放入蒜苗煸炒至呈现翠绿色，加入豆腐干，加盐继续煸炒至熟，再加入味精，炒匀即可装盘。

❖ 补血乌鸡汤

材料：乌鸡1只，当归25克，黄芪25克

调味料：盐适量

做法：1.鸡腿剁块，放入沸水汆烫，待3分钟后捞起、冲净、沥水。

2.当归、黄芪分别洗净，备用。

3.鸡腿和当归、黄芪一道盛锅，加6碗水，以大火煮开转小火续炖25分钟。待看乌鸡肉烂熟时，即可熄火；加盐等调味即可。

❖ 枣芪梅子汤

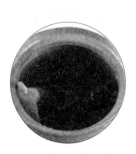

材料：紫苏梅5颗，热开水600毫升，黑枣5颗，丹参75克，黄芪75克

调味料：冰糖2大匙

做法：1.先将买来的材料分别清洗干净，沥水；黑枣不宜软烂，

可用温水先将其泡发。

2.然后将黑枣、丹参、黄芪与紫苏梅放入杯中，冲入热开水，盖上杯盖，约10分钟后开启。

3.可先将冰糖溶化成冰糖水，冲入杯中。

619 治疗女子不孕症的药膳有哪些？

❖ 枸杞韭菜炒虾仁

材料：枸杞20克，虾仁150克，韭菜200克，淀粉10克

调味料：盐适量。

做法：1.枸杞用温水泡开；虾仁用淀粉上浆备用；韭菜切段备用。

2.用温油滑熟虾仁，加入韭菜同炒，加盐，撒上枸杞即可。

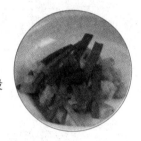

❖ 艾叶煮鹌鹑

材料：鹌鹑2只，艾叶30克，菟丝子15克，川芎10克，黄酒适量

功效：温经，益肾，活血。

做法：1.将鹌鹑洗净，艾叶、菟丝子、川芎分别洗净。

2.砂锅中注入清水200毫升，放入以上材料，烧开后，捞去浮沫，加入黄酒和盐，小火炖至熟烂，下味精，淋麻油即可。

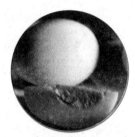

❖ 十全大补鸡汤

材料：乌鸡腿一只，当归、熟地、党参、炒白芍、白术、茯苓、黄芪、川芎、甘草、肉桂、枸杞、红枣各10克

做法：1.鸡腿剁块，放入沸水滚烫、捞起、冲净，药材以清水快速冲洗，沥干备用。

2.将鸡腿和所有药材一道盛入炖锅，加7碗水，以大火隔水煮开。

3.转小火慢炖30分钟即可。其间，可用餐具适当搅拌，使药材完全入味。

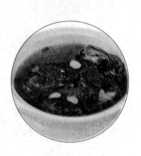

620 治疗小儿喉炎的药膳有哪些？

❖ 银花蜂蜜饮

材料：金银花10克，蜂蜜适量

调味料：白糖适量，依个人口味决定

功效：清热，润肺。

做法：1.将金银花放入瓷杯中，以沸水冲泡，然后在温水中浸泡10分钟。

2.再调入蜂蜜、白糖拌匀即可。

用法：趁热顿服，每日3次。

❖ 知母玉竹饮

材料：知母60克，玉竹60克，蜂蜜1000毫升

功效：此饮品可生津止渴、除烦润燥。可治疗热病阴伤、咳嗽烦渴、虚痨发热、烦渴易饥、尿频等症。

做法：1.将知母、玉竹用清水快速洗干净，一起放入瓦罐中，再加上冷水1500毫升，用小火煎1小时左右。

2.将药汁、蜂蜜一起倒入大瓷盆内，加上盖子，旺火隔水蒸2小时即可。

❖ 陈皮绿豆汤

材料：绿茶包1袋，红糖10克，陈皮5克，绿豆30克

做法：1.陈皮洗净，切成小块。

2.绿豆洗净，浸泡2小时。

3.砂锅洗净，将绿茶与陈皮放入，先加水800毫升，滚后小火再煮5分钟，滤渣取汤。

4.然后在汤内加入泡软的绿豆与少许红糖，续煮10分钟，滤出汤即可饮用，剩余的绿豆可留待以后进食。

621 治疗小儿扁桃腺炎的药膳有哪些？

❖ 丝瓜银花饮

材料：丝瓜200克，金银花5克

调味料：冰糖适量

功效：清热，利咽，解暑。

做法：1.将鲜嫩丝瓜用清水洗净，切成小块。

2.炖盅内放入丝瓜段、金银花、冰糖、入锅内蒸熟，滤汁即可饮用。

用法：每日1次。

❖ 菊花糖蜜水

材料：糖蜜1匙，清水600毫升，杭菊花2匙（约10克）

调味料：白糖适量

做法：1.杭菊花洗净，沥水，备用。

2.将砂锅洗净，将备好的杭菊花加水600毫升，倒入锅中，用大火烧开，煮滚后转小火再煮5分钟。

3.用滤网滤渣，加入糖蜜1匙，调匀即可，因糖蜜不甜且稍苦，若要调味，可酌加白糖。

❖ 酸梅青果汤

材料：酸梅6克，青果（橄榄）25克。

调味料：白糖适量

功效：生津，化痰，利咽喉，解毒。

做法：1.将酸梅及青果一起放入砂锅中，浸泡半天。

2.然后取出煎煮10分钟，服时加白糖调味即可。

622 治疗小儿水痘的药膳有哪些？

❖ 竹笋鲫鱼汤

材料：鲜竹笋150克，活鲫鱼500克

调味料:盐适量

功效:益气清热。

做法:1.将鲜竹笋洗净，切成片状；鲫鱼去鳞和内脏。

2.锅内加水，放入竹笋、鲫鱼同煮成汤即可。

用法:每日3次，随量食。

❖ 金银花白菊饮

材料：清水1000毫升，金银花、白菊花各10克

做法:1.将金银花、白菊花分别用清水洗净，沥干水分，捞起备用；将砂锅也洗干净，倒入清水1000毫升。

2.用大火煮开，倒入金银花和白菊花，再次煮开后，转为小火，慢慢熬煮；待花香四溢时，加入冰糖。

3. 冰糖全部溶解后，一起搅拌均匀即可饮用。

❖ 薏仁红豆粥

材料：薏仁20克，红豆、土茯苓各30克，粳米100克

功效:解表透疹，清热利尿。

做法:1.薏仁、红豆、土茯苓、粳米洗净，加水共煮粥。

2. 粥熟豆烂时拌入冰糖，冰糖溶化即可食用。

用法:每日1剂，分3次服完。

❖ 板蓝根排毒茶

材料：小麦牧草粉2克，柠檬汁5毫升，板蓝根5克，甘草5克，蜂蜜适量。

做法 :1. 板蓝根、甘草洗净，沥干水，备用。

2. 砂锅洗净，加入适量清水，放板蓝根和甘草，以大火煮沸后转入小火，续煮出味，大约30分钟。

3. 加入小麦牧草粉和适量清水，煮成200毫升，去渣取汁待凉，加入柠檬汁、蜂蜜，拌匀即可饮用。

623 治疗小儿麻疹的药膳有哪些?

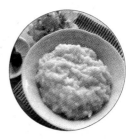

❖ 鹌鹑蛋粥

材料：鹌鹑蛋100克，粳米50克

功效：鹌鹑蛋可辅助治疗糖尿病、贫血、肝大、肝硬化、腹水、麻疹等多种疾病。

做法：1.将鹌鹑蛋打破，搅打成蛋液；粳米洗净。

2.将粳米煮粥，将熟时，下入鹌鹑蛋即可。

用法：每日2次，空腹服食，连服5日。

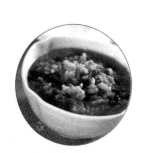

❖ 绿豆黄糖粥

材料：绿豆50克，小米10克

调味料：黄糖25克

功效：清热解毒，消暑利水。

做法：1.将小米和绿豆洗净泡发半小时。

2.将小米和绿豆一起上火煲。

3.煲至粥浓时，再下入黄糖，继续煲至糖融即可。

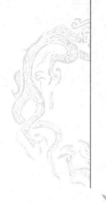

第4章 经脉

经脉指人体内气血运行的通路。经筋是十二经脉的附属部分，是十二经脉之气"结、聚、散、络"于筋肉、关节的体系。经筋具有联络四肢百骸、主司关节运动的作用。以下的一章主要针对各个经脉及经筋，介绍其循行路线、病变及治疗方法。

624 人体骨节的长度是多少？

头盖周围长应是二尺六寸，胸围是四尺五寸，腰围则是四尺二寸。头发覆盖的部分称为颅，从前发际到后发际，整个头颅长为一尺二寸，从前发际至腮的下部是一尺。五官端正的人，面部上、中、下三部分的长度相等。

从喉结到缺盆中央（指天突穴处）长四寸，从缺盆到胸骨剑突长九寸，如超过九寸为肺脏大，不足九寸为肺脏小。从胸骨剑突下到天枢穴之间（脐中）长八寸，如超过八寸为胃大，不足八寸为胃小。从天枢穴往下到横骨长六寸半，超过为大肠宽且长，不足的为大肠狭且短。横骨的长度是六寸半，从横骨上缘到股骨内侧下缘长一尺八寸。胫骨突起上缘至下缘长三寸半，胫骨突起的下缘到足内踝长一尺三寸，从内踝至地长三寸，从膝部的腘窝至足长一尺六寸，从足背至地三寸，所以骨围大的骨也随之粗大，骨围小的相应骨也细小。

测量人的侧面，额角至锁骨长一尺，锁骨向下至腋窝长四寸，腋窝至季胁长一尺二寸，季胁至髀枢长六寸，髀枢至膝长一尺九寸，膝至外踝长一尺六寸，外踝至京骨长三寸，京骨至足底长一寸。

耳后两高骨之间宽九寸，耳前两听宫间宽一尺三寸，两颧骨之间宽七寸，两乳之间宽九寸半，两髀之间宽六寸半。

足长为一尺二寸，宽为四寸半。肩端至肘长一尺七寸，肘至腕长一尺二寸半，手腕至中

骨度分寸

　　骨度是将人体的各个部位分别规定其折算长度，作为量取腧穴的标准。骨度分寸定位与指寸定位一样，一直被人们广泛应用。

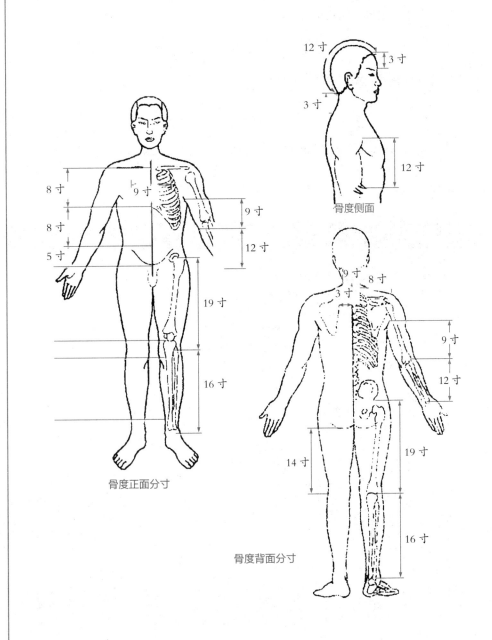

骨度侧面

骨度正面分寸

骨度背面分寸

指掌指关节长四寸，掌指关节根部至手指尖长四寸半。

测量人的背部，从项部后发际到第一椎骨的长度为三寸半，大椎到尾骶骨共有二十一节，总长为三尺，上七椎每节长一寸四分一厘，共长九寸八分七厘，其余的不尽之数都在以下诸节平均计算。这就是一般人的骨度情况，我们就可以根据这个标准来确定经脉的长短。由此看来，当观察人体经脉的时候，如果呈现于体表浮浅坚实或者是明显粗大的，为多血的经脉；细而深伏的，则为多气的经脉。

625 经脉的长度为多少？

人手的左右有六条阳经，从手到头，每条经脉的长度是五尺，六条经脉相加一共是三丈长。人手的左右有六条阴经，从手到胸中，每条经脉的长度是三尺五寸长，三六一丈八尺，五六三尺，那么六条相加则是二丈一尺长。人脚的左右六条阳经，从脚向上到头每条是八尺，六条经共为四丈八尺长。人脚的左右六条阴经，从脚到胸中，每条六尺五寸长，六六三

经脉的长度

《内经》为了论述营卫之气在人体的昼夜运行次数，引入了经脉长度的概念，认为人体经脉的长度为16丈2尺，营卫之气一昼夜在人体运行50周次。

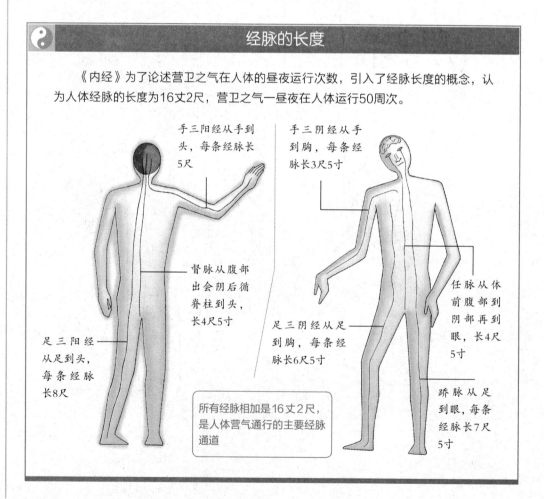

手三阳经从手到头，每条经脉长5尺

手三阴经从手到胸，每条经脉长3尺5寸

督脉从腹部出会阴后循脊柱到头，长4尺5寸

足三阳经从足到头，每条经脉长8尺

足三阴经从足到胸，每条经脉长6尺5寸

任脉从体前腹部到阴部再到眼，长4尺5寸

跷脉从足到眼，每条经脉长7尺5寸

所有经脉相加是16丈2尺，是人体营气通行的主要经脉通道

丈尺，五六三尺，六条共为三丈九尺长。人体的左右蹻脉，每一条从脚至眼的长度为七尺五寸，二七一丈四尺，二五一尺，两条共为一丈五尺长。督脉、任脉各长四尺五寸，二四八尺，二五一尺，两条共为九尺。以上所有经脉加起来的总长度是一十六丈二尺，这就是人体营气通行的主要经脉通道。经脉循行于人体深部，从中分支出来并在经脉之间横行联络的叫做络脉，别出络脉的分支叫孙络。孙络中气盛而且有淤血的，应马上用放血等方法快速地除去淤血，邪气盛的用泻法治疗，正气虚的服用药物来调补。

626 手太阴肺经的循行路线、病变与治疗是怎样的？

肺的经脉叫做手太阴经，起始于中焦胃脘部，向下行，联属于与本经相表里的脏腑——大肠腑，然后自大肠返回，循行环绕胃的上口，向上穿过横膈膜，联属于本经所属的脏腑——肺脏，再从气管横走并由腋窝部出于体表，沿着上臂的内侧，在手少阴心经与手厥阴心包络经的前面下行，至肘部内侧，再沿着前臂的内侧、桡骨的下缘，入寸口动脉处，前行至鱼部，沿手鱼部边缘，出拇指尖端。另有一条支脉，从手腕后方分出，沿着食指桡侧直行至食指的前端，与手阳明大肠经相接。

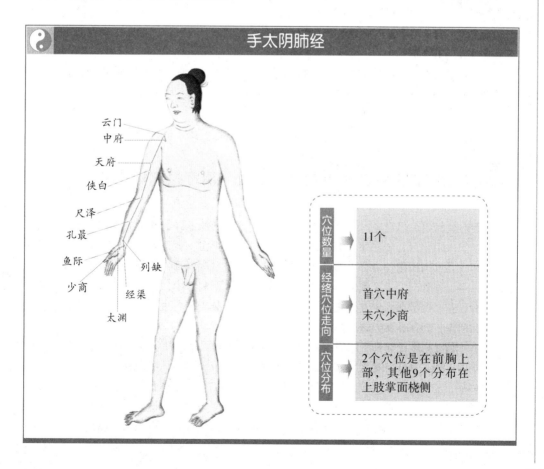

手太阴肺经

云门
中府
天府
侠白
尺泽
孔最
鱼际
少商
列缺
经渠
太渊

穴位数量	11个
经络穴位走向	首穴中府　末穴少商
穴位分布	2个穴位是在前胸上部，其他9个分布在上肢掌面桡侧

由于外邪侵犯本经而发生的病变，为肺部气膨胀满，咳嗽气喘，缺盆部疼痛，在咳嗽剧烈的时候，病人常常会交叉双臂按住胸前，并感到眼花目眩、视物不清。这是臂厥病，由肺经之经气逆乱所导致的一种病症。

本经所主的肺脏发生病变，可见咳嗽，呼吸急促，喘声粗急，心中烦乱，胸部满闷，上臂部内侧前缘疼痛厥冷，或掌心发热。本经经气有余时，就会出现肩背部遇风寒而疼痛，自汗出而易感风邪，以及小便次数增多而尿量减少等症状。本经气虚，可见肩背疼痛，气短，小便颜色不正常等症状。治疗上面这些病症时，属于经气亢盛的就要用泻法，属于经气不足的就要用补法；属于热的就要用速针法，属于寒的就要用留针法；属于阳气内衰以致脉道虚陷不起的就要用灸法；既不属于经气亢盛也不属于经气虚弱，而仅仅只是经气运行失调的，就要用本经所属的腧穴来调治。本经气盛，寸口脉比人迎脉大三倍；而属于本经经气虚弱的，其寸口脉的脉象反而会比人迎脉的脉象小。

627 手太阴经筋的循行路线、病变与治疗是怎样的？

手太阴肺经的经筋，起于手大指之端，沿指上行，积聚于手鱼之后，行于寸口的外侧，再沿手前臂上行，积聚在肘中，再上行至臂部的内侧，进入腋下，出于缺盆，积聚在肩髃之前，又返回，向上结于缺盆；自腋下行的一支进入胸中，结于胸内，散布于横膈部，与手厥阴经的经筋合于膈部，继而下行抵达季胁部位。

手太阴肺经的经筋发生病变，可见本经筋所循行和积聚的部位掣引、抽筋、疼痛，重者可成息贲病，胁肋拘急而吐血。治疗该病时，应采取火针，疾刺疾出，针刺次数以病愈为度，痛处为腧穴。这种病叫做仲冬痹。

628 手阳明大肠经的循行路线、病变与治疗是怎样的？

大肠的经脉叫手阳明经，起始于食指的指端，沿食指的上缘，通过拇指、食指歧骨间的合谷穴，上入腕上两筋凹陷处，沿前臂上方至肘外侧，再沿上臂外侧前缘，上肩，出肩峰前缘，上出于背，与诸阳经会合于大椎穴上，再向前入缺盆联络肺，下膈又联属大肠。另有一条支脉，从缺盆处向上走至颈部，并贯通颊部，而进入下齿龈中，其后再从口内返出而绕行至口唇旁，左右两脉在人中穴处相交会，相交之后，左脉走到右边，右脉走到左边，再上行挟于鼻孔两侧，而在鼻翼旁的迎香穴处与足阳明胃经相接。

由于外邪侵犯本经而发生的病变，为牙齿疼痛，颈部肿大。手阳明大肠经上的腧穴主治津液不足的疾病，其症状是眼睛发黄，口中干燥，鼻塞或流鼻血，喉头肿痛以致气闭，肩前与上臂疼痛，食指疼痛而不能活动。气有余的实证，为在本经脉循行所过的部位上发热而肿；本经经气不足时，就会出现发冷颤抖，不易恢复温暖等病象。这些病症，属实的就用泻法，属虚的就用补法；属热的就用速刺法，属寒的就用留针法；脉虚陷的就用灸法，不实不

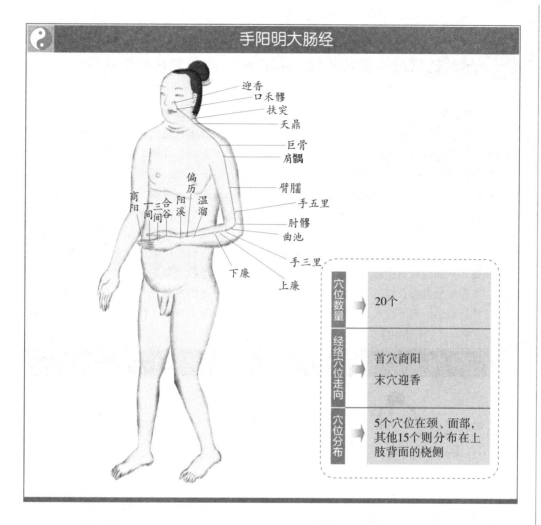

手阳明大肠经

迎香
口禾髎
扶突
天鼎
巨骨
肩髃
臂臑
手五里
肘髎
曲池
手三里
上廉
下廉
温溜
阳溪
偏历
三间
合谷
二间
一间
商阳

穴位数量	20个
经络穴位走向	首穴商阳 末穴迎香
穴位分布	5个穴位在颈、面部，其他15个则分布在上肢背面的桡侧

虚的从本经取治。属于本经经气亢盛的，其人迎脉的脉象要比寸口脉的脉象大三倍；而属于本经经气虚弱的，其人迎脉的脉象反而会比寸口脉的脉象小。

629 手阳明经筋的循行路线、病变与治疗是怎样的？

手阳明经的经筋，起于食指靠近大指的侧端，积聚于手腕部，沿臂上行结于肘的外侧，沿手臂上行而结于肩髃；它的分支，绕过肩胛，挟于脊柱的两侧；它的直行部分，从肩髃上行至颈部，积聚于颧骨部；直行的筋向上出于手太阳经筋的前方，上至左额角，联络于头部而下行入右颔。

手阳明经的经筋发病，可见该经筋所循行和积聚的部位掣引、转筋及疼痛，肩部不能抬举，颈部不能左右回顾。治疗本病应采取火针疾刺疾出，针刺的次数以病愈为度，以病位的痛点为腧穴。这种病叫孟夏痹。

630 足阳明胃经的循行路线、病变与治疗是怎样的？

胃的经脉叫足阳明经，起于鼻旁，由此上行，左右相交于鼻梁上端凹陷处，缠束旁侧的足太阳经脉，至目下睛明穴，由此下行，沿鼻外侧，入上齿龈，复出环绕口唇，相交于任脉的承浆穴，再沿腮部后方的下缘，出大迎穴，沿耳下颊车上行至耳前，过足少阳经的客主人穴，沿发际至额颅部。它有一条支脉，从大迎穴的前方，向下走，行至颈部的人迎穴处，再沿喉咙进入缺盆，向下贯穿横膈膜而联属于本经所属的脏腑——胃腑，并联络于与本经相表里的脏腑——脾脏；其直行的经脉，从缺盆下走乳内侧，再向下挟脐，入毛际两旁的气冲部。另有一条支脉，起始于胃的下口处（即幽门，大约相当于下脘穴所在的部位），再沿着腹部的内侧下行，到达气街的部位，而与前面所讲的那条直行的经脉相会合，再由此下行，沿着大腿外侧的前缘到达髀关穴处，而后直达伏兔穴，再下行至膝盖，并沿小腿胫部外侧的前缘，下行至足背部，最后进入足次趾的外侧间（即足中趾的内侧部）。再有一条支脉，自膝下三寸处别出，向下行入足中趾外侧。又有一条支脉，从足背面（冲阳穴）别行而出，向

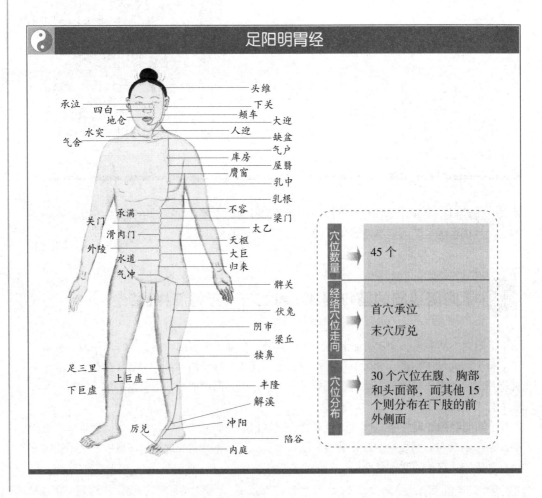

足阳明胃经

头维
承泣
四白　　下关
地仓　　颊车　　大迎
水突　　人迎　　缺盆
气舍　　　　　　气户
　　　　库房　　屋翳
　　　　膺窗
　　　　乳中
　　　　乳根
关门　承满　不容
滑肉门　　　梁门
外陵　　　　太乙
水道　　　　天枢
气冲　　　　大巨
　　　　　　归来
　　　　　髀关
　　　　　伏兔
　　　　　阴市
　　　　　梁丘
　　　　　犊鼻
足三里
上巨虚　　丰隆
下巨虚　　解溪
厉兑　　　冲阳
　　　　　陷谷
　　　　　内庭

穴位数量	45 个
经络穴位走向	首穴承泣 末穴厉兑
穴位分布	30 个穴位在腹、胸部和头面部，而其他 15 个则分布在下肢的前外侧面

外斜走至足厥阴肝经的外侧，进入足大趾，并直行到大趾的末端，而与足太阴脾经相接。

由于外邪侵犯本经而发生的病变，为发寒战抖，好呻吟，频频打哈欠，额部暗黑。病发时会有厌恶见人和火光，听到击木的声音就会惊怕，心跳不安，喜欢关闭门窗独居室内等症状，甚至会登高唱歌，脱掉衣服乱跑，且有肠鸣腹胀，这叫"骭厥"。足阳明胃经上的腧穴主治血所发生的疾病，如高热神昏的疟疾，温热之邪淫胜所致的出大汗，鼻塞或鼻出血，口角歪斜，口唇生疮，颈部肿大，喉部闭塞，腹部因水停而肿胀，膝部肿痛，足阳明胃经沿着胸膺、乳部、气街、大腿前缘、伏兔、胫部外缘、足背等处循行的部位都发生疼痛，足中趾不能屈伸等。本经气盛，胸腹部发热，胃热盛则消谷而容易饥饿，小便色黄。本经经气不足时，就会出现胸腹部发冷而战栗；若胃中阳虚有寒，以致运化无力，水谷停滞中焦，就会出现胀满的病象。这些病症，属实的就用泻法，属虚的就用补法；属热的就用速刺法，属寒的就用留针法；脉虚陷的就用灸法，不实不虚的从本经取治。属于本经经气亢盛的，其人迎脉的脉象要比寸口脉的脉象大三倍；气虚，人迎脉反小于寸口脉。

631 足阳明经筋的循行路线、病变与治疗是怎样的？

足阳明经的经筋，起于足次趾与中趾，积聚于足背上，斜行的一支，从足背的外侧向上至辅骨，积聚于膝外侧，再直行向上积聚于髀枢，又向上沿着胁部联属于脊柱；其直行的，从足背向上沿胫骨，积聚于膝部；由此分出的支筋，积聚于外辅骨，与足少阳的经筋相合；其直行的，沿伏兔上行，结于髀部而聚会于阴器，再向上散布于腹部，上行积聚于缺盆部，再上颈部挟口，合于颧部，继而下结于鼻，从鼻旁上行与太阳经筋相合，太阳经的小筋网维于上眼皮，阳明经的小筋网维于下眼皮；另一从颧部发出的支筋，通过颊部积聚于耳前。

足阳明经的经筋发病，可见足中趾牵引胫部转筋，足部有跳动感并有强直的感觉，伏兔部转筋，髀前肿，阴囊肿大，腹部筋脉拘急，向上牵及缺盆与颊部，突然口角歪斜，筋拘急的一侧眼不能闭合，如有热则筋弛纵，而眼不能开；颊筋如果有寒就发生拘急，牵引颊部而致口角歪斜，有热则筋脉弛缓，收缩无力，口角歪向一侧。治疗方法，是用马脂贴在拘急的一侧，以润养其筋；再以白酒调和桂末，涂在弛缓一侧的面颊上，使筋脉温通，然后再用桑钩钩住病人的口角，以调整其歪斜，使其复位，另用桑木炭火放在小壶中，壶的高度以病人坐着可得到暖气为宜。同时用马脂温熨拘急一侧的面颊，让患者喝一些酒，吃些烤肉之类的美味，不能饮酒的病人也要勉强喝一些，并再三地用手抚摩患处，以舒筋活络。其他病症的治疗，可采用火针疾刺疾出，针刺的次数以病愈为度，以疼痛的部位为针刺的穴位。这种病叫做季春痹。

632 足太阴脾经的循行路线、病变与治疗是怎样的？

足太阴脾经的循行路线、病变与治疗是怎样的？节后方的核骨，上行至足内踝的前面，

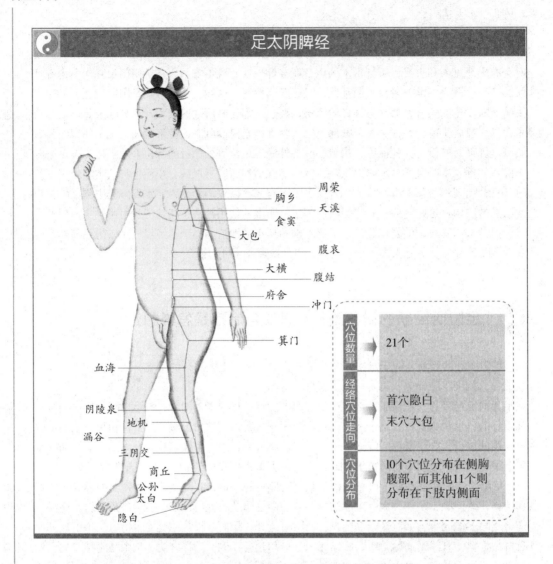

足太阴脾经

周荣
胸乡
天溪
食窦
大包
腹哀
大横
腹结
府舍
冲门
箕门
血海
阴陵泉
地机
漏谷
三阴交
商丘
公孙
太白
隐白

穴位数量	21个
经络穴位走向	首穴隐白 末穴大包
穴位分布	l0个穴位分布在侧胸腹部，而其他11个则分布在下肢内侧面

再上行入小腿肚内侧，沿胫骨后方，穿过足厥阴经，复出足厥阴之前，此后再上行经过膝部、大腿内侧的前缘，进入腹内，属脾络胃，再上穿过横膈膜，挟行咽喉，连舌根，散于舌下。它的支脉，在胃腑处分出，上行穿过膈膜，注入心中，而与手少阴心经相接。

由于外邪侵犯本经而发生的病变，为舌根运动不柔和，食后就呕吐，胃脘部疼痛，腹胀，经常嗳气，排出大便或矢气后，就觉得轻松如病减轻一样，但全身仍感觉沉重。足太阴脾经上的腧穴主治脾脏所发生的疾病，这些疾病会出现舌根疼痛，身体不能动摇，饮食不下，心烦，心下掣引作痛，大便稀薄或下痢，或小便不通，黄疸，不能安卧，勉强站立时，就会出现股膝内侧经脉所过之处肿胀而厥冷的病象。此外，还有足大趾不能活动等症状。这些病症，属实的就用泻法，属虚的就用补法；属热的就用速刺法，属寒的就用留针法；脉虚陷的就用灸法，既不属于经气亢盛也不属于经气虚弱，而仅仅只是经气运行失调的，就要用本经所属的腧穴来调治。本经气盛，寸口脉比人迎脉大三倍；而属于本经经气虚弱的，其寸口脉的脉象反而会比人迎脉的脉象小。

633 足太阴经筋的循行路线、病变与治疗是怎样的？

足太阴经的经筋，起于足大趾尖端的内侧，上行积聚于内踝；其直行的支筋，向上积聚于膝内侧辅骨，沿股内侧上行，积聚于髀部，继而积聚在前阴，再上行至腹部，积聚于脐部，沿腹内上行，然后结于两胁，散布于胸中；其行于内里的，附着于脊旁。

足太阴经的经筋发病，可见足大趾牵引内踝作痛，转筋，膝内辅骨疼，股内侧牵引髀部作痛，阴器像被扭转一样拘挛疼痛，并向上牵引脐部及两胁作痛，进而牵引胸及脊内作痛。治疗本病应采取火针疾刺疾出，针刺的次数以病愈为度，以病部的痛点为腧穴。这种病叫孟秋痹。

634 手少阴心经的循行路线、病变与治疗是怎样的？

心的经脉叫手少阴经，起于心中，由心的络脉而出，向下通过膈膜，联络小肠。它的支

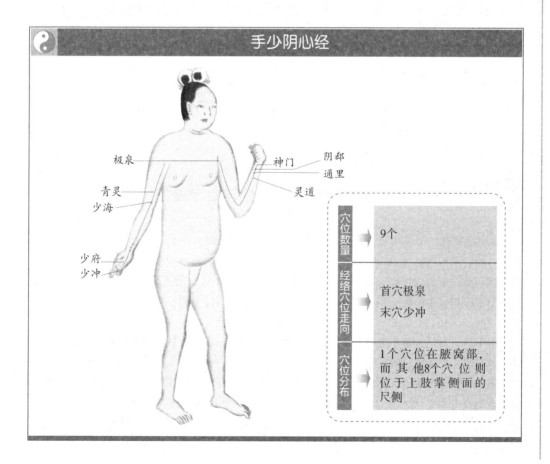

手少阴心经

极泉
青灵
少海
少府
少冲
神门
阴郄
通里
灵道

穴位数量	9个
经络穴位走向	首穴极泉　末穴少冲
穴位分布	1个穴位在腋窝部，而其他8个穴位则位于上肢掌侧面的尺侧

脉，从心的脉络向上走行，并挟行于咽喉的两旁，此后再向上行而与眼球联络于脑的脉络相联系。直行的脉，从心与他脏相联系的脉络上行至肺，横出胁下，沿上臂内侧后缘，行手太阴经和手厥阴经的后面，下行肘内，沿臂内侧后缘，到掌内小指侧高骨尖端，入手掌内侧，沿小指内侧至尖端，与手太阳经相接。

手少阴心经之经气发生异常的变动，就会出现咽喉干燥，头痛，口渴而想要喝水等症状，这叫做臂厥症。

本经所主的心脏发生病变，为眼睛发黄，胁肋胀满疼痛，上臂和下臂内侧后缘疼痛、厥冷，或掌心热痛。治疗上面这些病症时，属于经气亢盛的就要用泻法，属虚的就用补法；属热的就用速刺法，属寒的就用留针法；脉虚陷的就用灸法，不实不虚的从本经取治。属于本经经气亢盛的，其寸口脉的脉象要比人迎脉的脉象大两倍；气虚，寸口脉反小于人迎脉。

635 手少阴经筋的循行路线、病变与治疗是怎样的？

手少阴心经的经筋，起于手小指的内侧，循指上行结于掌后小指侧高骨，再上行结于肘的内侧，上行入腋下，与手太阴经筋相交叉，挟行于乳内，结于胸中，沿贲部下行系于脐部。

手少阴心经的经筋发病，可见胸内拘急，心下有积块坚伏，名为伏梁病。上肢的筋有病，肘部牵急，屈伸不利。总的来说，手少阴经筋发病，可见本经筋所循行或积聚的部位掣引、转筋和疼痛。治疗本病应采用火针疾刺疾出，针刺的次数以病愈为度，以病部的痛点为腧穴。若病已发展成伏梁而出现吐脓血的，为脏气已损、病情加剧的死症。大凡经筋的病，遇寒则筋拘急而反折，遇热则筋弛缓不收，阳痿不举。背部的筋挛急，则脊背向后反张；腹部的筋挛急，则身体向前弯曲而不能伸直。焠刺的方法是用于因寒而筋急的病症，如因热而筋弛缓不收的，就不能用火针。这种病叫季冬痹。

636 手太阳小肠经的循行路线、病变与治疗是怎样的？

小肠的经脉叫手太阳经，起于小指外侧的尖端，沿着手外侧的后缘循行而向上，到达腕部，过腕后小指侧高骨，直向上沿前臂后骨的下缘，出于肘后内侧两筋的中间，再向上沿上臂外侧后缘，出肩后骨缝，绕行肩胛，再前行而相交于肩上，继而进入缺盆，深入体内而联络于与本经相表里的脏腑——心脏，沿咽喉下行，穿过膈膜至胃，再向下联属于本腑小肠。它的支脉，从缺盆沿颈上颊，至眼外角，转入耳内。它的另一条支脉，从颊部别行而出，走入眼眶下方，并从眼眶下方到达鼻部，然后再至内眼角，最后再从内眼角向外斜行并络于颧骨，而与足太阳膀胱经相接。

由于外邪侵犯本经所发生的病变，为咽喉疼痛，颔部肿，头项难以转侧回顾，肩痛如被扯拔，臂痛如被折断。本经所主的液所发生的病变，则出现耳聋，眼睛发黄，颊肿，颈、颔、肩、臑、肘、臂后侧疼痛等症状。治疗上面这些病症时，属于经气亢盛的就要用泻法，

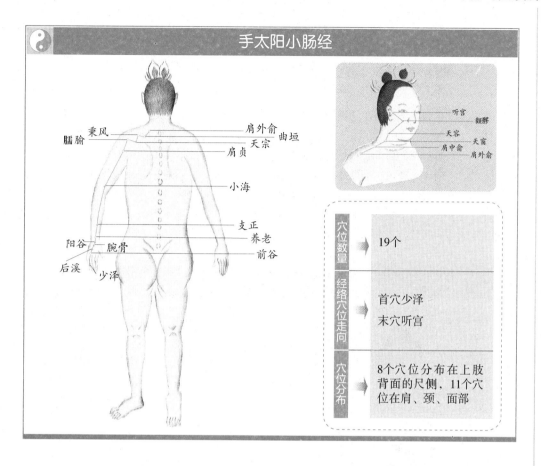

手太阳小肠经

臑腧　秉风　　　　　肩外俞　曲垣
　　　　　　　　　　天宗
　　　　　　　肩贞
　　　　　　　　　　小海
　　　　　　　　　　支正
　　　　　　　　　　养老
阳谷　腕骨　　　　　前谷
后溪　少泽

听宫　颧髎
天容　天窗
肩中俞　肩外俞

穴位数量　➡　19个

经络穴位走向　➡　首穴少泽　末穴听宫

穴位分布　➡　8个穴位分布在上肢背面的尺侧，11个穴位在肩、颈、面部

属虚的就用补法；属热的就用速刺法，属寒就用留针法；脉虚陷的就用灸法，不实不虚的从本经取治。属于本经经气亢盛的，其人迎脉的脉象要比寸口脉的脉象大两倍；气虚，人迎脉反小于寸口脉。

637 手太阳经筋的循行路线、病变与治疗是怎样的？

　　手太阳经的经筋，起于手小指上，积聚于手腕，沿着臂内侧上行，积聚于肘内高骨的后方。如果用手指弹此处的筋，小指会感觉酸麻，再上行入结于腋下；其支筋，向后走腋窝后缘，上绕肩胛，沿颈部出走足太阳经筋之前，积聚于耳后完骨；由此又分出一条支筋，进入耳中；它的直行部分，从耳出，上行，又向下积聚于颔部，再折返向上行，联属外眼角。

　　手太阳经的经筋发生病变，表现为小指掣引肘内高骨后缘部疼痛，沿手臂内侧至腋下及腋下后侧的部位，都感到疼痛，环绕肩胛并牵引到颈部也发生疼痛，并出现耳中鸣响疼痛，同时牵引颔部、眼部，眼睛必须闭合很久才能重新看清东西，如果颈部的筋拘急，可出现瘰疬、颈肿等症。寒热发生在颈部的，其治疗应采用火针疾刺疾出，刺的次数以病愈为度，以痛处为腧穴。假如肿大的，再用锐利的针刺治。这种病叫仲夏痹。

638 足太阳膀胱经的循行路线、病变与治疗是怎样的？

膀胱的经脉叫足太阳经，起于眼内角的睛明穴，上行额部，交会于头顶。它的一条支脉，从头顶下行至耳的上角。它直行的经脉，从头顶向内深入而联络于脑髓，然后返还出来，再下行到达颈项的后部，此后就沿着肩胛的内侧，挟行于脊柱的两旁，抵达腰部，再沿着脊柱旁的肌肉深入腹内，而联络于与本经相表里的脏腑——肾脏，并联属于本经所属的脏腑——膀胱腑。又一支脉，从腰部下行挟脊通过臀部，直入腘窝中。还有一条支脉，从左右的肩胛骨处分出，向下贯穿肩胛骨，再挟着脊柱的两侧，在体内下行，通过髀枢，然后再沿着大腿外侧的后缘下行，而与先前进入腘窝的那条支脉在腘窝中相会合，由此再向下行，通

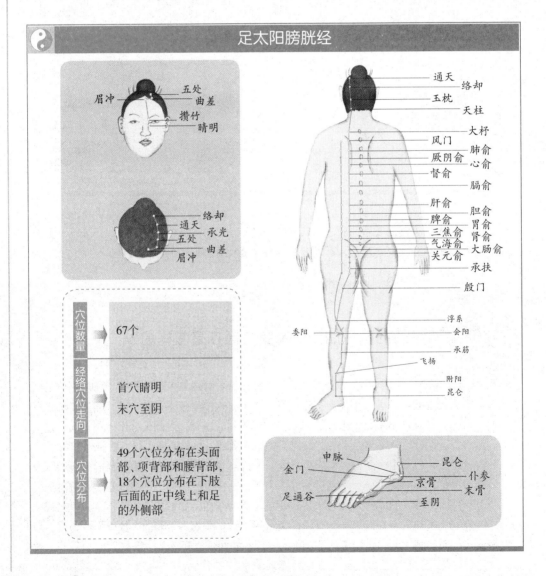

足太阳膀胱经

眉冲 五处 曲差 攒竹 睛明

络却 通天 承光 五处 曲差 眉冲

通天 络却 玉枕 天柱 大杼 风门 肺俞 厥阴俞 心俞 督俞 膈俞 肝俞 胆俞 脾俞 胃俞 三焦俞 肾俞 气海俞 大肠俞 关元俞 承扶 殷门 浮郄 委阳 会阳 承筋 飞扬 跗阳 昆仑

穴位数量	67个
经络穴位走向	首穴睛明 末穴至阴
穴位分布	49个穴位分布在头面部、项背部和腰背部，18个穴位分布在下肢后面的正中线上和足的外侧部

申脉 金门 足通谷 京骨 昆仑 仆参 束骨 至阴

过小腿肚的内部，出于外踝骨的后方，再沿着足小趾本节后的圆骨，到达足小趾外侧的末端，而与足少阴肾经相接。

由于外邪侵犯本经所发生的病变，为气上冲而头痛，眼球疼痛像脱出似的，项部疼痛像被扯拔，脊背疼痛，腰痛像被折断，大腿不能屈伸，腘窝部像被捆绑而不能随意运动，小腿肚疼痛如裂，这叫做踝厥病。足太阳膀胱经上的腧穴主治筋所发生的疾病，如痔疮，疟疾，狂病，癫病，囟门部与颈部疼痛，眼睛发黄，流泪，鼻塞或鼻出血，项、背、腰、尻、腘、小腿肚、脚等部位都发生疼痛，足小趾不能活动。这些病症，属实的就用泻法，属虚的就用补法；属热的就用速刺法，属寒的就用留针法；脉虚陷的就用灸法，不实不虚的从本经取治。属于本经经气亢盛的，其人迎脉的脉象要比寸口脉的脉象大两倍；气虚，人迎脉反小于寸口脉。

639 足太阳经筋的循行路线、病变与治疗是怎样的？

足太阳经的经筋，起于足小趾的外侧，向上积聚于外踝，再斜行向上积聚于膝部，在下面的沿足外侧，积聚于足踵部，由踵部沿足跟上行积聚于腘窝内；该经筋的另一支，从外踝向上行，积聚于小腿肚的外侧，向上到达腘窝中部的内侧，与从足跟上行的一支并行向上，积聚于臀部，再沿着脊柱两侧上行至项部；由此分出的一条筋，另行入内结于舌根；另一条由项部分出的经筋直行向上积聚于枕骨，向上到达头顶，又沿着颜面下行，积聚于鼻；由此分出的一条支筋，像网络一样围绕上眼睑，然后向下积聚于颧骨处；有一条分支由挟脊上行的经筋别出，从腋窝后侧的外缘，上行积聚于肩髃部；另一条支筋，入腋窝下方，然后绕行到缺盆，向上积聚于耳后完骨部；另一支从缺盆分出，斜向上进入颧骨部分，与从颜面下行的结于颧骨的支筋相合。

足太阳经的经筋发生的病变，可见足小趾掣引足跟部肿痛，膝腘拘挛，脊柱反张，项部拘急，肩臂不能上举，腋部引及缺盆部纠结作痛，不能左右摇动。治疗用燔针，疾进疾出，病愈则止，以疼痛的部位为针刺的腧穴。这种病叫做仲春痹。

640 足少阴肾经的循行路线、病变与治疗是怎样的？

肾的经脉叫足少阴经，起于足小趾下，斜走足心，出内踝前大骨的然谷穴下方，沿内侧踝骨的后面转入足跟，由此上行经小腿肚内侧，出腘窝内侧，再沿大腿内侧后缘，贯穿脊柱，联属肾脏，联络与本脏相表里的膀胱。其直行的经脉，从肾脏向上行，贯穿肝脏和横膈膜，而进入肺脏，再从肺脏沿着喉咙上行并最终挟于舌的根部。另有一条支脉，从肺脏发出，联络于心脏，并贯注于胸内，而与手厥阴心包络经相接。

由于外邪侵犯本经所发生的病变，为虽觉饥饿而不想进食，面色黑而无华，咳吐带血，喘息有声，刚坐下就想起来，两目视物模糊不清，心像悬吊半空而不安。气虚不足的，就常常会有恐惧感，发作时，患者心中怦怦直跳，就好像有人追捕他一样，这叫做骨厥病。

　　本经脉所主的肾脏发生病变，则出现口热，舌干，咽部肿，气上逆，喉咙发干而痛，心内烦扰且痛，黄疸，痢疾，脊背、大腿内侧后缘疼痛，足部痿软而厥冷，好睡，或足心发热而痛。治疗上面这些病症时，属于经气亢盛的就要用泻法，属于经气不足的就要用补法；属热的就用速刺法，属寒的就用留针法；脉虚陷的就用灸法，不实不虚的从本经取治。要使用灸法的患者，应当增加饮食以促进肌肉生长，同时还要进行适当的调养，放松身上束着的带子，披散头发而不必扎紧，从而使全身气血得以舒畅。本经气盛，寸口脉比人迎脉大两倍；而属于本经经气虚弱的，其寸口脉的脉象反而会比人迎脉的脉象小。

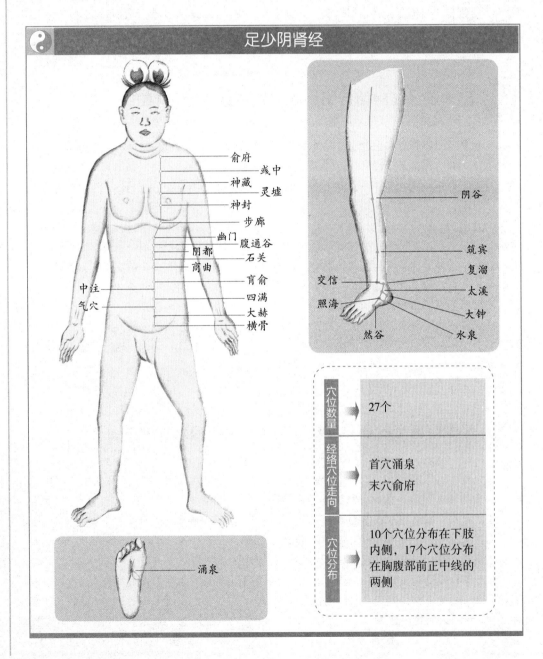

足少阴肾经

俞府
彧中
神藏
灵墟
神封
步廊
幽门
腹通谷
阴都
石关
商曲
肓俞
中注
四满
气穴
大赫
横骨

阴谷
筑宾
复溜
太溪
大钟
水泉
交信
照海
然谷

涌泉

穴位数量	→	27个
经络穴位走向	→	首穴涌泉 末穴俞府
穴位分布	→	10个穴位分布在下肢内侧，17个穴位分布在胸腹部前正中线的两侧

641 足少阴经筋的循行路线、病变与治疗是怎样的?

足少阴经的经筋，起于足小趾的下方，入足心，行于足的内侧，与足太阴经筋并行，再斜行向上，至内踝之下，积聚于足跟，向下与足太阳经筋相合，向上积聚于内辅骨下方，在此与足太阴经筋并行，向上沿大腿根部内侧积聚于阴器，再沿着脊柱旁肌肉上行至项部，积聚于头后部的枕骨，与足太阳经筋相合。此经筋发生的病症，为足下转筋，以及其经过的部位与积聚处，都疼痛抽筋。

足少阴经的经筋发生的主要病症有痫症、拘挛症、痉症等，病在背侧的不能前俯，病在胸腹侧的不能后仰，所以阳分有病的腰向后反折不能前俯。阴病腹部筋急，使身体向前俯，而不能后仰。治疗本病应采取火针疾刺疾出，针刺的次数以病愈为度，以病部的痛点为腧穴。病在胸腹内不宜针刺的，可用熨法，加以按摩导引以舒筋脉，并饮用汤药以养血。若本经的筋反折纠纽，且发作次数频繁，症状很重的，往往是不治的死症。这种病叫做仲秋痹。

642 手厥阴心包经的循行路线、病变与治疗是怎样的?

心主的经脉叫手厥阴心包络经，起于胸中，出属心包络，下膈膜，依次联络上、中、下三焦。它的一条支脉，从胸中横出至胁部，再走行到腋下三寸处，此后再向上循行，抵达腋窝部，然后再沿着上臂的内侧，在手太阴肺经与手少阴心经这两条经脉的中间向下循行，进入肘中，再沿着前臂内侧两筋的中间下行，入于掌中，再沿着中指直达其末端。又一支脉，从掌内沿无名指直达指尖，与手少阳经相接。

手厥阴心包络经的经气发生异常的变动，就会出现掌心发热，臂肘关节拘挛，腋下肿胀等症状，甚至胸胁胀满，心悸不宁，面赤，眼黄，嬉笑不止。手厥阴心包络经上的腧穴主治脉所发生的疾病，其症状是心中烦躁，心痛，掌心发热。这些病症，属实的就用泻法，属虚的就用补法；属热的就用速刺法，属寒的就用留针法；脉虚陷的就用灸法，不实不虚的从本经取治。属于本经经气亢盛的，其寸口脉的脉象要比人迎脉的脉象大一倍；而属于本经经气虚弱的，其寸口脉的脉象反而会比人迎脉的脉象小。

643 手厥阴经筋的循行路线、病变与治疗是怎样的?

手厥阴心包经的经筋，起始于手中指端，沿指上行，通过掌后与手太阴经筋相并行，积聚于肘的内侧，上行臂的内侧而结于腋下，从腋下前后布散挟于胁肋；其支筋，入于腋下，散布胸中，结于贲门。

手厥阴心包经的经筋发病，可见本经筋所循行和积聚的部位掣引、转筋以及胸痛，成息贲病，出现呼吸迫促、上逆喘息的病状。治疗本病应采用火针疾刺疾出，针刺的次数以病愈为度，以病部的痛点为腧穴。这种病叫孟冬痹。

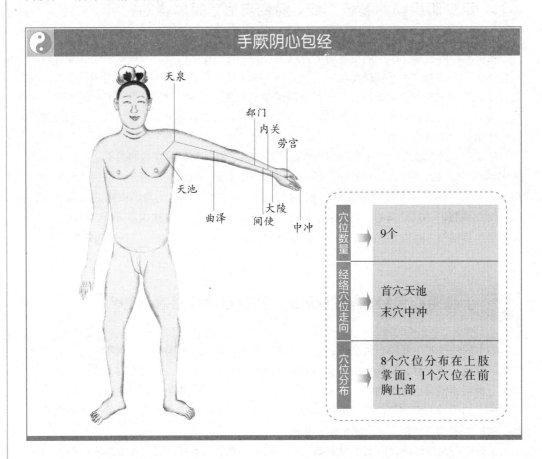

手厥阴心包经

天泉
郄门
内关
劳宫
天池
曲泽
间使
大陵
中冲

穴位数量	9个
经络穴位走向	首穴天池 末穴中冲
穴位分布	8个穴位分布在上肢掌面，1个穴位在前胸上部

644 手少阳三焦经的循行路线、病变与治疗是怎样的？

三焦的经脉叫手少阳经，起于无名指尖端，上行小指与无名指中间，沿手背上行腕部，出前臂外侧两骨中间，穿过肘，沿上臂外侧上肩，交出足少阳经的后面，入缺盆，行于两乳之间的膻中，与心包联络，下膈膜，依次联属于上、中、下三焦。它的一条支脉，从胸部的膻中处上行，出于缺盆，并向上走行到颈项，挟耳后，再直上而出于耳上角，并由此环曲下行，绕颊部，而到达眼眶的下方。又一支脉，从耳后进入耳中，复出耳前，过足少阳经客主人穴的前方，与前一条支脉交会于颊部，由此再上行至外眼角，而与足少阳胆经相接。

由于外邪侵犯本经所发生的病变，为耳聋，喉咙肿，喉痹。手少阳三焦经上的腧穴主治气所发生的疾病，其症状是自汗出，外眼角疼痛，面颊疼痛，耳后、肩部、上臂、肘部、前臂等部位的外缘处都发生疼痛，无名指不能活动。这些病症，属实的就用泻法，属虚的就用补法；属热的就用速刺法，属寒的就用留针法；脉虚陷的就用灸法，不实不虚的从本经取

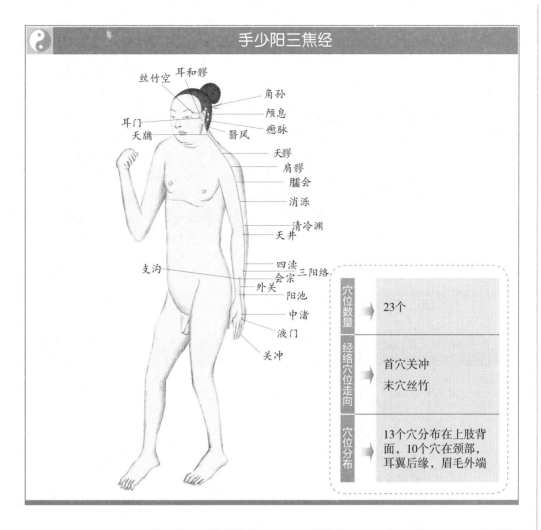

手少阳三焦经

丝竹空　耳和髎
角孙
颅息
瘈脉
耳门
天牖　　翳风
天髎
肩髎
臑会
消泺
清冷渊
天井
支沟
四渎
会宗　三阳络
外关　阳池
中渚
液门
关冲

穴位数量	23个
经络穴位走向	首穴关冲 末穴丝竹
穴位分布	13个穴分布在上肢背面，10个穴在颈部，耳翼后缘，眉毛外端

治。属于本经经气亢盛的，其人迎脉的脉象要比寸口脉的脉象大一倍；而属于本经经气虚弱的，其人迎脉的脉象反而会比寸口脉的脉象小。

645 手少阳经筋的循行路线、病变与治疗是怎样的？

手少阳经的经筋，起于无名指靠近小指的侧端，上行积聚在腕部，再沿着手臂上行积聚于肘部，向上绕着大臂的外侧，经过肩部行至颈部，与手太阳经筋相合。从颈部分出的支筋，在曲颊部深入系于舌根；另一分支，向上走至颊车，沿着耳向前行进，联属外眼角，向上经过额部，最终积聚在额角。

手少阳经的经筋发生的病症，在其所循行的部位上，可见掣引、抽筋和舌卷等症状。治疗时，应采用火针，采用疾刺疾出法，针刺的次数以病愈为度，以痛处为腧穴。这种病称为季夏痹。

646 足少阳胆经的循行路线、病变与治疗是怎样的？

　　胆的经脉叫足少阳经，起于外眼角，上行到额角，再折向下转至耳后，沿着颈部，行于手少阳经的前面，到达肩上，再交叉行至手少阳经的后面，入于缺盆。它的一条支脉，从耳后进入耳中，再出行至耳的前方，到达外眼角的后方。又一支脉，从外眼角处分出，下走大迎穴，会合手少阳经至眼眶下方，再下行经颊车，于颈部与本经前入缺盆之脉相合，然后向下进入胸中，穿过膈膜，与本经互为表里的肝脏相联络，联属于胆腑，再沿胁内下行，经小腹两侧的气街，绕阴毛处，横行进入环跳穴。其直行的经脉，从缺盆部下行至腋部，再沿着胸部经过季胁，与前一支脉会合于环跳穴所在的部位，再向下沿着大腿的外侧到达膝外侧后，下行经腓骨前方，直至外踝上方之腓骨末端的凹陷处，再向下出于外踝的前方，沿着足背进入足第四趾的外侧端。又一支脉，从足背分出，沿第一、第二跖骨之间，行至足大趾末端，又返回穿过爪甲，出爪甲后的三毛（大敦）与足厥阴经相接。

　　足少阳胆经之经气发生异常的变动，就会出现口苦，时常叹气，胸胁部作痛以致身体不

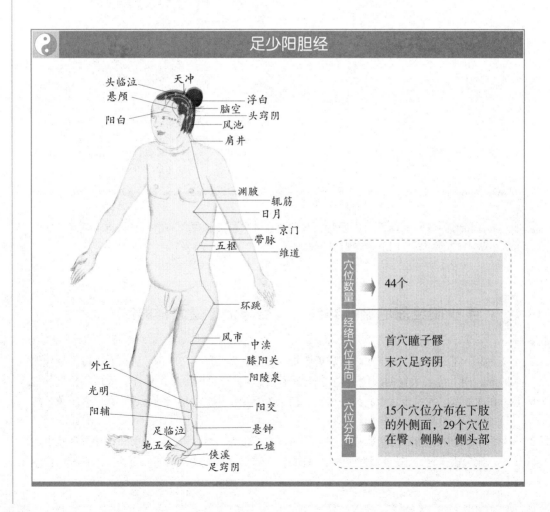

足少阳胆经

穴位数量	44个
经络穴位走向	首穴瞳子髎 末穴足窍阴
穴位分布	15个穴位分布在下肢的外侧面，29个穴位在臀、侧胸、侧头部

能转动等症状。病重的面色灰暗无光泽，全身皮肤枯槁，足外侧发热，这叫做阳厥。足少阳胆经上的腧穴主治骨所发生的疾病，其症状是头痛，颔部疼痛，外眼角痛，缺盆肿痛，腋下肿胀，腋下或颈部病发瘰疬，自汗出而战栗怕冷，疟疾，胸、胁、肋、大腿、膝盖等部位的外侧直至小腿外侧、绝骨、外踝前等部位以及胆经经脉循行所经过的各个关节都发生疼痛，足第四趾不能活动。这些病症，属实的就用泻法，属虚的就用补法；属热的就用速刺法，属寒的就用留针法；脉虚陷的就用灸法，不实不虚的从本经取治。属于本经经气亢盛的，其人迎脉的脉象要比寸口脉的脉象大一倍；而属于本经经气虚弱的，其人迎脉的脉象反而会比寸口脉的脉象小。

647 足少阳经筋的循行路线、病变与治疗是怎样的？

足少阳经的经筋，起于足第四趾端，向上行积聚于外踝，上沿胫骨外侧，向上积聚于膝部外缘；足少阳经筋的一条分支，从外辅骨处分出，向上行至大腿部，在此又分为两支。行于前面的一支，积聚在伏兔穴之上；行于后面的一支，积聚在尻部；其直行的，上行至胁下空软处与季肋部，再向上走腋部的前缘，横过胸旁，积聚于缺盆；它的另一支筋，出腋部，穿过缺盆，穿出后行于足太阳经筋的前面，沿耳后绕至上额角，交会于巅顶，从头顶侧面向下走至额部，又转向上积聚于颧部；分出的支筋，积聚于眼外角，为眼的外维。

足少阳经的经筋发病时，见足第四趾掣引转筋，并牵扯膝部外侧转筋，膝部不能屈伸；腘窝部位筋脉拘急，前面牵引髀部疼痛，后面牵引尻部疼痛，向上则牵引胁下空软处及季肋部作痛，向上牵引缺盆、胸侧、乳部、颈部所维系的筋发生拘急。如果从左侧向右侧维络的筋拘急时，则右眼不能张开，因此筋上过右额角与蹻脉并行，阴阳蹻脉在此互相交叉，左右之筋也是交叉的，左侧的筋维络右侧，所以左侧的额角筋受伤，会引起右足不能活动，这叫做"维筋相交"。治疗这一病症应当用火针疾刺疾出的方法，针刺的次数以病愈为度，针刺的穴位就是感觉疼痛的地方。这种病症就叫做孟春痹。

648 足厥阴肝经的循行路线、病变与治疗是怎样的？

肝的经脉叫足厥阴经，起于足大趾二节间三毛的边缘，沿足背上缘行至内踝前一寸，再至踝上八寸，交出于足太阴经的后面，上走腘内缘，沿大腿内侧入阴毛中，左右交叉，环绕阴器，向上抵小腹，挟行于胃的两旁，联属肝脏，络于与本经相表里的胆腑，向上穿过膈膜，散布于胁肋，再沿喉咙后面，绕到面部至喉咙的上窍，连目系，出额部，与督脉相会于头顶的百会。它的一条支脉，从眼球联络于脑的脉络处别行而出，向下行至颊部的里面，再环绕口唇的内侧。又一支脉，从肝别出穿膈膜，注于肺中，与手太阴经相接。

足厥阴肝经之经气发生异常的变动，就会出现腰部作痛以致不能前后俯仰，男子患疝病，女子小腹肿胀。病情严重时，还会出现喉咙干燥，面部像蒙着灰尘一样暗无光泽等症

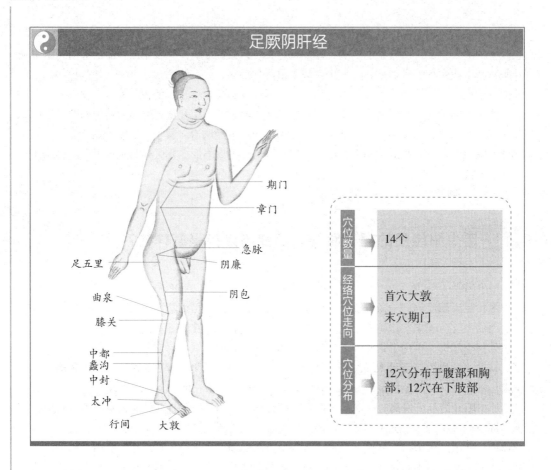

足厥阴肝经

穴位数量	14个
经络穴位走向	首穴大敦 末穴期门
穴位分布	12穴分布于腹部和胸部，12穴在下肢部

状。本经所主的肝脏发生病症，出现胸中满闷，呕吐气逆，腹泻完谷不化，狐疝，遗尿或小便不通等症状。这些病症，属实的就用泻法，属虚的就用补法；属热的就用速刺法，属寒的就用留针法；脉虚陷的就用灸法，不实不虚的从本经取治。属于本经经气亢盛的，其寸口脉的脉象要比人迎脉的脉象大一倍；而属于本经经气虚弱的，其寸口脉的脉象反而会比人迎脉的脉象小。

649 足厥阴经筋的循行路线、病变与治疗是怎样的？

足厥阴经的经筋，起于足大趾之上，上行积聚于内踝之前，再向上沿着胫骨积聚于内侧辅骨之下，又沿着大腿根部的内侧上行积聚于前阴，并联络足三阴及足阳明各经筋。

足厥阴肝经的经筋发生病变，可见足大趾牵引内踝骨前疼痛，膝内辅骨痛，大腿内侧疼痛且抽筋，前阴痿弱不用，如果房室过度耗损了阴精，就会发生阳痿不举，如伤于寒则阴器缩入，如伤于热则阴器弛纵挺长而不缩。治疗本病应采用利水渗湿及清化湿热的方法调节厥阴经之气。若是转筋疼痛之类的病症，应采用火针疾刺疾出，针刺的次数以病愈为度，以病部的痛点为腧穴。这种病叫季秋痹。

650 经脉在人体是怎样离合出入的？

足太阳经脉别出而行的正经，别行一道入于腘窝中，与足少阴经脉合而上行。另一条上行到尻下五寸处，再向上别行进入于肛门，并向内行于腹中，而联属于本经所属的脏腑——膀胱腑，散行至肾脏，此后再沿着脊柱两旁肌肉的内部向上走行，到达心脏所在的部位，然后就进入心并分散于心的内部；其直行的，从膂肉上行出于项部，复属于足太阳本经经脉，内外合为一经。这就是足太阳膀胱经在本经之外别行的一条正经。

足少阴经脉别出而行的正经，至腘窝中，别出一脉与太阳经相合并，上行至肾，当十四椎处出属带脉；其直行的部分，从肾脏上行而系于舌根部，然后再向外走行至项部，而与足太阳膀胱经的经脉相会合。这是阴阳表里相配的第一合。这种表里两经相合的关系，都是由各条阴经之经别上行并联系于与其相表里之阳经的正经而形成的；其他表里经的相配关系也莫不如此。所谓的经别，其实也都是正经。

足少阳经脉别出而行的正经，上行绕于髀部而入阴毛处，与足厥阴经脉合并；其别出一脉入季胁间，循行胸内，入属本经胆腑，散行于肝，向上贯穿心部，上行挟咽喉两旁，出于腮部及颔中，散于面部，系于目系，与足少阳本经会合于外眼角。

足厥阴经脉别出而行的正经，自足背别行，上行至阴毛处，与足少阳别行的正经相合，向上循行。这是阴阳表里相配合的第二合。

足阳明经脉别出而行的正经，上行髀部，再向上进入腹中，入属本经胃腑，散行至脾脏，并上通于心，上行沿咽部出于口，再上行至鼻梁及眼眶下方，系于目系，与足阳明本经相合。

足太阴脾经别行的正经，也上行至髀部，而与足阳明胃经的经脉相会合，此后它就与足阳明胃经之别行的正经共同向上走行，络于咽部，贯入舌本。这就是足阳明胃经和足太阴脾经这两条互为表里的经脉在六合之中所形成的第三合。

手太阳经脉别出而行的正经，自下而上行，从肩后骨缝别行入于腋下，走入心脏，系于小肠本腑。

手少阴心经别行的正经，从本经别行分出之后，就走入到腋下三寸渊腋穴处的两筋之间，并联属于本经所属的脏腑——心脏，由此再上行至喉咙，出于面部，而与手太阳小肠经的一条支脉会合于内眼角处。这是阴阳表里相配的第四合。

手少阳经脉别出而行的正经，从人体最高处的头顶，别行入于缺盆，下走三焦本腑，散于胸中。

手厥阴心包络经别行的正经，从本经别行分出之后，就下行至腋下三寸处，由此再入于胸中，别走联属于三焦本腑，此后再沿着喉咙向上走行，出于耳后，而与手少阳三焦经的经脉会合于完骨的下方。这是阴阳表里相配合的第五合。

手阳明大肠经别行的正经，从手部分出并向上走行，到达于胸部，之后再沿着侧胸与乳部的中间，别行出于肩髃穴所在的地方，由此再向上进入柱骨，其后再向下走行至本经所属的脏腑——大肠，继而再折返向上，联属于肺脏，并沿着喉咙向上出于缺盆部，而最终与手

十二经别循行如同自然界的水

十二经别是从十二经脉分出，分布于胸腹和头部，沟通表里两经并加强与脏腑联系的经脉。它们在其循行上具有"离、合、出、入"的特点，就像水离开大地，经过一系列变化后又回到大地一样。

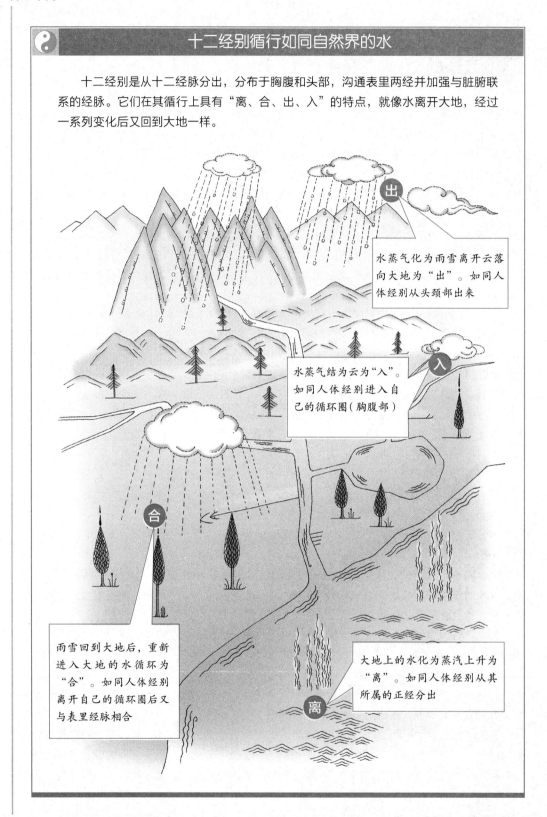

出 水蒸气化为雨雪离开云落向大地为"出"。如同人体经别从头颈部出来

入 水蒸气结为云为"入"。如同人体经别进入自己的循环圈（胸腹部）

合 雨雪回到大地后，重新进入大地的水循环为"合"。如同人体经别离开自己的循环圈后又与表里经脉相合

离 大地上的水化为蒸汽上升为"离"。如同人体经别从其所属的正经分出

阳明大肠经的本经相会合。

手太阴经脉别出而行的正经，别出入于渊腋部手少阴经之前，入肺本脏，散行于大肠，上行出于缺盆，沿喉咙，再与手阳明经相合。这就是手阳明小肠经与手太阴肺经这两条互为表里的经脉在六合之中所形成的第六合。

651 经脉气绝时有哪些表现？

手太阴肺经的脉气衰竭，皮毛就会干枯。因为手太阴肺经能够营运气血而温润肌表的皮肤和毫毛，所以倘若肺经的经气不足，不能营运气血以濡养皮肤和毫毛，就会使皮毛干枯。

手少阴心经之经气竭绝，就会使血脉不通。手少阴经是心脏的经脉，而心脏与血脉相配合。血脉不通，就会使血液不能流行，血流不畅，面色就失去润泽。所以倘若病人的面色暗

人体经络系统

人体有经脉、络脉和孙脉，浮于体表肉眼可见的为络脉。通过观察手掌鱼际部络脉的颜色变化，可以了解自己身体的健康状况。

经络系统	经脉	十二经脉	手三阴经	手太阴肺经、手厥阴心包经、手少阴心经
			手三阳经	手阳明大肠经、手少阳三焦经、手太阳小肠经
			足三阴经	足太阴脾经、足厥阴肝经、足少阴肾经
			足三阳经	足阳明胃经、足少阳胆经、足太阳膀胱
		奇经八脉		任脉、督脉、冲脉、带脉、阴跷脉、阳跷脉、阴维脉、阳维脉
		十二经别		从十二经脉分出，分布于胸腹和头部，沟通表里两经并加强与脏腑联系的经脉
		奇经八脉		十二经脉的气血在所循行的肌肉筋腱部分的会合
		十二皮部		十二经脉在体表皮肤的分区
	脉络	十五络脉		列缺、通里、内关、支正、偏历、外关、尾翳、长强、大包、飞阳、光明、丰隆、公孙、大钟、蠡沟
	孙络			
	浮络			

黑，就好像烧焦的木炭一样，那就表明其营血已经先行衰败了。

足太阴脾经的脉气衰竭，经脉就不能输布水谷精微以营养肌肉。脾主肌肉，其华在唇，其脉连于舌本，散于舌下，因此由唇舌就能够观察出肌肉的状态，所以说唇舌为肌肉的根本。经脉不能输布营养，就会使肌肉松软；肌肉松软则舌体萎缩，人中部位肿满；人中部位肿满，就会使口唇外翻。口唇外翻，是肌肉先衰萎的征象。

足少阴肾经之经气竭绝，就会出现骨骼枯槁的病象。肾应于冬，肾脉称为冬脉，其脉伏行在深部而濡养骨髓。倘若骨髓得不到濡养而致骨骼枯槁，那么肌肉也就不能再附着于骨骼上了；骨肉不能亲合而分离，肌肉就软弱萎缩；肌肉软缩，就会使牙齿长长，并使牙齿上积满污垢，同时，还会出现头发失去光泽等现象。

足厥阴肝经的脉气衰竭，就会使筋脉挛急，并牵引睾丸和舌。因为足厥阴肝经，是络属于肝脏的经脉，且肝脏外合于筋，所以足厥阴肝经与筋的活动有着密切的联系。如果肝脉不能营运精微以养筋，则筋脉拘急，筋脉拘急就牵引舌根与阴囊，出现口唇发青、舌体卷曲、阴囊上缩等症状，这是筋先衰竭的征象。

652 十五络脉是什么？

手太阴肺经的别出络脉，名叫列缺。它起始于手腕上部的分肉之间，由此而与手太阴肺经的正经并行，直入于手掌内侧，并散布于鱼际的部位。此络脉发病，邪气盛的则腕后高骨及手掌发热；而其属于虚证的，就会出现张口哈欠，小便失禁或频数等症状。治疗时，取腕后一寸半的列缺穴，本络由此别出，联络手阳明经。

手少阴心经别出的络脉，名叫通里。它起于腕后内侧一寸处，本络由此别出，循本经上行，入于心中，再上行联系舌根，属于目系。倘若它发生病变，其属于实证的，就会出现胸膈间支撑不舒的症状；而其属于虚证的，就会出现不能言语的症状。治疗时，取掌后一寸处的通里穴，本络由此别出，联络手太阳经。

手厥阴心包络经别出的络脉，名叫内关。它起于掌后腕上二寸处，出两筋间，本络由此别走于手少阳经，并循本经上行，系于心包，联络于心系。倘若它发生病变，其属于实证的，就会出现心痛的症状；正气虚的则心中烦乱。治疗时，取腕上内侧二寸处两筋间的内关穴。

手太阳小肠经别出的络脉，名叫支正。它起于腕上外侧五寸，向内注于手少阴心经，其别出向上过肘，联络于肩髃穴。倘若它发生病变，其属于实证的，就会出现骨节弛缓，肘关节萎废而不能活动等症状；正气虚的则气血不行，皮肤上生赘肉，所生赘肉之多如指间痂疥一样。对于以上这些病症，都可以取手太阳小肠经的络脉从其本经所别出之处的络穴——支正穴来进行治疗。

手阳明经的别出络脉，名叫偏历。它在手掌后方距离腕关节三寸的部位从本经分出，由此而别行并进入手太阴肺经的经脉。另一别行的支脉，由偏历穴处发出，沿臂上行至肩髃部，再上行到达曲颊，斜行到牙根部。另一别出的络脉，上入耳中，合于该部的主脉。倘若它发生病变，其属于实证的，就会发生龋齿、耳聋等病症；正气虚的则齿冷，膈间闭塞不

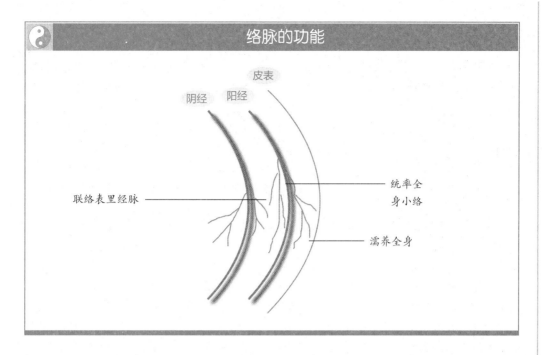

络脉的功能

皮表

阴经　阳经

联络表里经脉

统率全身小络

濡养全身

畅。对于以上这些病症，都可以取手阳明大肠经的络脉从其本经所别出之处的络穴——偏历穴来进行治疗。

手少阳经的别出络脉，名叫外关。它在手掌后方距离腕关节两寸的部位从本经分出，由此而向外绕行于臂部，然后再向上走行，注于胸中，而与手厥阴心包络经相会合。此络脉发病，邪气盛的则肘关节拘挛；而其属于虚证的，就会出现肘关节弛缓不收的症状。治疗时，取本经别出的络穴外关穴。

足太阳经的别出络脉，名叫飞阳。它在足之上方距离外踝七寸的部位从本经分出，由此而别行并走入足少阴肾经的经脉。此络脉发病，邪气盛的则出现鼻塞不通，头背部疼痛；而其属于虚证的，就会出现鼻塞或鼻出血。治疗时，取本经别出的络穴飞阳穴。

足少阳经的别出络脉，名叫光明。它在足之上方距离外踝五寸的部位从本经分出，由此而别行并走入足厥阴肝经的经脉，然后再向下走行，而联络于足背部。此络脉发病，邪气盛的则四肢厥冷；而其属于虚证的，就会出现下肢痿软无力以致难以步行，以及坐下后就不能再起立等症状。治疗时，取本经别出的络穴光明穴。

足阳明经的别出络脉，名叫丰隆。它在足之上方距离外踝八寸的部位从本经分出，由此而别行，并走入足太阴脾经的经脉。其别出而上行的，沿着胫骨的外侧，络于头项，与该处其他诸经经气会合，向下绕络于咽喉。如果它的脉气向上逆行，就会导致咽喉肿闭，突然失音而不能言语等症状。邪气盛的则神志失常而发癫狂；而其属于虚证的，就会出现两足弛缓不收，小腿部肌肉枯萎等症状。治疗时，取本经别出的络穴丰隆穴。

足太阴经的别出络脉，名叫公孙。它在足大趾本节后方一寸远的地方从本经分出，由此而别行，并走入足阳明胃经的经脉。其别出而上行的，入腹络于肠胃。如果它的脉气厥逆上行，就会发生霍乱。邪气盛的则肠中剧烈疼痛；正气虚的则腹胀如鼓。对于以上这些病症，都可以取足太阴脾经的络脉从其本经所别出之处的络穴——公孙穴来进行治疗。

足少阴经的别出络脉，名叫大钟。它从足内踝的后方别行分出，由此再环绕足跟至足的外侧，而走入足太阳膀胱经的经脉。其别出而行的络脉与本经向上的经脉相并，走入心包络，然后向下贯穿腰脊。如果它的经脉发生病变，其属于实证的，就会出现二便不通的症状；正气虚的则腰痛。对于以上这些病症，都可以取足少阴肾经的络脉从其本经所别出之处的络穴——大钟穴来进行治疗。

足厥阴经的别出络脉，名叫蠡沟。它在足之上方距离内踝五寸的部位从本经分出，由此而别行，并走入足少阳胆经的经脉。其别出而上行的络脉，沿本经所循行路径达于睾丸，聚于阴经。如果它的经脉发生病变，其属于实证的，就会导致阴茎容易勃起；正气虚的则阴部暴痒。对于以上这些病症，都可以取足厥阴肝经的络脉从其本经所别出之处的络穴——蠡沟穴来进行治疗。

任脉的别出络脉，名叫尾翳。它起始于胸骨下方的鸠尾处，由此再向下散于腹部。此络脉发病，邪气盛的则腹部皮肤痛；而其属于虚证的，就会出现腹部皮肤瘙痒的症状。治疗时，取本经别出的络穴——尾翳穴来进行治疗。

督脉的别出络脉，名叫长强。它起始于尾骨尖下方的长强穴处，由此再挟着脊柱两旁的肌肉向上走行到项部，并散于头上，然后再向下走行到肩胛部的附近，此后就别行走向足太阳膀胱经，并深入体内，贯穿脊柱两旁的肌肉。此络脉发病，邪气盛的则脊柱强直，不能俯仰；而其属于虚证的，就会出现头部沉重、摇动不定等症状。治疗时，取本经别出的络穴——长强穴来进行治疗。

脾脏的大络，名叫大包。它起始于渊腋穴下方三寸处，由此再散布于胸胁。倘若它发生病变，其属于实证的，就会出现全身各处都疼痛的症状；正气虚的则全身关节弛纵无力。此外，当它发生病变时，还会使大包穴附近出现网络状的血色斑纹。治疗时，如遇有淤血凝滞的症状，都可取刺脾脏的大络从本经别出的络穴——大包穴来进行治疗。

以上所说的十五条络脉，它们在发病时，凡是属于脉气壅盛所致之实证的，其脉络都必然会变得明显突出而容易看到；凡是属于脉气虚弱所致之虚证的，其脉络都必然会变得空虚下陷而不易看到。如果在皮表看不见，可在络脉的上下寻求。人的形体有高矮胖瘦的区别，因而其经脉就会有长短的不同，故其络脉所别行的部位也就多少会有一些差异，所以医者在诊察病情时，都应当灵活变通。

（653）十二经脉与十二河流是如何对应的？

人体的十二经脉，在外与自然界的十二条河流相对应，在内则分别联属于五脏六腑。这十二条河流，每条的大小、深浅、广狭和远近各不相同；五脏六腑分布在体内，其位置的高低，形态的大小，受纳水谷精微之气的多少也各不相等。河流受纳地面的水而流行于各地；五脏藏神、气、魂、魄等精神活动而表现于外；六腑受纳饮食水谷而加以传化，吸收精微之气而布散于全身；经脉受纳血液而营运于全身血脉。

足太阳经外合于清水，内联属于膀胱腑，其主要功能是通利水道；足少阳胆经，在外可应合于渭水，在内则联属于胆腑；足阳明经外合于海水，内联属于胃腑；足太阴脾经，在外

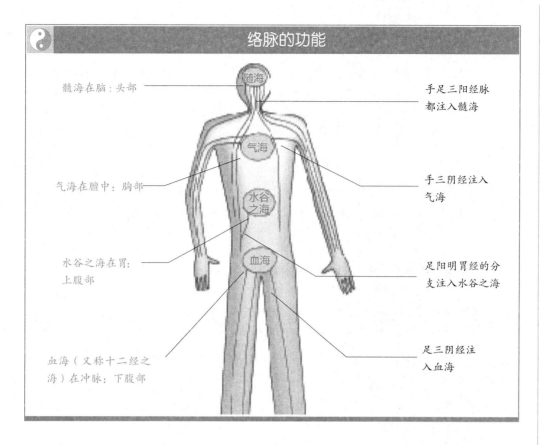

络脉的功能

髓海在脑：头部

随海

手足三阳经脉
都注入髓海

气海

气海在膻中：胸部

手三阴经注入
气海

水谷
之海

水谷之海在胃：
上腹部

血海

足阳明胃经的分
支注入水谷之海

血海（又称十二经之
海）在冲脉：下腹部

足三阴经注
入血海

可应合于湖水，在内则联属于脾脏；足少阴经外合于汝水，内联属于肾脏；足厥阴肝经，在外可应合于渑水，在内则联属于肝脏。

手太阳经外合于淮水，内联属于小肠，水道由此而出；手少阳三焦经，在外可应合于漯水，在内则联属于三焦腑；手阳明经外合于江水，内联属于大肠；手太阴肺经，在外可应合于河水，在内则联属于肺脏。手少阴经外合于济水，内联属于心脏；手厥阴心包络经，在外可应合于漳水，在内则联属于心包络。以上所说的五脏六腑和十二经水，在外各有源泉，在内各有所禀，这都是内外相互贯通，如圆环一样周而复始没有尽头。人的经脉在体内循行不止，也是如此。在上的天，属阳；在下的地，属阴。对人体来说，腰以上像天，属阳；腰以下像地，属阴。若按脏腑上下南北部位分阴阳十二经水的话，在海水以北的就称为阴，在湖水以北的就称为阴中之阴；漳水以南属阳，河水以北至漳水之间属阳中之阴，漯水以南至江水之间属阳中之太阳。以上所述，只反映了自然界部分河流之流行分布与人体部分经脉循行分布的阴阳对应关系，但它足以说明人体和自然界是相互对应的。

654 经脉与经水的对应对针刺有什么指导作用？

足阳明胃经，为五脏六腑之海，它是十二经之中最大的经脉，其所受盛的营血也最多。

如果其经气亢盛而发病，则其热势也必然炽盛，所以在针刺治疗足阳明胃经的实证时，不深刺，就不能疏散邪气，不留针，就不能泻尽病邪。足阳明经，针刺六分深，留针约呼吸十次的时间；在针刺足太阳膀胱经时，其针刺的深度应该是五分，留针的时间应该是呼吸七次的时间；足少阳经，针刺四分深，留针约呼吸五次的时间；在针刺足太阴脾经时，其针刺的深度应该是三分，留针的时间应该是呼吸四次的时间；足少阴经，针刺二分深，留针约呼吸三次的时间；在针刺足厥阴肝经时，其针刺的深度应该是一分，留针的时间应该是呼吸两次的时间。

手三阴三阳经脉，均循行于人体上半身，接受心肺气血的距离较近，气行迅速，针刺深度一般不超过二分，留针一般不超过一次呼吸时间。然而，人还有年龄少长、身材大小、体格胖瘦等方面的不同，因而其体质也就会有所差异，对于这些方面，医生都必须心中有数，以根据各种不同的情况选择不同的处理方法。能够根据病人的不同体质而灵活选择治疗措施，那就叫做顺应了自然之理。灸法也是如此。如果施灸过度，变成"恶火"，就会骨髓枯槁，血脉凝涩；当针刺的深度和留针的时间超过了一定的限度时，就会使元气虚脱。

络脉的功能

古人将人体十二经脉与自然界的十二条河流对应起来，根据河流的南北分布又将人体经脉划分为阴经和阳经。

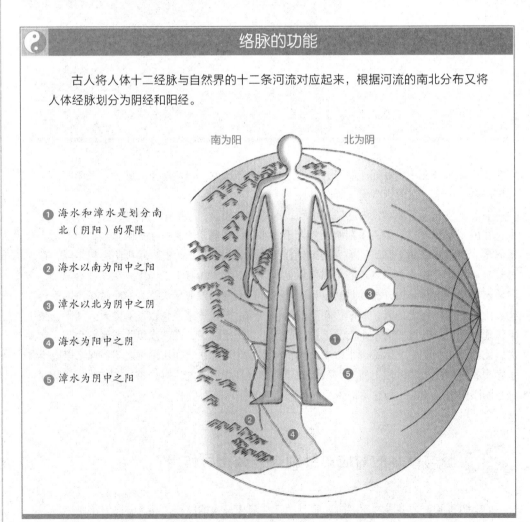

南为阳　　北为阴

❶ 海水和漳水是划分南北（阴阳）的界限

❷ 海水以南为阳中之阳

❸ 漳水以北为阴中之阴

❹ 海水为阳中之阴

❺ 漳水为阴中之阳

针　刺

第5章

针刺就是把毫针按一定穴位刺入患者体内，运用捻转与提插等针刺手法来治疗疾病。是一种中国特有的治疗疾病的手段。它是一种"从外治内"的治疗方法。是通过经络、腧穴的作用，以及应用一定的手法，来达到治疗全身疾病的目的。

655　一般针法的运用原则是什么？

　　一般针法的运用原则是：虚证用补法，实证用泻法，气血淤结的则用破血行气法，邪气盛的则用攻邪法。《大要》说：徐缓进针而疾速出针，则能使正气充实，这是补法；疾速进针而徐缓出针，则能使邪气随针外泄，这是泻法。针下有气的为实，针下无气的为虚。通过考察病情的缓急，决定补泻的先后顺序。根据气的虚实，来决定留针或出针。所谓实与虚，就是对于正气虚的，采用补法，使患者感到若有所得；对于邪气盛的，采用泻法，使患者感到若有所失。

　　虚实补泻的要点，以运用九种不同的针具和手法最为奇妙，补泻的合适时机都可利用针刺的手法来实现。所谓泻法，就是要很快持针刺入，而得气后要缓慢地将针退出，并摇大针孔，在属阳的体表部位，通过针刺，使邪气随针外泄。若出针时按住针孔，就会使血气蕴蓄于内，郁血不能泄散，邪气也不能外出，这是一般所说的内温。所谓补法，就是指顺着经脉循行的方向进针，在行针导气，按穴下针时手法熟练轻巧，就像蚊虫叮在皮肤上的感觉，似有似无。出针时，要迅速，像箭离弦那样快，当右手出针时，左手应当随即按住针孔，使经气因此而留止，像把外面的门关起来一样，中气自然就充实了。应当要防止淤血停留，若有淤血，应及时除去。

　　持针的方法，以紧握针柄最为重要。进针时用右手拇、食、中三指夹持针具，下针要端正直刺，针体不可偏左偏右。在操作过程中，持针者精神要集中，注意针下的感觉，

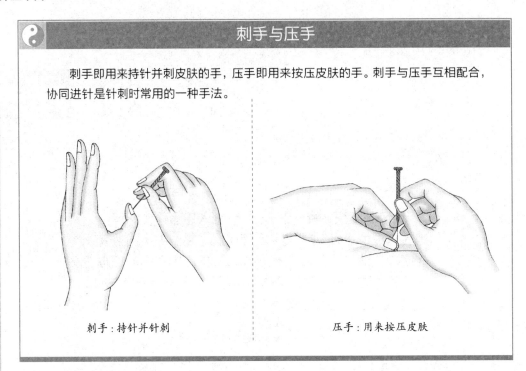

刺手与压手

刺手即用来持针并刺皮肤的手，压手即用来按压皮肤的手。刺手与压手互相配合，协同进针是针刺时常用的一种手法。

刺手：持针并针刺　　　　　　　　压手：用来按压皮肤

并留意观察病人，仔细审视血脉虚实，这样针刺就不会发生危险。将要针刺的时候，要注意病人的双目及面部神色的变化，以体察其神气的盛衰，不可稍有疏忽，从而测知疾病的好坏和转归。如果血脉横布在腧穴周围，看起来很清楚，用手按切也感到坚实，下针时就应该避开它。

656 针刺穴位时有哪些需要注意的？

在左右缺盆之间的正中线上，是任脉所行之处，此处的穴位叫天突穴。次于天突穴后第一行的动脉应手处，是足阳明胃经的人迎穴；次于天突穴后第二行是手阳明经的扶突穴；天突穴后第三行是手太阳经的天窗穴；天突穴后第四行是足少阳经的天容穴；天突穴后第五行是手少阳经的天牖穴；天突穴后第六行是足太阳经的天柱穴；天突穴后第七行是后项中央督脉的风府穴。腋内脉跳动处是手太阴的天府穴。腋下三寸的地方是手厥阴心包经脉所行之处，此处穴位叫天池穴。

针刺上关穴时，要张口取穴而不能闭口，因为张口才有空隙；针刺下关穴时，要闭口取穴而不能张口，因为闭口下关穴处才有空隙；针刺犊鼻穴时，要屈膝取穴而不能伸足，因为屈膝空隙明显；针刺外关穴和内关穴时，前臂要伸展而不能弯曲，因为屈臂针就不能进去。

足阳明经的人迎穴位于结喉两旁的动脉搏动处，与之脉气相通的该经腧穴还分布在胸之两旁膺部。在人迎穴之外离曲颊一寸处，是手阳明经的扶突穴。手太阳经的天窗穴，在下颔角下方动脉搏动的凹陷中，扶突穴后一寸处。足少阳经的天冲穴，在曲颊之后，沿天窗穴斜上。手少阳经的天牖穴，在耳后方完骨穴之上。足太阳经的天柱穴，在挟项后部大筋外侧沿发际的凹陷中。手太阴尺泽穴上三寸有动脉处，是手阳明经的五里穴，此穴是一个禁用针刺的穴位。如果误刺该穴，会使井、荥、输、经、合五腧穴所内行的脏气衰竭。

针刺中的留针

留针是毫针刺法的一个重要环节，通过留针，可以加强针刺感应和延长刺激作用，还可以起到候气与调气的目的。

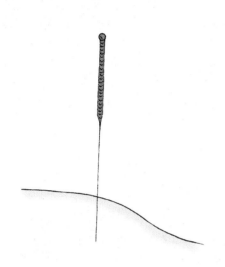

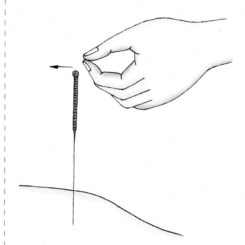

静留针法

针下气至后，让其自然地留置穴内，不再运针，到时出针。多用于对针感耐受性较差的慢性、虚弱性患者

动留针法

将针刺入腧穴后留置一定时间，留针时反复运针。多用于针后经气不至者，可边行针催气，边留针候气，直待气至

留针必须排除以下几种情况

1. 排除不适于留针的患者，如不能合作的儿童、惧针者、初诊者、体质过于虚弱者。

2. 排除不宜留针的部位，如眼区、喉部、胸部等。

3. 排除不适宜留针的病情，如尿频、尿急、咳喘、腹泻等类病证。

657 九针是什么？

九针的名称和形状都各不相同：第一种叫做镵针，长一寸六分；第二种叫做圆针，长一寸六分；第三种叫做鍉针，长三寸五分；第四种叫做锋针，长一寸六分；第五种叫做铍针，长四寸，宽二分半；第六种叫做员利针，长一寸六分；第七种叫做毫针，长三寸六分；第八种叫做长针，长七寸；第九种叫做大针，长四寸。

九针的功用：镵针，头大而针尖锐利，适用于浅刺，以泻皮肤肌表的阳热；员针，针头一样圆而微尖，主要用来按压经脉，流通气血，但不会深陷皮肤之内，所以可以引正气而祛邪气；锋针，针锋锐利，三面有刃，用以治疗顽固的宿疾；铍针，针尖像剑锋一样锐利，可以用来刺痈排脓；员利针，针尖如长毛，圆而锐利，针的中部稍粗，可以用来治疗急病；毫针，针尖纤细像蚊虫的嘴，可以轻缓地刺入皮肤，轻微提针而持久留针，正气因而得到充养，邪气尽散，出针后加以调养，用以治疗痛痹；长针，针尖锋利而针身细长，可以治疗经久不愈的痹证；大针，身粗而巨，针尖略圆，针形如杖，可以用来泻去关节积水。九针的名称、形状与主治作用，大致就是如此了。

658 九针如何与天地、四时、阴阳相对应？

第一为天，第二为地，第三为人，第四为四时，第五为五音，第六为六律，第七为七星，第八为八风，第九为九野。人身体各部分都是与此相对应的，每一种针具都有特定的形状和特定的适应证，因而叫做九针。人的皮肤与天相对应，人的肌肉与地相对应，人的脉搏与人相对应，人的筋与四时相对应，人的发声与自然界五音相对应，人的脏腑阴阳之气与六律相对应，人的面部七窍和牙齿的分布与天上的七星排列相对应，人身之气的运行与天地间的八风相对应，人的九窍及三百六十五络脉与大地上九野的分布相对应。所以在九针中，第一种针用来针刺皮肤的病变，第二种针用来针刺肌肉的病变，第三种针用来针刺络脉的病变，第四种针用来针刺筋的病变，第五种针用来针刺骨的病变，第六种针用来针刺脏腑经脉阴阳失调的病变，第七种针用以补益精气，第八种针用以祛除风邪，第九种针用以疏通九窍，清除三百六十五个骨节之间的邪气。这就是九针各有的功能和用途。人的思想意识变化多样，与自然界飘浮不定的八风相对应，人体之正气与天相对应，人体的牙齿、头发、耳目、声音与自然界五音、六律相对应，人的阴阳血气的运行与地相对应，人的肝脏之气通于目，与九数相对应。

九针功用

　　九针包括镵针、圆针、锃针、锋针、铍针、员利针、毫针、长针、大针。它们与天地、阴阳、四时对应，分别用于治疗不同的疾病。

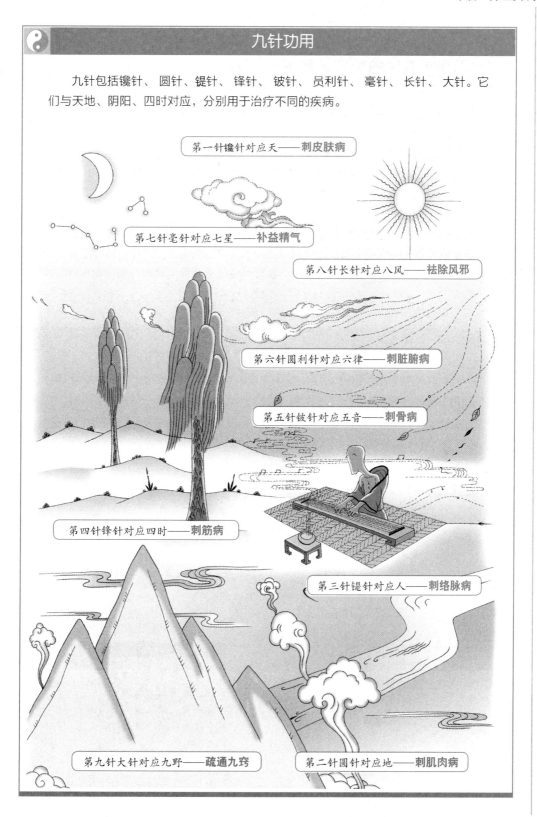

第一针镵针对应天——**刺皮肤病**

第七针毫针对应七星——**补益精气**

第八针长针对应八风——**祛除风邪**

第六针圆利针对应六律——**刺脏腑病**

第五针铍针对应五音——**刺骨病**

第四针锋针对应四时——**刺筋病**

第三针锃针对应人——**刺络脉病**

第九针大针对应九野——**疏通九窍**

第二针圆针对应地——**刺肌肉病**

659 四季针刺时的取穴原则是怎样的?

在春天针刺时，应取浅表部位的络脉、十二经的荥穴以及大筋与肌肉之间的部位，病情严重的可深刺，病情轻微的可浅刺。

在夏天针刺时，应取十二经的腧穴、孙络以及肌肉、皮肤之上的浅表部位。

在秋天针刺时，应取十二经的合穴，其余方面与春天的针刺方法一样。

在冬天针刺时，应取十二经的井穴或脏腑的俞穴，同时应深刺并留针。

四季阴阳消长的气候有一定的变化顺序，人的气血随着四季的变化而有内外盛衰的不同表现，疾病的发作也有与之相应的部位，这些因素决定了四季要用不同的针刺方法。治疗转筋病，应让患者站立而取穴针刺，这样可以使痉挛现象很快消失。治疗四肢痿废和手足厥逆病，应让患者仰卧，四肢伸开再进行针刺，这样可以使患者的气血运行畅通而立即有轻快的感觉。

速刺法、缓刺法

针刺时对速度的快慢很有讲究，速刺和缓刺除了能产生不同的疗效外，它们还分别适用于身体的不同部位。

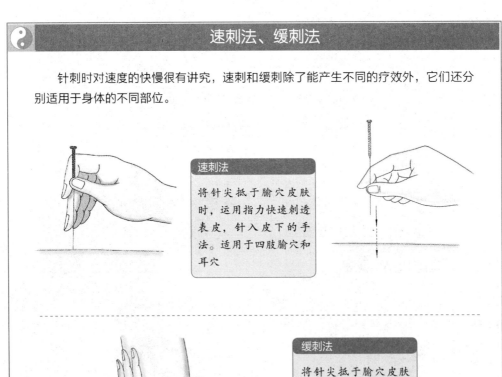

速刺法

将针尖抵于腧穴皮肤时，运用指力快速刺透表皮，针入皮下的手法。适用于四肢腧穴和耳穴

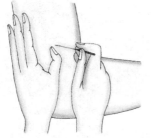

缓刺法

将针尖抵于腧穴皮肤时，运用指力缓缓刺透表皮，针入皮下的手法。适用于头身腧穴和头穴

660 五脏积病的针刺治疗是怎样的?

凡是脉象紧急的多为寒性;脉象缓的多为热性;脉象大的为阳盛而气有余,阴衰而血不足;脉象小的为阳虚阴弱,气血皆不足;脉象滑的为阳气盛实而微有热;脉象涩的为气滞血少,阳气不足微有寒象。因此,在针刺治疗脉急有寒的病时,应深刺,并长时间留针;针刺治疗脉缓有热的病,应浅刺并迅速出针,以去其热;针刺治疗脉大而多气少血的病,应微泄其气,但不能出血;针刺治疗脉滑而阳盛有热的病,应当在进针后迅速出针,且进针也应该较浅,以疏泄阳气而祛除热邪;针刺治疗脉涩而气滞血少的病,在针刺时必须刺中患者的经脉,根据经气的运行方向,可以长时间留针,此外在针刺之前还要按摩肌肉,使其气血流通以利经气运行,出针后,要快速按住针孔,不能让它出血,以调和经脉中的气血;凡是脉象小的,因阳虚阴弱,气血皆少,不宜用针刺治疗,而应当使用甘味药物调治。

661 对人之阴阳刚柔针刺时如何区分对待?

阴中有阴,阳中有阳,只有熟知阴阳的性情及掌握了阴阳的规律,针刺时才有法度可

不同人在治疗时的区别

人与人之间由于生活习惯、饮食等的不同,肌肉坚厚程度不同,血气运行的滑涩也不一样,针刺时所选用的针以及刺的深浅、速度等也要有所区别。

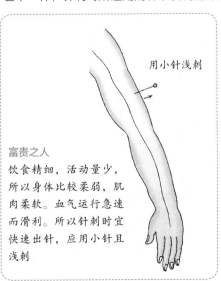

用小针浅刺

富贵之人

饮食精细,活动量少,所以身体比较柔弱,肌肉柔软。血气运行急速而滑利。所以针刺时宜快速出针,应用小针且浅刺

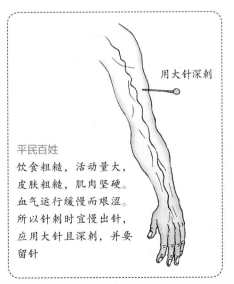

用大针深刺

平民百姓

饮食粗糙,活动量大,皮肤粗糙,肌肉坚硬。血气运行缓慢而艰涩。所以针刺时宜慢出针,应用大针且深刺,并要留针

循。同时还要了解疾病发生的根源，及发病所处的时节，对症对时准确下针。施用针法，于体内要符合五脏六腑所表现的症状，于体外要与筋骨皮肤之症候相应。不仅人体内有阴阳，人体外亦有阴阳。在人体内五脏属阴，六腑属阳；在人体外筋骨属阴，皮肤属阳。因而治疗时，病在五脏者，可针刺阴经的荥穴和腧穴；病在皮肤者，可针刺阳经的合穴；病在筋骨者，可针刺阴经的经穴；病在六腑者，可针刺阳经的络穴。所以说，病在体表的称为"风"，病在体内的称为"痹"，表里阴阳俱病的，称为"风痹"。如果人体表形体有病状而内脏无疼痛症状，多属于阳证；外表形体无病状而内脏有疼痛症状的，多属于阴证。是阴证者，应当急治其内脏，不要误攻其体表；是阳证者，应当速治其体表，不要误攻其内脏。如果表里同时有病，症状有时表现于体表，有时表现于内脏，加之病人烦躁不安，就成为内脏病甚于体表病，此时可说病邪既不单单在表，也不仅仅在里，属于表里同病，预示着其不久将会死亡。

662 什么叫缪刺？

外部邪气侵袭人体，一般情况下，总是先停留于皮肤和毫毛之间，若没有及时进行治疗清除邪气，邪气就会向里渗入到孙脉中。若仍然没有进行治疗，邪气就会再向里传到络脉中。若还没有得到清除，邪气就会更进一步地向里传到经脉中，这时病邪就会通过经脉而侵入五脏，布散到人体肠胃中。这样，人体阴阳各部皆会受到病邪侵袭，五脏就会受到损伤。这就是外邪从皮肤和毫毛开始侵入，一步步地传到五脏的次序。在这样的情况下，应当从经脉着手进行治疗。假如外邪侵袭皮肤毫毛，没有得到及时清除，而向里传到孙脉，仍然没有进行清除，在孙脉中停留时间久了，就会引起孙脉阻塞不通，邪气便不能通过孙脉而传到经脉中，而满溢流到大络中去，这样就会产生平常不多见的奇病。外邪侵入大络，病邪就会从身体左侧流窜到身体右侧，从身体右侧流窜到身体左侧，或上下流窜。由于病邪上下左右到处流窜，干扰经脉的正常工作，病邪布散到四肢的末端，邪气流窜不定，无固定的停留部位，也不侵入经脉，往往出现病邪所在部位与症状表现之处不相一致的情况。针刺时，只能是左病右治，右病左治，这种针刺方法，就叫做缪刺法。

663 缪刺与巨刺有什么区别？

邪气侵入人体经脉，左侧的邪气亢盛，而症状却表现在右侧；右侧的邪气亢盛，而症状却表现在左侧，但也有不同于这种情况的，如左侧疼痛还未治好而右侧的脉象又出现了病变。诸如此类的情况，必须采用巨刺法，在针刺时必须刺到经脉，而不是刺到络脉。邪气侵入络脉而发生的病变，其疼痛部位与经脉病变所引起疼痛的部位不一致，所以对络脉病变的治疗，应采用缪刺法。

缪刺与巨刺

缪刺和巨刺的原则都是"左病右治，右病左治"，即身体一侧（左侧或右侧）有病时，针刺对侧（右侧或左侧）穴位的一种方法。所不同的是，巨刺刺经，缪刺刺络。

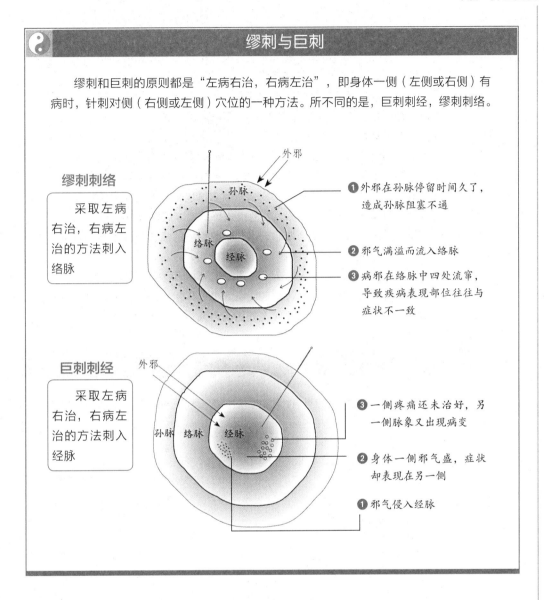

缪刺刺络

采取左病右治，右病左治的方法刺入络脉

外邪

孙脉

络脉

经脉

❶ 外邪在孙脉停留时间久了，造成孙脉阻塞不通

❷ 邪气满溢而流入络脉

❸ 病邪在络脉中四处流窜，导致疾病表现部位往往与症状不一致

巨刺刺经

采取左病右治，右病左治的方法刺入经脉

外邪

孙脉　络脉　经脉

❸ 一侧疼痛还未治好，另一侧脉象又出现病变

❷ 身体一侧邪气盛，症状却表现在另一侧

❶ 邪气侵入经脉

664 如何进行缪刺？

如果邪气侵袭到足少阴肾经的络脉，则会使病人突然心痛，腹部胀满，胸胁支撑胀闷的症状。若病人只有上述症状，而没有形成积聚的，可针刺然谷穴至出血，大约过一顿饭的工夫，病就会痊愈。若病仍然未愈的，就要采取左病刺右，右病刺左的方法进行治疗了，如果是新病，连续针刺五天就可以痊愈了。

如果邪气侵袭到手少阳三焦经的络脉，则会使病人出现喉肿且痛、舌卷曲、口舌发干、心中烦闷、手臂外侧疼痛且不能上举至头部的症状。治疗时可针刺手上无名指上的关冲穴，在距离指甲角大约韭菜叶宽的地方，左右各针一次。

如果邪气侵袭到足厥阴肝经的络脉，则会使病人突然出现疝气疼痛的症状。治疗时，可针刺脚大趾甲与体肉相接处的大敦穴，左右各针一次。

如果邪气侵入到足太阳膀胱经的络脉，则会使病人出现头部、后项以及肩部均疼痛的症状。治疗时，可针刺脚小趾甲与肉相接处的至阴穴，左右各针一次。

如果邪气侵入到手阳明大肠经的络脉，则会使病人出现胸中气满、气喘、胸胁胀满且胸中发热的症状。治疗时，可针刺手食指端离指甲大约韭菜叶宽处的商阳穴，左右各针一次，也应采取左病刺右，右病刺左的方法进行治疗，大约一餐饭的时间病便会好。

如果邪气侵入到手臂与手掌之间的络脉，则会使病人出现腕关节不能弯曲的症状。治疗时，可针刺腕关节之后的部位，先以手按压，在有疼痛感的地方进行针刺。

如果邪气侵入到足部的阳蹻脉，则会使病人出现眼睛疼痛的症状，且疼痛感总是先从眼睛内角开始。治疗时，可针刺脚外踝下部约半寸处的申脉穴，左右各二次，也应采取左病刺右，右病刺左的方法进行治疗。大概要人行走十里路的工夫，病就会痊愈了。

如果邪气侵入到手阳明大肠经的络脉，则会使病人出现耳聋、经常听不到声音的症状。治疗时，可针刺手食指端距离指甲大约韭菜叶宽处的商阳穴，左右各针一次，一般情况下，

刺法三变

刺法三变指的是，根据疾病的不同针刺时要达到的三种不同效果：刺营分要出血，刺卫分要出气，刺寒痹要使其产生内热。

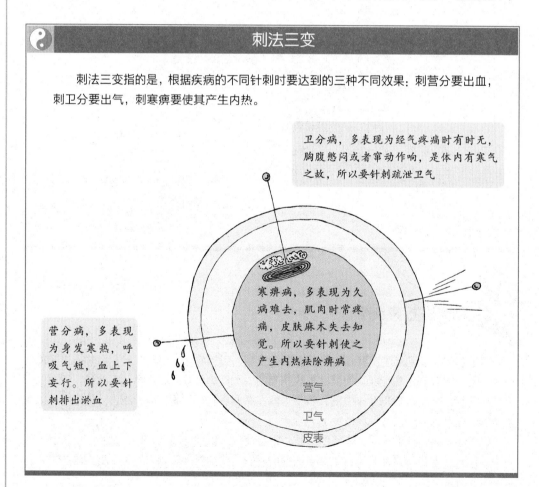

卫分病，多表现为经气疼痛时有时无，胸腹憋闷或者窜动作响，是体内有寒气之故，所以要针刺疏泄卫气

寒痹病，多表现为久病难去，肌肉时常疼痛，皮肤麻木失去知觉。所以要针刺使之产生内热祛除痹病

营分病，多表现为身发寒热，呼吸气短，血上下妄行。所以要针刺排出淤血

营气

卫气

皮表

病人立刻就能听到声音。若仍未愈，再针刺中指指甲与肉相交处的中冲穴，病人片刻之后便可听到声音。如果病人还不能听到声音，就不要再采用针刺进行治疗了。

如果邪气侵入到足阳明胃经的络脉，则会使病人出现流鼻血、上牙齿发冷的症状。治疗时，可针刺足第二趾趾甲与肉相交处的厉兑穴，左右各针一次。应采用左病刺右，右病刺左的方法进行治疗。

如果邪气侵入到足少阳胆经的络脉，则会使病人出现胁痛、呼吸困难、咳嗽、出汗等症状。治疗时，可针刺足四趾趾甲与肉相交处的窍阴穴，左右各针一次，呼吸困难的症状立刻就会治好，出汗的症状也会停止。

如果邪气侵入到足少阴肾经的络脉，则会使病人出现咽喉疼痛、无法进食、易无故发怒、气上逆等症状。治疗时，可针刺脚心的涌泉穴，左右各针三次，共计六次，症状便立刻消除。采用左病刺右，右病刺左的方法进行治疗。

如果邪气侵入到足太阴脾经的络脉，则病人会感觉腰痛，牵连小腹部疼痛，并波及胁肋部位，不能挺胸呼吸。治疗时，可针刺腰骶部之间夹脊两侧肌肉上的下髎穴。

如果邪气侵入到足太阳膀胱经的络脉，则会使病人出现背部痉挛拘急、牵连胁肋疼痛的症状。治疗时，可从后项开始向下数脊椎骨，以手按压脊骨的两旁向下，在病人出现疼痛部位的脊椎骨旁边针刺三次，病立刻便好。

如果邪气侵入到足少阴胆经的络脉，则会使病人出现臀部环跳穴处持久性疼痛，大腿不能抬高的症状。治疗时，可取用较细的毫针，针刺其环跳穴。如果寒邪严重的，进针后留针的时间稍长，根据月亮的圆缺来确定针刺的次数。出针后，病立刻就会有好转。

665　各种针具应如何使用？

根据病况以选用符合规格的针具是施用针治的关键。九种针具长短大小不一，作用不同，各有其不同的施用对象。用针不当，疾病就不能除去。病情轻微而针刺深，就会伤及内部未染疾病的肌肉，同时导致外部皮肤发生痈肿；病情严重而针刺浅，邪气不能全部外泄，皮肤上也会出现大的脓肿。小病而用大针，外泄太多而大伤元气，致使病情加重；大病而用小针，邪气不能全部外泄，也未能产生好的效果。选用不符合规格的针具往往是宜用小针而误用了大针，就会损伤元气；宜用大针而误用了小针，就不能祛除病邪。

疾病在皮肤浅表游走不定，没有固定部位的，当取用镵针针刺于患处，若患处的皮肤苍白而无红肿充血的现象，则说明热血已去，就不能使用此法；病在肌肉之间的，当取用员针针刺于患处；病在经络，属于顽固性的痹病，当取用锋针进行治疗；病在经脉，属气虚不足应施用补法的，当取用锃针按压井、荥、输等穴位；病属于脓疡之类且较严重的，当取用铍针进行治疗；病属痹病且急性发作的，当取用员利针针刺于患处；病属痹病且疼痛日久不愈的，当取用毫针进行治疗；病在体内的，当取用长针治疗；因患水肿病而在关节间积水以致关节不通利的，当取用大针治疗；病在五脏久而不愈的，当取用锋针，在井、荥、输等穴行用泻法刺治，并依据四时与腧穴的关系来进行选穴。

九针的分类

九针是指具有九种不同形状的金属针具，各有不同的治疗用途。一般认为，九针是在青铜器时代开始萌芽，到铁器时代才制作成功的。是在承袭"砭石、针石、镵石"的基础上，不断改进，逐渐完善而成的。

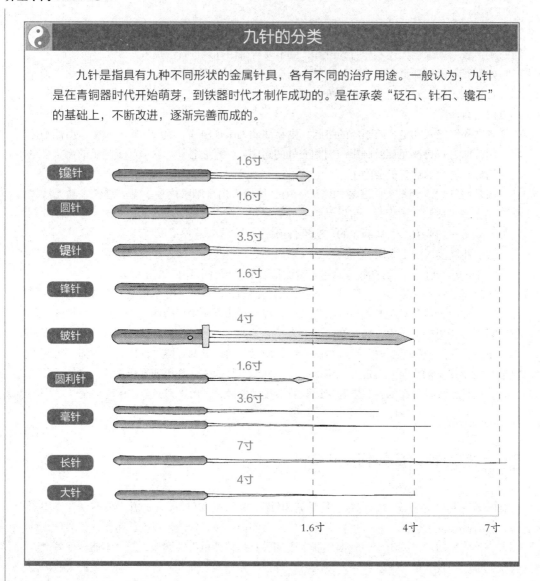

镵针	1.6寸
圆针	1.6寸
锃针	3.5寸
锋针	1.6寸
铍针	4寸
圆利针	1.6寸
毫针	3.6寸
长针	7寸
大针	4寸

1.6寸　　　　4寸　　　　7寸

666 如何确定针刺的次数？

得病九天的，针刺三次就可以了。得病时间为一个月的，针刺十次也就差不多了。无论得病时间长短，都可以依据病三天针一次的规律来推算需要针治的次数。如果疾病长久地存留在人体内而不离开，可仔细观察其发病部位的血络，针刺相应血络去其淤血即可。

外在形体先染病而未侵入其内脏的，针刺的次数可以根据已病的日数减半，再依据病三日针一次的规律来计算。如果内脏先受病，进而形体受到影响的，针刺的次数则应当为得病的天数加倍，再依规律推算。这就是说疾病发生的部位有内外之分，而在治疗上也相应有难易之别。

针刺的次数的选择

　　针刺时次数的选择是有规律的，一般是按照病 3 天针刺 1 次的方法计算。具体到实际情况，还要看疾病是由外向内发展，还是由内向外发展。

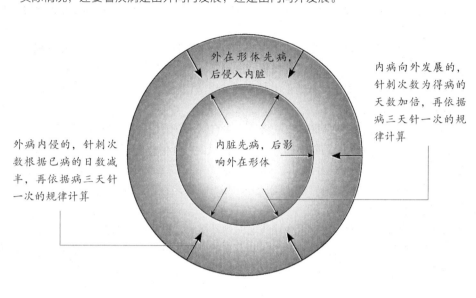

外在形体先病，后侵入内脏

内病向外发展的，针刺次数为得病的天数加倍，再依据病三天针一次的规律计算

外病内侵的，针刺次数根据已病的日数减半，再依据病三天针一次的规律计算

内脏先病，后影响外在形体

667 针刺的方法有哪些？

　　一般说来，针刺的方法有九种，以应对九种不同的病症。

　　第一种叫"输刺"，就是用来针刺十二经在四肢部位的荥穴和腧穴以及背部的在足太阳膀胱经上的五脏俞穴。

　　第二种叫"远道刺"，顾名思义，就是病在上部的，从下部取穴，针刺足三阳经所属的下肢的腧穴。

　　第三种叫"经刺"，就是针刺五脏六腑之内的经与络间积聚不通的地方。

　　第四种叫"络刺"，就是针刺皮下浅表的小络血脉。

　　第五种叫"分刺"，就是针刺各经肌肉的间隙。

　　第六种叫"大泻刺"，就是用铍针针刺大的脓疡。

　　第七种叫"毛刺"，就是针刺皮肤表层的痹病。

　　第八种叫"巨刺"，就是指身体左侧发病针刺右侧穴位，右侧发病针刺左侧穴位的交叉针刺法。

　　第九种叫"焠刺"，就是用火烧过的针来治疗痹病。

　　针刺的方法还有十二种，以专门应对十二经病变的治疗。

第一种叫"偶刺"，就是刺两次，以手按其胸、背部，找到痛处并进针，前胸、后背各一针，可治疗心痹病。在前胸刺针时，为避免伤及内脏，针尖一定要向两旁倾斜。

第二种叫"报刺"，就是针刺疼痛没有固定部位的病。此病上下妄行，可在痛处垂直进针且留针，用左手在其痛处四周按摩，然后将针拔出，再重复此法进针。

第三种叫"恢刺"，是指紧挨筋脉直接刺患处，前后捻转，使筋脉拘急的症状得以舒缓，可治疗筋痹病。

第四种叫"齐刺"，就是在患处正中直刺一针，两旁各侧刺一针，以治疗患染寒气或痹气范围小但较深的病症，因三针齐下故又称"三刺"。

第五种叫"扬刺"，就是在患处正中刺一针，周围加刺四针，且都用浅刺法，以治疗患染寒气范围较大的病症。

第六种叫"直针刺"，就是提起皮肤将针沿皮直刺，以治疗患染寒气部位较浅的病症。

第七种叫"输刺"，就是将针垂直进出皮肤，只此一针但针刺较深，以治疗邪气充盛而有热的病症。

第八种叫"短刺"，就是将针刺入皮肤并稍稍摇晃使之深入到骨的附近，上下提插，摩擦骨头，用以治疗骨痹病。

第九种叫"浮刺"，就是在病位旁浮浅地斜刺入肌表，以治疗肌肉挛急而有寒的病症。

第十种叫"阴刺"，就是左右皆刺针，以治疗寒厥病，患染上寒厥病应当刺足内踝后方足少阴经的太溪穴。

第十一种叫"傍针刺"，就是在病所的正中及一侧各刺一针，以治疗痹痛久居而不散的病症。

第十二种叫"赞刺"，就是垂直进出针，多发针而浅刺至出血，用来治疗痈肿。

三刺法

三刺法是就针刺时的三种不同深度而命名的，针刺深度不同，所达到的效果也不一样。

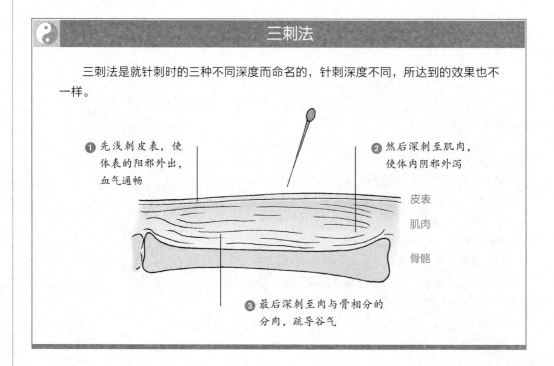

❶ 先浅刺皮表，使体表的阳邪外出，血气通畅

❷ 然后深刺至肌肉，使体内阴邪外泻

皮表
肌肉
骨骼

❸ 最后深刺至肉与骨相分的分肉，疏导谷气

668 针刺有什么禁忌？

所有施用针刺的禁忌有：行房事不久的不可针刺，针刺不久的不可行房事；喝醉酒的人不可针刺，针刺不久的不可醉酒；刚发过怒的人不能针刺，针刺不久的不能发怒；刚刚劳累的人不可针刺，针刺不久的人不能过度疲劳；刚吃饱饭的人不可针刺，针刺不久的人不能吃得过饱；饥饿之人不可针刺，针刺不久的人不可太饥饿；太渴的人不可针刺，针刺不久的人不可受渴；刚刚大惊大恐，不可马上刺之，必须先定其神再针刺之；乘车远道而来的，要躺下来休息一会儿，大概一顿饭的工夫再针刺之；步行来的也要坐下来休息大约走十里路的时间，再行针刺。

凡是属于上述十二种针刺禁忌的患者，他们的脉气错乱，正气分散，营卫失调，经气不能依次运行于全身，如果在此情况下为其针刺，则会导致阳经的病邪深入内脏，阴经的病邪传入阳经，使邪气更盛而病情加重。草率的医生不顾及这些禁忌而肆意行针，可以说是在摧残病人的身体，使得病人形体消瘦，正气耗散，甚至脑髓消耗，津液不能化生，同时丧失饮食五味所化生的神气，这就是所谓的"失气"。

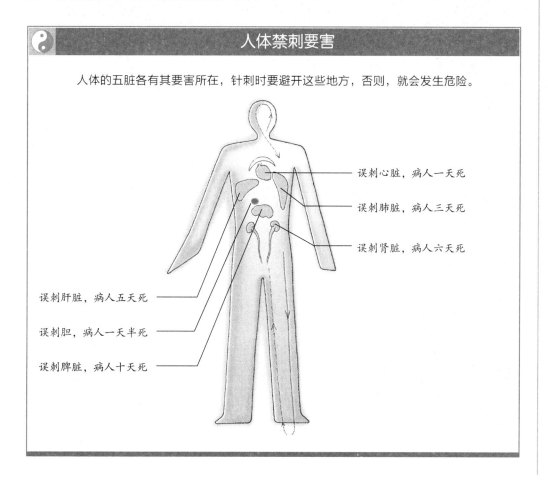

人体禁刺要害

人体的五脏各有其要害所在，针刺时要避开这些地方，否则，就会发生危险。

误刺心脏，病人一天死

误刺肺脏，病人三天死

误刺肾脏，病人六天死

误刺肝脏，病人五天死

误刺胆，病人一天半死

误刺脾脏，病人十天死

669 四时病变时分别应如何采用针刺？

每一个季节都有自己的气候特点，其影响人体也有一定的发病部位，针刺的方法，也是要以这一季节的气血特点为依据的。因此，在春天针刺，应该取大经脉、血脉和分肉之间的气道，病重的用深刺法，病轻的用浅刺法；在夏季针刺，应取在这一季节偏盛的六阳经皮腠间的支络，或者用刺透皮肤而只到达分肉之间的浅刺法；在秋季针刺，应取经脉的腧穴，如若病邪在六腑，则取阳经的合穴；在冬季针刺，应取已病脏腑所对应经脉的井穴和荥穴，而且一定要深刺并留针时间长些。

670 违背四时针刺会产生什么后果？

在春季，如果误刺了络脉，络脉受伤，人体的血气向外散溢，就会使人出现少气的症状；如果误刺了肌肉，就会使人体血气的循环运行发生紊乱，病人会出现气喘的症状；如果误刺了筋和骨，就会使血气停留在体内而不通畅，病人会出现腹胀的症状。在夏季，如果误刺了经脉，就会损伤人体的血气，使气血衰竭，病人会出现倦怠无力的症状；如果误刺了肌肉，就会使人体的血气阻闭于内，病人会出现恐惧的症状；如果误刺了筋和骨，就会使人体的血气运行紊乱而逆行于上，病人会出现易怒的症状。在秋季，如果误刺了经脉，也会使人体血气紊乱而逆行于上，病人会出现健忘的症状；如果误刺了络脉，使阳气不能运行于体表，病人就会出现嗜睡而不想活动的症状；如果误刺了筋和骨，就会使人体内部的血气受到损伤而紊乱，病人会出现恶寒战栗的症状。在冬季，如果误刺了经脉，就会使人的血气受到损伤而虚弱，不能向上运行滋养双眼，病人会出现看不清东西的症状；如果误刺了络脉，就会使人体的血气外泄，内脏空虚，外邪趁机而入，诱发严重的痹病；如果误刺了肌肉，就会使人体阳气衰竭，病人会出现健忘的症状。以上所说的都是违背了四时之中人体经气的变化规律进行针刺，因而使人的血气严重紊乱而诱发各种疾病。所以在针刺时，必须遵从四时之气的变化规律，否则就会产生乱气，并使病变不断演化，诱发更多的疾病。所以说，针刺时若没有掌握四时之中人体经气所在的部位以及病变产生的原因和有关情况，就会把正常的方法当做错误的方法，乱用针刺，使正气混乱于体内，与精气相抗衡。诊断时必须仔细地审察九候的脉象变化，给予适当的治疗，才能使正气运行不被扰乱，人体精气就不会出现逆转。

671 如何确定针刺方法？

病变起始于阴经的，应当先治疗其阴经而后治疗其阳经；病变起始于阳经的，应当先治疗其阳经而后治疗其阴经。针刺治疗热厥病，进针后应留针，以使热证转寒；针刺治疗寒厥

补泻的顺序

中医治病最注重整体，不仅力求祛除疾病，而且不能增加新病。所以针刺时，如果经脉之气一方虚弱，一方旺盛，必先补虚弱的经气，再泻旺盛的经气。

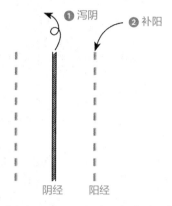

① 泻阴　② 补阳

阴经　阳经

阴经的邪气旺盛而阳经的正气虚弱，应先用补法补足阳经的正气，再用泻法祛除阴经的邪气，如此可使阴阳之气得以调节至平衡

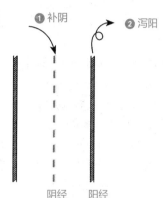

① 补阴　② 泻阳

阴经　阳经

阴经的正气虚弱而阳经的邪气旺盛，应先用补法补足阴经的正气，再用泻法祛除阳经的邪气，如此使阴阳之气得以调节至平衡

病，进针后也应留针，以使寒证转热。治疗热厥病的刺法，应当刺阴经二次，刺阳经一次；治疗寒厥病的刺法，应当刺阳经二次，刺阴经一次。所谓"二阴"，是指针刺阴经两次；所谓"一阳"，是指在阳经针刺一次。患病时日长久以致邪气入侵较深的，针刺时必须采用深刺法且长时间留针，每隔一日再针刺一次。针刺之前，必须先调和其左右的经络，除去血络中的淤血。

所有的针刺方法，必须诊察病人外在形体强弱与内在元气盛衰的情况。若患者形体及肌肉并不消瘦，只是元气衰少而脉象表现为躁动的，必须采用左病刺右，右病刺左的缪刺法，以收敛四散于各部的精气，散去积聚的邪气。施针者在针刺时，一定要如深居幽静处所一样，静察病人的精神活动，又如人在室内将门窗关闭一样，不被外物所干扰，全神贯注，把精神集中在针刺上，或用浅刺而留针法，或用轻微的浮刺法，以转移病人的注意力，直到针下得气为止。针刺之后，应使阳气内敛，阴气外散，持守正气而不让其泄出，祛除邪气而不让其侵入，这就是所谓的"得气"。

672 病邪在五脏时要怎样针刺？

病邪在肺，就会有皮肤疼痛、恶寒发热、气逆而喘、出汗的症状，并因剧烈咳嗽而引起肩背疼痛。治疗时应取胸部中部和外侧的腧穴，以及背部的第三胸椎旁的肺俞穴，针刺之前先用手快速地按压，患者有了舒适感以后再将针刺入，然后再取缺盆正中间的天突穴，用来驱散肺中的邪气。

病邪在肝，就会有两胁疼痛，中焦脾胃寒气偏盛的症状，且肝藏血，肝病会有淤血停留积滞在体内，使得肝气不足以养筋，行走时就会出现小腿抽筋的现象，关节有时也会肿痛。治疗时应取足厥阴肝经的荥穴行间穴，用来引导郁结之气向下运行，便可缓解胁痛；补足三里穴用来温胃暖中，同时针刺本经的脉络以散除其中的淤血，再刺双耳后的青络，以缓解牵引痛。

邪气在脾胃，就会有肌肉疼痛的症状。如果阳气有余，阴气不足，那么胃腑阳热的邪盛会使人感到胃中灼热，从而导致消化加快，容易饥饿；如果阳气不足，阴气有余，那么就会使人感到脾气虚寒，导致肠鸣腹痛；如果阴气和阳气都有余，就会导致邪气偏盛；如果阴气阳气都不足，就会导致正气不足，从而病发寒热。但不论是寒是热，都可以用针刺足阳明经的足三里穴的方法来进行调治。

邪气在肾，就会有骨痛、阴痹的症状。阴痹，就是身体疼痛的地方不固定，即使用手按压也不能确定疼痛的具体部位，会腹胀，腰痛，大便困难，肩、背、颈、项都出现屈伸不利的疼痛，而且经常感到眩晕。治疗时应取涌泉、昆仑两穴，如果伴有淤血的现象就用针刺使其出血。

邪气在心，就会心痛，情绪悲伤，时常有眩晕甚至昏倒的症状。治疗时应根据其阴阳气血的有余和不足，来确定如何取本经的腧穴，用补虚泻实的方法进行调治。

邪气在肝对身体的影响

肝主藏血，滋养全身，如果邪气停留在肝脏，其所滋养的部位就会直接表现出疼痛等症状。

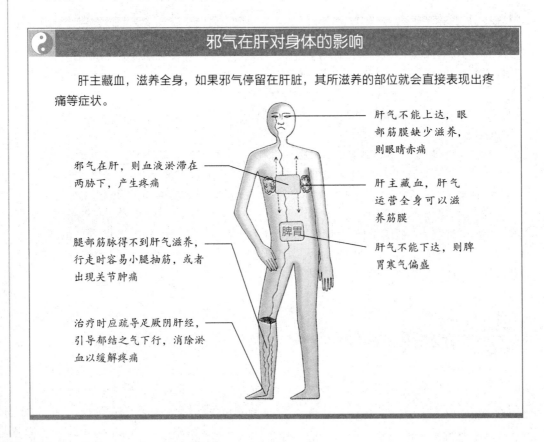

邪气在肝，则血液淤滞在两胁下，产生疼痛

腿部筋脉得不到肝气滋养，行走时容易小腿抽筋，或者出现关节肿痛

治疗时应疏导足厥阴肝经，引导郁结之气下行，消除淤血以缓解疼痛

肝气不能上达，眼部筋膜缺少滋养，则眼睛赤痛

肝主藏血，肝气运营全身可以滋养筋膜

脾胃

肝气不能下达，则脾胃寒气偏盛

673 寒热病应如何针刺？

邪在皮肤而发生的寒热病，表现为皮肤疼痛甚至不能着席。肺寒热，所以体内津液不能很好的输布，使得毛发焦枯，鼻中干燥，汗不能出。在治疗时应泻足太阳之络以祛表热，并补手太阴经的穴位。邪在肌肉而发生的寒热病，表现为肌肉痛，毛发焦枯且口唇干裂，无汗。在治疗时取足太阳经在小腿部的穴位，放出其淤血，再补足太阴经的穴位，以达到通过出汗而将其治愈的效果。

邪在骨而发生的寒热病，表现为病人焦躁不安，出汗不止。如果牙齿还没有枯槁，说明阴气还在，在治疗时可取足少阴经在大腿内侧的络穴大钟；如果牙齿已经枯槁了，那就是死症，已经无法救治了。骨厥病也是这样来诊治、判断的。患骨痹病的人，全身关节活动不自如，而且关节疼痛，大汗淋漓，烦躁不安，在治疗时应用补法取三阴经的穴位。

如果受了外伤，出血较多，又恰巧受了风寒外邪，就会感觉像从高处坠下来一般，四肢松散无力，这种病称为"体惰"。在治疗时应取病人小腹之下的三结交处，"三结交"就是足阳明胃经、足太阴脾经与任脉三经交接的地方，在脐下三寸，叫关元穴。患厥痹的人，是

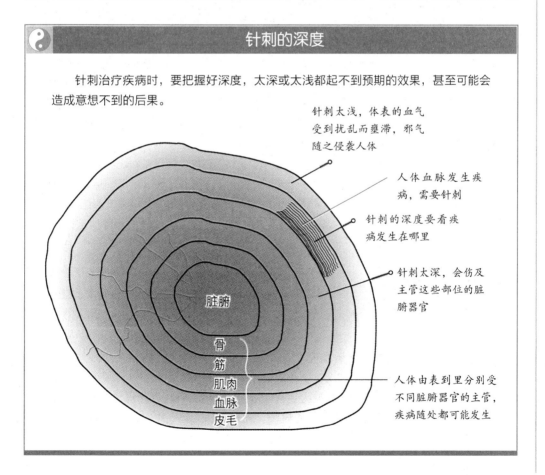

针刺的深度

针刺治疗疾病时，要把握好深度，太深或太浅都起不到预期的效果，甚至可能会造成意想不到的后果。

针刺太浅，体表的血气受到扰乱而壅滞，邪气随之侵袭人体

人体血脉发生疾病，需要针刺

针刺的深度要看疾病发生在哪里

针刺太深，会伤及主管这些部位的脏腑器官

脏腑

骨
筋
肌肉
血脉
皮毛

人体由表到里分别受不同脏腑器官的主管，疾病随处都可能发生

厥逆之气由下上行传到腹部，在治疗时应该取阴经或阳经的络脉，必须根据其主要的症状，用泻阳经补阴经的方法进行治疗。

颈部两侧的动脉叫做人迎脉。人迎脉上的穴位叫人迎穴，属于足阳明经，位置在颈部两侧筋脉的前面。颈筋的后面是手阳明经的穴位，叫做扶突。手阳明经之后是手少阳经的穴位，叫做天牖。再往后是足太阳经的穴位，叫做天柱。腋下的动脉是手太阴经的腧穴，叫做天府。

如果阳热的邪气向上逆行，就会出现头痛、胸中满闷、呼吸不利的症状，治疗时应取人迎穴。如果突然失音，喉舌发硬，治疗时就应用针刺入扶突穴，并点刺舌根出血。如果突然耳聋，经气不通，耳失聪，目不明，治疗时就应用针刺其天牖穴。如果突然发生筋脉拘挛、癫痫、眩晕、两足软弱不能站立的，应用针刺其天柱穴。如果突然患热病，胸腹气机向上逆行、肝肺二经邪火相搏而导致口鼻出血的，应用针刺其天府穴。这就是天牖等五部穴位的所在及其主治的病症。

674 癫病应如何针刺？

癫病开始发作时，病人先是感觉精神抑郁，闷闷不乐，并觉头部沉重疼痛，双眼直视，眼睛发红。而在严重发作时就会心中烦乱。诊断的时候，可以通过观察其天庭部位的色泽来判断其病是否将要发作。治疗这一类型的癫病时应取手太阳经、手阳明经和手太阴经的穴位，针刺将其恶血泄出，等到其血色由紫暗转变为正常以后停针。癫病发作的时候口角歪斜，啼哭、呼叫、气喘、心悸等症状随即出现，此时应取手阳明大肠经和手太阳小肠经的穴位进行治疗，采用缪刺法，根据其牵引的方向，向左侧牵引时就在右侧经脉的穴位上施针，向右侧牵引时就在左侧经脉的穴位上施针，针刺出血，直到血色变正常之后才能停针。癫病开始发作的时候会出现身体僵硬、脊柱疼痛的症状，据其具体发病部位，治疗时选取足太阳膀胱经、足阳明胃经、足太阴脾经、手太阳小肠经的穴位放血，等到血色变得正常之后才能停针。

病已经深入骨中的癫病，在腮、齿的各腧穴及分肉之间，因邪气壅滞而胀满，骨骼强直，出汗，胸中烦闷。要是呕吐出大量的涎沫，气泄于下，这就是难以治愈的病症。病深入到筋的癫病，身体弯曲不伸，筋脉拘挛抽搐，脉大，治疗时可以用针刺颈项部的足太阳膀胱经的大杼穴的方法。

675 狂病应如何针刺？

狂病刚刚发生的时候，一开始表现为情绪低落，悲伤，健忘，容易发怒，常常感到恐惧，这种病大多是由过度的忧伤和饥饿引起的。治疗时应针刺手太阴肺经、手阳明大肠经的腧穴，用针刺以泻去邪血，直到血色变为正常以后才能止针，还可以针刺足太阴经和足阳明经的穴位加以配合治疗。狂病开始发作的时候，表现为病人睡眠很少，不感到饥饿，自以为是十分贤德的圣人，是最聪明的人，以为自己极其尊贵，并且常常谩骂不休，日夜吵闹不停。治疗时应针刺手阳明经、手太阳经、手太阴经、舌下和手少阴经的腧穴。

患狂病的人，表现为言语狂妄，容易受惊，爱笑，喜欢高声歌唱，行为狂妄没有休止，治疗的时候应该针刺手阳明经、手太阳经和手太阴经的穴位。衰病的症状，表现为两眼总是看见异物，两耳总是听到异常的声音，时常呼叫，治疗的时候应取手太阳经、手太阴经、手阳明经、足太阴经及头部和两腮的穴位。患狂病的人食量特别大，经常像见了鬼神一样，常笑但是不发出笑声，治疗的时候应取足太阴经、足太阳经、足阳明经的穴位，配以手太阴经、手太阳经和手阳明经的穴位。狂病病人在刚刚患病，还没有见到以上诸种症状时，治疗应先取足厥阴经的左右曲泉穴两侧的动脉，邪气盛的经脉就用放血疗法，病可很快痊愈。如果仍然不好，就依照前述的治法取穴针刺，并灸骶骨二十壮。

676 逆病应如何针刺?

风逆病的表现为突发的四肢肿胀，身体像被水淋一样发冷颤抖，嘴里发出欷歔的声音，饥饿的时候心中烦闷，吃饱以后动扰而不宁。治疗的时候应该针刺手太阴肺经和与之相对应的手阳明大肠经，以及足少阴肾经和足阳明胃经的腧穴。如果有肌肉发冷的症状，就选取上述经脉的荥穴进行治疗；如果有骨骼发冷的症状，就选取上述经脉的井穴和经穴进行治疗。

厥逆病的表现为腹胀，肠鸣，胸中满闷而呼吸不利。治疗时应针刺胸部之下的两胁间的穴位，将手放在胁部，当病人咳嗽时，感到应手而动的地方就是穴位；再取背部的穴位，用手按压该穴位时，患者马上感到舒服畅快。

要是有小便不通的症状，就针刺足少阴经、足太阳经，并用长针刺骶骨之上的穴位。如果感到气向上逆行，就针刺足太阴经、足阳明经的腧穴；气逆行较严重的，就应该针刺足少阴肾经和足阳明胃经上利于行气的腧穴。

正气衰弱而全身战栗的病人，说话时言语间断还发出欷歔的声音，身体骨骼酸重，四肢乏力，不愿活动，治疗时应取足少阴肾经之气，用补法。气息短促的病人，呼吸急迫而不能连续，身体只要一活动就会感到疲乏，呼吸更加困难，治疗时应取足少阴肾经，用补法，有血络淤阻的，应将淤血放出。

677 热病应如何针刺?

热病刚开始的时候，会感到身体艰涩不爽，心中烦闷并发热，唇燥咽干，应当刺其血脉，用九针中的第一针（镵针），在治疗热病的五十九个穴位中，选择与脉有关的穴位针刺。要是腹胀，口中干燥，出冷汗，这也是邪在血脉，因心主血脉，因此当治疗心经的腧穴。但是治疗的时候，不能刺治属水的肾经腧穴，因为肾水能克制心火。

热病如果表现为咽干，口渴喜饮，易受惊吓，不能安卧等症状，就是邪在肌肉的病变，治疗时应用九针中的第六针（员利针），在治疗热病的五十九个穴位中，选择与肌肉有关的

毫针的双手进针方法

根据两手相互协调的程度，可以将毫针的进针法分为以下几种：

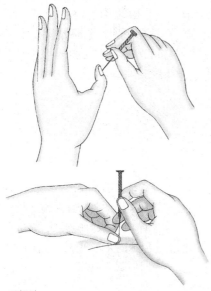

爪切法

以左手拇指或食指之指甲掐切穴位上，右手持针将针紧靠左手指甲缘刺入皮下的手法

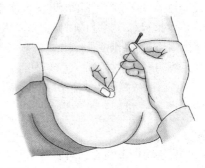

夹持法

左手拇食两指用消毒干棉球捏住针身下段，露出针尖，右手拇食指执持针柄，将针尖对准穴位刺入

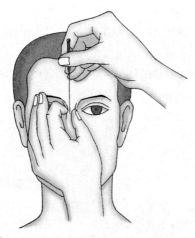

提捏法

用左手拇食两指将腧穴部位的皮肤捏起，右手持针从捏起部的上端刺入。此法主要用于皮肉浅薄的穴位，特别是面部腧穴的进针

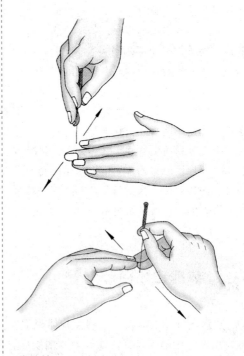

舒张法

左手将要针刺的穴位处皮肤撑开，右手持针，让针尖从撑开皮肤的指尖刺入皮下。行针时，左手食中两指可夹持针身，以免弯曲

穴位针刺。如果眼角色青,属于脾经的病变,因脾主肉,所以治疗时应当针刺肌肉,也就是从脾经入手。但是治疗的时候,不能刺治属木的肾经腧穴,因为肝木能克制脾土。

热病如果表现为面色青,头痛,手足躁动等,就是邪客于筋的病变,治疗时应用九针中的第四针(锋针),在治疗热病的五十九个穴位中,选择与之有关的穴位针刺。要是脚不能走路,泪流不止,属于肝经的病变,肝主筋,所以治疗时应当针刺到筋,也就是从肝入手。但是治疗的时候,不能刺治属金的肺经腧穴,因为肺金能克制肝木。

热病如果表现为惊悸多次发作,手足抽搐,精神狂乱等,就是邪热入心的病变,治疗时应该深刺直到血络,用九针中的第四针(锋针),迅速将多余的邪热排出。如癫病发作的时候毛发脱落,属于心经的病患,心主血脉,所以治疗时应当针刺血脉,也就是从心入手。但是治疗的时候,不能刺治属水的肾经腧穴,因为肾水能克制心火。

热病如果表现为身体酸重,周身骨节疼痛,耳聋,双目常闭不开等症状,就是邪热入肾的病变,治疗时应深刺到骨头,用九针中的第四针(锋针),在治疗热病的五十九个穴位中,选择与骨头有关的穴位针刺。但是治疗的时候,不能刺治属土的脾经腧穴,因为脾土能克制肾水。

678 什么情况下,热病不能使用针刺来治疗?

热病有九种情况是禁用针刺疗法的:第一,不出汗,两颧发红,呃逆呕吐的,是虚阳上越的死证;第二,泄泻,腹部胀满很严重的,为脾气败绝的死证;第三,双眼看不清东西,发热不退的,是精气衰竭的死证;第四,老人和婴儿出现发热而腹中胀满的,是邪热伤脾的死证;第五,不出汗,呕吐并带血的,为阴血耗损的死证;第六,舌根已经溃烂,但仍发热不退的,为阴气大伤的死证;第七,咳嗽,鼻子出血,不出汗,即便是出汗,也达不到足部的,为真阴耗竭的死证;第八,热邪已入骨髓的,是肾阴衰竭的死证;第九,严重发热而导致痉病的,是耗伤阴血,热极生风的死证。痉病出现时,会出现腰背反张、抽搐、牙关紧闭和咬牙等症状。但凡遇见上述几种情况,都是不能用针刺的方法来治疗的。

679 治疗热病应该针刺哪些穴位?

胸中气满,喘息急促的,在治疗的时候,应取足太阴经位于大趾内侧端的隐白穴,具体位置在距爪甲角如韭菜叶宽的地方。要是寒证,就用留针的方法治疗;要是热证,就用疾刺的方法治疗,直到上逆之气下降,不再喘息为止。

心疝病的症状为腹中突发剧痛,应针刺足太阴经和足厥阴经,使用放血的疗法,除去其经脉中的淤血,消除邪气。

喉痹的症状是舌体卷曲不伸,口干,心烦,心痛,手臂内侧疼痛,不能上举到头部,治疗时可针刺位于手无名指靠小指侧的关冲穴,在距爪甲角约有韭菜叶宽的位置上。

风痉的症状为颈项强直，角弓反张等，在治疗时应该先针刺太阳经脉在腘窝中的委中穴，并刺其浅表络脉上的血络使其出血。有内寒的，应针刺足阳明经的足三里穴。

若男子患了像疝瘕一样的蛊病，女子患了月经闭阻的病，都表现为腰脊如同要分解开一样疼痛无力，不思饮食，治疗时应先点刺足少阴经的涌泉穴使其出血，再观察足背上血络盛满的地方，也要全部点刺出血，以祛除邪气。

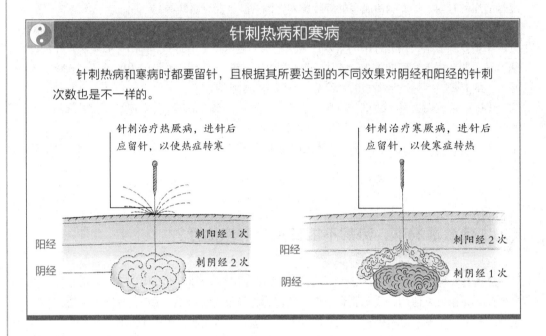

针刺热病和寒病

针刺热病和寒病时都要留针，且根据其所要达到的不同效果对阴经和阳经的针刺次数也是不一样的。

针刺治疗热厥病，进针后应留针，以使热症转寒

刺阳经1次
刺阴经2次

阳经
阴经

针刺治疗寒厥病，进针后应留针，以使寒症转热

刺阳经2次
刺阴经1次

阳经
阴经

680 厥头痛应如何针刺？

经气上逆而导致头痛的，称为厥头痛。如果伴有面部浮肿、心烦等症状，可以针刺足阳明胃经和足太阴脾经的穴位进行治疗。

患了厥头痛的，如果表现为头部脉络跳痛，心情悲伤，常常哭泣，经诊察，其头部络脉搏动明显且有充血的情况，治疗时可以针刺放出恶血，然后调治足厥阴肝经。

患了厥头痛的，如果表现为头沉重，痛而不移，则应针刺头上纵行排列的五条经脉中的穴位，每行中选取五个，用以祛除邪气。泻手少阴心经，然后调补足少阴肾经。

患了厥头痛的，如果表现为记忆力减退，嗳气，头痛时用手按头，却找不到疼痛的具体位置，那治疗时可以针刺头面部左右的动脉，祛除邪气，然后再针刺足太阴脾经加以调理。

患了厥头痛的，如果表现为项部先痛，而后腰脊也随之作痛，在治疗时应先针刺足太阳膀胱经的天柱穴，然后再针刺该经的其他相应穴位进行治疗。

患了厥头痛的，如表现为头痛严重，耳朵前后的脉络充盛、发热，治疗时应先刺破脉络将血放出，然后再取足少阳经上的穴位进行调治。

如患真头痛，疼痛剧烈，整个脑袋都痛，手脚冰冷直达肘膝关节，就是不可治的死证。

681 厥心痛应如何针刺？

厥心痛发作时，牵引到后背，就像有人从背后触动心脏一样，病人痛得弯腰屈背，这是由肾经邪气上犯于心造成的心痛病，所以叫做肾心痛。治疗时应先取足太阳经的京骨和昆仑两穴，如针刺后仍然疼痛不止，就取足少阴经的然谷穴。

厥心痛发作时，感觉胸腹内胀满，心痛尤其严重，这是由胃经的邪气犯于心造成的，所以叫胃心痛。治疗时应取足太阴脾经的大都穴和太白穴。

厥心痛发作时，痛得如同锥子刺心一般，十分严重，这是由脾气犯于心所造成的，所以叫脾心痛。治疗时应取足少阴肾经的然谷穴和太溪穴。

厥心痛发作时，面色青如同死灰一般，不能深呼吸，这是由肝气犯于心所造成的，所以叫肝心痛。治疗时应取足厥阴肝经的行间穴和太冲穴。

厥心痛发作时，卧床休息或在闲暇安静的时候疼痛不是很严重，一旦活动起来，疼痛就会加剧，但面色不变，这是由肺气逆乱犯于心所造成的，所以叫肺心痛。治疗时应取手太阴肺经的鱼际穴和太渊穴。

真心痛发作的时候，手足冰冷直达肘膝关节部位，心痛极其严重，往往早上发作到晚上就死亡，或者晚上发作第二天早上就死亡。

682 如何用针刺治疗常见杂症？

厥病，经气上逆导致身体脊柱两旁的部位至头部疼痛无比，头部昏沉，眼睛视物不清，腰脊强直的，应取足太阳经在腘窝的委中穴处的络脉针刺之至出血。

厥病，经气乱行，以致出现腹部胀满，寒气内盛，肠鸣，大小便不利等症状的，应取足太阴脾经的穴位进行针刺。

膝关节疼痛，应取足阳明胃经的犊鼻穴，用员利针刺之，出针之后要间隔一定时间再刺。员利针针身大如牛尾的长毛，非常适合针刺膝部。

牙齿疼痛，喜吃冷饮的，应取足阳明胃经的穴位以刺之；怕吃冷饮的，应取手阳明大肠经的穴位以刺之。

耳聋而无疼痛感的，应取足少阳经的穴位以刺之；耳聋且伴有疼痛感的，应取手阳明大肠经的穴位以刺之。

下巴疼痛的，应针刺其手阳明大肠经的穴位与足阳明胃经的穴位至出血。

脖子疼痛且不能俯仰的，应取足太阳经的穴位以刺之；脖子痛且不能回头看的，应取手太阳经的穴位以刺之。

小腹胀满膨大，向上影响到胃以至心脏，身体时热时寒，小便不利的，应取足厥阴经的穴位以刺之。

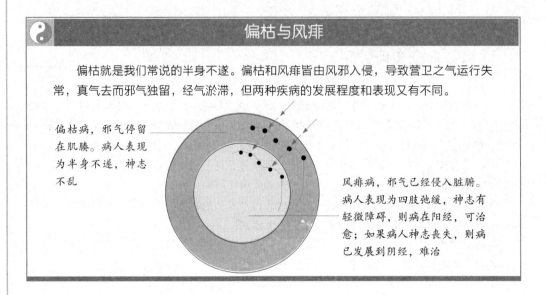

偏枯与风痱

偏枯就是我们常说的半身不遂。偏枯和风痱皆由风邪入侵，导致营卫之气运行失常，真气去而邪气独留，经气淤滞，但两种疾病的发展程度和表现又有不同。

偏枯病，邪气停留在肌腠。病人表现为半身不遂，神志不乱

风痱病，邪气已经侵入脏腑。病人表现为四肢弛缓，神志有轻微障碍，则病在阳经，可治愈；如果病人神志丧失，则病已发展到阴经，难治

心痛引起腰脊痛，且想呕吐的，应取足少阴经的穴位以刺之。

心痛，腹部胀满，大便涩滞不畅的，应取足太阴脾经的穴位以刺之。

心痛引起背部疼痛，呼吸困难的，应取足少阴肾经的穴位以刺之；苦未见效果，则取手少阳三焦经的穴位以刺之。

683 如何把经脉与十二月的阴阳配属关系应用到针刺治疗上？

正月、二月、三月，人体的阳气分别偏重于身体左侧下肢的足少阳胆经、足太阳膀胱经和足阳明胃经，治疗时不宜针刺左足的三阳经；四月、五月、六月，人体的阳气分别偏重于身体右侧下肢的足阳明胃经、足太阳膀胱经和足少阳胆经，治疗时不宜针刺右足的三阳经；七月、八月、九月，人体的阴气分别偏重于身体右侧下肢的足少阴肾经、足太阴脾经和足厥阴肝经，治疗时不宜针刺右足的三阴经；十月、十一月、十二月，人体的阴气分别偏重于身体左侧下肢的足厥阴肝经、足太阴脾经和足少阴肾经，治疗时不宜针刺左足的三阴经。

684 什么是运用针刺的道理？

若有寒热交争等阴阳不和的现象，须从阴阳来调和它。虚与实疑似的疾病，要辨证准确而通调之；如果外邪侵入大络，左侧邪气盛，影响到右边发病，右侧邪气盛，影响到左边发病，必须把握病邪逗留的处所，采用右病刺左，左病刺右的缪刺法。脏腑阴阳调和，就可以知道疾病好转的时间；同时也需要推究疾病的标本，观察其寒热的变化，懂得病邪侵入传变的规律及其盘踞的地方，针刺时就不会发生错误。若能了解九针的不同性能并能灵活运用，

艾灸疗法

艾灸是用艾绒做成大小不同的艾炷，或用纸卷成艾条，在穴位上火疼痛处烧灼熏蒸的一种治疗方法，一般适用于慢性和虚汗的病症。下面是几种常用的灸法。

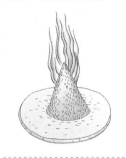

隔姜灸
用大片生姜，上放艾炷烧灼，一般可灸 3 ～ 5 壮。除隔姜灸外，还有隔蒜片灸、隔盐灸、隔附子片灸等

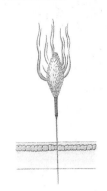

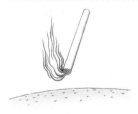

艾条灸
用艾绒卷成直径 1.5 ～ 2 厘米的艾条，一端点燃后熏灸患处，但不碰到皮肤。一般可灸 10 ～ 15 分钟

温针灸
在针刺之后，用针尾裹上艾绒点燃加温，可烧 1 ～ 5 次

就算是全面掌握了针刺治法。

要明确手足十二经的井、荥、输、经、合五腧穴的功能，便可以根据虚实的病情施以疾徐的针法，经气的往来运行、屈曲伸展、出表入里都有一定的规律；说到人体的阴阳两方面，也是和五行相合的。五脏六腑则分别有所藏蓄，四时节令、八方之风都包含有阴阳的道理；人身的面部，也分属阴阳五行，与脏腑相合，并集中反映在称为明堂的鼻部，其在各部显现出的不同色泽，可作为测候五脏六腑内在变化的标志。五脏六腑的疾病，也可反映在面部上下左右各个不同部位，根据这些情况，就可以判断病变性质的寒热及病位所在的经脉。

审察皮肤的寒温、滑涩，可以知道患者的痛苦所在以及疾病的阴阳虚实。心肺居于膈上属阳，肝脾肾居于膈下属阴，通过审察膈肌上下，判断病气所在的部位。先明确经脉循行的规律，然后才能进针，依据病情正确选择穴位。热邪滞留于身体上半部的，可针刺推热下行；热邪从下逆行于上的，可针刺导引邪热消散；痛有先后，先痛者先治；邪气在外，当留针补阳，助阳以散寒；寒气入于体内，可以取合穴，针刺去寒；凡病有不宜应用针刺的，可用艾灸法。

上部的气不足的，当引导其气上行以补其气；下部的气不足的，当留针随气而补益其下部之气；假若阴阳之气均不足，可用艾灸治疗；寒邪凝结、经脉下陷的，当用艾灸治疗，以驱散寒邪；络脉因寒邪聚结而坚紧的，同样采用艾灸治疗；假若病人不知病痛的确切部位，男子当灸阳蹻的申脉穴，女子当灸阴蹻的照海穴，若男灸照海，女灸申脉，这是高明医生应当禁忌的。能熟练地掌握和运用这些技术，用针的理法就完备了。

685 如何用针刺治疗五邪？

病有痈肿的，有属实的，有属虚的，有属热的，有属寒的，这就叫做五邪。一般针刺治疗五邪的方法，不过五条。对于瘅热病，当消灭瘅热；痈肿积聚不散的病症，应当使其消散；寒痹病，当助阳以温通寒痹；虚弱者，当补益而使其身体强壮；邪气盛大的必须驱除邪气。下面请让我将具体的针刺方法告诉你。

凡是针刺痈邪，不要迎着痈邪的旺势在痈处针刺或排脓，应耐心地加以调治，这样痈毒就会不化脓，此时应改换不同的方法进行针刺，使邪毒不在固定的部位留聚，病邪就会渐行消散。无论是阴经或是阳经气滞所形成的痈肿，都在其本经上取穴以泻邪气。

一般刺治大邪（实邪），应用针刺迫使邪势减小，也就是泻其有余，于是邪气日渐衰退，用砭石打开气血运行的通道，用针刺除去邪气，于是肌肉自然亲附致密，邪气除去则真气的功能恢复正常，因实邪多在三阳，故宜针刺诸阳经分肉间的穴位。

凡是针刺小邪（虚邪），应当运用补法，促使真气逐渐壮大，补充正气的不足，邪气才不会产生危害，同时审察邪气的所在，当其尚未深入的时候，迎而夺之。这样远近的真气都可以恢复正常，邪气就不会由外侵袭人体，体内的邪气也自然得以消散。针刺小邪之法，当取分肉之间的穴位。

凡针刺热邪，应当把邪气发散于外，使之由热转凉，邪被排出后，不再发热，即属无病了。所以针刺时应当为邪气的外出疏通道路，开辟门户，促使邪气得以外出。

凡刺寒邪，应当用温法，以保养正气，针刺时缓慢进针，待其得气则疾速出针，出针后揉按针孔，使其闭合，正气才不致外散，虚实得以调和，真气就能保存于内。

刺五邪，应当各选用什么针具比较合适呢？针刺痈疡，当用铍针；刺实邪当用锋针；针刺小邪，当用员利针；刺热邪当用镵针；针刺寒邪，当用毫针。

686 如何根据卫气的运行来进行针刺？

阴分阳分有多少的不同，对此可以以日出时间为基准，日出时标志着夜尽昼始，为卫气行于阳分的开端。所以，一日一夜漏水下百刻，二十五刻则为半天的时间，经常如此循环不止，当日落时为阳终止。

从平旦开始，漏水下一刻时，卫气行于手足太阳经；漏水下二刻时，卫气在手足少阳经；漏水下三刻时，卫气行于手足阳明经；漏水下四刻时，卫气在足少阴肾经；漏水下五刻时，卫气又出阳分行于手足太阳经；漏水下六刻时，卫气在手足少阳经；漏水下七刻时，卫气行于手足阳明经；漏水下八刻时，卫气在足少阴肾经。漏水下九刻时，卫气行于手足太阳经；漏水下十刻时，卫气在手足少阳经；漏水下十一刻时，卫气行于手足阳明经；漏水下十二刻时，卫气在足少阴肾经；漏水下十三刻时，卫气行于手足太阳经；漏水下十四刻时，卫气在手足少阳经；漏水下十五刻时，卫气行于手足阳明经；漏水下十六刻时，卫气在足少阴肾经。漏水下十七刻时，卫气行于手足太阳经；漏水下十八刻时，卫气在手足少阳经；漏水下十九刻时，卫气行于手足阳明经；漏水下二十刻时，卫气在足少阴肾经。漏水下二十一刻时，卫气行于手足太阳经；漏水下二十二刻时，卫气在手足少阳经；漏水下二十三刻时，卫气行于手足阳明经；漏水下二十四刻时，卫气在足少阴肾经；漏水下二十五刻时，卫气行于手足太阳经。这是在半日内，卫气运行的度数。

卫气就随着时间的推移而循环不止，在治疗时，应当谨慎地等待卫气到来的时候，进行针刺，这样才有可能治愈疾病；若失去了卫气到来的时机，那么很多疾病便难以治愈。候气而刺的方法，对于实证，应当在气到来的时候针刺，属于泻法；对于虚证，应当在气运行过去之后针刺，属于补法。所以临证时，应当谨慎地等候卫气的所在进行针刺，这就称为"逢时"。病在三阳经，必候气在阳分时进行针刺；病在三阴经，必候气在阴分时进行针刺。

687　九针的含义与功用是什么？

古代的圣人创立了天地自然数理，从一起始，到九终止，因此把大地定为九个分野，若九与九相乘，等于八十一，从而建立黄钟之数，九针也恰好与此数相对应。

第一种针，与天相应，天为阳，在人体五脏中，肺主呼吸，外与天气相应，肺的位置最高，称为五脏六腑的华盖。肺外合于皮毛，皮毛在体表，为人体的阳分。根据这种情况制成镵针，其式样必须针头大，针尖锐利，以便浅刺而容易控制针刺深度。这种针用于治疗邪在皮肤的病症，用来开泄阳气，解表退热。

第二种针，与地相应，地为土，人体与土相应的是肌肉。因此制成圆针，针的式样是针身圆直像竹管的样子，针尖呈卵圆形，适用于治疗邪气在肌肉的病症。针刺时不能损伤肌肉，如果损伤了分肉就会使脾气衰竭。

第三种针，与人相应，人之所以能够成长和维持生命活动，是依赖于血脉的输给和营养。所以为了适应治疗血脉的病症，制成锓针，取其针身大，针尖圆，微尖而钝，用它可以按压穴位，疏通血脉，引导正气得以充实，使邪气自然外出，不致因刺入过深而引邪内陷。

第四种针，与四时相应，四时是指四时八风的贼风邪气，侵袭人体经络之中，使血脉留滞淤结，形成经久不愈的顽固性疾病。为了治疗这种疾病，所以制成锋针，取其针身圆直，针尖锋利，用以刺络放血，泻其淤热，使得顽固性疾病得以根除。

第五种针，与五音相应，音为五数，位于一和九两个数的中间。一数，代表冬至一阳初生之时，月建在子；九数，代表夏至阳气极盛之时，月建在午。而五数正当一到九数的中央，暑往寒来，阴阳消长的变迁，由此可分。在人体如果寒热不调，阴阳两气相互搏结，使气血聚结形成痈肿。这种病适用铍针治疗，取其针的末端如同剑刃一样锋利，可以刺破痈肿，排出脓血。

第六种针，与六律相应，因六律调节声音，高低有节，分为阴阳，可以与四季中的十二月相应，与人体的十二经脉相合。如果贼风邪气侵入人的经络，使阴阳失调、经脉闭阻不通，就会发生急性发作的痹证。因此制成员利针，取其针尖如长毛，圆而锐利，针身中段略

内经中的十二刺法

十二刺	针刺方法	主治
1. 偶刺	前后配刺（一刺前胸腹，一刺后背，直对病所）	心痹
2. 报刺	刺而再刺（刺后不即拔针，以左手按病痛处，再刺）	痛无常处
3. 恢刺	多向刺（刺筋旁，或向前，向后，以恢筋急）	筋痹
4. 齐刺	三针同用（正入一针，傍入二针）	寒痹小深者
5. 扬刺	五针同用（正入一针，傍入四针）	寒痹广大者
6. 直针刺	沿皮刺（提起皮肤乃刺入）	寒痹之浅者
7. 输刺	提插深刺（直入直出，慢退针而深入针）	气盛而热者
8. 短刺	近骨刺（稍摇而深入）	骨痹
9. 浮刺	肌肉斜刺（傍入其针而浮之）	肌肤急而寒
10. 阴刺	左右同用（左右同时并刺）	寒厥
11. 傍针刺	两针同用（正入一针，傍入一针）	留痹久居者
12. 赞刺	多针浅羁出血（直入直出，多针而浅，出血）	痈肿

粗大，用来刺治急性病。

第七种针，在天与北斗七星相应，在人体与七窍相应。人的全身分布着许多孔窍，就像天空中的星辰密布，如果外邪从孔窍侵入经络之间而长留不去，就会血气阻滞不通，从而形成痛痹。为了治疗此类疾病，所以制成毫针，取其针尖微细稍长，好像蚊虻的嘴那样。刺治时，手法要轻，慢慢进针，轻微提插。有了针感以后，留针时间要长，从而使正气得到充实，邪气一经消散，正气随着恢复。出针以后，正气就可得到疗养了。

第八种针，在自然与八方之风相应，在人体与肱部和股部的肩、肘、髋、膝八处大关节相应。如果来自八方的贼风邪气侵袭人体，就会分别深入停留在骨缝、腰脊、关节与腠理之中，形成邪深在里的痹证。为了治疗这类疾病，制成长针，取其针体长而针尖锋利，这样就可以刺治深层次的痹证。

第九种针，在自然与九野相应，在人与周身关节、骨缝和皮肤相应。如果邪气过盛，蔓延到全身，出现浮肿而状似风水病，这是由于水气流注，不能通过大的关节，以致肌肤积水而出现水肿。为了治疗这种疾病，制成大针，取其针尖微圆而针体略微粗大，用它来通利关节，转运大气，以消除积水。

688 九针的长度分别是多少？

第一种称为镵针，是模仿巾针的式样制造而成的，针头较大，在距离针尖约半寸的地方开始逐渐变细，针长一寸六分，用来浅刺，以通利疏泄在体表的阳气，治疗头及身上发热的疾病。第二种称为圆针，是模仿絮针的式样制造而成的，针身圆直像竹管一样，针尖呈卵圆形，长一寸六分，用来治疗邪气在分肉间的疾病。第三种称为锟针，是模仿黍粟的式样制作而成的，针尖像黍粟一样圆而微尖，针长三寸半，用它来按摩经脉，行气活血，以驱邪气外出。第四种称锋针，也是模仿絮针的式样制作而成的，针身圆而直，针尖锋利，针长一寸六分，用它来泻热，刺络放血。第五种称为铍针，是模仿剑锋的式样制作而成的，针宽二分半，长四寸，主治寒热搏结而形成痈肿化脓的病症，可以用它切刺排脓，清除热毒。第六种称为员利针，针细长如毛，针身略小，长一寸六分，以便针刺到较深的部位，主治痈肿和暴发性的痹证。第七种称为毫针，是模仿毫毛的式样制作而成，针长一寸六分，用来治疗寒热痛痹在络脉的病症。第八种称为长针，是模仿綦针的式样制作而成的，针长七寸，主治邪深病久的痹证。第九种称大针，是模仿锋针的式样制作而成的，针尖微圆而粗大如挺，针长四寸，用来治疗大气不能通过关节，积水成肿的病症。以上所述，就是九针的形状及其大小长短的情况。

689 什么是刺五节？

刺法中的确是有五节这个说法，其内容是一名振埃、二名发蒙、三名去爪、四名彻衣、五名解惑。振埃的针刺方法，是针刺外经，治疗阳病；发蒙的方法，是指针刺六腑的腧穴，治疗腑病；去爪的针刺方法，是针刺关节肢络；彻衣的方法，是指遍刺六腑之别络；解惑的针刺方法，是掌握阴阳的变化，据此以补不足，泻有余，促使阴阳平衡协调。

振埃的方法，具体说是治疗阳气暴逆于上，充满胸中，胸部胀满，呼吸时张口抬肩等病症的，也可治疗因胸中之气上逆，以致发生气喘有痰声，或坐或伏而难以仰卧，并且害怕尘埃和烟雾之病。这种方法的治疗效果很好，就像振落尘埃一样快，应取天容穴。若有咳逆上气，屈曲蜷缩而胸部疼痛这种情况，取廉泉穴。取天容穴时，针刺不要超过一寸；取廉泉穴时，看到病人面部血色改变时即当止针。

本来发蒙的针法，是治疗耳朵听不见、眼睛看不清的病变的。针刺这种病，必须在中午的时候，针刺手太阳小肠经的听宫穴，通过手法使针刺感应到瞳仁，使针刺的声音传入到耳中，这就是腑腧穴的作用。黄帝说：讲得很好！什么叫声闻于耳呢？岐伯说：针刺听宫穴的同时，用手紧捏住鼻孔，然后闭住口，努腹鼓气，使气上走于耳目，这样耳内就会在针刺的同时相应地出现声响。

腰脊是身体内较大的关节；下肢是人体行走的枢要，也是站立时的支柱；阴茎、睾丸为人身之机，人身精液由此而泄，尿液由此而出，所以是阴精、津液的通道。如果饮食不知节

刺五节的含义

中医中有刺五节的说法，分别为振埃、发蒙、去爪、彻衣、解惑。这些都是根据治疗效果命名的，是一种形象的比喻。

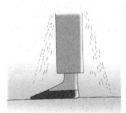

振埃
像振落尘埃一样手到病除。针刺四肢及体表的经脉，治疗阳气上逆

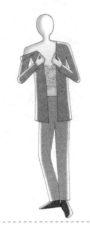

彻衣
像脱去衣服一样迅速奏效。遍刺六腑的脉络，使病人出汗，排出体内热气

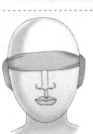

发蒙
开发蒙聩，如眼睛听不到，耳朵看不到，针刺六腑的腧穴，治疗六腑疾病

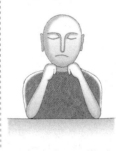

解惑
解除迷惑，如阴阳之气不调，使人意识模糊，调节人体的阴阳，使其达到平衡协调的状态

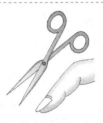

去爪
像剪去多余的指甲一样。针刺关节支络，去掉体内多余的积水

制调配，喜怒不时过度刺激，影响津液的运行和代谢，使得津液内溢，停聚于阴囊，水道不通，阴囊日益胀大，会使人体的俯仰、行动都受到限制。这种病是由于水液内停，津液运行上下不通导致的，因为治疗目的在于消除积水，就像修剪多余的指甲一样，所以叫去爪。

刺节中所说的彻衣的方法，多数用来针刺阳气有余而阴气不足的病症，阴气不足就出现内热，阳气有余就出现外热，由于热势炽盛，所以就想袒露身体而不愿穿衣盖被，更不敢叫人靠近身体，甚至因怕热而身体不欲沾席。肌肤腠理闭塞，汗不得出，口干舌焦，口唇枯槁，肌肉枯瘦，咽喉干燥，饮食不论好坏。遇到这种病症，应如何治疗？首先针刺手太阴肺经的天府穴和足太阳膀胱经的大杼穴各三次，再刺膀胱经的中膂俞用以泻热，然后补手太阴经和足太阴经，使病人出汗，待热退汗液减少时，病就痊愈了，其奏效之捷，比脱掉衣服都快。

人中风后出现半身瘫痪，血气偏虚于身体一处，虚的是正气不足，实的是指邪气有余，这样左右轻重不相合，身体不能倾斜反侧，也不能翻转俯伏，甚至神志不清，不知东南西北。症状表现为忽上忽下，反复颠倒无常，甚至神志昏迷。遇到这种病症怎样治疗呢？不管情况多么复杂，必须泻其邪气的有余，补其正气的不足，使之达到阴阳平衡。这样用针是治其根本，其奏效迅速，比单纯解除神志迷惑要快捷。

690 阴阳与针刺时的反应有什么关系？

重阳之人，阳气偏盛，其气如同火一般炽盛，说话很快，趾高气扬，因为这种人的心肺脏气有余，功能旺盛，阳气充盛滑利而益发激扬，所以他的神气易于激动而对针刺反应强烈。

重阳之人而神气不先激动的是因为这种人虽然阳气炽盛，但阴气也盛，阳中有阴。多阳的人情绪高涨，精神愉快，常喜形于色。多阴者精神抑郁而常恼怒不快，好发脾气，但也很容易缓解。所以说阳气偏盛而又多有阴气，阳为阴滞，阴阳离合困难，神气就不易激动，反应也不那么强烈。

有的人针刺后很快得气是因为人的阴阳均衡协调，气血濡润和畅，所以进针以后就很快出现得气的反应。

有的人在出针之后才出现反应，这是因为这种人多阴而少阳，阴的性质主沉降，阳的性质主升浮，阴偏盛则沉潜敛藏占优势，所以针刺时反应迟缓，当出针以后，阳气随其针而上

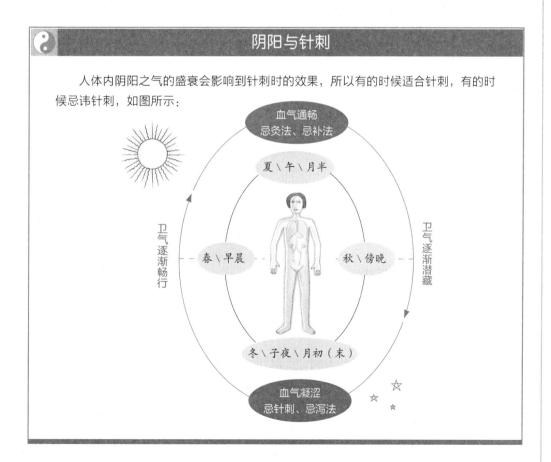

阴阳与针刺

人体内阴阳之气的盛衰会影响到针刺时的效果，所以有的时候适合针刺，有的时候忌讳针刺，如图所示：

血气通畅
忌灸法、忌补法

夏＼午＼月半

卫气逐渐畅行

卫气逐渐潜藏

春＼早晨

秋＼傍晚

冬＼子夜＼月初（末）

血气凝涩
忌针刺、忌泻法

浮，才出现反应。

经过数次针刺后才知道反应，这是因为这种人多阴而少阳，其气机沉潜至深，反应低下而气难至，对针刺极不敏感，所以通过几次针刺后才出现反应。

进针后出现气逆晕针的不良反应，还有经过多次针刺治疗后病情反而加重恶化者，并不是患者的体质阴阳偏盛偏衰，以及气机的升浮沉降造成的，都是因为医生本身技术不高明，是治疗上的失误，与患者的形气体质无关。

691 二十五种人的针刺原则分别是什么？

二十五种不同类型的人，在针刺治疗时也有一定的准则。眉毛清秀美好，是足太阳经脉气血充盛；眉毛粗疏不好者，是气血均少。人体肌肉丰满而润泽的，是血气有余；肥胖而不润泽，是气有余而血不足；瘦而不润泽的，是气血均不足。根据人形体的外在表现和体内气血的有余与不足，便可测知疾病的虚实、病势的顺逆，这样就能作出恰当的治疗，不致贻误病机。

在具体针刺三阴三阳经所出现的病变时，切按人迎、寸口脉，以诊察阴阳气血盛衰的变化，再沿着经络循行的部位，审视有无积聚等气血滞涩不通的现象。若发现气血闭阻不通的积聚现象，大都会出现痛痹之病，严重的，气血不能通行，故出现气血凝结涩滞的现象。若气血积聚在小的络脉而造成浅部淤血，应当用针刺放血来开决疏通，气血即可运行。若有小的络脉出现气血的积聚，而血不行的，可刺出淤血，开通脉络，脉络开通，气血就可以正常地运行了。所以，凡上部病气有余的，应采取上病下取的取穴方法，引导病气下行。凡上部正气不足的，用推而扬之的针法，促使正气上行，使气血达到新的平衡。其气迟迟不至者，或气行迟滞、中途滞留者，当于其滞留之处，再用针迅速刺之，以接引其气使继续运行至病所。要先明确经脉的循行，才能正确采用各种不同的针刺方法。如有寒热交争的现象，根据其阴阳偏盛偏虚的不同情况，予以补不足，泻有余，引导其气血达到平衡。若脉中虽有郁滞而尚未淤结的，也应区别不同情况，给予不同的治疗。总之，必须首先了解二十五种人的不同外部特征和内部上下气血的盛衰、通滞等具体情况，这样左右上下各方面的情况都很清楚了，针刺的各种标准以及原则，也就能依此而定了。

692 什么是五禁五夺与五逆？

天干应人身，甲乙应头，所以逢甲乙日，不能针刺头部；也不要用发蒙的针法针刺耳内。丙丁应肩喉，逢丙丁日，不要用振埃法针刺肩、喉及廉泉穴部位。戊己应手足四肢，逢戊己日，不可针刺腹部和用去爪法泻水。庚辛应股膝，逢庚辛日，不可针刺股膝的穴位。壬癸应足胫，逢壬癸日，不可针刺足胫的穴位。这就是所说的五禁。

五夺，即五种大虚的病征。形体肌肉消瘦已极，是一夺；大失血之后，是二夺；大汗出后，是三夺；大泄之后，是四夺；新产流血过多及大量出血之后，是五夺。这些都不可用泻法治疗。

热性病征但脉象沉静，汗出以后，脉象躁动，这是脉证相反，是逆证之一；患泄泻病，脉象洪大，这是正虚邪盛，是逆证之二；肢体痹着不移，聚起的肌肉破溃，身体发热，一侧的脉搏触而不及，是逆证之三；阴津耗伤导致形体消瘦，身体发热，肤色苍白、枯晦、不泽，以及大便下血，有严重淤块，是逆证之四；身体寒热，身体消瘦，脉象坚硬搏指的，是逆证之五。

693 邪气对人体的伤害与针刺原则是什么？

大凡邪气侵入了人体经脉，风热阳邪常侵犯上部，食积秽浊之气往往停留在中部，清冷寒湿邪气常侵犯下部。因此，在针刺的时候，上部取筋骨陷中的腧穴，可以祛除风热之邪；针刺中部阳明经合穴，可以祛除胃肠浊气。但如果病在浅表而针刺太深，则会引邪入里，邪气随之深入而加重病情。所以说，皮、肉、筋、脉，各有一定的部位，而每种病也各有与之相适应的治疗方法。九针的形状都不相同，各有其相适应的病症，要根据病情适当选用，实症不可以用补法，虚症不可以用泻法。如果正气不足反用泻法或邪气有余反用补法，就会加重病情。精气不足的病人，如果误泻五脏阴经之气，就会使病人阴虚而死亡；阳气不足的病人，如果误泻六腑阳经之气，就会使病人正气衰弱而精神错乱。总之，误泻阴经，使脏气耗竭，就会导致死亡；误泻阳经，耗伤了六腑阳气，则会使人发狂，这些都是误用补泻的害处。

下针后，如果没有得气，不管次数多少，都应当施行手法以候经气的到来；下针如果得气，就可以出针，不必再行针刺和留针了。九针各有不同的功用，针的形状不同，适用的部位也不相同，要根据病情选用，这是针刺的要点。针下得气，表明有疗效。疗效显著的，就像风吹云散，重见天日一样，针刺的道理就是这样的。

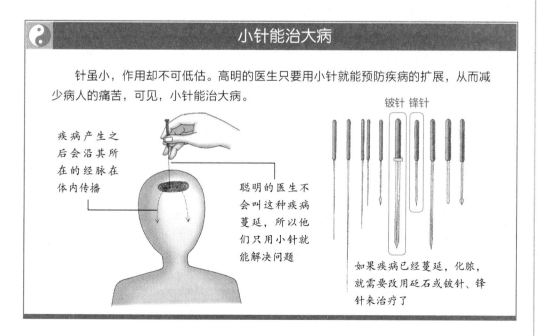

小针能治大病

针虽小，作用却不可低估。高明的医生只要用小针就能预防疾病的扩展，从而减少病人的痛苦，可见，小针能治大病。

疾病产生之后会沿其所在的经脉在体内传播

聪明的医生不会叫这种疾病蔓延，所以他们只用小针就能解决问题

铍针　锋针

如果疾病已经蔓延，化脓，就需要改用砭石或铍针、锋针来治疗了

第6章 拔罐

拔罐法又名"火罐气""吸筒疗法"，因为古人常以兽角做罐治病，所以又将之称为"角法"。这是一种以杯罐作工具，借热力排去其中空气而产生负压，使吸着于皮肤从而造成郁血现象的一种疗法。最初被用于吸血排脓，后来它的应用扩大到肺痨、风湿等疾病的治疗。

694 什么是拔罐？

拔罐疗法，在中国有着非常悠久的历史，因为古人常以兽角做罐治病，所以又将之称为"角法"。考古发现表明，早在西汉时期，中国就已经有了拔罐疗法。在湖南长沙马王堆汉墓中出土的《五十二病方》中，就有以兽角治疗疾病的记载。

东晋医学家葛洪著的《肘后备急方》里，也有角法的记载。唐代王焘著的《外台秘要》一书中，也曾介绍使用竹筒火罐来治病，如文内说："取三指大青竹筒，长寸半，一头留节，无节头削令薄似剑，煮此筒子数沸，及热出筒，笼墨点处按之，良久，以刀弹破所角处，又煮筒子重角之，当出黄白赤水，次有脓出，亦有虫出者，数数如此角之，令恶物出尽，乃即除，当目明身轻也。"唐代太医署还将"角法"单列为一门学科，学制三年，从理论、操作和临床等方面形成比较完整的医学体系。从以上介绍的情况看来，我国晋、唐时代就已非常流行用火罐疗病了。

唐以后的医家们，不仅继承了先人的成果，而且还进一步发展了拔罐疗法，使之发挥出了更大的作用。比如，宋代的医家就将拔罐疗法的适应证扩大到了内科疾病中。在宋代医书《苏沈良方》中，就有用火罐治疗久咳的记载。清代著名医药学家赵学敏曾用拔罐疗法治疗风寒头痛、风痹、腹痛等症。另一清代医家吴谦在《医宗金鉴·外科心法诀要》中记载了拔罐配合中医、针刺等法治疗疾病的方法。

拔罐疗法简史

拔罐疗法在古代被称为"角法"，历史悠久，甚至可以追溯到西汉时期。经过2000多年历代医家的改良，拔罐疗法已经发展成为一种可以治愈内、外、妇、儿、骨、皮肤、五官等科诸种疾病的重要的治疗手段。

西汉
（公元前202年～公元9年）

在湖南长沙马王堆汉墓中出土的《五十二病方》中，就有以兽角治疗疾病的记载。

东晋
（317年～420年）

东晋医学家葛洪著的《肘后备急方》里，有关于角法的记载。

唐代
（618年～907年）

① 唐人王焘所撰的《外台秘要》一书，是一部由文献辑录而成的综合性医书。在书中就较详细地介绍了拔罐疗法的一些情况。

② 唐代太医署将"角法"单列为一门学科，学制三年，从理论、操作和临床等方面形成比较完整的医学体系。

宋代
（960年～1276年）

在宋代医书《苏沈良方》中，有用火罐治疗久咳的记载。

元代
（1206年～1368年）

元人沙图穆苏所撰的医书《瑞竹堂经验方》中有关于"竹筒吸毒法"的介绍。

明代
（1368年～1644年）

由明代医家陈实功编著的外科专著《外科正宗》中介绍有"煮竹筒法"。

清代
（1616年～1911年）

① 清代著名医药学家赵学敏曾用拔罐疗法治疗风寒头痛、风痹、腹痛等症。

② 清代医家吴谦在《医宗金鉴·外科心法诀要》中记载了拔罐配合中医、针刺等法治疗疾病的方法。

当代

现当代的拔罐疗法取得了更大的发展，应用范围得到极大的扩展。又因为其一系列的优点而被称做是21世纪的"自然疗法"。

新中国成立后，拔罐疗法取得了更大的发展，临床应用从比较单一的范围已经扩展到内、外、妇、儿、骨、皮肤、五官等诸多分科。不仅如此，拔罐疗法还走出国门，受到了世界各国人民的喜爱。比如，拔罐疗法在法国被称为"杯术"，在前苏联被称为"淤血疗法"。总之，拔罐疗法已经被越来越多的人所接受，又因为一系列的优点而被称作是21世纪的"自然疗法"。

695 拔罐为什么能治病？

中医认为，拔罐之所以可以祛病强身，总的来说是因为拔罐可以调节人体功能使之正常运行。比如，当人体的脏腑功能低弱时，就加强它们的功能；当人体的脏腑功能过于强大时，就削弱它们的功能。具体来说，中医所认为的拔罐疗法作用机制的原因主要有以下几种：

疏通经络气血

中医认为，人体内存在一个经络系统，它们纵横捭阖，遍布全身，将人体内外的脏腑等各个组织器官联系成一个有机整体，并借以运行周身气血，营养全身。当经络系统当中的某一部分遭到破坏，那么整个系统就会受到影响，疾病因此产生。而拔罐疗法正是在经络气血凝滞或空虚时，通过对经络穴位的吸拔作用，从而引导经络中的气血输布，使衰弱的脏腑器官得以亢奋，恢复功能，从而赶走疾病。

祛湿散寒

拔罐不仅有平衡人体阴阳、疏通经络气血的作用，而且还可以祛风散寒、祛湿除邪。如清代著名医药学家赵敏学在其著作《本草纲目拾遗》中就说，不用服药，只用火罐就可以治疗风寒头痛、风痹、腰痛等疾病。其作用原理是利用拔罐的吸力，将充斥在身体表面、经络穴位甚至是身体组织器官内部的风寒、淤血、痰湿、脓血、热毒等外邪吸拔出来。这样，有关的疾病自然就会痊愈。

拔毒排脓

如果人体内部毒气郁结、恶血淤滞。那么在其未化脓时施以拔罐疗法，那么就可将毒血吸出，使气血疏通，消散于阻。在其化脓时施以拔罐疗法，则可拔毒排脓，使病症迅速减轻。

696 拔罐疗法分为哪些种类？

按拔罐的形式可分为单罐法、多罐法、闪罐法、留罐法、走罐法。
按排气方法可分为火罐法、水罐法、抽气罐法、挤压罐法。
按综合治疗方法可分为温水罐法、针罐法、药罐法、刺络罐法。

697 多罐法可分为哪些种类？

多罐法即多罐并用，一般用于治疗病变范围比较广泛或患病反应点较多的疾病。在拔罐时，可根据病变部位形态等具体情况，酌情吸拔数个至10余个罐具。根据罐具之间排列的形态，多罐法又可以分为排灌法、密排法、疏排法和散罐法等。

排灌法：是指按照某一条经络走向顺序排列拔罐。这种方法多用于慢性疾病、内脏气血淤阻，神经肌肉疼痛等症。罐具少而排列稀疏的称为疏排法。这种方法多用于年老体衰、儿童等患者，或者病症模糊、耐受能力差的患者。罐具多而排列紧密的称为密排法。这种方法多用于身体强壮的年轻人，或者病症反应强烈、发病广泛的患者。

散罐法：又称星罐法，这种方法的特征是在人体上零星选穴拔罐。此法主要适用于一人患有多种疾病或者虽只患有一种疾病，但有多种病情的患者。

如果病在体表，除要在局部拔火罐外，还要在支配的神经根部拔火罐，以提高治疗效果，称神经节段拔罐法。如膝关节炎、膝关节损伤，除在局部拔火罐外，还可在腰椎第 3～5节和骶椎 1～2节拔火罐。

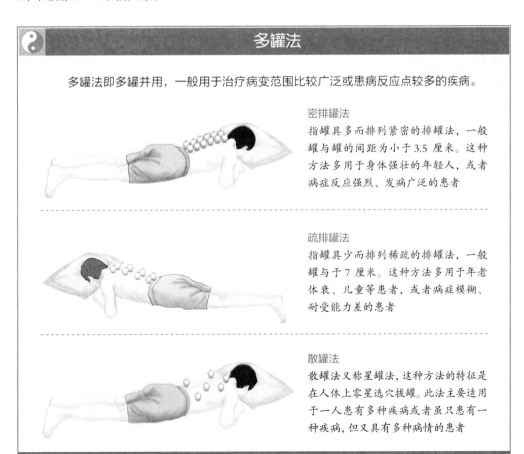

多罐法

多罐法即多罐并用，一般用于治疗病变范围比较广泛或患病反应点较多的疾病。

密排罐法
指罐具多而排列紧密的排罐法，一般罐与罐的间距为小于3.5 厘米。这种方法多用于身体强壮的年轻人，或者病症反应强烈、发病广泛的患者

疏排罐法
指罐具少而排列稀疏的排罐法，一般罐与于 7 厘米。这种方法多用于年老体衰、儿童等患者，或者病症模糊、耐受能力差的患者

散罐法
散罐法又称星罐法，这种方法的特征是在人体上零星选穴拔罐。此法主要适用于一人患有多种疾病或者虽只患有一种疾病，但又具有多种病情的患者

698 什么是留罐法？

又称坐罐法，是指罐具吸拔在应拔部位后留置一段时间的拔罐法。留罐法一般留罐的时间为5～10分钟，可用于治疗大部分病症，是最常用的拔罐法。在采用此法时应注意以下几点：罐大吸拔力强的应适当减少留罐时间；夏季及皮肤薄弱处留罐时间不宜过长；如需拔淤血罐，时间可稍延长，但不能拔破皮肤。

699 什么是闪罐法？

闪罐法是指罐具吸拔在应拔部位后随即取下，反复操作至皮肤潮红时为止的一种拔罐方法，若连续吸拔20次左右的，则称为连续闪罐法。由于闪罐法拔后在皮肤上不留淤紫斑，故比较适合面部拔罐。闪罐法的兴奋作用较为明显，适用于肌肉萎缩、局部皮肤麻木、中风后遗症、内脏病等病症。

700 什么是针罐法？

这是一种针刺与拔罐相结合的综合拔罐法，也很常用。具体来讲它还可以细分为两类：一是留针拔罐法，此法多用于治疗时体位变动不大以及局部病痛而又病程较长的患者。操作方法是先选定穴位，并对其进行针刺，然后不出针在其上拔罐。留罐10～20分钟后，起罐取针；一是不留针拔罐法，是指对穴位进行针刺后就立即出针，或者虽不出针，但须至出针后，才在该部位拔罐的一种方法。除此之外，近年来还发明出了一种针药罐法。这种方法是在留针的基础上，再吸拔一贮药罐，以提高疗效。

701 什么是血罐法？

也称刺络罐法。本法适用于各种急慢性软组织损伤、高热、神经痛和神经性皮炎等症。具体操作方法是先用三棱针、梅花针或注射针等按病变部位的范围大小和出血量的要求，针刺穴位或病变部位。针刺时的力度是：轻刺以皮肤出现红晕为标准；稍重刺是以轻微出血为标准；重刺是以点状出血为准。针刺后再拔罐并留罐，留罐时间长短按不同部位和病症需出血的量而定。在选用罐具时，最好采用透明罐具，这样便于观察出血状况，一般来说出血量要控制在20毫升左右即可。起罐后用消毒棉球将伤口擦净，必要时涂以龙胆紫等消毒药水。注意，瘢痕体质者或出血性疾病患者忌用本法。

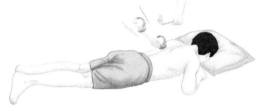

闪罐法

指罐具吸拔在应拔部位后随即取下，反复操作至皮肤潮红时为止的一种拔罐方法。此法的兴奋作用较为明显，适用于肌肉萎缩、局部皮肤麻木、中风后遗症、内脏病等病症

闪罐法

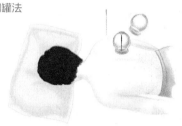

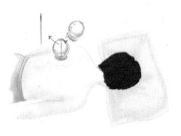

❶ 不留针拔罐法，是指对穴位进行针刺后就立即出针，或者虽不出针，但须至出针后，才在该部位拔罐的一种方法

❷ 留针拔罐法，是指先选定穴位，并对其进行针刺，然后不出针在其上拔罐。此法多用于治疗时体位变动不大以及局部病痛而又病程较长的患者

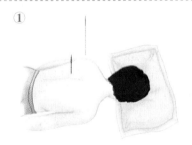

血罐法

本法也称刺络罐法，具体操作方法是先用针刺穴位或病变部位，然后再拔罐并留罐

走罐法

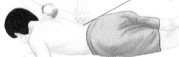

先在罐口或吸拔部位涂上一层润滑剂，这样主要是便于罐具的滑动

另一手则握住罐底稍倾斜推。

沿着肌肉骨骼生长路线或经络循行路线作上下左右的移动，也可以患部为中心作环形旋转移动

本法又称推罐法或行罐法，多用于胸背、腹部、大腿等肌肉丰满、面积较大的部位。本法常用于治疗麻痹、肌肉萎缩、神经痛和风湿痹痛等症

702 什么是走罐法？

本法又称推罐法或行罐法，多用于胸背、腹部、大腿等肌肉丰满、面积较大的部位。本法常用于治疗麻痹、肌肉萎缩、神经痛和风湿痹痛等症。具体操作方法是，先在罐口或吸拔部位涂上一层如石蜡、凡士林等的润滑剂，当然也可以选用风油精、红花油等膏剂，这样主要是便于罐具的滑动。吸拔后用一手按住罐口前缘皮肤，另一手则握住罐底稍倾斜推，沿着肌肉骨骼生长路线或经络循行路线作上下左右的移动，也可以患部为中心作环形旋转移动。走罐时间以患部皮肤变得潮红或起丹痧点为宜，随后即可起罐。基于本法特点，在选择罐具时，宜选用罐口较大、罐口壁较厚且光滑的玻璃罐或有机玻璃罐。如果细分，本法又可以分为两种：一是直行走罐法，即以单手握住罐体作直线运动，多用于背部脊柱两侧的肾经和膀胱经循行线上；一是旋转走罐法，即以单手握住罐体作顺时针或逆时针旋转式运动，此法多用于腰骶、腹部或肩关节等部位。

703 什么是指罐法？

此法是指在需要拔罐的穴位上或病患处先用手指点按穴位或按揉患部，然后再拔罐的方法。此法常用于治疗病情较急、疼痛剧烈等病症，尤其对软组织挫扭伤和劳损等症有明显疗效。指罐法具有拔罐、针刺和按摩的三重作用，可以极大提高拔罐治疗的效果。

704 什么是平衡罐法？

此法也称为内脏神经调节吸拔法。其特点是在人体交感神经和副交感神经效应区内拔火罐。如果在胸、腰部拔火罐，那么可以使人体的交感神经兴奋；在颈、骶部拔火罐，就可以提高副交感神经效应。比如便秘，患者多为交感神经兴奋升高而抑制了胃肠蠕动。那么治疗时就在腰、骶部拔火罐，这样能提高副交感神经的兴奋，从而增加胃肠蠕动，达到治疗目的。

705 什么是灸罐法？

这是一种将拔罐与艾灸相结合的治疗方法。主要作用机制是增强拔罐的刺激作用。一般的操作方法是先灸法后拔罐。根据灸法的不同，此法又可以分为以下 4 种：

单纯艾灸罐法，即先点燃艾绒，使之燃烧产生的热量对皮肤产生刺激，直到皮肤潮红。温灸 10 分钟后拔罐。

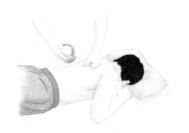

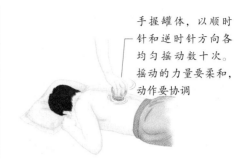

手握罐体，以顺时针和逆时针方向各均匀摇动数十次。摇动的力量要柔和，动作要协调

指罐法
指在需要拔罐的穴位上或病患处先用手指点按穴位或按揉患部，然后再拔罐的方法

摇罐法
指对留在皮肤上的罐具进行有节奏的摇动

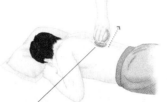

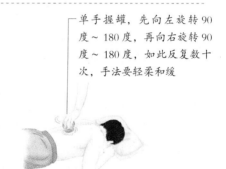

单手握罐，先向左旋转90度~180度，再向右旋转90度~180度，如此反复数十次，手法要轻柔和缓

用手握住罐底向上提拉，等上提到一定程度后放松，然后再提，如此反复数十次

提罐法
指将吸拔在皮肤上的罐体向上提拉，其作用机制是通过肌肤的上下移动，可以振荡与之相应的内脏，增强其功能

转罐法
转罐法是在摇罐的基础上发展起来的。通过增大对所留罐具的旋转力量，达到促进血液循环，增强治疗效果的目的

　　蒜艾灸罐法，先将大蒜切成厚约2毫米的薄片，将艾绒捻成上尖下大的圆锥柱状，然后在蒜片上刺出小孔，贴在要拔罐的部位上。然后放上艾炷点燃，等患者逐渐觉得很热并烧灼难忍时再拿走蒜片，反复多次后，直到患者皮肤潮红，然后拔罐。此法多用于痤疮、气管炎、肠炎等感染性和风湿痹证。

　　姜艾灸罐法，此法与蒜艾灸罐法的操作大致相同，只是将蒜片换成姜片即可。

　　药艾灸罐法，此法是指在艾绒中加入一定量的药物粉末或易挥发药液，使药物燃烧后产生的烟雾被人体吸入，然后再拔罐的一种治疗方法。

706　什么是发泡罐法？

　　这是一种通过增大吸拔力量和延长吸拔时间等手段，使拔罐皮肤下产生水泡而增强疗效的拔罐方法。此法多用于感冒、水湿、湿温、湿毒等寒湿类疾病。通常在起罐后，可见皮肤上会有许多大小不等的微小水泡，这些水泡不会产生疼痛感，可以不挑破，1~2天后自会消退。但也可以用灭菌针挑破这些水泡，挑破后涂上龙胆紫消毒即可。本法不可用于水肿和瘢痕体质的患者。

707 什么是摇罐法？

这种罐法是指对留在皮肤上的罐具进行有节奏的摇动。这种罐法的作用机制是通过对穴位的反复牵拉，可以增大局部刺激，等同于按摩与拔罐同时进行，从而提高治疗效果。具体操作手法是手握罐体，以顺时针和逆时针方向各均匀摇动数十次。摇动的力量要柔和，动作要协调。如果患者能够忍受，就可以逐渐加大摇动力量。

708 什么是提罐法？

此法是指将吸拔在皮肤上的罐体向上提拉，以不脱罐为宜，等上提到一定程度后放松，然后再提，如此反复数十次。提罐法的作用机制是通过肌肤的上下移动，可以振荡与之相应的内脏，增强其功能。此法常用于治疗消化系统的疾病，如食少纳呆、腹痛泄泻、小儿疳积，以及妇科痛经、月经不调等。

709 什么是转罐法？

这种方法是在摇罐的基础上发展起来的。通过增大对所留罐具的旋转力量，提高牵拉程度，达到促进血液循环，增强治疗效果的目的。具体操作方法是单手摇罐，先向左旋转90～180度，再向右旋转90～180度，如此反复旋转数十次。旋转的手法要轻柔和缓，切不可强拉硬拽，以免造成伤害。此法多用于软组织损伤、无菌性炎症所致的肌肉紧张或疼痛等病症。

710 什么是药罐法？

这是一种将药物治疗与拔罐疗法相结合的罐法。多用于四肢关节风寒湿痹等证。细分之下，又可以分为如下两种：

煮药罐法，先根据病情选用适宜药物，并放入锅中煮沸。然后将选好的竹罐或木罐放入其中煮10～20分钟，罐口朝下取出，擦干罐口后立即吸拔到施术部位，留罐即可。

纳药罐法，先根据病情选用一定的药膏、药水或药酒等，并将之涂抹在穴位上或将药末、药泥等用胶布敷贴在所要拔的穴位上，然后拔罐。

711 拔罐对诊病有什么意义？

通过观察拔罐部位皮肤的变化就可以推断疾病的性质，下面就试举几例以说明这个问题：

如果在拔罐处的皮肤上有轻微出血的现象，而且还有紫色块状出现，那么这说明皮下毛细血管可能已经受损。导致受损的原因可能是由风疹、麻疹以及猩红热的疾病引起的。这时就要做好相关疾病的预期治疗工作。

在患者的肩井穴上拔罐后，如果有紫色斑点出现，那么很有可能是患者有气淤型颈椎病；如果紫斑颜色很深且伴有局部发热，那么患者很可能是体内热毒炽盛；如果没有紫斑出现且没有发热现象，那么患者很可能是气虚或阳虚。如拔罐后患者局部皮肤有轻微瘙痒和皮纹出现，那么很有可能是受风引起的。

拔罐后，如果患者被吸拔部位的皮肤上有许多小水疱出现，那么这说明患者很有可能有发生水肿的可能。心脏病、肝脏病、肾脏病和内分泌系统疾病都有发生水肿的可能。所以此时患者要着重查明自身有无此类疾病。除此以外，营养不良和某些寄生虫病也可能会导致水肿的发生。

712 拔罐的适应证是什么？

循环系统方面的疾病：高血压、心脏供血不足以及心律失常等。呼吸系统方面的疾病：急性支气管炎、慢性支气管炎、肺水肿、肺炎、哮喘、胸膜炎等。消化系统方面的疾病：急性胃炎、慢性胃炎、急性肠炎、慢性肠炎、消化不良、胃酸过多等。神经系统方面的疾病：神经性头痛、肋间神经痛、坐骨神经痛、四肢神经麻痹、面神经痉挛、颈肌痉挛等症。运动系统方面的疾病：肩关节痛、肩胛痛、颈椎痛、肘关节痛、腰椎痛、膝关节痛、髋部痛、踝部痛等病。妇科系统方面的疾病：痛经、月经过多、闭经、盆腔炎等症。外科疮伤方面的疾病：毛囊炎、急性乳腺炎、疖肿等疾病。

健康保健方面：中医认为，拔罐疗法不仅可以治疗疾病，而且还可以无病防病、强身健体、固本培元。其原理是通过对皮肤、经络穴位等部位的吸拔，可以鼓动经脉气血在周身输布，濡养脏腑组织器官，调整机体的阴阳平衡，使气血得以调整，这样就可以达到强身健体的作用了。

713 拔罐疗法的禁忌证是什么？

精神病、水肿病、心力衰竭、活动性肺结核等病症不适宜拔罐；

患急性骨关节软组织损伤者，患病部位不宜拔罐；

关节肿胀或患重水肿者，不宜拔罐；

皮肤溃烂者，不宜拔罐；

患有严重过敏者，不宜拔罐；

患有传染性皮肤病者，不宜拔罐；

皮肤肿瘤患者，不宜拔罐；

患有出血倾向性疾病的，不宜拔罐；

颈部以及其他体表有大血管经过的部位不宜拔罐；

眼、耳、乳头、前后阴、心脏搏动处、毛发过多的部位以及骨骼凹凸不平的部位等，均不宜拔罐；妇女在经期、妊娠期的，腰部、腹部、乳房等部位不宜拔罐；

70岁以上的老人和7岁以下的儿童，不宜采用重手法拔罐。

714 "罐"有哪些种类？

在古代，拔罐疗法一般选用动物的角来做罐具，但在后来漫长的发展过程中，罐具的种类逐渐丰富起来，主要有以下几种：

竹罐：竹罐的特点是价格低廉、不易摔碎而且轻巧灵便，但是却容易爆裂、漏气。

陶罐：由陶土烧制而成，罐的两端较小，中间略向外展，形同腰鼓，口径的大小不一，

种类繁多的罐具

在古代，拔罐疗法一般选用动物的角来做罐具，但在后来漫长的发展过程中，罐具的种类逐渐丰富起来，主要有以下几种。

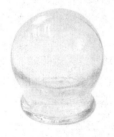

玻璃罐
采用耐热质硬的透明玻璃制成，形状如笆斗，肚大口小，罐口平滑。优点是使用时可以窥见罐内皮肤的淤血、出血等情况，便于掌握拔罐治疗的程度

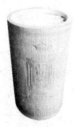

竹罐
竹制品，用直径3～5厘米的竹子截成，一端留节为底，一端为口，磨制光滑，中间略粗，呈腰鼓状

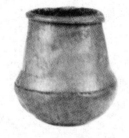

陶罐
用陶土烧制而成，罐口平滑，中间略粗，吸附力强，不透明，易破碎

玻璃罐：采用耐热质硬的透明玻璃制成，形状如笆斗，肚大口小，罐口平滑，口边微厚而略向外翻，分大、中、小三种型号。优点是质地透明，使用时可以窥见罐内皮肤的淤血、出血等情况，便于掌握拔罐治疗的程度。缺点也是容易破碎。

橡胶罐：此种罐用质地优良的橡胶材料制成，形状可根据临床需要而任意设计，口径可大可小，大的可以覆盖整个人体，小的可用于吸拔在耳穴上

抽气罐：是将罐与抽气器连结为一体。其上半部为圆柱形的抽气唧筒，下半部呈腰鼓型的罐体，穴位吸附力可随意调节，便于临床应用，又不易破损。

715 拔罐需要哪些辅助材料？

在拔罐治疗中，除选用根据病情所需的罐具外，还需要燃料、针具等一些其他的辅助工具，具体如下：

燃料

酒精：在采用火罐法时，是以燃烧作为排气手段的，所以在治疗时一般均选用热能高而又发挥快的酒精作为燃料。

油料：在即没有酒精又没有白酒的情况下，食用油料亦可作为燃料使用。但是油料作为燃料的缺点是它燃烧的比较慢，而且有烟，容易把皮肤弄脏。

纸片：纤薄的纸片也可作为燃料使用，但需要注意的是一定不能选用那些厚硬且带色的纸张。因为这些纸张的燃点较低，热力不够，影响排气，而且还很容易烫伤皮肤。

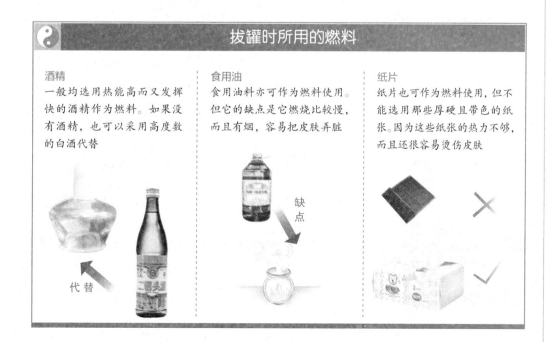

拔罐时所用的燃料

酒精
一般均选用热能高而又发挥快的酒精作为燃料。如果没有酒精，也可以采用高度数的白酒代替

代替

食用油
食用油料亦可作为燃料使用。但它的缺点是它燃烧比较慢，而且有烟，容易把皮肤弄脏

缺点

纸片
纸片也可作为燃料使用，但不能选用那些厚硬且带色的纸张。因为这些纸张的热力不够，而且还很容易烫伤皮肤

针具

因在拔罐治疗中有刺络罐法，所以在进行这种方法的治疗中，应准备针头、针灸毫针、三棱针、皮肤针等各种相应的针具。

润滑剂

在拔罐中使用润滑剂主要是为了加强罐口与皮肤接口的密度，以保持火罐的吸拔力。此时的润滑剂一般应选用凡士林、石蜡和植物油等。除此之外，有的润滑剂还有保护皮肤，提高治疗效果的作用。比如红花油、按摩乳等，他们都可以增强人体的活血功能。

消毒用品

在进行拔罐治疗前一般都要清洁皮肤、消毒罐具，此时就需要有消毒用品。拔罐选用的消毒用品一般都用酒精脱脂棉球。

治疗烫伤的药物

因为火罐法是最常用的一种拔罐疗法，故在拔罐治疗的过程中很有可能因操作者的失误而烫伤患者的皮肤。所以，最好在进行拔罐前准备好纱布、医用胶带、龙胆紫和其他一些治疗烫伤的药膏等。

716 如何给罐具排气？

按照罐具借以产生吸力的不同的排气方式，拔罐疗法可以分为这样几种：火罐法、水罐法、抽气罐法和挤压罐法等。

火罐法

这是最常用的一种拔罐方法，即借助火焰燃烧时产生的热力，排去罐内空气，使之形成负压而吸着于皮肤上。

水罐法

即利用煎煮水热力排去空气的方法。这种方法又可以细分为两类：一是水煮罐排气法，是指用水煮罐以形成罐内负压的一种排气方法。具体操作是指先将竹罐放在沸水中煮2～3分钟，随后用镊子将罐具取出，甩去水液，或用折叠的毛巾紧捂罐口，乘热扣在皮肤上，即能吸住；一是水蒸气排气法，是指用蒸气熏蒸罐具以排出罐内气体的方法。具体操作方法是先用一个水壶烧水，当水蒸气从壶嘴中喷出时，即将罐具套上几秒钟，随后即可将罐具取下扣在应拔皮肤上。

抽气罐法

即直接将空气从罐内抽出的方法。可以先将罐具扣在需要拔罐的部位上，然后用注射器

火罐法

火罐法是指借助火焰燃烧时产生的热力，以排去罐内空气产生负压的方法，这也是最常用的一种排气方法。具体来讲，火罐法又可以细分为以下几种：

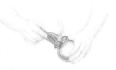

投火法

将质地柔软的纸点燃后投入罐内，迅速将罐扣在应拔部位上

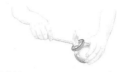

闪火法

用镊子挟着燃烧的酒精棉球，伸进罐内旋转片刻，然后迅速抽出，并立即将罐扣在应拔的部位上

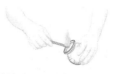

贴棉法

先取一块大小为1平方厘米左右的脱脂棉片，拉薄后用酒精浸湿，贴在罐内壁上中段处，用火点燃后迅速将罐扣在应拔部位上

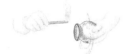

滴酒法

先在罐内底部滴入几滴酒精，然后将罐口横放旋转，以使酒精均匀地流过罐内壁上，点燃后迅速将罐具扣在应拔部位上

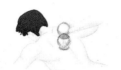

架火法

用不传热、不易燃的小物品放在应吸拔的部位上，然后再放上一酒精棉球，点燃后将罐扣在其上

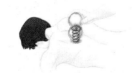

弹簧架法

指先用1根长短适宜的铁丝绕成弹簧状，将弹簧的一端制成钩状。需要时将一个浸有酒精的棉球挂在钩上，点燃后将罐扣住即可

从橡皮塞中抽出瓶内空气，使产生负压吸住。也可以用抽气筒套在塑料罐具的活塞上，将空气抽出。

717 拔罐前要做哪些准备工作？

选择适当的体位

选择体位的原则是便于拔罐施治，在治疗期间，患者能够比较舒适以长久保持这种姿势。一般主要有以下几种体位：

（1）仰卧位：即让患者仰卧于床上，以暴露出前胸、腹部及四肢前侧，这样的姿势主要用于吸拔前胸、腹部及四肢前侧的穴位和患病部位。

（2）侧卧位：即让患者侧身躺在床上，这样有利于吸拔患者胸胁、髋和下肢外侧等部位的穴位和患病部位。

（3）俯卧位：即让患者趴在床上，以暴露背部及下肢外侧，这种姿势有利于吸拔患者背部、腰部、脊椎两侧及腿部后侧等部位的穴位和患病部位。

（4）俯伏位：即让患者坐于椅上，趴在椅背上，暴露出后颈和背部，这种姿势有利于吸拔患者颈肩部、腰背部、脊椎两侧及膝部等处的穴位和患病部位。

罐具的选择

选择罐具的原则是根据所拔部位的大小而定。具体来说，是指对于比较平坦宽阔的部位，比如前胸、后背、腰部、臀部及大腿处，宜选用大号火罐；而对于肩部、颈部、胳膊等相对比较小的部位则宜选用中等口径的火罐；对于头部、关节等骨骼凹凸不平且软组织薄弱处，宜选用小号口径的火罐。

如果是在秋、冬等寒冷季节拔火罐时，应先将火罐放在火上烘烤，注意此时只能烘烤罐的底部，当火罐的温度与人体温度相近时再拔火罐。此举主要是为了使患者不至于感冒着凉。

718 如何确定拔罐时间？

确定拔罐时间的首要原则是要根据患者的年龄、体质、病情以及所拔罐的部位。比如年轻的患者时间可以长些，年老的患者时间就可短些；病轻的就可以短些，病重的时间就可以长些；拔罐在头、面、颈、肩、上肢等部位的，时间就可以短些，拔罐在腰背、臀部、腹部及下肢部位的，时间就可以长些。

其次，还要根据罐具的不同来确定时间。比如大罐吸力强，那么1次只可拔5～10分钟；而小罐的吸力较弱，那么1次就可拔10～15分钟。

再次，还要根据拔罐的方法来确定时间。比如，在采用闪罐和走罐时，其留罐治疗时间应以罐下局部皮肤出现潮红或呈红豆点状的痧块、痧斑和淤斑等为准；在采用其他罐法时，则要因具体方法的不同而要求罐下皮肤出现紫斑、潮红、肿胀、灼热、疼痛、抽拉感等为准；在采用针罐时，留罐时间的决定因素则取决于针感和出血情况等。

719 拔罐过程中应怎样采取哪些护理工作？

在拔罐过程中，应让患者保持一定的舒适体位，保证拔罐部位的平整，以使罐具稳定。

在拔罐过程中，应保持室内温暖，让患者躺卧的地方远离风口，防止着凉。

在拔罐过程中，应为患者加盖衣物以免着凉。施术者应仔细观察罐内皮肤隆起的程度和皮色变化，既要防止吸力不够，火罐脱落，又要防止因吸力过大或留罐时间太长而使患者皮肤出现较大水泡。

如在患者身上拔出脓、血的，应用无菌棉球将之清洗干净，清洗后用纱布包裹；若拔罐局部皮肤出现水泡的，要用无菌针头刺破水泡边缘，挤出渗出液，然后再涂上龙胆紫等药水。

720 如何用拔罐治疗神经衰弱？

神经衰弱是一种常见的疾病，多见于青年人和中年人，其表现主要为：头痛、头晕、睡眠不好、记忆力减退，疲惫无力等等。神经衰弱的病因不明，但是通常认为，这是由于高级神经过度紧张后，神经活动处于相对疲乏的一种状态。

选穴及治疗方法：

● 单纯火罐法

所选穴位： 心俞、膈俞、肾俞穴和胸至骶段脊柱两侧膀胱经循行线。

操作方法： 让患者取俯卧体位，以充分暴露背部。医生先用拇指指腹在以上各穴反复用力按摩5次，然后再在膀胱经循行线上用闪火法各吸拔4罐，留罐30分钟。每3天治疗1次，连续6次为1个疗程。

● 刺络罐法

所选穴位： 心俞、肾俞、脾俞、三阴交、足三里、内关。

操作方法： 让患者取坐位，对穴位皮肤进行常规消毒后，先用三棱针点刺各穴，然后再用闪火法将罐吸拔在点刺后的穴位上，留罐5分钟。吸拔的顺序是，先吸拔身体的一侧穴位，然后等第二天再吸拔身体的另一侧穴位。在以后治疗过程中，两侧的穴位要交替吸拔。这种治疗每日1次，10日为一疗程。

721 如何用拔罐治疗慢性胃炎？

慢性胃炎，是以胃黏膜的非特异性慢性炎症为主要病理变化的慢性疾病。成因一般来自三个方面：一是由急性胃炎转变而来；二是由其他疾病引起的续发炎症，如溃疡病、胃癌、胃扩张、胃下垂等；三是由饮食无节制、爱吃生冷辛辣、长期饮酒、过度吸烟、精神刺激等因素诱发所致。

选穴及治疗方法：

● 单纯火罐法

所选穴位： 胆俞、肝俞、脾俞、膈俞、胃俞、三焦俞、内关、足三里。

操作方法： 让患者取俯卧位，先用闪火法将火罐吸拔在穴位上，留罐15分钟。两日治疗一次，5次为一个疗程。

● 刺络罐法

所选穴位： 大椎、脾俞、胃俞或者身柱、中脘、胃俞。

操作方法： 让患者取俯卧位或坐位，在对穴位皮肤进行常规消毒后，先用三棱针点刺穴位到出血的程度，然后再用闪火法将罐吸拔在点侧穴位上，留罐10分钟。每次作1组穴位，

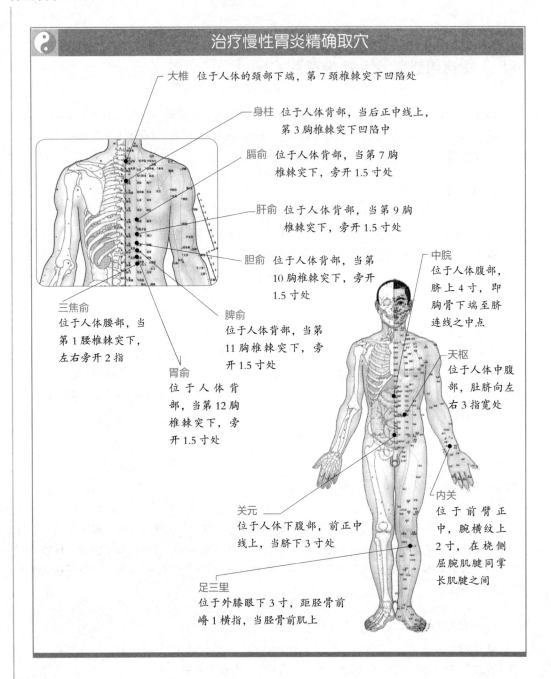

治疗慢性胃炎精确取穴

大椎 位于人体的颈部下端，第 7 颈椎棘突下凹陷处

身柱 位于人体背部，当后正中线上，第 3 胸椎棘突下凹陷中

膈俞 位于人体背部，当第 7 胸椎棘突下，旁开 1.5 寸处

肝俞 位于人体背部，当第 9 胸椎棘突下，旁开 1.5 寸处

胆俞 位于人体背部，当第 10 胸椎棘突下，旁开 1.5 寸处

中脘 位于人体腹部，脐上 4 寸，即胸骨下端至脐连线之中点

三焦俞 位于人体腰部，当第 1 腰椎棘突下，左右旁开 2 指

脾俞 位于人体背部，当第 11 胸椎棘突下，旁开 1.5 寸处

天枢 位于人体中腹部，肚脐向左右 3 指宽处

胃俞 位 于人体背部，当第 12 胸椎棘突下，旁开 1.5 寸处

关元 位于人体下腹部，前正中线上，当脐下 3 寸处

内关 位于前臂正中，腕横纹上 2 寸，在桡侧屈腕肌腱同掌长肌腱之间

足三里 位于外膝眼下 3 寸，距胫骨前嵴 1 横指，当胫骨前肌上

每两天做一次治疗。

● 闪罐法

所选穴位： 中脘、天枢、关元。

操作方法： 让患者取俯卧位，暴露出腹部。首先用闪火法将玻璃火罐吸拔在穴位上，然后再在每个穴位上连续闪罐20～30下，最后再留罐10分钟。病重时每日1次，待症状缓解后改为每两日1次。

722 如何用拔罐治疗糖尿病？

糖尿病，即尿中含糖的一种病症，它是一种以糖代谢紊乱为主的慢性内分泌疾病。它的发病原因是人体中促使糖代谢的胰岛素分泌过少时，糖的代谢速度变慢，从而使患者血糖上升，尿中含糖。糖尿病在严重的时候，会出现酮中毒昏迷，有可能危及生命。

选穴及治疗方法：

● 单纯火罐法（1）

所选穴位：肺俞、脾俞、三焦俞、肾俞、足三里、三阴交、太溪。

操作方法：让患者取俯伏位，先采用闪火法将罐吸拔在穴位上，留罐10分钟。每日治疗1次。

● 单纯火罐法（2）

所选穴位：肾俞、肺俞、胃俞、大肠俞、阳池。

操作方法：让患者取俯卧位以暴露出背部。然后用闪火法将罐吸拔在穴位上，留罐15~20分钟。每次选一侧穴位，每日1次，10次为1疗程。

723 如何用拔罐治疗慢性肾炎？

慢性肾炎，全称为慢性肾小球肾炎，是指由各种不同病因所引起的原发于肾小球的一种免疫性炎症性疾病。此病一般可分为下列几种类型：隐匿型、肾病型、高血压型和混合型。

选穴及治疗方法：

● 单纯火罐法

所选穴位：志室、胃仓、京门、大横。

操作方法：让患者取一定适当体位，用闪火法将火罐吸拔在穴位上，留罐10分钟。每日一次。

● 温水罐法

所选穴位：天枢、气海、腰阳关、足三里、三阴交及第11~12胸椎棘突间、第1~2腰椎棘突间、第17椎下。

操作方法：让患者取侧卧位，先将玻璃火罐中到入三分之一的温水，然后用投火法将玻璃罐吸拔在穴位上并留罐10~15分钟。每日1次，两日一次也可以。

724 如何用拔罐治疗支气管炎？

支气管炎是指气管、支气管黏膜及其周围组织的慢性非特异性炎症。临床上以长期咳嗽、咳痰或伴有喘息及反复发作为特征。支气管炎有急、慢性之分。急性支气管炎是由病毒和细菌感染，或因物理、化学因素的刺激而引起的急性炎症。其主要症状是咳嗽、胸骨后疼痛，偶尔也有哮鸣音和气急。慢性支气管炎也是由病毒、细菌感染或是由物理、化学因素刺激所引起的。本病多发于中年以上的人。

选穴及治疗方法：

● 单纯火罐法（1）

所选穴位： 大椎、风门、身柱、脾俞、膻中、中府、尺泽。

操作方法： 让患者取适宜体位，用闪火法或投火法将火罐按穴位吸拔，留罐20分钟。每日1次。

● 单纯火罐法（2）

所选穴位： 肺俞、脾俞、肾俞、中府、膻中、足三里、丰隆。

操作方法： 让患者取适宜体位，对穴位皮肤进行消毒后，再用闪火法吸拔穴位，留罐15分钟，以穴位皮肤红紫为准。每日治疗1次。

725 如何用拔罐治疗心绞痛？

心绞痛，是冠状动脉供血不足，心肌急剧的、暂时缺血与缺氧所引起的以发作性胸痛或胸部不适为主要表现的临床综合征。本病多见于男性，多数病人在40岁以上，劳累、情绪激动、饱食、受寒、阴雨天气、急性循环衰竭等为常见的诱因。

选穴及治疗方法：

● 刺络罐法

所选穴位： 至阳。

操作方法： 当心绞痛发作时，首先要对穴位皮肤进行消毒，然后用三棱针迅速点刺至阳穴并使之点刺出血，最后采用闪火法将罐吸拔至阳穴上，留罐5分钟，疼痛可得到快速缓解。

● 单纯火罐法

所选穴位： 心俞、膻中、巨阙、膈俞。

操作方法： 让患者取右侧卧位，采用闪火法将罐吸拔在上述穴位上，留罐10分钟。患者疼痛可得到缓解。

726 如何用拔罐治疗坐骨神经痛？

坐骨神经痛，是指坐骨神经通路及其分布区域内的疼痛，是一种常见的周围神经疾病。根据病因，它可以分为根性坐骨神经痛和干性坐骨神经痛两种。前者多由如腰椎间盘突出、脊椎肿瘤等脊椎病变等引起；后者则多由坐骨神经炎等引起，发病较急。

选穴及治疗方法：

● 留针罐法

所选穴位：气海俞、环跳、殷门、关元俞、秩边、居髎。

操作方法：让患者取侧卧位，在对穴位皮肤进行消毒后，首先用毫针刺入穴位中，然后用火罐吸拔在穴位上，留针并留罐10分钟。

● 刺络罐法

所选穴位：气海俞、环跳、殷门、关元俞、秩边、居髎。

操作方法：让患者取俯卧位，在对穴位进行常规消毒后，首先用三棱针在穴位上作点刺，然后用闪火法将罐具吸拔在穴位上，留罐10～15分钟。每次吸拔一组穴，两日1次。

727 如何用拔罐治疗落枕？

落枕或称"失枕"，是一种常见病，好发于青壮年，以冬春季多见。落枕的常见发病经过是入睡前并无任何症状，晨起后却感到项背部明显酸痛，颈部活动受限。这说明病起于睡眠之后，与睡枕及睡眠姿势有密切关系。

选穴及治疗方法

● 走罐法

所选穴位：患侧颈背

治疗方法：让患者取坐位，首先在患侧部位涂上风湿油，然后再用闪火法将罐吸拔在疼痛处，随后进行推拉走罐，推拉程度以皮肤潮红为度，最后再将罐留在痛处10～15分钟。每日1次。

● 留针罐法

所选穴位：承山

治疗方法：让患者取俯卧位，在对穴位皮肤进行常规消毒后，首先用2寸毫针直刺穴位。得气后，以针捻转提插穴位。然后再用闪火法将罐吸拔在穴位上，留针、罐15～20分钟。这样的治疗每日1次，1～2次即可治愈。

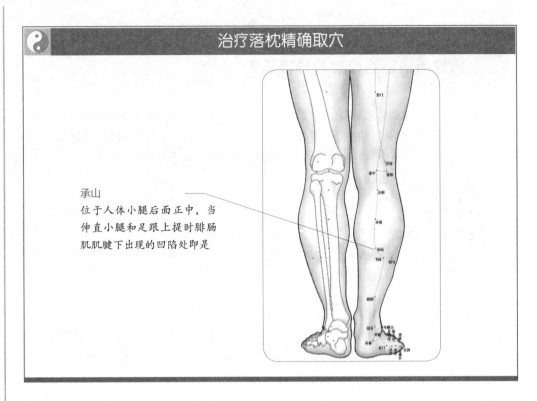

治疗落枕精确取穴

承山
位于人体小腿后面正中，当伸直小腿和足跟上提时腓肠肌肌腱下出现的凹陷处即是

728 如何用拔罐治疗颈椎病？

颈椎病又称颈椎综合征，是一种以退行性病理改变为基础的疾病，是颈椎骨关节炎、增生性颈椎炎、颈神经根综合征、颈椎间盘脱出的总称。

选穴及治疗方法：

● 刺络罐法（1）

所选穴位：大椎

治疗方法：让患者在椅子上倒坐以充分暴露背部，在对穴位皮肤进行消毒后，用梅花针重叩穴位，以轻微出血为度，然后再用闪火法将大号火罐吸拔在大椎穴上，留罐10~15分钟，以被拔罐部位充血发紫，并有少量淤血和黏液（5~10毫升）被拔出为度。这样的治疗两日1次，10次为1个疗程。

● 刺络罐法（2）

所选穴位：大杼

治疗方法：让患者取坐位，先用双手在大杼穴周围向中央部位挤压，已使血液聚集于针刺部位。在对穴位皮肤进行常规消毒后，先捏紧穴位皮肤，然后将三棱针迅速刺入穴位1~2分深，出针后用闪火法将罐吸拔在点刺穴位上，以渗血为度，留罐10~15分钟。两日1次，10次为1个疗程，每个疗程之间间隔1周时间。

729 如何用拔罐治疗肩周炎？

肩周炎，又称漏肩风、冻结肩，全称为肩关节周围炎，是一种以肩关节疼痛和活动不便为主要症状的常见病症。本病如得不到有效治疗，有可能严重影响肩关节的功能活动，妨碍日常生活。

选穴及治疗方法：

● 单纯火罐法

所选穴位： 患侧部位压痛点

治疗方法： 先在患者身上找出压痛点，然后让患者取坐位或侧卧位。医者先在痛处按揉一会，然后再用闪火法将罐吸拔在痛处及肩部周围，并留罐10～15分钟。每日1次，10次为1个疗程。

● 刺络罐法

所选穴位： 天宗

治疗方法： 让患者取坐位，在对穴位皮肤进行常规消毒后，先用双手在穴位周围向穴位中央部分推按，以使血液聚集在针刺部位。随后，用手捏紧穴位皮肤，用三棱针在穴位上刺入1～2分的深度，随即将针拔出，最后再迅速用闪火法将大号火罐吸拔在穴位上，留罐5～10分钟，使之出血10毫升左右。起罐后，可用棉球擦干净皮肤以免感染。急性肩周炎患者每日治疗1次，3～5次即可痊愈；慢性肩周炎患者3日1次，5次为1个疗程。

730 如何用拔罐治疗痔疮？

痔疮，是肛门直肠底部及肛门黏膜的静脉丛发生曲张而形成的一个或多个柔软的静脉团的一种慢性疾病。通常当排便时持续用力，造成此处静脉内压力反复升高，静脉就会肿大。痔疮包括内痔、外痔和混合痔。内痔是长在肛门管起始处的痔。如果膨胀的静脉位于更下方，几乎是在肛管口上，这种就叫外痔。无论内痔还是外痔，都可能发生血栓。在发生血栓时，痔中的血液凝结成块，从而引起疼痛。

选穴及治疗方法

● 刺络罐法（1）

所选穴位： 大肠俞

治疗方法： 让患者取俯卧位，在对身体两侧的大肠俞穴位皮肤进行消毒后，用细三棱针快速刺入身体一侧的大肠俞中，一般刺入的深度为0.5～1分左右。针刺入后要在身体内左右摇摆5～6次，以使身体同侧下肢有明显的酸胀放射感。此时可立即出针，然后用闪火法将

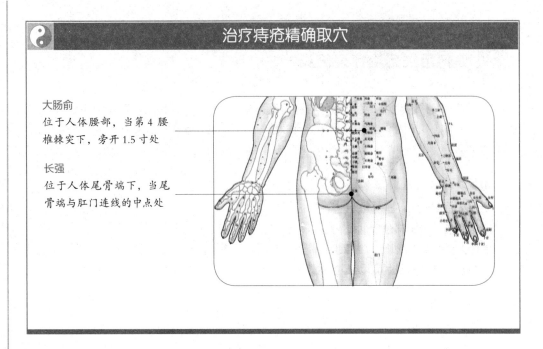

治疗痔疮精确取穴

大肠俞
位于人体腰部，当第4腰椎棘突下，旁开1.5寸处

长强
位于人体尾骨端下，当尾骨端与肛门连线的中点处

大玻璃罐吸拔在穴位上，留罐20分钟。起罐后，用干棉球擦净血污。每3日治疗1次，3次为1疗程。

● 刺络罐法（2）

所选穴位：长强

治疗方法：让患者取俯卧位，在对穴位皮肤进行常规消毒后，用手将穴位皮肤捏紧，然后用三棱针快速刺入穴位并挑破之，随后即以闪火法将罐吸拔在穴位上，留罐10～15分钟。每日1次，5次为1个疗程。

731 如何用拔罐治疗脱肛？

脱肛又称肛管直肠脱垂，是直肠黏膜、肛管、直肠全层和部分乙状结肠向下移位，脱出肛门外的一种疾病，多见于体质虚弱的小儿和老年人，身高瘦弱者也易发生。女性因骨盆下口较大，多次分娩，可使盆底筋膜和肌肉松弛，故女性发病率高于男性。在临床上按脱垂程度轻重分成三度：一度为直肠黏膜脱出，二度为直肠全层脱出，三度为直肠及乙状结肠脱出。

选穴及治疗方法：

● 单纯火罐法

所选穴位：次髎、足三里、脾俞、肾俞、气海。

治疗方法：让患者取俯卧位，以闪火法将火罐吸拔在穴位上，留罐15分钟。然后变换体位为仰卧位，在以闪火法用罐吸拔气海、足三里，留罐15分钟。每日1次。

● 温灸罐法

所选穴位： 神阙、中脘。

治疗方法： 让患者仰卧，用闪火法将罐吸拔在穴位上，留罐10～15分钟。起罐后，再在上述穴位上加温灸5～8壮。每日1次，5次为1个疗程。

732 如何用拔罐治疗类风湿关节炎？

类风湿性关节炎，又称类风湿，是一种病因尚未明了的慢性全身性炎症性疾病。类风湿性关节炎可能与患者自身内分泌、代谢、营养、地理、职业、心理和社会环境的差异、细菌和病毒感染及遗传因素等方面有关系。

选穴及治疗方法：

● 单纯火罐法

所选穴位： ①大椎、膈俞、脾俞、血海、气海 ②肩髃、曲池、外关 ③环跳、阳陵泉、昆仑④身柱、腰阳关

操作方法： 如果是上肢有病症，那么就取 ①②组穴位；如果是下肢有病症，那么就取①③组穴位；如果是脊柱有病症，那么就取①④组穴位。

首先让患者取一定适当体位，然后对上述穴位均施以单纯火罐法，并留罐10分钟。每日1次。

● 煮药罐法

所选穴位： ①大椎、膈俞、脾俞、血海、气海 ②肩髃、曲池、外关 ③环跳、阳陵泉、昆仑④身柱、腰阳关

操作方法： 如果是上肢有病症，那么就取①②组穴位；如果是下肢有病症，那么就取①③组穴位；如果是脊柱有病症，那么就取①④组穴位。

首先上药煎水煮罐1～3分钟，然后取出竹罐并擦去水分，随后将罐吸拔在所选取的穴位上，留罐15～20分钟。每日治疗1次。

附药方： 麻黄、祁艾、防风、川木瓜、川椒、竹茹、秦艽、透骨草、穿山甲、乳香、没药、土鳖虫、川乌、千年健、钻地风、羌活、苍术、防己、当归尾、刘寄奴、乌梅、甘草。上述草药各10克。

733 如何用拔罐治疗前列腺炎？

前列腺炎是指前列腺特异性和非特异感染所致的急慢性炎症，从而引起的全身或局部症状。前列腺炎可分为非特异性细菌性前列腺炎、特发性细菌性前列腺炎、特异性前列腺炎、非特异性肉芽肿性前列腺炎、其他病原体引起的前列腺炎、前列腺充血和前列腺痛。

选穴及治疗方法：

● 刺络罐法（1）

所选穴位：八髎、关元、阴陵泉、三阴交。

治疗方法：让患者先取俯卧位，对八髎穴位进行常规消毒，针刺穴位后，将火罐吸拔在八髎穴上，留罐5分钟。然后再取仰卧位，将其他穴位进行常规消毒，针刺后将火罐吸拔在穴位上，留罐10～15分钟。每日治疗1次，10次为1个疗程。

● 刺络罐法（2）

所选穴位：八髎、关元、阴陵泉、三阴交。

治疗方法：让患者取一定体位，对穴位进行常规消毒后，用针刺穴位，然后将火罐吸拔在穴位上，留罐15～20分钟。起罐后再以艾条灸之。

在治疗期间，热炒250克食盐用布包之，然后热敷于小腹上。每日或者两日1次，10次为1个疗程。

734 如何用拔罐治疗带下病？

白带是指妇女阴道内白色或淡黄色分泌物。在青春期、月经期、妊娠期时，白带可能增多，这些都属正常现象。如果白带比平时增多，颜色异常，有特别的腥臭味，并且伴有阴部瘙痒的症状，则是带下。

带下可能是由于生殖道各种炎症或身体衰弱等原因引起的，治疗时应分析病因，对症治疗。

选穴及治疗方法：

● 刺络罐法

所选穴位：腰阳关、腰眼、八髎（指人体双侧上、次、中、下髎之合称）。

操作方法：让患者取俯卧位并对穴位皮肤进行常规消毒，然后用三棱针迅速刺入穴中，出针后立即用闪火法将火罐吸拔在穴位上，留罐10～15分钟。每隔3～4日作1次这样的治疗，7次为1个疗程。

● 艾灸罐法

所选穴位：关元、曲骨、足三里、丰隆。

操作方法：让患者取仰卧位，先用艾灸每个穴位10分钟，灸后再以闪火法将火罐吸拔在穴位上，留罐10～15分钟。每隔1～3日1次。

735 如何用拔罐治疗痛经？

痛经是指经期前后或行经期间，出现下腹部痉挛性疼痛，恶心呕吐，全身不适的现象。痛经分为原发性痛经和继发性痛经两种。

原发性痛经又称为功能性痛经，指生殖器官并没有明显的异常，而出现痛经的现象。继发性痛经则是由于生殖器官的病变导致的痛经，如子宫内膜异位症、盆腔炎、肿瘤等。

选穴及治疗方法：

● 单纯火罐法（1）

所选穴位： 次髎、关元、归来、三阴交、足三里。

操作方法： 在患者经期前2～3日或者来月经时，采用闪火法将火罐吸拔在上述穴位上，留罐15～20分钟。每日1次，7次为1个疗程。

● 单纯火罐法（2）

所选穴位： 中极

操作方法： 让患者取仰卧位以充分暴露穴位，然后用转火法进行吸拔，使患者皮肤局部有抽紧感。如果在施治5分钟后疼痛并没有减轻，那么施治者可用手握住罐底上下提拉，注意提拉罐具时不可离开皮肤。提拉火罐时间以半分钟为宜，这样可以有效改善疼痛处的肌肉血流情况，以使疼痛得以缓解，最后留罐15分钟。这样的治疗每日1次，2～4次为一疗程。

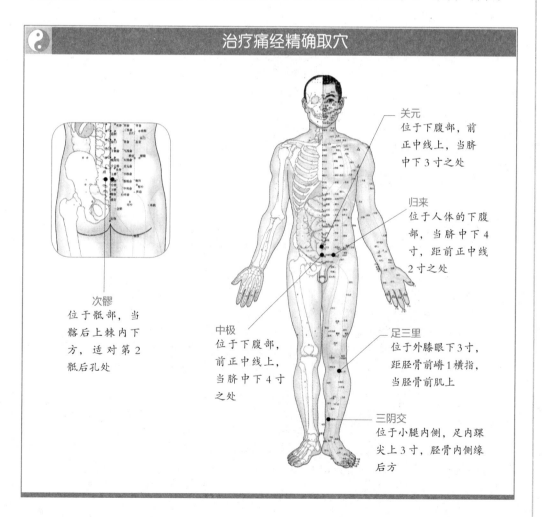

治疗痛经精确取穴

次髎
位于骶部，当髂后上棘内下方，适对第2骶后孔处

中极
位于下腹部，前正中线上，当脐中下4寸之处

关元
位于下腹部，前正中线上，当脐中下3寸之处

归来
位于人体的下腹部，当脐中下4寸，距前正中线2寸之处

足三里
位于外膝眼下3寸，距胫骨前嵴1横指，当胫骨前肌上

三阴交
位于小腿内侧，足内踝尖上3寸，胫骨内侧缘后方

736 如何用拔罐治疗慢性盆腔炎？

慢性盆腔炎是指盆腔内生殖器官及盆腔周围结缔组织的慢性炎症，多因急性盆腔炎治疗不及时所致。

选穴及治疗方法：

● 温水罐法

所选穴位： 肾俞、腰眼、腰阳关、八髎、关元、曲骨、气海、归来、三阴交、足三里。

操作方法： 让患者取侧卧位并露出腰骶部。随后选用内置半罐温水的中号玻璃罐，用投火法迅速将罐吸拔在各穴上，一般都是先拔左侧再拔右侧。待罐拔好后让患者身体改为俯卧位，留罐15分钟（在留罐约3分钟时，水罐内会有小水泡连续上冒）。起罐后，亦用上述方法吸拔腹部穴位并也留罐15分钟。每日1次，10次为1疗程。

● 挑刺罐法

所选穴位： 肾俞、腰眼、腰阳关、八髎、关元、曲骨、气海、归来、三阴交、足三里。

操作方法： 让患者取一定适宜体位并对穴位皮肤进行常规消毒（每次仅选2~4个穴位），用三棱针先在所选穴位上挑刺至出血，随后用闪火法将火罐吸拔在挑刺的穴位上，最后在其他穴位上再施以单纯火罐法，留罐10~15分钟。这样的治疗每周1~2次，挑刺治疗完每个穴位为1个疗程，在两个疗程之间间隔10日再做。

737 如何用拔罐治疗子宫脱垂？

子宫脱垂是指子宫从正常位置沿阴道下降，宫颈外口达坐骨棘水平以下，甚至子宫全部脱出于阴道口以外的现象。子宫脱垂是一种常见的妇科病，俗称"落袋"或"阴挺"。

选穴及治疗方法：

● 单纯火罐法

所选穴位： 天枢、肺俞、心俞、灵台、肝俞、脾俞、胃俞。

操作方法： 先让患者取俯卧位，随后用闪火法将火罐吸拔在背部穴位上，并留罐15~20分钟。待起罐后再让患者取仰卧位，随后用闪火法将罐吸拔在天枢穴上，留罐15~20分钟。每日1次，10次为1个疗程。

● 密排罐法

所选穴位： 第12胸椎至骶尾段脊柱中线及两旁的膀胱经循行线。

操作方法： 先让患者取俯卧位，然后再采用闪火法在12胸椎以下督脉及两侧膀胱经密排罐法，留罐15~20分钟。隔日1次，10次为1个疗程。

738 如何用拔罐治疗更年期综合征？

更年期综合征是由雌激素水平下降而引起的一系列症状。更年期妇女，由于卵巢功能减退，垂体功能亢进，分泌过多的促性腺激素，引起植物神经功能紊乱，从而出现一系列程度不同的症状，如月经变化、面色潮红、心悸、失眠、乏力、抑郁、多虑、情绪不稳定、易激动，注意力难于集中等，称为"更年期综合征"。

选穴及操作疗法：

● 刺络罐法

所选穴位： 胸至骶段脊柱两旁全程膀胱经循行线。

操作方法： 让患者取俯卧位并暴露背部，在对穴位皮肤进行常规消毒后，首先用皮肤针从上到下轻叩胸至骶段脊柱两旁全程的膀胱经循行线（以皮肤潮红为度），然后再施以疏排灌法，将罐吸拔在穴位上，留罐15～20分钟。每日1次，10次为1个疗程。

● 点按拔罐法

所选穴位： 心俞、膈俞、肾俞、肝俞、内关

操作方法： 让患者取俯卧位，先在患者所选穴位上点压按摩3～5分钟，然后再用闪火法将罐吸拔在相应的穴位上，留罐20～25分钟。每日1次，5次为1个疗程。

739 如何用拔罐治疗急性乳腺炎？

急性乳腺炎是由细菌感染所致的急性乳房炎症，常在短期内形成脓肿，多由金葡球菌或链球菌沿淋巴管入侵所致。多见于产后2～6周哺乳妇女，尤其是初产妇。病菌一般从乳头破口或皲裂处侵入，也可直接侵入引起感染。本病虽然有特效治疗，但发病后痛苦，乳腺组织破坏引起乳房变形，影响喂奶。

选穴及拔罐疗法：

● 刺络罐法（1）

所选穴位： 肩井、乳根。

操作方法： 让患者取坐位，并对穴位进行常规消毒后，先用三棱针在穴位及压痛点处点刺出血，然后再用闪火法将罐具吸拔在相应的穴位上，留罐15分钟。每日1次。

● 刺络罐法（2）

所选穴位： 膻中

操作方法： 让患者取仰卧位，并对穴位皮肤进行消毒后，先用三棱针对准穴位进行数次点刺，然后再用闪火法使小号火罐吸拔膻中穴，使其出血5～15毫升。每日1次，一般3次即可痊愈。

740 如何用拔罐治疗小儿疳积？

小儿疳积是一种常见病症，是指由于喂养不当，或由多种疾病的影响，使脾胃受损而导致全身虚弱、消瘦面黄、发枯等慢性病症，即平常所说的营养不良，尤其多发于1～5岁儿童中间。主要症状为恶心呕吐、不思饮食、腹胀腹泻；烦躁不安、哭闹不止、睡眠不实、喜欢俯卧、手足心热、口渴喜饮，两颧发红；小便混浊、大便时干时溏；面黄肌瘦，头发稀少，头大脖子细，肚子大，精神不振。

选穴及治疗方法：

● 综合罐法

所选穴位：上脘、四缝、鱼际穴，以及背部膀胱经循行线。

治疗方法：先将罐吸拔在上脘穴上，施以单纯火罐法，留罐5～10分钟。随后用三棱针四缝和鱼际两穴使其轻微出血，然后再用梅花针用力刺患儿脊柱两侧的膀胱经循行线。除此以外，也可以在患儿背部脊柱两侧采用走罐法，以皮肤潮红为标准。每日1次。

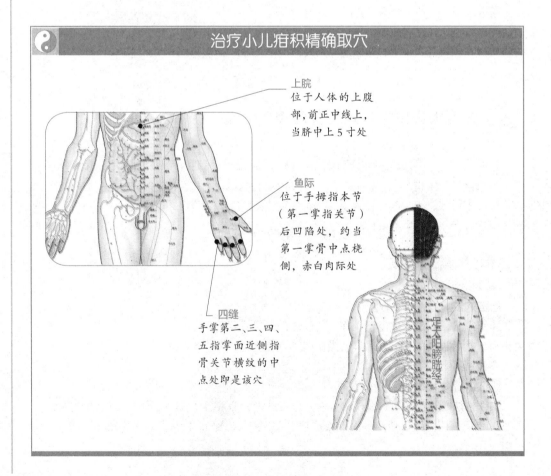

治疗小儿疳积精确取穴

上脘
位于人体的上腹部，前正中线上，当脐中上5寸处

鱼际
位于手拇指本节（第一掌指关节）后凹陷处，约当第一掌骨中点桡侧，赤白肉际处

四缝
手掌第二、三、四、五指掌面近侧指骨关节横纹的中点处即是该穴

741　如何用拔罐治疗百日咳？

百日咳，俗称"鸡咳、鸬鹚咳"，是一种儿童常见的传染病，多为嗜血性百日咳杆菌引起急性呼吸道传染病，经由飞沫传染。临床上以阵发性痉挛性咳嗽、鸡鸣样吸气吼声为特征，病程可长达2～3月，因此起名为百日咳。此病多发生于冬、春两季。

选穴及治疗方法：

● 出针罐法 (1)

所选穴位： 大椎、身柱、肺俞。

治疗方法： 让患儿取俯卧位，对穴位皮肤进行消毒后，用1寸毫针点刺上述穴位，得气后出针，随后采用闪火法将罐吸拔在被刺后的穴位上，留罐5分钟。每日或者每两日治疗1次。

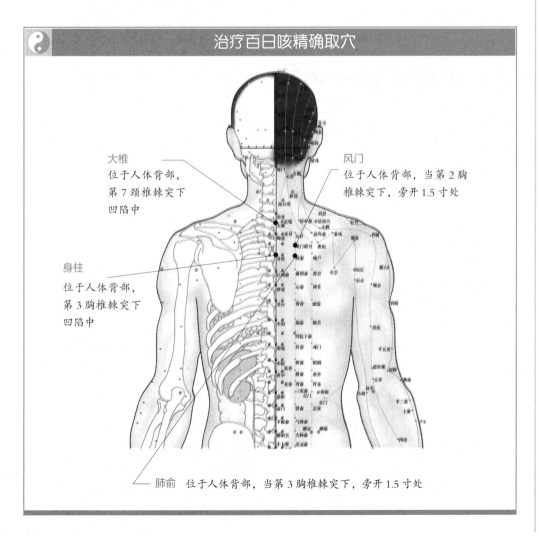

治疗百日咳精确取穴

大椎
位于人体背部，
第7颈椎棘突下
凹陷中

风门
位于人体背部，当第2胸
椎棘突下，旁开1.5寸处

身柱
位于人体背部，
第3胸椎棘突下
凹陷中

肺俞　位于人体背部，当第3胸椎棘突下，旁开1.5寸处

● 出针罐法（2）

所选穴位： 双侧肺俞穴、风门。

治疗方法： 让患儿取俯卧位以暴露背部，在对穴位皮肤进行常规消毒后，用毫针针刺穴位，并捻转毫针轻轻刺激穴位，出针后用闪火法将罐吸拔在穴位上，留罐5分钟。每日治疗1次，2~5次后一般可以治愈。

● 刺络罐法（1）

所选穴位： 身柱

治疗方法： 让患儿取俯卧位，在对穴位进行常规消毒后，用三棱针挑刺身柱穴，并使其出血。然后再用闪火法将小号玻璃火罐吸拔在身柱穴上，留罐5~10分钟。每两日治疗1次。

● 刺络罐法（2）

所选穴位： 身柱、商阳、少商。

治疗方法： 让患儿取俯伏位以暴露背部，在对穴位皮肤进行消毒后，用三棱针刺之，以轻微出血为标准，随后用闪火法将罐吸拔在身柱穴上，留罐5分钟。此处应注意的是，商阳、少商两穴位只点刺不拔罐。5次为1个疗程。

742 如何用拔罐治疗小儿遗尿？

遗尿又称"尿床"，指的是在睡眠中不知不觉中小便。轻则数夜一次，重则每晚遗尿数次，而且不容易叫醒，即使叫醒过来，也是迷迷糊糊。一般以5~15岁儿童较多见，但也有少数人一直到成年还继续遗尿。5岁以下儿童有遗尿，不属病态。

选穴及治疗方法

● 单纯火罐法

所选穴位： 神阙

治疗方法： 让患儿取仰卧位，然后用闪火法将罐吸拔在神阙穴位上，留罐3~5分钟。每日或者两日治疗1次。

● 出针罐法

所选穴位：（1）肾俞、膀胱俞、气海（2）命门、腰阳关、关元。

治疗方法： 每次治疗时只选取1组穴位，在对穴位皮肤进行常规消毒后，用毫针刺入穴位，并捻转之，留针10分钟。出针后，用闪火法将罐吸拔在针刺部位上，留罐5~10分钟。每日或两日治疗1次。

● 艾灸罐法

所选穴位：（1）肾俞、膀胱俞、气海（2）命门、腰阳关、关元。

治疗方法： 如患儿病症较重，如面色仓黄、精神不振、尿频且色清、腰膝酸软等，宜用本法治疗。每次治疗前，只选取1组穴，将罐吸拔在穴位上，留罐15分钟。每日或者两日治疗1次，待有明显疗效后，再改为3日治疗1次。

743 如何用拔罐治疗小儿腹泻？

小儿腹泻病是婴幼儿最常见的疾病，对健康影响很大。多发病于2岁以下的小儿，以腹泻为主要症状。一般说来，由饮食不当，气候影响而致泻的，病情较轻，病程较短；由胃肠道感染引起的腹泻病情较重，历时较长；由肠道外感染，比如上呼吸道感染、中耳炎、泌尿道感染等引起的腹泻，在原来的疾病治愈之后，腹泻是容易好的。

选穴与治疗方法：

● 出针罐法

所选穴位：神阙、双侧天枢穴、长强。

治疗方法：在对穴位进行常规消毒后，用1寸毫针在双侧天枢穴各刺1针（深约1厘米）。随后再在长强穴和脐部各斜刺入1针（深约2厘米），并在上述穴位上均捻转2分钟。出针后，在神阙穴上拔罐，以使局部充血。每日1次。

● 按摩罐法

所选穴位：龟尾

治疗方法：用手指蘸些许香油，在患儿龟尾穴上数百次。按摩后即用闪火法将罐吸拔在穴位上，留罐20～30分钟，以充血为标准。每日1次。

744 如何用拔罐治疗小儿消化不良？

小儿消化不良，又称婴幼儿腹泻，是一种常见的消化道疾病，主要发生在两岁以下的婴幼儿身上。此病的临床表现主要是小儿的大便次数增多且呈黄绿色，大便稀薄并带有不消化的乳食和黏液。现代医学一般认为，此病与饮食及小儿自身免疫系统有关。除此之外，小儿不良的生活习惯和气候突变也有可能导致本病发生。

选穴与治疗方法：

● 单纯火罐法

所选穴位：水分、天枢、气海、关元、大肠俞、气海俞、关元俞。

治疗方法：让患儿取仰卧位，以闪火法将罐吸拔在腹部穴位上，留罐2～5分钟，然后再改为俯卧位，以闪火法将罐吸拔在背部诸穴上，留罐2～5分钟，每日1次。

● 温水罐法

所选穴位：神阙

治疗方法：让患儿取侧卧位，在火罐中加入三分之一的混入姜汁或蒜汁的温水，然后用闪火法将罐吸拔在神阙上，留罐5分钟。每日治疗1次。

745 如何用拔罐治疗小儿肺炎？

支气管肺炎大多是由于感染肺炎杆菌、肺炎双球菌、流感杆菌、葡萄球菌、链球菌等，也有少数是感染病毒所致。近年来发现不少由腺病毒引起的肺炎，这种肺炎病历时比较长，而且比较顽固，用各种抗菌素均无效。支气管肺炎为婴幼儿时期的主要常见病之一，一年四季均可发生，以冬春两季或气候剧变时为主，严重影响婴幼儿的健康，甚至危及生命。它还可以继发于麻疹、百日咳等传染病。

选穴与治疗方法：

● 单纯火罐法

所选穴位： 大椎、风门、肺俞

治疗方法： 让患儿取俯卧位，在对穴位皮肤周围涂上些许油膏后，用闪火法将罐扣在穴位上，并留罐10分钟左右。每日或者两日1次，10次为1个疗程。

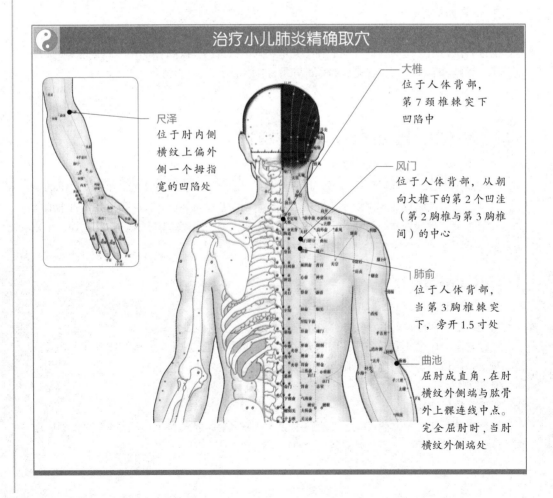

治疗小儿肺炎精确取穴

大椎
位于人体背部，第7颈椎棘突下凹陷中

尺泽
位于肘内侧横纹上偏外侧一个拇指宽的四陷处

风门
位于人体背部，从朝向大椎下的第2个凹洼（第2胸椎与第3胸椎间）的中心

肺俞
位于人体背部，当第3胸椎棘突下，旁开1.5寸处

曲池
屈肘成直角，在肘横纹外侧端与肱骨外上髁连线中点。完全屈肘时，当肘横纹外侧端处

● 刺络罐法

所选穴位： 大椎、风门、肺俞、曲池、尺泽。

操作方法： 让患儿取俯卧位，在对穴位皮肤进行常规消毒后，先用三棱针点刺穴位，然后以闪火法将罐吸拔在所选的穴位上，留罐3~5分钟。每日1次，10次为1个疗程。

746 如何用拔罐治疗小儿高热？

小儿高热，是指患儿体温超过39℃。发热是多种疾病的常见症状。小儿正常体温一般以肛温36.5~37.5℃，腋温36~37℃为正常标准。若腋温超过37.4℃，且一日间体温波动超过1℃以上，可认为发热。低热，指腋温为37.5℃~38℃、中度热38.1~39℃、高热39.1~40℃、超高热则为41℃以上。发热时间超过两周为长期发热。

选穴与治疗方法：

● 刺络罐法

所选穴位： 大椎、曲池。

治疗方法： 让患儿取适当体位，在对穴位皮肤进行常规消毒后，用三棱针点刺穴位并使之出血，然后以闪火法将罐吸拔在穴位上，留罐5分钟。

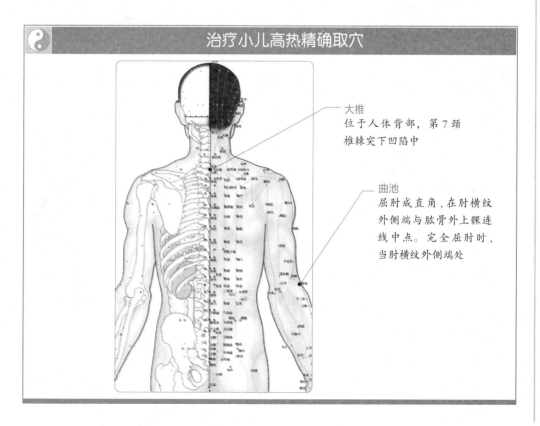

治疗小儿高热精确取穴

大椎
位于人体背部，第7颈椎棘突下凹陷中

曲池
屈肘成直角，在肘横纹外侧端与肱骨外上髁连线中点。完全屈肘时，当肘横纹外侧端处

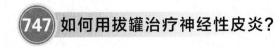

747 如何用拔罐治疗神经性皮炎？

神经性皮炎，又称慢性单纯性苔藓，是一种慢性的以剧烈瘙痒为主要表现的皮肤科疾病。这种疾病好发于颈部、四肢、腰骶，常为对称性分布。神经性皮炎为常见多发性皮肤病，多见于青年和成年人，儿童一般不发病，夏季多发或季节性不明显。现代医学认为，本病的发生与精神因素有关，情绪波动、精神紧张、劳累过度均可促使本病发生或加剧。

选穴及治疗方法

● 刺络罐法

所选穴位： 大椎、身柱、肺俞和病灶处。

操作步骤： 让患者采用适当体位，对相应穴位及病灶处皮肤进行常规消毒后，先用三棱针点刺相应穴位，随后再用皮肤针对病灶处叩刺出血，最后再用闪火法将火罐吸拔在穴位及病灶处，留罐10～15分钟。每两日1次。

● 综合药罐法

所选穴位： 病灶部位

操作步骤： 在病灶部分可用敷蒜罐（即先将蒜捣烂敷在病灶处再拔罐）或涂药罐（即先在病灶处涂上5%或10%的碘酒再拔罐），如病灶处面积较大，可在其上多拔几个药罐，留罐10～15分钟。起罐后在病灶处再用艾条温和灸大约15分钟。每日1次，10次为1个疗程。

748 如何用拔罐治疗银屑病？

银屑病又称牛皮癣，中医又名"白疕"，是一种以皮肤出现红斑及伴有闪光的银白色脱屑为主要症状的皮肤病。这种疾病很常见而且易于复发，目前没有一种可以彻底根治此病的方法。按照临床表现，此病可以分为寻常型、红皮型等，其中以寻常型最为常见。

选穴及治疗方法：

● 刺络罐法

所选穴位： ①大椎、风门、肝俞、膈俞 ②肺俞、脾俞、身柱、血海。

操作方法： 让患者取俯伏位，常规消毒所选穴位的皮肤后，首先用三棱针点刺穴位，然后再用闪火法将罐吸拔在被点刺的穴位上，留罐15～20分钟。每日1次，每次吸拔一组穴位。

● 火针罐法

所选部位： 皮损部位操作方法：在对患病皮肤进行常规消毒后，采用粗火针密刺法。即先将针尖处用火烧至白亮状态，然后每隔0.5厘米就直刺1针（针刺的深度要穿透皮损部位的皮肤），然后再用闪火法将罐吸拔在针刺部位，留罐3～5分钟。在吸拔过程中可拔出少量血液，但一定要控制出血量，最多不超过10毫升。此种治疗方法每隔3日1次，连续10次为一疗程，一般应坚持3个疗程。在针刺后3日内，着针部位勿要着水。

749 如何用拔罐治疗白癜风？

白癜风，中医称"白癜"或者"白驳风"，是一种原发性色素脱失性皮肤病。虽然白癜风病没有什么肉体上的痛苦，但它却削弱了患者的健康皮肤和心灵，挫伤了人的精神，影响正常的生活、婚姻、工作和社会交往。本病可累及所有种族，一般肤色浅的人发病率较低，肤色较深的人发病率较高。现代医学认为，本病与遗传、自身免疫及黑色素细胞自身破坏有关。此外，精神创伤、神经功能障碍、内分泌失调等可能是导致本病发生的诱因。

选穴及治疗方法：

● 刺络罐法

所选部位：病损局部

操作方法：在对病损部位进行局部消毒后，先用三棱针在病损中心部位以梅花状分布进行点刺，然后再用闪火法将火罐吸拔在点刺部位以拔出污血，留罐10～15分钟。可3天进行一次治疗。

● 药罐法

所选穴位：皮损区，孔最、足三里、三阴交。

操作方法：先将指肚大小的脱脂棉浸润到药液罐中，然后再将脱脂棉取出贴在玻璃罐壁的中部，随即用火点燃并立即罩在上述穴位上（是单侧穴位而不是双侧），留罐10～15分钟。治疗每日1次，每侧穴位连续吸拔10次，然后再改取另一侧的穴位，进行交替的拔罐治疗。

附药液配方：木香、荆芥、川芎各10克，当归、赤芍、丹参、白蒺藜和牡丹皮各15克，鸡血藤20克，灵磁石30克，将之投入到浓度为95%的酒精溶液中浸泡10日，然后去渣取汁200毫升，储存在玻璃瓶中密封备用。

750 如何用拔罐治疗荨麻疹？

荨麻疹俗称风疹块，是一种常见的过敏性疾病。临床主要表现为皮肤突然出现成块成团的风团、异常瘙痒。如发于咽喉可致呼吸困难，发于肠胃可致恶心、呕吐、腹痛。根据临床诊断要点可分为寻常荨麻疹、寒冷性荨麻疹、日旋光性荨麻疹等。现代医学认为进食虾、蛋、奶，接触荨麻，吸入花粉、灰尘，虫蚊叮咬以及寒冷刺激、药物过敏等都可引起荨麻疹的发生。

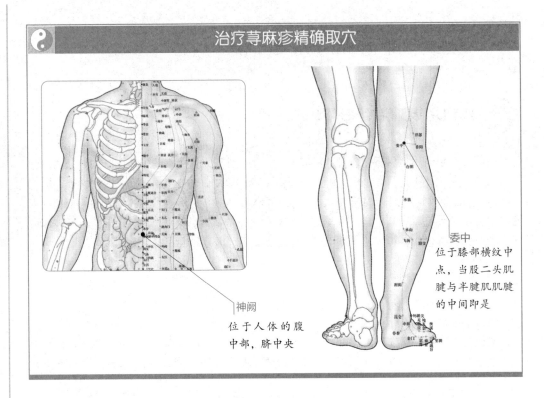

治疗荨麻疹精确取穴

神阙
位于人体的腹
中部，脐中央

委中
位于膝部横纹中
点，当股二头肌
腱与半腱肌肌腱
的中间即是

选穴及治疗方法：

● 单纯火罐法

所选穴位： 神阙

操作方法： 患者取仰卧位，暴露脐部，采用闪火法将罐吸拔在穴位上，留罐5～10分钟。起罐后再拔，连续3次为1次治疗，以局部皮肤有明显瘀血为佳。每日1次，3次为1个疗程，疗程间隔为3～5日。

若属于虚寒体质，或遇冷、冬季发作者，可于每次拔罐前用艾条温和灸神阙10～15分钟。

● 刺络罐法

所选穴位： 委中

操作方法： 让患者取俯卧位，消毒穴位皮肤后，用三棱针快速点刺穴位，使之微出血，然后用闪火法将玻璃罐吸拔在穴位上，留罐5～10分钟，出血量约10毫升，起罐后用干棉球擦净血迹。每日一次，一般2～3次即可治愈。

751 如何用拔罐治疗湿疹？

湿疹是最常见的一种急性或慢性的炎性皮肤病，主要特征为剧烈瘙痒、皮损多形性、对称分布、有渗出倾向、慢性病程、易反复发作等，任何年龄、任何部位都可能发生。湿疹的病因尚不十分清楚，一般认为与过敏或神经功能障碍等多种内外因素有关。

选穴及治疗方法：

● 刺络罐法（1）

所选穴位： 大椎、曲池、三阴交、病变局部。

操作方法： 在消毒穴位皮肤后，要先用1.5寸毫针迅速刺入相应穴中。对于大椎穴要给予中强刺激；而对于曲池和三阴交穴则要给予强刺激，并且针感要向四周扩散。病变局部在常规消毒后，用皮肤针叩刺并使病变部位出血，然后再用闪火法将火罐吸拔在叩刺部位，留罐15分钟。依此法每周治疗2～3处。

● 刺络罐法（2）

所选穴位： 肺俞、委阳。

操作方法： 让患者取俯卧位，露出后背和双腿。消毒穴位皮肤后，用三棱针快速点刺肺俞穴并用手指挤压针眼使之出血，随后将罐吸拔在穴位上。背部做完后，再依照此法将罐吸拔在腿部委阳穴上，留罐10～15分钟。隔日一次，3次为一疗程。

752 如何用拔罐治疗腋臭？

腋臭，又称狐臭、臭汗症，是指汗腺分泌出的一种特殊的臭味或分泌释放出来的臭味。多在青春期时发生，到老年时可减轻或消失。狐臭给人带来很多不便，并使患有狐臭的人产生很大的心理负担甚至自卑感，从而影响工作和学习以及交际。狐臭具有遗传性，并与性别、种族差异有关。一般来说，女性多于男性，白种人和黑种人多于黄种人。这主要与大汗腺的生理结构和功能有关。

选穴与治疗方法：

● 火针闪罐法

所选穴位： 少海、极泉穴以及穴位周边。

操作方法： 让患者取仰卧位，先取双侧少海穴，在对穴位进行常规消毒后，用三棱针放血3～5滴。然后再让患者双手抱头，露出腋窝，在对腋窝皮肤进行消毒后，用火针快速刺入极泉穴以及此穴周边上、下、左、右0.8寸各1针，随后用闪罐法连续吸拔穴位及周边部位10～15次并留罐30秒钟左右，最后达到皮肤潮红的状态。拔罐完成后禁水3日以防感染。每隔7天治疗1次，3次为一疗程，连续治疗3个疗程即可见效。

753 如何用拔罐治疗酒糟鼻？

酒糟鼻又名玫瑰痤疮，也称赤鼻，是发于鼻颧部的一种慢性炎症皮肤病，多发生在中年男子。这种病虽然自觉症状不明显，但却影响容貌，故常令人烦恼。在现代医学中，本病病因尚未完全明确，一般认为与内分泌失调、消化功能紊乱、精神抑郁、嗜酒，喜食辛辣食物、浓茶和咖啡等食物有关。此外，与毛囊皮脂腺中寄生的毛囊虫感染也有关系。

选穴及治疗方法：

● 刺络罐法（1）

所选穴位： 大椎、肺俞、大肠俞、曲池。

操作方法： 先对相应穴位的皮肤局部进行消毒后，用三棱针迅速刺入皮肤0.5～1分深，随后用手挤压针孔周围，使之出血，最后再用闪火法将罐吸拔在穴位上，留罐15分钟。两日1次，6次为1个疗程，连续治疗2～3个疗程。

● 刺络罐法（2）

所选穴位： 肺俞、胃俞、大椎穴、患病部位。

操作方法： 让患者取俯伏位，在对穴位和患病部位进行常规消毒后，对肺俞、胃俞、大椎3穴用梅花针叩刺至皮肤发红、微出血的状态，然后用闪火法将火罐吸拔在叩刺的穴位上，留罐15～30分钟。两日1次，连续10次为1个疗程。

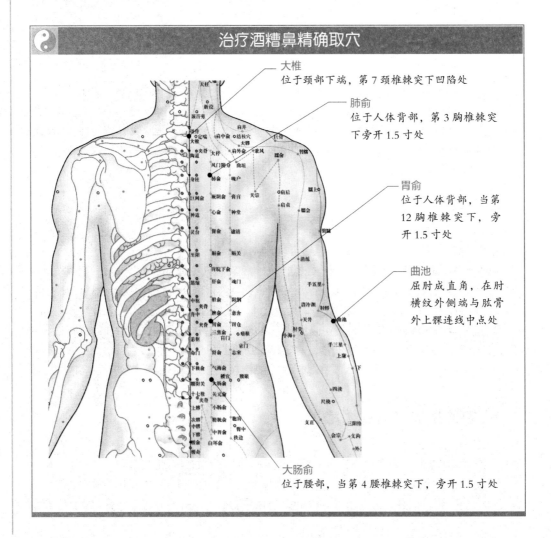

治疗酒糟鼻精确取穴

大椎
位于颈部下端，第7颈椎棘突下凹陷处

肺俞
位于人体背部，第3胸椎棘突下旁开1.5寸处

胃俞
位于人体背部，当第12胸椎棘突下，旁开1.5寸处

曲池
屈肘成直角，在肘横纹外侧端与肱骨外上髁连线中点处

大肠俞
位于腰部，当第4腰椎棘突下，旁开1.5寸处

754 如何用拔罐治疗急性结膜炎？

急性结膜炎是由细菌感染引起的急性传染性眼病，俗称红眼或火眼，在中医上属天行赤眼范围。主要症状为结膜充血，即越近穹隆部结膜充血越明显。血管弯曲不规则，呈网状；有多量黏液或脓性分泌物，附着于睑缘，所以晨起不易睁眼；轻者有痒、灼热和异物感；重者有怕光流泪及眼睑重垂。如有疼痛应注意角膜是否蔓延到，有时还可以在球结膜或角膜缘出现圆形疱疹。

选穴及治疗方法：

● 刺络罐法（1）

所选穴位： 大椎、心俞、肝俞、身柱、膈俞、胆俞。

治疗方法： 让患者取俯卧位，在对穴位皮肤进行常规消毒后，先用三棱针点刺穴位，然后用闪火法将罐吸拔在点刺穴位上，留罐15分钟。每日1次。

● 刺络罐法（2）

所选穴位： 太阳

治疗方法： 让患者取坐位或仰卧位，对两侧穴位进行常规消毒。用三棱针快速、数次点刺穴位，使其少量出血，然后再用小号玻璃罐用闪火法吸拔穴位，留罐5分钟，使其每罐出血5毫升。每日1次。

● 刺络罐法（3）

所选穴位： 大椎、耳尖、少泽。

治疗方法： 让患者取坐位，在对穴位皮肤进行常规消毒后，用三棱针点刺耳尖、少泽两穴，并放血3~5滴。以梅花样点刺大椎穴，然后用闪火法将罐吸拔在大椎穴上，留罐10分钟，出血3~10毫升。每日1次。

755 如何用拔罐治疗青光眼？

青光眼是眼科一种疑难病，种类很多，常见的分急性和慢性两类，是一种眼内压增高且伴有角膜周围充血，瞳孔散大、眼压升高、视力急剧减退、头痛、恶心呕吐等主要表现的眼病。对视力功能危害极大，是一种常见疾病。因瞳孔带有青绿色，故有此名。视物发糊，看灯光周围有彩色圈，也叫做虹视。随着病情发展，视力迅速减退，甚至失明，称为绝对性青光眼。

选穴及治疗方法：

● 刺络罐法

所选穴位： 大椎、心俞、肝俞、太阳。

治疗方法：让患者采取坐位，在对穴位皮肤进行常规消毒后，先用三棱针在穴位上点刺，然后用闪火法将罐吸拔在点刺的穴位上，留罐15～20分钟。每日或两日1次。

● 走罐法

所选穴位：肝俞、脾俞、胃俞、肾俞。

治疗方法：让患者取俯卧位并暴露背部，在背部涂抹润滑油，然后以闪火法将玻璃火罐吸拔在背部，后用右手握住罐体，按顺时针方向边旋转罐体边向前推进（从肝俞穴推至肾俞穴）。如此反复推走直至皮肤变得潮红为度。最后，在上述穴位再各拔罐1个，留罐15～20分钟，3日1次，10次为1个疗程。

756 如何用拔罐治疗白内障？

白内障是由于新陈代谢或其他原因发生晶体全部或部分浑浊，而引起视力障碍的眼病，中医属圆翳内障。现代医学认为，老化、遗传、代谢异常、外伤、辐射、中毒和局部营养不良等可引起晶状体囊膜损伤，使其渗透性增加，丧失屏障作用，或导致晶状体代谢紊乱，使晶状体蛋白发生变性，形成浑浊。

选穴与治疗方法：

● 刺络罐法

所选穴位：大椎穴及后颈部、眼周围部分。

治疗方法：让患者取适当体位，在对所选穴位和部位进行常规消毒后，用梅花针叩刺之，然后取型号合宜的火罐，用闪火法将罐吸拔在治疗部位，留罐10～15分钟，两日1次，5～10次为1个疗程。

● 刮痧罐法

所选穴位：①肝俞、肾俞、风池、足三里、光明②百会、攒竹、丝竹空、太阳、四白、太溪、太冲

治疗方法：让患者取俯卧位，对第①组穴的穴位皮肤进行消毒，采用刮痧板刮拭穴位皮肤，直至皮肤出现丹砂为度，最后再用闪火法将火罐吸拔在刮痧部位，留罐15～20分钟。对于第②组穴，则只刮痧不拔罐。这样的治疗每两日1次，10次为1个疗程，每个疗程之间间隔5日。

757 如何用拔罐治疗牙痛？

牙痛是以牙齿及牙龈红肿疼痛为主要表现的口腔疾患，一般是由于口腔不洁或过食膏粱厚味、胃腑积热、胃火上冲，或风火邪毒侵犯、伤及牙齿，或肾阴亏损、虚火上炎、灼烁牙龈等引起病症。

选穴及治疗方法：

● 刺络罐法

所选穴位： 大椎、肩井。

治疗方法： 让患者取坐位，在对穴位皮肤进行常规消毒后，先用三棱针点刺所选穴位，然后再用闪火法将罐吸拔在穴位上，留罐 10 ~ 15 分钟。每日 1 次。

● 涂药罐法

所选穴位： 患侧颊车、下关、合谷。

操作步骤： 让患者取坐位，先在颊车、下关穴位处涂上风油精，然后再用闪火法将罐吸拔在穴位，随后再在合谷穴用出针罐法，留罐 10 ~ 15 分钟。每日 1 次。

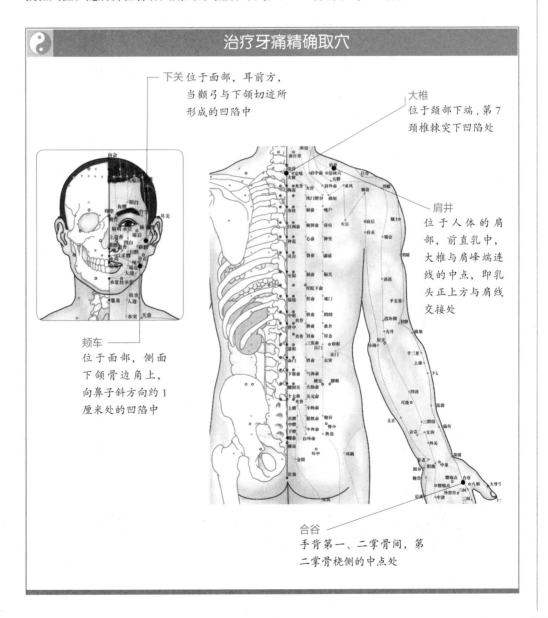

治疗牙痛精确取穴

下关位于面部，耳前方，当颧弓与下颌切迹所形成的凹陷中

大椎
位于颈部下端，第 7 颈椎棘突下凹陷处

肩井
位于人体的肩部，前直乳中，大椎与肩峰端连线的中点，即乳头正上方与肩线交接处

颊车
位于面部，侧面下颌骨边角上，向鼻子斜方向约 1 厘米处的凹陷中

合谷
手背第一、二掌骨间，第二掌骨桡侧的中点处

758 如何用拔罐治疗鼻出血？

鼻出血，又称鼻衄，是多种疾病的常见症状。其病因可归纳为局部原因和全身原因。局部原因有：鼻部受到外伤撞击或挖鼻过深、过重；患急性鼻炎、萎缩性鼻炎者易出血；由鼻

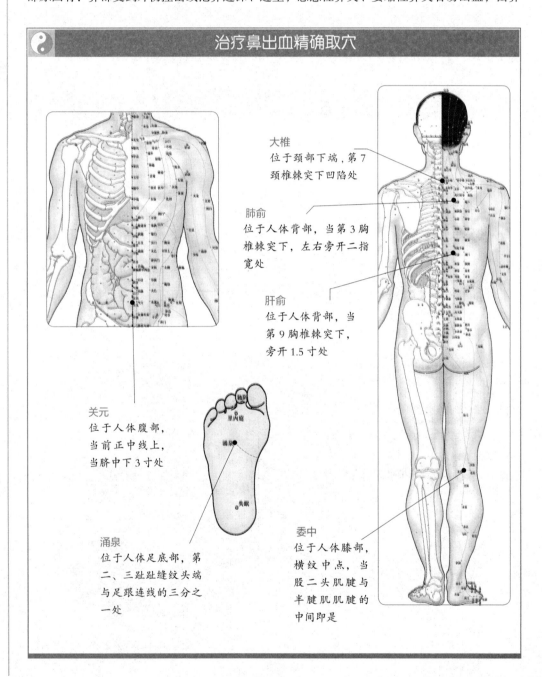

治疗鼻出血精确取穴

大椎
位于颈部下端，第7
颈椎棘突下凹陷处

肺俞
位于人体背部，当第3胸
椎棘突下，左右旁开二指
宽处

肝俞
位于人体背部，当
第9胸椎棘突下，
旁开1.5寸处

关元
位于人体腹部，
当前正中线上，
当脐中下3寸处

涌泉
位于人体足底部，第
二、三趾趾缝纹头端
与足跟连线的三分之
一处

委中
位于人体膝部，
横纹中点，当
股二头肌肌腱与
半腱肌肌腱的
中间即是

腔、鼻窦或鼻咽部肿瘤引起出血。全身原因有：动脉压过高；患急性发热性传染病；患白血病、血友病等血液疾患；磷、砷、苯等中毒可破坏造血系统功能而引起出血。

选穴与治疗方法：

● 刺络罐法（1）

所选穴位：大椎、关元。

治疗方法：让患者采取坐位姿势，在对穴位皮肤进行常规消毒后，使用皮肤针对穴位进行重刺以使其出血，然后将罐吸拔在穴位上，留罐10～15分钟。每3天治疗1次。

● 刺络罐法（2）

所选穴位：大椎、肺俞、肝俞、委中、涌泉。

治疗方法：让患者取俯卧体位，在对穴位皮肤进行常规消毒后，先用三棱针点刺各穴使之出血数滴，然后再用闪火法将罐吸拔在所选穴位上，留罐10～15分钟，最终吸拔出血量为1～2毫升。每两日1次治疗，10次为1个疗程。

759 如何用拔罐治疗慢性鼻炎？

慢性鼻炎是鼻腔黏膜和黏膜下层的慢性炎症。比较早期的慢性鼻炎常表现为鼻黏膜的慢性充血肿胀，称慢性单纯性鼻炎，若发展为鼻黏膜和鼻甲骨的增生肥厚，则称慢性肥厚性鼻炎。主要症状为：鼻塞：可呈现交替性，即左侧卧时左鼻腔阻塞，右侧卧时右鼻腔阻塞；鼻涕多：黏液性、黏液脓性或脓性分泌，可有嗅觉减退、头胀头昏、咽部不适。

选穴与治疗方法：

● 单纯火罐法

所选穴位：①中脘、肺俞、膈俞②风池、脾俞、足三里。

治疗方法：在上述的两组穴位中，每次治疗只选取1组，交替选取治疗。让患者取坐位，用闪火法将火罐吸拔在穴位上，留罐5～20分钟。每日1次，10次为1个疗程。

● 挑刺罐法

所选穴位：①大椎、合谷②肺俞、足三里③风池、曲池。

治疗方法：在上述3组穴位中，每次治疗只选取其中的1组，然后交替使用。让患者取坐位，在对穴位皮肤进行常规消毒后，先用三棱针对穴位进行挑刺直至出血，然后用闪火法将罐吸拔在穴位上，留罐15～20分钟。这样的治疗每周2次，待症状缓解后改为每周1次，5次为1个疗程，在2个疗程之间应间隔1周。

治疗慢性鼻炎精确取穴

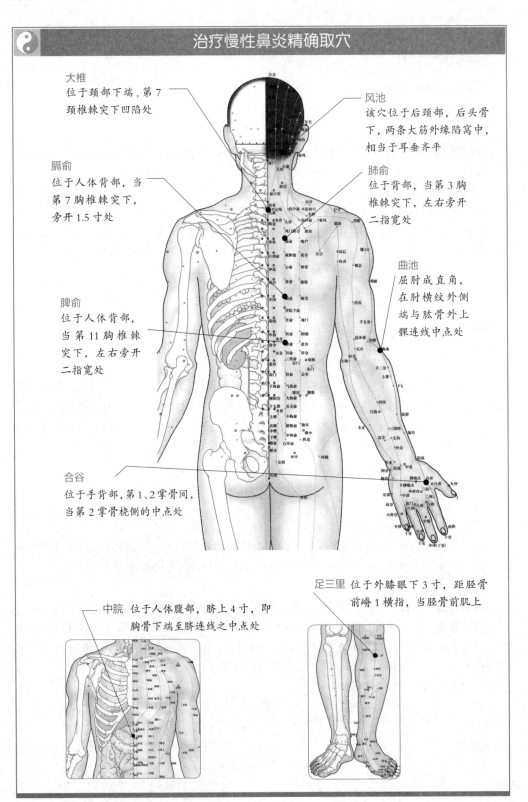

大椎
位于颈部下端，第 7
颈椎棘突下凹陷处

风池
该穴位于后颈部，后头骨
下，两条大筋外缘陷窝中，
相当于耳垂齐平

膈俞
位于人体背部，当
第 7 胸椎棘突下，
旁开 1.5 寸处

肺俞
位于背部，当第 3 胸
椎棘突下，左右旁开
二指宽处

曲池
屈肘成直角，
在肘横纹外侧
端与肱骨外上
髁连线中点处

脾俞
位于人体背部，
当第 11 胸椎棘
突下，左右旁开
二指宽处

合谷
位于手背部，第 1、2 掌骨间，
当第 2 掌骨桡侧的中点处

中脘 位于人体腹部，脐上 4 寸，即
胸骨下端至脐连线之中点处

足三里 位于外膝眼下 3 寸，距胫骨
前嵴 1 横指，当胫骨前肌上

治疗复发性口腔溃疡精确取穴

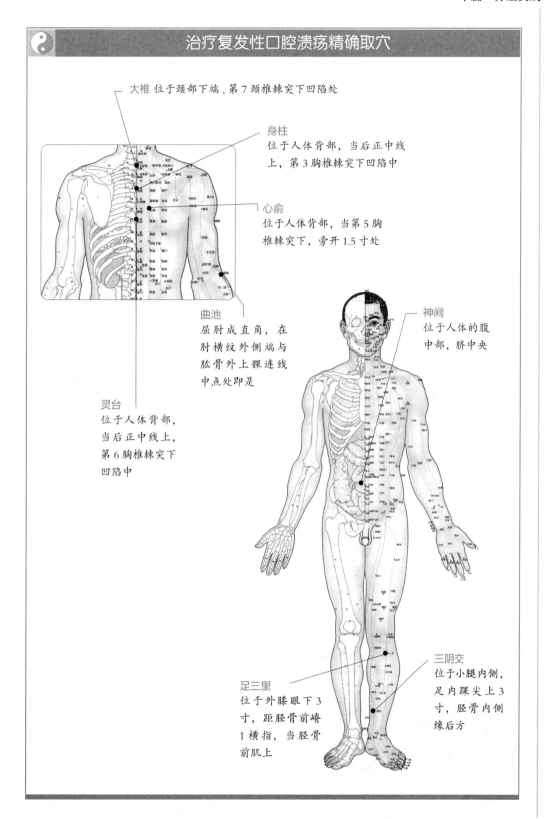

大椎 位于颈部下端，第 7 颈椎棘突下凹陷处

身柱
位于人体背部，当后正中线
上，第 3 胸椎棘突下凹陷中

心俞
位于人体背部，当第 5 胸
椎棘突下，旁开 1.5 寸处

曲池
屈肘成直角，在
肘横纹外侧端与
肱骨外上髁连线
中点处即是

灵台
位于人体背部，
当后正中线上，
第 6 胸椎棘突下
凹陷中

神阙
位于人体的腹
中部，脐中央

三阴交
位于小腿内侧，
足内踝尖上 3
寸，胫骨内侧
缘后方

足三里
位于外膝眼下 3
寸，距胫骨前嵴
1 横指，当胫骨
前肌上

760 如何用拔罐治疗复发性口腔溃疡？

复发性口腔溃疡，是口腔黏膜疾病中常见的溃疡性损害疾病，发作时疼痛剧烈，灼痛难忍。中医学认为本病是由于情志不遂，素体虚弱，外感六淫之邪致使肝失条达、脾失健运、肝郁气滞、郁热化火、虚火上炎熏蒸于口而患病，长期的反复发作将直接影响患者整个机体的免疫功能，引起代谢紊乱，出现口臭、慢性咽炎、便秘、头痛、头晕、恶心、乏力、精力不集中、失眠、烦躁、发热、淋巴结肿大等全身症状，严重影响患者的工作、生活，甚至造成恶变或癌变。

选穴及治疗方法：

● 刺络罐法（1）

所选穴位： 大椎及其两侧0.5寸处、身柱、灵台、心俞、曲池、足三里、三阴交。

操作方法： 让患者取俯卧位，在对所选穴位进行常规消毒后，先用三棱针点刺穴位，然后用闪火法将罐吸拔在穴位上，留罐10～15分钟。1日1次或两日1次。

● 刺络罐法（2）

所选穴位： 神阙

治疗方法： 让患者取仰卧位，在对所选穴位皮肤进行常规消毒后，用梅花针轻刺数下，然后再用闪火法将大号火罐吸拔在穴位上，留罐10分钟。两日1次，10次为1个疗程。

761 如何用拔罐治疗慢性咽炎？

慢性鼻咽炎是一种病程发展缓慢的慢性炎症，常与邻近器官或全身性疾病并存，如急性咽炎反复发作、鼻炎、副鼻窦炎、扁桃体炎等，有时过度吸烟、饮酒等不良慢性刺激鼻咽部，也会引起慢性咽炎。

选穴与治疗方法：

● 刺络罐法（1）

所选穴位： 大椎、肺俞、曲池、照海。

治疗方法： 让患者取坐位或者俯卧位，在对穴位皮肤进行常规消毒后，先用三棱针点刺所选各穴，然后用闪火法将罐吸拔在点刺的穴位上，留罐10～15分钟。每日1次，10次为1个疗程。

● 刺络罐法（2）

所选穴位： 大杼、风池、肺俞、肾俞。

治疗方法： 让患者取俯卧位，在对穴位皮肤进行常规消毒后，用三棱针点刺各穴直至出血，然后用闪火法将火罐吸拔在穴位上，留罐15～20分钟。每两日治疗1次，10为1疗程。

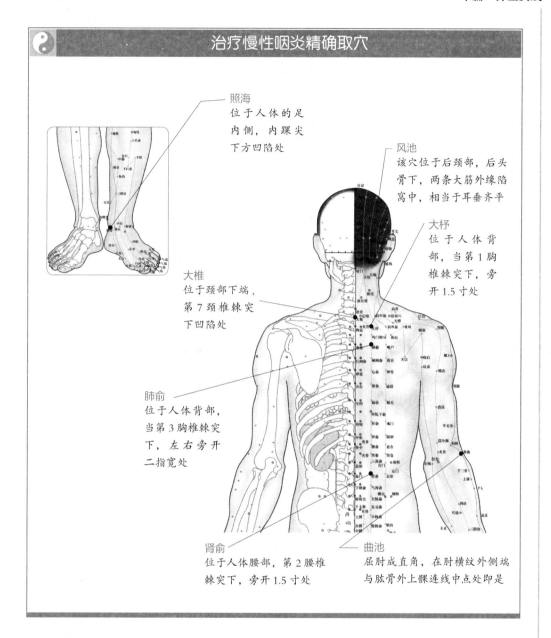

治疗慢性咽炎精确取穴

照海
位于人体的足内侧，内踝尖下方四陷处

风池
该穴位于后颈部，后头骨下，两条大筋外缘陷窝中，相当于耳垂齐平

大杼
位于人体背部，当第1胸椎棘突下，旁开1.5寸处

大椎
位于颈部下端，第7颈椎棘突下四陷处

肺俞
位于人体背部，当第3胸椎棘突下，左右旁开二指宽处

肾俞
位于人体腰部，第2腰椎棘突下，旁开1.5寸处

曲池
屈肘成直角，在肘横纹外侧端与肱骨外上髁连线中点处即是

762 如何用拔罐治疗内耳眩晕病？

内耳眩晕病，又称美尼尔病，是内淋巴积水所致的一种内耳病变。它的临床表现为突然发作的眩晕，眩晕时可感到四周景物或自身在旋转或摇晃。常伴有恶心呕吐、面色苍白、出汗以及耳鸣、听力减退、眼球震颤等。内耳眩晕病的产生，与膜迷路积水膨胀有关，可为内分泌紊乱、病毒感染、疲劳、情绪不稳等诱发。

治疗内耳眩晕病精确取穴

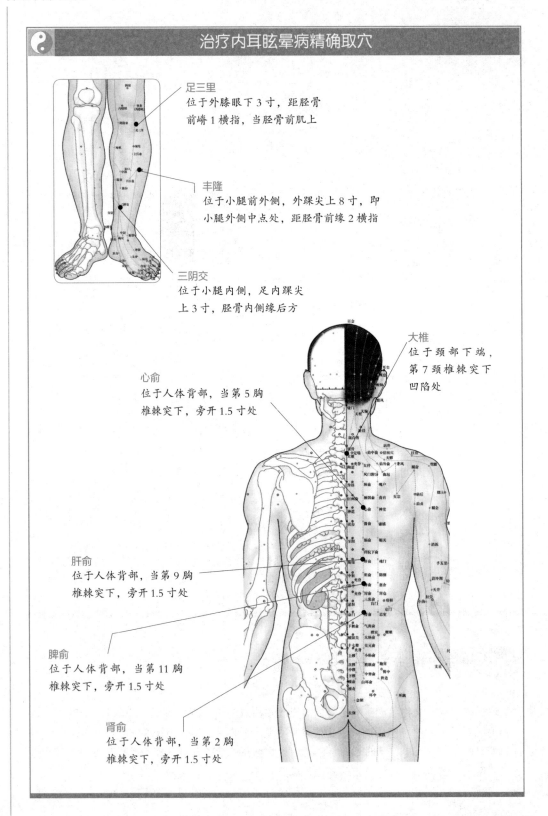

足三里
位于外膝眼下 3 寸，距胫骨
前嵴 1 横指，当胫骨前肌上

丰隆
位于小腿前外侧，外踝尖上 8 寸，即
小腿外侧中点处，距胫骨前缘 2 横指

三阴交
位于小腿内侧，足内踝尖
上 3 寸，胫骨内侧缘后方

大椎
位于颈部下端，
第 7 颈椎棘突下
凹陷处

心俞
位于人体背部，当第 5 胸
椎棘突下，旁开 1.5 寸处

肝俞
位于人体背部，当第 9 胸
椎棘突下，旁开 1.5 寸处

脾俞
位于人体背部，当第 11 胸
椎棘突下，旁开 1.5 寸处

肾俞
位于人体背部，当第 2 胸
椎棘突下，旁开 1.5 寸处

选穴与治疗方法：

● 刺络罐法（1）

所选穴位：大椎、心俞、肝俞、三阴交。

治疗方法：让患者取俯卧位，在对穴位皮肤进行常规消毒后，先用三棱针点刺穴位，随后再用闪火法将罐吸拔在点刺的穴位上，留罐10～15分钟。每日1次。

● 刺络罐法（2）

所选穴位：脾俞、肾俞、足三里、丰隆。

治疗方法：让患者取俯卧位，在对穴位皮肤进行常规消毒后，先用三棱针点刺穴位。然后再以闪火法将火罐吸拔在相应的穴位上，留罐10～15分钟。这样的治疗每日1次。

● 刺络罐法（3）

所选穴位：大椎

治疗方法：让患者取俯卧位，在对穴位皮肤进行常规消毒后，先用细三棱针点刺大椎穴，以刺出血为度，然后再以闪火法将大号的玻璃火罐吸拔在穴位上，留罐10分钟。每3天治疗1次，8次为1个疗程。

763 如何用拔罐治疗急性扁桃体炎？

急性扁桃体炎，中医称为"乳蛾""喉蛾"或"莲房蛾"，是腭扁桃体的一种非特异性急性炎症，常伴有一定程度的咽黏膜及咽淋巴组织的急性炎症。根据临床表现的不同，此病可分为卡他性、隐窝性及滤泡性扁桃体炎等三种；就诊断和治疗而言，又可分为急性充血性扁桃体炎和急性化脓性扁桃体炎两种。本病常发生于儿童及青少年。

选穴及治疗方法：

● 刺络罐法（1）

所选穴位：大椎、肺俞、曲池、少商、商阳。

治疗方法：让患者取坐位，对穴位皮肤进行常规消毒后，先用三棱针点刺大椎、肺俞、曲池等穴，随后再用闪罐法将罐吸拔在被点刺的穴位上，留罐5分钟，最后再用三棱针点刺少商、商阳穴，放血数滴。这样的治疗每日1次。

● 刺络罐法（2）

所选穴位：大椎

治疗方法：让患者取坐位并低头，在对大椎穴进行常规消毒后，用三棱针迅速点刺该穴，然后在其周围上、下、左、右0.5寸处各刺1针。最后在穴位局部用闪火法将玻璃火罐吸拔在大椎穴上，并留罐10～15分钟，以出血1～2毫升为度。这样的治疗每两日1次，3次为1疗程。

治疗急性扁桃体炎精确取穴

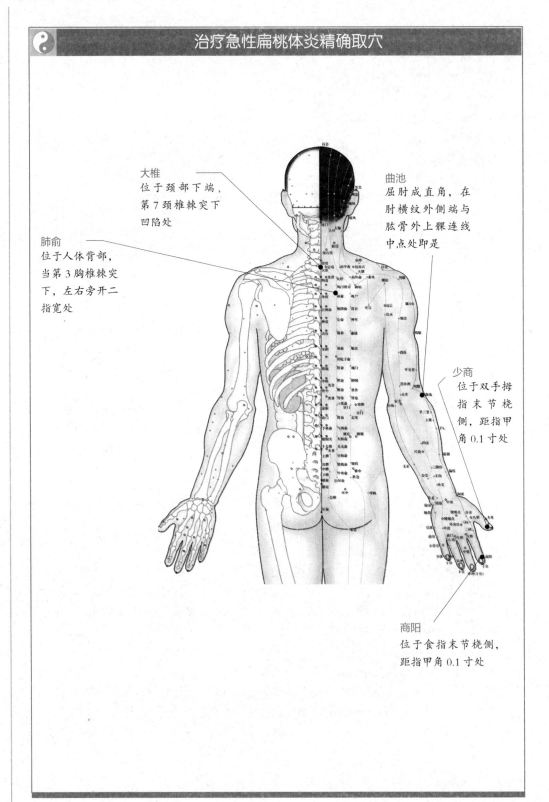

大椎
位于颈部下端，
第7颈椎棘突下
凹陷处

肺俞
位于人体背部，
当第3胸椎棘突
下，左右旁开二
指宽处

曲池
屈肘成直角，在
肘横纹外侧端与
肱骨外上髁连线
中点处即是

少商
位于双手拇
指末节桡
侧，距指甲
角0.1寸处

商阳
位于食指末节桡侧，
距指甲角0.1寸处